杨锡仓

中药传统鉴别经验集

YANGXICANG
ZHONGYAO CHUANTONG
JIANBIE JINGYAN JI

窦 霞 主编

韩 静 李富云 副主编

技术指导　杨锡仓

主编　窦　霞

副主编　韩　静　李富云

编委　王晓莉　雍亚伟　焦文星　张红伟

审定委员会主任　靳子明

审定委员会委员　刘成松　史巧霞　甄小龙　张兆芳　常承东

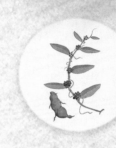

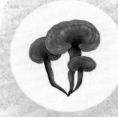

甘肃科学技术出版社

甘肃·兰州

图书在版编目（CIP）数据

杨锡仓中药传统鉴别经验集 / 窦霞主编 ; 韩静, 李富云副主编. -- 兰州 : 甘肃科学技术出版社, 2024. 12. -- ISBN 978-7-5424-3220-9

Ⅰ. R282.5

中国国家版本馆CIP数据核字第2024HX8811号

杨锡仓中药传统鉴别经验集

窦霞　主编　韩静　李富云　副主编

责 任 编 辑　杨丽丽
封 面 设 计　陈妮娜

出　　版	甘肃科学技术出版社
社　　址	兰州市城关区曹家巷1号　　730030
电　　话	0931-2131576（编辑部）　　0931-8773237（发行部）

发　行	甘肃科学技术出版社	印　刷	甘肃兴业印务有限责任公司
开　本	880毫米×1230毫米　1/16	印　张	27.5　字　数　680千
版　次	2024年12月第1版		
印　次	2024年12月第1次印刷		
印　数	1~1 000		
书　号	ISBN 978-7-5424-3220-9	定　价：268.00元	

图书若有破损、缺页可随时与本社联系：0931-8773237
本书所有内容经作者同意授权，并许可使用
未经同意，不得以任何形式复制转载

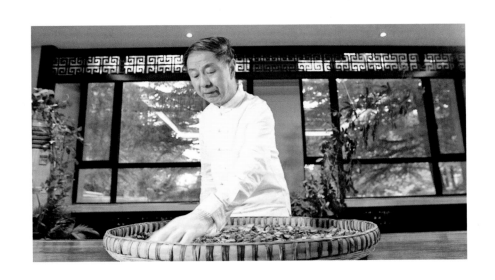

　　杨锡仓，男，汉族，生于 1950 年 10 月，甘肃省灵台县人。1994 年获国家人事部、卫生部和国家中医药管理局三部委联合颁发的《全国首届名老中医药专家学术经验继承人出师证》。迄今从事中医药工作 55 年，在鉴别中药材和中药饮片方面积累了丰富的经验。多年来，以师带徒和培训班授课等方式将自己的学术经验传授给年轻人，桃李遍及陇原；基于其贡献及社会影响力，在 2018 年被评选为"甘肃省第二届陇原工匠"，获甘肃省五一劳动奖章。

　　曾连任四届"甘肃省老中医药专家学术经验继承工作指导老师"，担任第六批"全国名老中医药专家学术经验继承工作指导老师"。退休后被原单位返聘，现为主任中药师及执业中药师、甘肃中医药大学附属医院中药炮制制剂科首席专家。曾主持和参与完成了省级科研课题 13 项，其中有 4 项成果获得了省厅级奖励；取得了 4 项国家专利；主编和参与编写学术著作 12 部；发表论文 56 篇；主持和参与拍摄了《本草中华》等五部本草类影视作品。曾先后获评"甘肃中医学院先进教师""甘肃中医学院附属医院优秀老专家"。

　　现担任全国中医药院校中药标本馆专业委员会理事，甘肃省中药质量控制中心副主任委员，甘肃省中药鉴定专业委员会副主任委员，甘肃省中西结合学会中药专业委员会名誉主席，甘肃省中医药学会中药炮制专业委员会名誉主任委员，甘肃省教育委员会思政课兼职教师，杨锡仓全国名老中医药专家传承工作室指导老师。

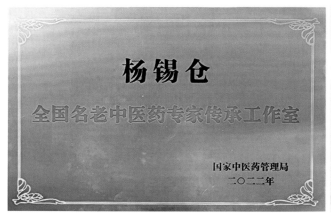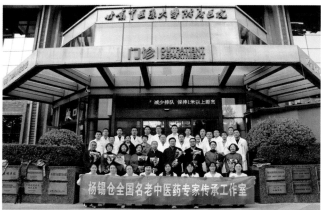

　　"杨锡仓全国名老中医药专家传承工作室"于2022年由国家中医药管理局批准成立，中央财政专项资金资助，由甘肃省中医药管理局管理，依托甘肃中医药大学附属医院，以三年为建设周期，以师承和研究相结合的形式开展工作。

　　传承工作室主要进行系统研究和传承杨锡仓名老中医药专家中药学术思想，总结整理和继承发扬杨锡仓主任中药师关于中药鉴定、炮制及制剂的独特经验与技术专长，并推广应用于中药实践，对研究资料进行信息化管理，实现资源共享。传承工作室面向全国开放，长期接收外单位进修、研修人员，旨在提高中医药理论研究和专业技术水平，培养高层次中医药人才和新一代中药特色技术传承人才，促进中医药事业的持续发展。

　　传承工作室团队成员有：靳子明、刘成松、史巧霞、王晓莉、张兆芳、吴志成、李芸、徐晓艳、甄小龙、常承东、窦霞、韩静、王谨慧、焦文星、李富云、倪志涛、靳晓峰、宋治荣、李待军、辛二旦、雍亚伟、陈凯、程芳、郭鹏翔、赵海鹰、张作潭、张岩、张杰、李洁琼、陈远兴等。通过团队成员的共同努力，现已建成一定规模的名老中医药专家经验示教室、图书资料室和中药材标本室，共收集中药材标本1130余种，拍摄22部实践教学视频。此次《杨锡仓中药传统鉴别经验集》完稿是传承团队对杨锡仓主任中药师中药学术经验的整理和总结，是团队成员的共同劳动成果。

　　工作室网址：https://www.zyxyfy.com/mzygzz1/gjjmzy/yxcccgzs

　　邮箱：yxccgzs@126.com

序一

欣闻《杨锡仓中药传统鉴别经验集》完稿，我拜读之后，受益匪浅，此书的出版，实为中医药学界一件很有意义的事。

陇上学者杨锡仓先生是中药炮制"京帮"学术流派的传人，他师从全国名老中医药专家马炎铭，是首届全国老中医药专家学术经验继承人。杨锡仓先生扎根大西北，致力于传承发展中医药，矢志不移，在中医药理论学习与实践中探赜索隐、兼收并蓄，在中药炮制、中药制剂、中药材及饮片的真伪优劣鉴别方面造诣颇深，有着独到的技能和丰富的经验，受到了中医药界同仁的一致认可。为了表彰先生作出的卓越贡献，他曾被评选为"甘肃省第二届陇原工匠"，并荣获"甘肃省五一劳动奖章"。

医药是一个有机的整体，相辅相成，不可分割。疗效是中医永葆生命力的根本，中药则是确保治病疗效的重要保障。然而，伪劣中药饮片自古有之，因此鉴别中药饮片的真伪优劣，确保患者的用药安全与有效即成为中医药从业人员的重要责任。千百年来，中医药前贤总结的传统鉴别方法有"眼看、口尝、鼻闻、手摸"。时至今日，仍有其实用价值，特别是现今由于中药材的种植不规范、企业生产不规范、储存加工不当等原因，市场中仍然存在着伪劣中药饮片需要认真鉴别。即使现代各种鉴别技术日新月异，传统的鉴别技术依然发挥着不可替代的重要作用，而且不能丢弃。因此，杨锡仓先生的工作具有非常重要的现实意义。总结整理出版先生的学术经验和操作方法，就显得十分迫切。

杨锡仓先生为人质朴，谦逊敬业，他在从事中医药工作55年时间里，一贯勤于研读古医籍，从而掌握了本草学的丰富知识，打下了古法炮制、饮片鉴别的坚实理论基础；他还勤于探索，不断深入田间地头、野外山岭、集贸市场等实地调研，真正做到了理论与实践密切结合；他也勤于收集，对民间口耳相传的药农、药工经验颇为重视，不断搜集、整理民间经验，包括口诀等；他更重视学术团队建设和经验传承，亲自指导团队成员鉴别医院购进的中药饮片。如此种种，造就了他丰硕的鉴别经验，并形成了他独到的学术思想和业务功底。

多年来，杨锡仓先生的学术团队已经为传承他的中药饮片鉴别经验和学术思想做了大量工作，如通过制作出版《甘肃五大宗道地药材的传统加工炮制技术科教片》《鹿茸的传统切片法》《马钱子的传统炮制法》等珍贵的中药炮制绝活，以边带教边讲解的形式拍摄成电视专题片保存了下来，使得古老的炮制技艺得到保存和复活，为中药炮制学留下了宝贵的资料。

我衷心希望中药从业者能够认真研读此书，不断提升自己的中药鉴别能力，更要学习杨锡仓先生孜孜以求的探索精神，勇于担当使命，挑起重任，共同努力，为传承发展中医药事业、为保障人民群众身心健康多尽一份力，为打造健康中国、为中华民族伟大复兴多作一些贡献。

有感于此，特为之序。

甘肃中医药大学　李金田

二〇二三年十一月十八日

序二

　　中医药是我国的瑰宝，中医药文化是中华优秀文化的重要组成部分。中医和中药、医书和本草文献、辨药和炮制历来就是一个有机的整体。清代名医周岩在《本草思辨录》中说："读仲圣书而不先辨本草，犹航断港绝潢而望至于海也。夫辨本草者，医学之始基。"千百年来，本草知识经历了一代又一代岐黄学子的传承和发展，其积淀已非常地深厚，这些经验和知识成为了今后中医药传承创新工作的基础。

　　中药鉴定作为一种评价中药质量的技术手段，经历了仅凭借经验识别、形态学识别和化学成分识别的不同时代。在漫漫历史长河中，尽管涌现出了许多中药鉴定的新技术与新方法，但是传统的中药经验鉴别方法仍然是今天中药从业人员需要掌握的方法，因为这种方法具有速度快、成本低和切合基层售药部门应用的特点。

　　杨锡仓先生作为"京帮陇派"中药学术的传承人，通过跟师全国名老中医药专家马炎铭先生和自己几十年如一日地勤学苦练，在中药的经验鉴别、中药炮制及中药调剂等方面积累了丰富的经验，尤其在中药传统鉴别方面，积累了一些独到的经验与方法，是目前陇上知名的中药鉴定专家。

　　欣闻先生的弟子将其毕生的中药鉴别经验整理成册，作为同辈中药鉴定人，我深感欣慰。杨锡仓先生深耕中药鉴定与炮制55年，将毕生精力奉献于祖国的中医药事业，实属青年人之楷模，他时值古稀之年，心中所系仍是中药文化的传承，我深感敬佩。杨先生矢志不渝，兼收并蓄，笔耕不辍，为中医药的传承与发展作出了不可磨灭的贡献。

　　中药的生命力在于其临床疗效，中药的真伪优劣更是影响其临床疗效的关键所在。《杨锡仓中药传统鉴别经验集》一书，不仅是杨锡仓先生对中药真伪优劣评价的总结，更是先生毕生心血和智慧的结晶。书中【杨按】部分采用了先生的口述原话，时而用顺口溜，时而用民俗谚语，其表达形式生动又形象，是本书又一特点。先生用最为朴实的语言和最浅显易懂的文字将每一味中药的特征描述得淋漓尽致，对广大中药鉴定从业人员来说是非常实用的，这样的体例不仅有助于读者方便记忆，还会提高或引起读者对中药鉴别的兴趣。我相信，该书的出版发行一定会受到行业内人员的青睐。

　　我虽与杨锡仓先生仅是数面之缘，但老一辈中药人的情怀让我们成了暮年之交，先生平易近人的性格更是我辈中药人的性情流露，其孜孜不倦、治学严谨的态度更是值得我们去学习。据悉，先生弟子如今已遍布省内外，其弟子不只局限于学中药的，还有学中医的，其中不乏怀着对先生仰慕之情前来拜师学艺的，如此传承体系真正体现了传统中医中药"医药融合"的传统理念。

　　嗟乎！纵观古今，本草医书何其繁多，然专论其真伪优劣者甚少，如此这般的传承经验，更是少之又少。《杨锡仓中药传统鉴别经验集》的内容源于实践经验，但又不拘泥于实践经验，是实践经验和理论知识的完美结合，所谓"妙言至精，大道至简"，当为此耳！

　　承蒙杨锡仓弟子们的盛情邀请，欣然作序，意在祝愿"京帮陇派"中药学术传承团队在陇原大地结出丰硕果实，为祖国的中医药大厦再添砖添瓦！

中国食品药品检定研究院

2023年11月23日

前　　言

中药材及饮片入库验收之目的是评价和判断其来货的真假优劣，以确保其药品质量。确定中药材与饮片真假优劣的技术标准要依据其国家药品标准以及地方药品标准。为了保证人民群众用药的安全与有效，当前，中药店、中药房等中药使用部门在购入中药材和中药饮片时都要按照国家的药政法规及本单位规章制度进行检查验收工作，而各单位当前普遍使用的是传统的中药经验鉴别方法。

中药饮片系指在中医药理论的指导下，根据中医临床用药或制剂的需求，对中药材进行规范化的加工和炮制，使之成为具有特定性状和规格标准的药品。中药饮片可直接用于中医处方的调配，也可用于投料生产中成药，中药饮片是中医用药的主要形式与鲜明特色。中药饮片的真、伪、优、劣会直接影响到临床治疗的效果和患者用药的安全，因此，对中药饮片进行真、伪、优、劣的鉴别与质量评价，是中药行业从业人员必须掌握的一门基本技能，也是中药临床药学工作的重要内容。

目前，中医药院校使用的中药鉴定学教材多侧重于中药材的鉴别。由于中药材在经过炮制之后其性状和药性都发生了变化，因此，鉴别中药材的知识不能完全适用于中药饮片的鉴别工作；所以，我们从实际情况出发，历时三年，将杨锡仓主任中药师的中药鉴别经验进行了系统整理，编撰为《杨锡仓中药传统鉴别经验集》一书，以帮助中药从业人员学习和掌握传统的中药经验鉴别方法。

杨锡仓主任中药师从事中医药工作已55年，他是我国中药炮制学术流派"京帮"的传人，他通过跟师学习和自己的勤学苦练，积累了丰富的中药鉴别经验；他是陇上知名的中药炮制和中药鉴定专家，获评为甘肃省第二届"陇原工匠"；他通过眼看、口尝、鼻闻、手摸，并辅助以"水试"、"火试"这六种方法来辨别中药材与中药饮片的真、伪、优、劣；他所熟用的中药传统经验鉴别方法具有方便、快速、简捷、检验成本低廉、切合实际应用的特点；他在鉴别中药时所讲的经验术语非常形象生动，能高度概括每味中药的主要鉴别特征，后学者容易记忆，一学就会。

本书的编辑及出版由国家中医药管理局 2022 年中医药事业传承与发展项目——杨锡仓全国名老中医药传承工作室建设项目、甘肃省科技厅科技重大专项——2022 年中医药产业创新联合体项目（22ZD6FA021-4）、甘肃省中医药科研课题（GZKP-2022-23）提供支持。本书文字编撰工作主要由 7 位中药专业技术人员协作完成，其中韩静负责编写上篇及中篇 2～5 画中药（共 96 味）、李富云负责编写 6～8 画中药（共 87 味）、雍亚伟负责编写 9～21 画中药（共 122 味），其他人员负责下篇内容的编写，图片拍摄、整理工作由大家共同完成，主编和副主编对全书进行统稿。

希望此书的出版，能对同道们的工作有所帮助，为大众提供更好的中药临床药学服务。周重建教授、李强经理、齐鲁工匠部文起主任中药师曾先后为我们提供了本书编辑中所缺的药材图片，在此一并表示衷心的感谢！由于我们的专业水平所限，书中的纰漏和错误在所难免，还望读者批评指正，以利再版。

编写说明

本书辑录了陇原工匠杨锡仓用传统方法鉴别中药的经验，共68万余字，插入药材及饮片彩图632张，内容分为上篇、中篇、下篇三部分。

本书中的药名多数采用了现行版《中华人民共和国药典》所收载的中药通用名；对《中华人民共和国药典》未收载的品种则采用《全国中药炮制规范》（1988年版）所收载的中药通用名。为方便读者查阅，目录按照中药通用名的首字笔画来排列。本书中的计量单位均采用国际单位，如:m（米）、cm（厘米）、mm（毫米）等。本书中的药材与饮片插图由"杨锡仓全国名老中医药专家传承工作室"团队拍摄。

上篇是编者对中药传统鉴别技术的概括性论述，主要介绍了当前中药材和中药饮片入库验收时应具备的一些基本条件，例如：中药传统鉴别所依据的法律法规，所执行的技术标准，确认中药材中药饮片有效期的传统方法，中药传统鉴别所使用的工具以及对中药验收入库场所环境的要求等。

中篇是本书的正文，记载了305种常用中药的经验鉴别方法；在每味中药名称之下分设来源【质量执行标准】【药材性状】【饮片性状】【杨按】【经验鉴别术语释义】【伪品及混淆品】七个项目，依次进行讲述。

来源项不加括号，在其药名之下直接开始说起。来源项的内容包括原植（动）物的科名、植（动）物名、拉丁学名、药用部位；矿物药描述类、族、矿石名或岩石名；药材的采收季节及产地加工方法等。

【质量执行标准】指该药品的法定质量标准，例如《中华人民共和国药典》（2020年版），《全国中药炮制规范》（1988年版），《甘肃省中药炮制规范》（2022年版）等。

【药材性状】指其正品药材的形状、大小、色泽、表面特征、质地、断面、气味等特征。同一品名有多种来源的药材，其性状有明显区别的则分别进行描述，先描述主要品种，其他品种仅分述其主要区别点。

【饮片性状】指其炮制品的形态特征，用传统的经验鉴别方法能辨别其形、色、味、气与质地；具体描述其外观形状、大小、色泽、表面特征、质地、断面特征及气味等。同一品种项下的不同炮制品则分别进行描述。一种饮片多种来源、性状不同者，则分别进行描述。

在来源、【药材性状】【饮片性状】项，编者引用了《中华人民共和国药典》（在本书编写中简称为"中国药典"）等法定标准中规范化的文字内容来进行其描述，这便于读者参照标准来理解本书所介绍的中药鉴别经验，避免产生误解、误判；使前人的经验很好地服务于现今。除来源、药材性状、饮片性状项目之外的其他所有内容，均为编者书写，表达的是编者的学术观点。

【杨按】是对杨锡仓主任中药师多年来积累的中药传统鉴别经验进行具体讲述。在这里，编者选用了老药工的口语来直白地进行表达，因为老药工的经验术语有通俗易懂、形象生动、方便记忆、切合实用的特点。

【经验鉴别术语释义】是对中药传统鉴别术语所作的解释和说明，例如：黄连的根茎有的中间部分节间呈细长状、光滑如茎杆，老药工习称其为"过桥"；药材横切面中间细密的放射状纹理与同心环状纹理相交，其形如开放的菊花图案，老药工习称为"菊花心"；黄芪、党参、防风等饮片都可以看到"菊花心"之特征。

【伪品及混淆品】伪品是指用其他植物（动物、矿物）或人为加工后冒充正品，如中篇里所提及的以平贝母冒充川贝母，以玉米须染色后冒充西红花等。混淆品一般指两种以上的饮片在形态、颜色、质地等方面相似而易发生相互混淆的品种；例如用人参饮片冒充西洋参饮片；用玉竹饮片冒充黄精饮片等。

中篇图号编排方式均按照药名首字笔画排序，如"图 2-1 丁香"指二画第一味药第一张图。

下篇收录了杨锡仓主任中药师原创的《中药炮制源流三字经及白话解》和已发表的中药经验鉴别方向论文 11 篇，另附有杨锡仓主任中药师多年来搜集和汇总成章的中药鉴别顺口溜、诗词和谚语等，这些内容有助于读者加深对中药传统鉴别经验的理解及记忆。

目　　录

下 篇 杨锡仓论著论文选录

上　篇

总　论

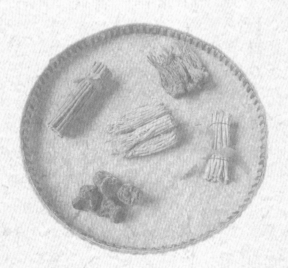

第一节　中药经验鉴定技术概述

　　传统的中药经验鉴定技术是祖国医药文化的重要组成部分，是千百年来老药工和药农经验智慧的结晶。伪劣药材现象，自古有之，因此，鉴别中药质量的真、伪、优、劣是保证大众临床用药安全和有效必不可少的一项工作。千百年来，中药的鉴定都是通过"眼看、口尝、鼻闻、手摸"这四种直观的方法进行，广大药农、药工和医药学家在这方面积累了极为丰富的经验，并总结为专用术语通过口传心授代代相传，并逐渐累积、沿用至今；其中部分中药鉴定经验是通过老药工的口传心授，以师徒相传的形式流传，没有文字记载，但其方法切实可行；为了不使这些宝贵的中医药实用技术失传，总结老药工和老中医药专家鉴定中药材、中药饮片的经验，对继承和发扬祖国医药学遗产具有十分重要的意义。

　　中药饮片可以直接用于中医汤剂的处方调配或用来制造各种中成药，它是一种可以在全国流通的医药商品。为了保证人民群众用药的安全和有效，各使用部门在饮片出入库时都要按规定对其进行质量检验，而其经验鉴定就是最常用的检验方法。

　　中药饮片的经验鉴定主要为性状鉴别法，也称为感官分析法，它源于中药材的性状鉴定方法而又难于中药材的性状鉴定方法。中药材经过切片和炙、炒等炮制工序之后，其形态、颜色、气味等发生了某些变化，因此中药饮片经验鉴定的方法不等同于中药材的性状鉴定方法；但是，又由于饮片来源于中药材，它总会或多或少地带有原药材的某些特征，只要我们仔细观察，细心揣摩，抓住这些特征，用感官分析法进行分析、判断，就可以辨别其饮片质量的真、伪、优、劣。中药经验鉴定的特点是快速、方便、简捷、检验成本非常低廉，切合实际应用。中药经验鉴定的术语能高度概括每味中药的主要特征，其专业用语形象生动，便于人们记忆。

　　学习中药饮片的性状鉴定方法，要依据传统的中药材经验鉴别知识，检验者通过眼看、口尝、鼻闻、手摸，并辅助以"水试""火试"此六种方法来辨别中药材及饮片的质量，现将其内容举例介绍如下。

　　1.眼看　主要是观察中药材中药饮片的形状、大小、颜色、外表面特征、断面碴口特点等。

　　（1）看药材或饮片的形状：每种中药材中药饮片都具有比较固定的外形，有些形状很特殊，可作为鉴别的依据之一。如白头翁的基部切片生有白茸毛，党参根头部切片具有"狮子盘头"，防风根头部切片具有"蚯蚓头"，商陆横切面可见"罗盘纹"，何首乌横切面现"五朵云彩"，海马则是"马头蛇尾瓦楞身"等。有些花叶类中药饮片破碎、皱缩，不易看清，可先用水浸泡，软化后展开观察，如金钱草的叶片湿润、展开后，对光观察可见放射状的黑色条纹等。

　　（2）看药材与饮片的大小：每种中药材或饮片的大小、长短、粗细、薄厚、直径等都具有一定的幅度和范围，可作为鉴别的依据之一，如果发现其药材与饮片的大小超出正常范围，就属怀疑品种，需要作其他检验项来进一步确定。如土鳖虫（冀土鳖虫）的商品中常常掺有不能入药的雄虫，不知者常常认为是未长大的小土鳖虫。有些细小的种子应该在放大镜下来观察，如车前子、菟丝子等。

（3）看药材和饮片的颜色：每种中药材中药饮片都具有基本固定的颜色，如黄柏色黄、元参色黑、白芷色白、丹参色红等。饮片的颜色是由其内在的化学物质所决定的，能反映饮片的真、伪、优、劣，故可作为鉴别的依据之一。如药材和饮片的颜色用复合色调描述时，则应以后一种色调为主，如黄棕色，即以棕色为主。

（4）看外表面的特征：药材与饮片的外表面一般带有原药材的外表面特征，要注意观察饮片外表的光滑与粗糙程度、皮孔、皱纹等，是其鉴别的重要依据。如厚朴的外表面分布有"娃娃嘴"；天麻的外表面有"芝麻点"，呈环状排列等。

（5）看药材和饮片的断面碴口：指看饮片的切面或自然折断面的特征，注意断面碴口的平坦、光滑、粗糙、颗粒性、纤维性、胶性等情况，观察折断时有无粉尘飞出，体会折断时的难易程度等。如僵蚕折断可见"胶口镜面"；大黄的新鲜断面呈现"槟榔碴"；焦杜仲折断可见"橡胶丝"相连等。

2. 手摸　主要凭手的感觉体验中药材中药饮片的质地、轻重、坚实、虚软、老嫩、滑涩等。如金银花，手握之有轻微扎手感，松手有一定弹性，并发出轻微沙沙声者为干货；手握之成团，绵软不扎手者为湿货；手握之扎手感强，脆裂作响并无弹性说明是用矾水或面浆拌过的掺假品。海金沙用手紧紧握一把，正品会从指缝间滑利地流出，拍拍手即能清除干净，不染色，不黏手。

3. 口尝　口尝是通过味觉来辨别中药材中药饮片的苦、甜、酸、辣、咸、淡、涩、麻、凉等不同滋味。每种中药饮片都具有它特定的滋味，如乌梅、山楂味酸；黄芩、黄柏味苦；党参、甘草味甘；白胡椒、干姜味辛辣；芒硝味咸；五味子具有五种不同的滋味等。

4. 鼻闻　主要是通过嗅觉来辨别中药材中药饮片的特定气味，如香、臭、凉、腥等。如冰片具持久的清凉气味，薤白有蒜臭气，海风藤有胡椒的辛辣气味等。有些中药饮片的气味不太明显，可用热水泡一下再闻，如鱼腥草泡后有鱼腥气，黄芪泡后有豆腥气，白鲜皮泡后有羊膻气等。

5. 入火　有些中药材中药饮片用火烧之能产生特殊的气味、颜色、烟雾、闪光、声响等情况，这些特殊现象可以用来鉴别其质量。如海金沙撒入火焰中燃烧猛烈，并发出闪光和噼噼啪啪的爆鸣声；沉香容易点燃，燃烧时冒黑烟，吹油泡，并发出特殊香味。

6. 入水　有些中药材中药饮片遇水之后，能产生一些特殊现象，可作为某些品种的真伪鉴别特征之一，下面具体谈谈"入水"在中药饮片鉴别中运用的五个方面。

（1）中药材中药饮片的水浸液呈现不同颜色的荧光。如秦皮的热水浸液，在日光下呈现碧蓝色荧光；苏木碎片投入热水中，水被染成桃红色，并在日光下呈现出美丽的桃红色荧光等。

（2）中药材中药饮片的水溶液被染成不同的颜色。如玄参用水浸泡，水溶液呈墨黑色；红花浸入水中，水被染成金黄色而不应出现红色；乳香与少量水共研，能形成白色乳状液；没药与水共研则形成黄棕色乳状液。

（3）中药材中药饮片遇水形状发生变化。如胖大海用水浸泡后体积膨胀数倍等。

（4）中药饮片质地或比重不同而呈现沉水或不沉水。如丁香质坚而重，入水则萼管垂直下沉（与已去过油的劣质丁香相区别），且以入水下沉者为佳；浮石体轻，投入水中浮而不沉等。

（5）其他的入水现象：天竺黄置于水中产生气泡；牛黄的水液可使指甲染黄，习称"挂甲"等。

第二节　确认中药材中药饮片有效期的传统方法

中药材中药饮片的"有效期"问题在我国学术界一直存在争议。由于野生中药材的货源零星，其采收时间无法追溯，因此中药材如果采用现代工业生产中标注产期和标注有效期时间的方法来管理，在实际工作中并不可行。当前中药材中药饮片在流通环节中一般均不标注有效期时间，此被一些人误认为中药材及中药饮片无效期。此种情况，被误认为中医药不科学，也成为一些人贬低和攻击中医药的理由。中药材中药饮片到底有没有有效期？是否可以无限期地使用呢？

对于这个问题，其实古代中医药学家早有定论，答案很肯定也很清晰。

明·李时珍《本草纲目》"神农本经名例"篇中明确指出："……药有酸、咸、甘、苦、辛五味，又有寒、热、温、凉四气，及有毒无毒，阴干暴干，采造时月生熟，土地所出，真伪陈新，并各有法。"李时珍所言的"真伪陈新，并各有法"，其实就是指中药使用的有效期问题。李时珍在该文中又说："……陶隐居本草言狼毒、枳实、橘皮、半夏、麻黄、吴茱萸皆须陈久者良，其余须精新也。然大黄、木贼、荆芥、芫花、槐花之类，亦宜陈久，不独六陈也。凡药味须要专精。至元庚辰六月，许伯威年五十四，中气本弱，病伤寒八九日，热甚。医以凉药下之，又食梨，冷伤脾胃，四肢逆冷，时发昏愦，心下悸动，吃噫不止，面色青黄，目不欲开。其脉动中有止，时自还，乃结脉也。用仲景复脉汤加入人参、肉桂，急扶正气；生地黄减半，恐伤阳气。服二剂，病不退。再为诊之，脉证相对。因念莫非药欠专精陈腐耶？再市新药与服，其证减半，又服而安。凡诸草、木、昆虫，产之有地；根、叶、花、实，采之有时。失其地，则性味少异；失其时，则气味不全。又况新陈之不同，精粗之不等。倘不择而用之，其不效者，医之过也。唐耿讳诗云：老中医迷旧疾，朽药误新方。是矣。岁物专精见后。"

关于"六陈药"之说，最早出现药物宜放置陈久后使用的提法见于《神农本草经》的序例中言："土地所出，真伪陈新，并各有法"。其后，不少医家对药物陈用做了论述。如梁·陶弘景《本草经集注》载："凡狼毒、枳实、橘皮、半夏、麻黄、吴茱萸皆须陈久者良，其余须精新也。"最早出现"六陈"字样为唐·《新修本草》狼毒条下记载："与麻黄、橘皮、半夏、吴茱萸、枳实为六陈也"。为便于记忆，有医家将陈用药物总结为"六陈歌"。有学者认为较早的六陈歌见于南宋时期陈衍（万卿）著《宝庆本草折衷》（初名《本草精华》）。因此书残存十四卷，现存极少，世人所知甚少。现今的六陈歌有三种：金·李东垣《珍珠囊指掌补遗药性赋》曰："枳壳陈皮半夏齐，麻黄狼毒及吴黄，六般之药宜陈久，入药方知奏效齐"；金·张从正的《儒门事亲》谓："药有六陈，陈久为良，狼茱半橘、枳实麻黄"；《医方类聚》谓："枳实麻黄并半夏，橘皮狼毒及吴萸，真辞经岁空陈滞，入用逢知效自殊"。其中以李东垣的六陈歌流传最广，涉及药物为枳壳（实）、陈皮、半夏、麻黄、狼毒、吴茱萸6种。"六陈"，从古至今，一直沿用。医家张山雷曾说："新会皮，橘皮也，以陈年者辛辣之气稍和为佳，故曰陈皮。"中药的治疗作用，主要在气和味，六陈药之气均很强烈，有刺激性，服用时容易发生副作用。为了避免发生这种副作用，故必须将上述六种药放置一段时间，让药气逐渐挥发，至张氏所言之"稍和"为度，"六陈药"也并不是无期限放置，在贮存中如出现枯朽、腐烂现象，也说明过了有效期，不可入药。

李时珍在以上举例的文字里精辟地说明了中药有效期的重要性，他所言"岁物专精见后"，意思是说当年产的药物质量最好、疗效显著，此后药效就会逐渐减弱。以上本草学研究的结果表明：中医自古就重视药效，讲究中药的有效期；只是中医药界对中药有效期的表述采取了与西药完全不同的另一种方式，即"通过人的感官对药材质量进行有效期判断"，确定其"可用"和"不可用"。

一、中药材、中药饮片质量变异与客观评价指标

总结古人和近代老药工对中药材质量进行判断的经验，我们对中药材中药饮片进行有效期判断的客观指标进行了系统地归纳分析，认为凡出现"生虫、发霉、走油、失香、风化、潮解、黏结、枯朽、变色、腐烂"十种情况的，均说明过了有效期，不可再药用。现分述如下：

1.虫蛀者不可药用　药材仓虫很多，现已知的药材仓虫有89种，其中锯谷盗、白腹皮蠹、米扁虫、麦蛾等对药材的危害最为常见。含淀粉、糖、脂肪、蛋白质多的药材最易生虫，如党参、黄芪、枸杞、白芷、北沙参、桑螵蛸、地龙、鸡内金等。药材生虫后，害虫的尸体及排泄物留在药材内成为不洁污染，对人体有害，说明已过有效期，不可药用。

2.霉变者不可药用　自古中医有"虫蛀不蛀性，霉药不治病"之说。药材长霉后，其微生物的代谢繁殖破坏了药材固有的化学成分，霉菌及其分泌物也成为不洁成分，黄曲霉菌已被证明对人体有致癌作用。有些饮片受潮后易发霉，如白芷、瓜蒌、制何首乌等，发霉严重者说明已过有效期，应杜绝入药。

3.泛油者不可药用　"泛油"又称"走油"，是指某些药材的油质泛出药材表面，或因药材受潮、变色、变质后表面泛出油样物质，泛油的药物颜色加深，嗅之有哈喇味。药材的走油与贮藏时温度高和时间久有关。药材"走油"，说明其内在化学成分已发生了变化，其药效也随之发生了变化，因此凡走油者说明已过有效期，不再入药。防止走油的办法是将药材干燥、冷藏和避光保存，尤其是对含挥发油的当归、丁香等；含脂肪的柏子仁、桃仁、杏仁等；含糖质的牛膝、麦冬、天冬、熟地、黄精等。

4.变色者不可药用　有些药材易变色，尤其是花叶类药材，贮存不当和久贮会褪色。如山药、丹皮变红，黄芩变绿，黄芪、黄柏由黄变白，鸡冠花、菊花、金银花颜色变暗淡等，均说明药材内在成分发生了变化，已过有效期，不可药用。

5.失香者不可药用　有些芳香性药材的气味易散失，习称"失香"，如荆芥、薄荷、砂仁等。中医用药，讲究其药效在其"味"和"气"，如气味不全，必然疗效差。因此凡失香者说明已过有效期，不可药用。

6.风化者不可药用　有些矿物（无机盐类）药材暴露在空气中时间长了会产生风化现象，如胆矾、芒硝、人工天竺黄等。芒硝风化后变为另一种药物——玄明粉，其药效差异较大，诸如此类，说明已过有效期，不可再药用。

7. 潮解者不可药用　有些无机盐类矿物药材暴露在潮湿环境中会产生潮解现象，逐渐流失其重量，如咸秋石、芒硝、皂矾等。发生潮解者，说明药物含水量过高，水分占据了配方计量，会减弱药效，不能保证临床疗效，故不可再药用。

8. 黏结者不可药用　有些药材在高温、高湿环境中会产生黏结现象，降低其商品品质，如：枸杞、熟地黄、芦荟等。药物的黏结往往也伴随着"走油"和"吸潮"现象，说明质量变异，已过有效期，不可药用。

9. 干枯者不可药用　有些药材经过度的干燥通风会丢失其正常水分，产生干裂、脆化、变形、易碎的现象，老药工称其为"干枯"或"枯朽"，如：金银花、款冬花、蟾酥等。药物干枯后降低了商品品质和药效，说明已过有效期，已不能保证临床疗效，故不可药用。

10. 腐烂者不可药用　有些鲜活药材保存不当会产生腐烂，失去药用价值，如鲜生姜、鲜芦根等。

二、中药材和饮片有效期的研究方法

目前，判别中药（中药材及其饮片）变质与否及确定有效期的方法主要包括感官鉴别和以原料药物与制剂稳定性试验指导原则开展的药物稳定性方法。感官鉴别又称经验鉴别，主要凭借眼观、手摸、鼻闻、口尝等感官经验，用最原始的方法判断药材、饮片的质量，简单直接，不过只有当出现明显的霉变、虫蛀、走油、泛酸、变色、变味等现象时方视为变质，对于较为微小的质量变化或轻微的变质现象较难鉴别。目前，针对此缺点，已开发了一种基于仿生技术（电子眼、电子鼻、电子舌等）的样品检测技术，用于检测中药是否变质，其原理是通过模拟人类视觉、嗅觉、味觉等电子感官智能分析系统，建立样品外观性状与内在品质的关系模型，对样品进行精确检测和判断。目前，智能感官仿真技术已被广泛应用于食品储藏时间的检测，并已有研究者将电子鼻技术引入中药不同贮藏时间的研究中，可为中药有效期的制定提供依据。

三、中药材和饮片有效期确定的原则以及经验分类

依据国家市场监督管理总局的相关规定，确定药物有效期的一般原则按照《中华人民共和国药典》（2020 版）第二部附录《原料药物与制剂稳定性试验指导原则》，其中规定药物有效期一般根据药物的长期稳定性试验结果确定。目前中药新药参照化学药品执行。但中药饮片品种多、来源复杂、炮制规格讲究，按药品有效期的确定办法执行不太现实。综合文献，主要包括 2 类分类原则，见下表。有效期的经验分类共有 6 种，见下表。6 种方案共同之处在于都将易挥发、变色饮片的保质期定为 1 年左右。在性质较为稳定的、特殊管理的药材上分歧较大。经验法确定的保质期只能作为指导性意见，具体的药材保质期还须通过实验研究确定。含糖、淀粉多，易吸潮、虫蛀、霉变、易挥发、变色的中药饮片，保质期的期限一般可设定在 1 年左右；化学性质较稳定、容易保存的饮片，保质期的期限一般可设定在 2~3 年；矿物药、贝壳类、化石类饮片，保质期设置不超过 10 年。不可再生和稀有的中药资源如龙骨、琥珀、麝香等，即使超了保质期，应对其有效成分重新测量，合格的应延长其保质期；对于一些药物，如石斛、麦冬等药材，为提高药效甚至要用鲜草入药。

中药饮片有效期确定的原则

编号	分类原则	有效期分类
1	根据药用部位、化学成分、质地及其他因素确定	含有芳香性和易挥发性成分的饮片，有效期适当短些，如部分草类、花类
		含糖、蛋白质、黏液汁多的，气温高易走油变质的，含淀粉多易虫蛀的，质地较轻的饮片，有效期也应适当短些，如部分根类、果实种子类、动物类、花类、全草类、叶类等
		质地较重、性质较稳定的饮片，有效期可适当长一些，如根、块根、根茎类、茎木类、皮类和种子类
		矿物类、化石类、动物贝壳类饮片，有效期可比其他类饮片长一些
2	根据中药类别确定	植物药：①花类、叶类、全草类药材，含有香气易挥发，如菊花、金银花、玫瑰花，尤其薄荷、藿香等最容易发生气味散失的饮片，其有效成分薄荷脑、藿香酮随着气味的散失而受到不同程度的影响，这类药材有效期不宜过长；②根茎类、种子果实类药材，质地较坚实，不易受外界条件影响，所含有效成分不易被破坏，有效期应长一些，如大黄、山慈菇、狗脊、瓜蒌子、决明子、白蒺藜、赤小豆等；③藤木类药材，木质较多不易变质，保存时间长，有效期可更长一些，如苏木、鸡血藤、降香、钩藤、松节等
		动物药：①肉质较多的药材，易虫蛀、变味，有效期不宜过长，如全蝎、蜈蚣、蛤蚧、蛇类药材等；②贝壳类、甲骨类药材，非常坚硬，不易变质，保存时间长，相对有效期也较长，如珍珠母、石决明、牡蛎、龟甲、穿山甲等
		矿物类：结构相对稳定基本上不受自然条件影响，不易发生质变的药材，有效期应更长，如自然铜、灵磁石、代赭石、石膏、朱砂等

中药饮片有效期的经验分类

编号	分类依据	有效期
1	以药用部位，化学成分（淀粉、蛋白、挥发油等）、质地及其他因素（是否特殊管理、用量）为依据	①1年：含芳香、易挥发成分的饮片，易走油变质、易变色、易虫蛀类饮片，在20℃以下贮存；②3年：易生虫的根及根茎类饮片，果实种子类、花类、皮类、全草类、动物类饮片、菌类及其他类药材；③3年：特殊管理的药材饮片；④4年：矿物类、化石类、贝壳类等饮片
2	根据中药材和中药饮片的性质	①1年：易挥发、易走油、易变色等容易发生质量变异现象的中药材和中药饮片；②2年：性质稳定的中药材和中药饮片；③3年：严格包装的贵重中药材和中药饮片；④4年：矿物、化石、贝壳类药材
3	根据药用部位、化学成分、质地及其他因素为依据	①1.5~2年：含芳香、易挥发成分的饮片，易走油变质、易变色、易虫蛀类饮片，在20℃以下贮存；②3年：一般饮片，各类饮片中约有70%性质稳定，包括根及根茎类饮片，果实种子类、花类、皮类、全草类、动物类饮片、菌类及其他类药材；③5年：矿物类、化石类、贝壳类等饮片，麻醉药品、医疗用毒品类饮片
4	根据药材的质地、稳定性、用法用量等	①2年：植物药中的全草类、花叶类品种的大部分，其他种类药材中性质不稳定、富含油脂、易受虫蛀，吸潮变性的品种；②3年：受环境因素影响较小、质地坚硬、性质较稳定的常用饮片；③5年：受环境因素影响较小、质地坚硬、性质稳定、用量较小及贵重药材等品种；④8年：矿物类、动物贝壳类中药
5	根据中药类别	①≤2年：草本药物；②4年：木本药物；③≤10年：矿物药
6	其他	①1年：易挥发、变色的饮片；②2年：易生虫及易霉变的花草类、菌类，密切注意气候变化，一旦霉变立即撤柜下架；③6年：特殊管理药材及一些矿物类等稳定性较好的药材

四、制定中药有效期的重要性

1.制定中药有效期是由中药自身物质基础决定的

中药按其来源有植物药、动物药、矿物药三类，植物药和动物药中含有的化学成分大多数不稳定，比如苷类化合物易水解，挥发油类化合物易挥发，皂苷类、淀粉类、黏液质类化合物易吸湿而霉变等。要防止这些质量变异现象的发生，必须限定中药的贮藏条件和存储期限，也就是制定中药有效期。

2. 制定中药有效期可以保障临床用药安全有效

中药用药传统中极个别药有陈用的习俗，比如"六陈"中的麻黄、枳实、吴茱萸、半夏、狼毒、陈皮等以陈用为好，这给人以中药以陈为好的错误概念，临床上使用的中药有的已经在仓库放置数年，更有甚者，不常用中药在药斗中存储有数十年之久而不被清理。故制定中药有效期，有利于改变错误的用药习俗，引导中药健康发展。

3. 制定中药有效期是适应现代社会的需要

我们到超市购买食品肯定会关注食品是否在有效期内，超过有效期的食品坚决不吃，国家粮库存粮超过3年，经检验黄曲霉素超标的亦不得作为口粮。食品有效期已经成为食品质量的基本要求，用于防病治病的中药材、中药饮片却无有效期，这种现象是十分不合理的，应引起重视。

4. 制定中药有效期是适应国际化的需要

国外对植物药的管理早已进入规范化的进程，欧盟众国家中，德国卫生部在1978年设置了一系列专家委员会，其中包括专门负责审查草药和药用植物的草药委员会，其最主要的工作就是陆续审查并发表修订的近400条植物药及其复方制剂的相关标准条款，有些条目还列出药理学、药动学及毒理学性能、服用期限、超量效应等。因此中药材、中药饮片要想走出国门，扩大国际市场份额，必须符合国际行业标准，实行规范化管理。目前发达国家销售的植物药都明确标注了有效期。我们想要证明中医中药不是伪科学，让中医药为人类健康服务必须适应国际化标准，制定中药有效期。

五、展望

前人将使用中药的经验归纳为："宜用陈旧者或取其烈性减，或取其火性退，如六陈药之枳壳、陈皮、半夏、麻黄、狼毒、吴茱萸。"另外，古代医家还认为南星、大黄、木贼、芫花、槐花、枳实、木瓜、蛤蚧、艾叶、诸曲、诸胶、酒、醋、酱等也以陈旧者为佳。除上述品种外的其余各药，俱宜用精新之品，若陈腐而欠鲜明，必气味不全，服之效果差，此谓"朽药误新方"。陈旧药材，必色泽晦暗，香味消失，干枯如朽，灰尘附着；如果检查其包装和内部必有虫絮蛛网之物附生，诸如此类，不可药用，均说明超过了中药的有效期。

我们认为：从前中医对中药饮片的使用是用一种宏观控制有效期的办法，以"客观质量指标"来判断是否可供药用。历史经验证明，这是一种较实用的"药物有效期"的表述方式，但这与现代工业产品的"时间效期"表述方法截然不同。今天，我们应明确提出中药饮片是有"效期"的，除"六陈药"及酒、曲等古本草有记载的少数陈旧药材品种和部分矿石、贝壳药材外，其余品种的中药饮片均宜使用新、精之品，以保证其中医的临床疗效。

中药有效期的缺失已经严重影响到中医药的发展，导致目前出现了一系列中药材质量不合格现象的出现，尤其是不利于政府对药品质量的监管，虽然中药有效期的确定在当前仍有客观上的难度，但是我们不应回避问题。完善中药有效期的确定方法，有利于中医药事业健康地发展。

第三节　伪劣中药材中药饮片的形成原因

中药是祖国医药学的瑰宝，中药的使用在我国有着悠久的历史。我国是一个中药材资源丰富的国家。中药材主要分为动物药、植物药与矿物药，植物药所占比例最大。据统计，进入商品流通渠道的中草药约有 1000 余种，临床上常用的中药材约有 500~600 种。

中药饮片是根据中医药辨证施治原则以及中药制剂调剂需求，进行加工炮制而成，是我国中医药产业的三大支柱之一，是中医治病的重要武器，中药材的质量好坏直接影响到中医治病的疗效。中药材及中药饮片作为中药及中成药的主要原料来源，其质量的优劣直接关系着临床用药的安全性和有效性。

近年来，我国中药材及中药饮片的质量虽有所好转，但伪劣品的检出率仍然居高不下。据调查，在常用的约 500 种中药饮片中，流通市场存在"以假充正"及品种混淆的有 100 多种，医疗单位存在质量问题的约占所用品种的 10%，明显影响着防治疾病的疗效和中医药事业的发展。抓好中药材的真、伪、优、劣鉴定工作是振兴中医药的关键工作之一。中药材市场中假劣品的存在，不仅直接影响到群众用药安全有效，阻碍着中药产业化的发展，而且削弱了中药在国际医药市场的竞争力，不利于继承和发掘祖国医药学遗产。深入探讨中药材伪劣现象的形成原因，具有重要的现实意义。

一、历史原因

伪劣中药的产生和应用是由于历史性应用并逐步沿袭而来，是历史长期错用的结果，我们称之为伪劣中药的历史相承性。由于古代本草记载不详，因错记、误记或漏记等导致中药异物同名，名不符实。如菖蒲，《神农本草经集注》该药条下谓"一寸九节者良"，故又称九节菖蒲，经考证为石菖蒲 *Acorus tatarinowii* Schott，调查证实目前很多地区使用的九节菖蒲原植物为阿尔泰银莲花 *Anemone altaica* Fisch. ex C. A. Mey.，已形成菖蒲的地区习惯用药。

中药在几千年的生产使用交流中，由于语言、文字习惯等地区差异或因口传心记、正名、别名错杂等导致以讹传讹，就形成了假药。如白头翁 *Pulsatilla chinensis*（Bunge）Regel，据调查商品白头翁的来源比较复杂，大多为地区习惯用药，华东南部及华南等地用翻白草 *Potentilla discolor* Bge. 及委陵菜 *Potentilla chinensis* Ser. 的根或带根全草作白头翁用，但是该品在山东及华北地区就不是白头翁的地区习惯用药。

前人对伪劣中药的产生应用已有所察，如《本草纲目》有"沙参，桔梗乱人参"，《图经本草》有"杜衡乱细辛"等记载，说明前人对伪劣中药的滥用和产生的后果已有充分的认识。近代《增订伪药条辨》等本草的主要内容之一就是鉴定中药真、伪、优、劣，澄清中药混乱品种，消除因历史因素产生的伪劣中药的渠道。

二、中药材种植不规范、采收时期不合理

对于中药饮片来说，其加工原料就是中药材，因而中药材的质量直接关系到中药饮片的质量。现阶

段，我国对于中药材的种植管理一般都是依照农副产品的标准来进行的，而专门针对中药材种植管理的标准规范并没有落实到位，仅仅是在一些大中型药材企业中推广，并且我国大部分地区的中药材种植都是以个人为单位，对于规范管理造成了一定的影响。由于缺乏鉴定知识，在采集、收购时误将非药品当成正品，使假药进入商品行列。这种现象导致中药材的质量不达标，经常会出现重金属污染的现象，最终导致中药饮片的药效不符合要求。

由于市场需求的不断增加和野生植物药物的日益短缺，药用产品的种植面积正在不断增加，但是，目前人工栽插存在以下三个方面的问题。一是药农缺乏专业知识，种植技术不规范。中国可以人工栽培的中药有300多种，每种都有自己的生长习性。有的农民不懂中药种植技术，不按季节、地区种植，不懂病虫害防治技术，忽视了中药材的真伪，导致中药材质量下降。二是由于没有严格的种植管理，一些种植户在经济利益的驱动之下，经常会随意使用农药和化肥，缩短了中药的生长周期，显著降低有效成分的实际含量，严重影响中药材质量。三是没有对中草药种植的监测和管理。现行药监法没有解决中药材种植的相关问题，导致中药材种植存在管制空白，中药材质量难以保障。

三、中药饮片生产企业不规范

在中药饮片加工的过程中，生产企业是其中重要的一个环节，但是，我国现有的加工企业水平并不高，有相当一部分是小型作坊式企业，由于经济实力的原因没有购买专业的检验仪器设备，生产技术人员综合素质较低，有时因利益驱动会故意作假，故意用非药用物质冒充正品药材，或用价值低的药材冒充价值高的药材出售，这是假劣药产生的主要原因。目前，药材市场上造假、掺假、染色、增重、提取残渣二次销售等恶行，经过市场整顿虽已大大减少，但尚未完全绝迹，一有放松就可能死灰复燃。有些假药经过加工，性状特征酷似正品，鉴定时尤需注意。对于中药饮片生产企业来说，不规范的生产经营活动主要有以下三个方面：①对生产记录进行造假，主要是一部分企业会从中药市场或者不具备生产资质的个人手中购买一些散装的中药饮片，然后对生产记录进行伪造，再换成自己企业的包装来进行销售；②对于每个批次的产品没有进行严格的检验，对检验报告书进行伪造；③在车间之外进行生产。以上的不规范行为都能够体现出当前我国中药饮片生产行业的水平不高，品牌保护意识较差。

此外，为了获得更高的经济效益，大部分个体加工户没有按照加工标准进行加工。有时，一些加工户为了达到高效，采取添加重粉、长期浸泡原料、用大量硫黄烟熏等非法手段处理药材，严重影响中药材质量，降低临床应用效果。目前大部分中药材仍以个体小作坊的形式生产，缺乏先进的中药材配方技术、加工技术和规范的控制措施。例如，在制剂水处理过程中应遵循"少浸多润、润而不浸"的原则，操作不当会导致药物有效成分的流失；制剂过程中炒炭处理，配制过多，严重的内灰化也会造成药效的流失；切片加工也是时间过长、过厚，所以在煎药过程中会出现"夹生"现象，导致药物有效成分沉淀不完全。

四、中药饮片贮藏、保管、加工不当

对于中药饮片来说，通常需要进行贮藏和保管，一旦在此过程中出现养护不当，就非常容易出现变质失效。由于采收、加工、炮制、储存等方法不当，使正品药材的性质发生变化，不再符合药品标准规定的质量指标，成为假药、劣药，严重影响药物的效果。从目前的情况来看，许多城乡集贸市场的销售商对于中药饮片的管理方法并不够重视，一部分药材经常会随意摆放，并且会被淋雨和暴晒，这肯定会影响中药饮片的质量；而在药品的零售店或者医院当中，为了方便寻找，经常会将药材散放在药斗里，让药材与空气长期接触，就非常有可能出现变质。在一些中药饮片的生产企业或者运输企业中，也会出现保管不当的情况，这同样会影响药品的质量。贮藏保管方法是否妥当对中药饮片质量有着直接的影响。如果贮藏不当，饮片就会产生不同的变质现象，降低质量和疗效。就现状而言，大部分经营中药饮片厂家、公司和使用单位，贮藏条件差，没有很好地根据药材本身的性质而考虑不同的贮藏方法，一些含淀粉、蛋白质、糖类等营养成分、容易虫蛀的药材，如党参、白芷等未置入容器内贮藏。还有牡丹皮、泽泻也不共同贮藏，既达不到防止牡丹皮不变色，又达不到泽泻不被虫蛀的贮藏养护目的。再者没有勤检查、勤翻晒，使中药饮片发生了霉变、虫蛀、泛油、变色、气味散失等变异现象，从而使其质量受到严重的影响。

储存方法之所以不规范，是因为中药饮片来源广泛，成分复杂多样，而且中药饮片的性状不同，不同的中药饮片需要不同的储存方法，比如有的需要低温储存，有的需要在暗处保存，有的容易吸收水分，有的需要在干燥处保存。中药饮片常见的贮藏方法有石灰干燥、酒精杀虫、化学杀虫（硫黄熏蒸）、空调、对抗性贮藏、冷藏等。一般来说，对仓储环境也有严格的要求：要求干燥通风，避免阳光直射，室温低于20℃，相对湿度在45%~75%。但是，在临床实践中有一个现象，大多数医疗机构普遍重药轻医，中药饮片在医疗机构使用的药品中地位相对较次，储存条件普遍较差，同时缺乏有经验的药师进行必要的养护，因此，中药饮片在储存过程中极易发生霉变、虫蛀、油污、有效成分流失，严重影响饮片的质量。

中药饮片加工厂在饮片的加工、炮制过程中缺乏严格的操作规程或标准操作规程的现象还相当突出，特别是县（市）级饮片加工厂切制、炮制过程中多以经验操作为主，随意性操作较强，缺乏严格的指标控制，再加上《中药炮制规范》中对炮制品没有规定含量测定项目，炮制操作的随意性对饮片质量所造成的影响缺乏有效的验证，不知不觉中使中药有效成分蒙受损失，宝贵的中药资源在无声无息中白白浪费。中药的炮制过程包括中药饮片切制和炮制加工两部分。由于《全国中药炮制规范》和各省（市）中药炮制规范对中药饮片内在质量及相关检查规定有差异，缺乏一套完整的质量控制或检测标准，鱼目混珠现象难以避免。根据《中华人民共和国药品管理法》的规定，中药饮片必须按国家药品炮制标准进行炮制，国家没有规定炮制标准的，必须按照省级药监部门规定的炮制规范进行炮制。目前《中华人民共和国药典》（一部）有明确炮制标准的药材仅占据2.7%，余下的只能按照地方炮制方法进行炮制。有的不经炮制就入药，如远志，不用甘草制，薏苡仁不麸炒等。再者，同一种药材，各地炮制方法不尽相同，没有统一的炮制品的质量标准，不符合国家标准和地方标准，从而影响了中药饮片的质量。

五、中药饮片监管存在的问题

在中药饮片的监督和管理方面，主要存在以下几个方面的问题：①我国中药饮片的监管法律尚不健全，虽然已经出台了许多的普通药品监管法律，但是中药饮片的生产经营并不同于普通的药物生产活动。由此可见，专门针对中药饮片质量监管的法律尚不全面。虽然我国起草了一系列的规范性文件征求意见，但是对于中药饮片的管理仍然没有形成规范化的管理制度，这就为基层的监督管理工作带来了一定的影响，在管理过程中并没有科学的根据。②监督管理方法需要改进，随着时代的不断进步，我国中药事业正处于快速发展阶段，为了获得可持续发展，需要进一步加强和完善监督管理方法。但是，许多地区的监督管理方法仍然处于一个比较落后的水平，对于一些先进的方法仍然没有引进和落实，某些管理方法仍然是多年前的执行标准，与当前国际的管理方法出现了很大的差距，从而导致当前中国中药饮片监督管理工作无法取得有效进展。

另外，由于中国地域比较辽阔，各个地区的种植环境存在很大差异性，这就给中药饮片监督管理工作的落实带来了极大的困难。根据《中华人民共和国药品管理法》规定：城乡集市贸易市场不得经营中药饮片，但目前有的市场仍在随意加工炮制中药饮片，同时，许多供货单位不合法，购进的中药饮片多为地下加工厂或小作坊生产，保证不了饮片质量。现阶段，我国药品监督管理工作已经建立了一个相应的体系，但是仅针对大多数的药品，对于具体的标准并没有一个明确的规定，导致中药饮片监督管理工作的标准在实践操作中仍然存在很大的困难。与一般药品的质量控制相比，中药饮片质量管理显得十分困难；有些药材虽有使用习惯，但暂时未被载入药品标准，将来一旦载入药品标准，就成为正品，反之，药典记载的正品被官方禁用，也有可能变成假药，如关木通、广防己等，还有些药材在此地标准收载而他地标准未载，则常在此地为正品而在他地则认为是假药；可见有些假药的"假"是相对的、暂时的或有地方性的。

六、现代分析技术尚难普及

国家药品标准包括《中华人民共和国药典》和部颁标准，是药品生产检验和技术仲裁的依据。中药的特殊性还在于单靠感官很难鉴定出真、伪、优、劣，需要专业人员通过仪器分析检验才能判断。国家药品标准的制定和修订工作在主管部门的重视下，在众多专家的努力下，已得到快速发展。特别是《中华人民共和国药典》一部遵循"突出特色，立足提高"的原则，色谱、光谱、薄层扫描等现代分析技术得到进一步扩大应用，极大加快了中药标准化、国际化的进程，在提高中药质量方面功不可没。同时，国家药品标准的修订工作不可能一蹴而就，同样有一个逐步完善、循序渐进的过程。部分药材缺乏专属性强的自鉴别方法，不易与同科同属类似植物相区别。例如，药典规定细辛来源为马兜铃科细辛属植物北细辛、汉城细辛和华细辛3种，而中国细辛属植物有30多种，且南北各地均有分布，极易出现混淆。与上述类似的还有天南星、防风、竹茹等中药品种。另外，大多数中药材无浸出物或含量测定控制项目，药品标准中绝大多数药材及炮制品无质量优劣的判断指标。

第四节　中药材中药饮片入库验收程序及操作方法

中医医院和中药零售药店等中药使用部门在中药材中药饮片入库之前，首先要将库区划分为待验区、不合格品区、合格品区三个不同的色标区域，并分别用黄色、红色、绿色作为其区域的标识。

验收中药材中药饮片必须在库房内划定的待验药品区（黄色区域）内进行。中药材中药饮片入库验收的一般流程如下：

（1）对来货进行随机抽样。

（2）查验本批次的供货方质量检验报告。

（3）对饮片的质量进行检查验收，并作出是否合格的结论。

（4）检验者及供货方代表双方签字确认验收结果。

（5）填写完整验收记录并留样品存档。

一、中药材中药饮片入库验收的取样

取样是指从同一批来货中抽取供检验用的饮片样品。中国药典对药材和饮片的取样法有明确规定，应遵照其原则执行。现结合我们的实践经验将其具体操作方法介绍如下：

1. 抽样前的准备工作

（1）准备采样工具，如不锈钢勺、不锈钢镊子、夹子、探子等。

（2）准备样品盛装容器，如能封口的无毒塑料袋或纸袋等。

（3）准备其他用品，如剪刀、放大镜、纸、笔等。

（4）准备饮片入库验收单等。

2. 对饮片外包装的检查

（1）核对同一品种饮片各包装的品名、产地、规格及包装式样是否一致，同一品种饮片是否存在不同批号。异常者应逐件抽出，单独进行检验。

（2）检查饮片的包装有无水迹、霉变或其他物质污染的情况，凡有外观异常情况的包件，应逐件抽出，单独进行检验。

3. 中药饮片的抽样方法

从中药材中药饮片来货的堆码中按"前上、中侧、后下"的相应位置随机抽取样品。取样应符合下列有关规定：

（1）在抽取样品前，应核对其品名、产地、规格等级以及包装式样，检查其包装的完整性、清洁程度。凡有异常情况的包件应单独进行检验。

（2）总包件数不足 5 件的，应逐件取样；5~99 件，随机抽 5 件取样；100~1000 件，按 5% 比例取样；超过 1000 件的，超过部分按 1% 比例取样；贵重药材和饮片，不论包件多少均需对每件取样。

（3）每包件至少在 2~3 个不同部位各取样品 1 份；包件大的应从 10cm 以下的深处在不同部位分别抽取；对破碎的、粉末状的或大小在 1cm 以下的药材和饮片，可用采样器（探子）抽取样品。对包件较大或个体较大的药材，可根据实际情况抽取有代表性的样品。

（4）罂粟壳等特殊管理的药品应由双人取样。

4. 抽取中药材中药饮片样品的数量

（1）一般药材和饮片应抽取 100~500g；粉末状的药材和饮片抽取 2~50g；贵重药材和饮片抽取 5~10g；样品放在塑料袋内，封口，做好标记（品名、批号、取样日期、取样人等）。

（2）所抽取的样品需混匀，若抽取样品总量超过检验用量数倍时，可按四分法再取样，即将所有样品摊成正方形，依对角线画"x"，使其分为四等份，取用对角两份；再如上操作，反复数次，直至最后剩余量能满足供检验用样品量为止。

（3）最终抽取的供检验用的样品量，一般不得少于检验所需用量的3倍，即1/3供实验和分析用，另1/3供复核用，其余1/3留样保存。

二、中药材中药饮片入库时的质量检查方法

目前常用的中药材中药饮片鉴别方法分为来源鉴定、性状鉴定、显微鉴定和理化鉴定四类，习称为"四大鉴定"。目前中药销售和经营单位的饮片验收，大多还是以传统的性状鉴别方法为主，也称之为经验鉴定。因设备和条件所限，很少有单位用到理化鉴定和来源鉴定，显微鉴定方法用得也较少，所以性状鉴定仍然是当前最普遍、最常用的中药饮片鉴定方法，其检查的内容具体如下：

性状系指药材和饮片的形状、大小、色泽、表面、质地、断面（包括折断面或切断面）及气味等特征。性状鉴定，又叫"性状鉴别"或"感官鉴定"，俗称"认药"或"经验鉴别"，是用眼、手、鼻、口等感官直接体验了解其药材的性状，确定其真、伪、优、劣的鉴定方法，检查药材和饮片时要先整体后局部，局部检查则先上后下、先外后内，具体说明如下：

（1）看形状：形状是指药材和饮片的外形。观察时一般不需要预处理，如观察很皱缩的全草、叶或花类时，可先浸湿使其软化后展平，再观察。观察某些果实、种子类药材时，如有必要可浸软后，取下果皮或种皮，以观察内部特征。

（2）量大小：大小是药材和饮片的长短、粗细（直径）和厚薄。一般应测量较多的供试品，可允许有少量高于或低于规定的数值。测量时应用mm刻度尺，对细小的种子或果实类，可将每10粒种子紧密排成一行，以mm刻度尺测量后求其平均值。

（3）看表面：表面是指药材的最外层，在饮片是指未经刀切的部分。按颜色、光泽、纹理、表面附属物（从上到下或从一端到另一端）的顺序察看。细微特征可借助放大镜或解剖镜观察。此药材如叶类、皮类有两个表面，按先上后下或先外后内的顺序察看。看表面有时要刷（洗）去灰尘、泥土，并在光线较强处察看。

（4）验质地：质地是指药材的软硬、虚实程度。一般用手折（或捏、压）的方法使其断裂、弯曲，体会断裂的难易程度，观察断裂时的变化，如声音及粉尘飞出等。特别坚硬者可用锤、钳等工具加压至碎断，体会其机械强度及干燥程度。

（5）看断面：断面包括折断面、切断面（横切面和纵切面）、破碎面，饮片经刀切过的部分称"切面"。看断面时由外向内逐层观察各部分的颜色、纹理等特征有无不同；折断面、碎断面还要注意断处是否整齐。如折断面不易看清纹理，可削平后进行观察。

（6）嗅气尝味：嗅气时可直接嗅闻或在折断、揉搓后立即进行。有时可用热水湿润后嗅气。检查味感时，可取少量直接口尝，或加热水浸泡后尝浸出液。有毒的药材如需尝味时，应注意防止中毒。无毒的样品最好咽下，因为有些滋味须用舌后部才能体验到；有些气味在咽下的瞬间才能感觉到。尝完一种药材后要用清水漱口，再尝试另一种药材，避免串味。尝味不要在饮酒、吸烟或刚进食刺激性食物后进行，否则味觉不灵敏。

（7）水试、火试、显色反应与荧光反应：只有少数药材须用此法鉴定。水试是将样品用凉水或热水浸泡（有时还要加入醋、食用碱等），观察溶液的颜色、荧光等有何变化。火试是用火直接或间接灼烤样品，观察有无特殊的响声及形、色、气、质的改变。显色反应是将化学试剂直接滴加到药材和饮片上，

观察是否发生颜色改变。荧光反应是将药材放在荧光灯下，观察各种颜色的荧光。这些都属于简单的理化鉴定方法，因其常与各种性状鉴定方法结合应用，故在此处予以介绍。

对于抽取的样品，首先观察其性状，经验丰富者即可作出鉴定结果，经验不足者也能大致确定应查验的范围。必要时再用显微及理化方法来做补充鉴定。

验收时，如果遇到了不太熟悉的待检品种首先要翻看药典，对于药典没有收载的品种应查部（局）颁标准，对国家标准中都没有的品种，先查看本省的中药材标准，如仍没有就查《中国药材标准名录》看其他省有没有标准。如果所有标准里都查不到，那就是当前尚没有药用标准的中药品种，可参阅权威性较强的文献，如《新编中药志》《常用中药材品种整理和质量研究》《中药大辞典》《中药鉴定手册》等，以及各种由药品检验单位、科研单位编写的中药真伪鉴别专著，必要时请教有关专家（主要是药检所从事药材检验的专职人员）。如条件允许，最好能到样品产地调查，取得完整的原植物，进行药材来源鉴定。

性状鉴定的优点是：简便、快速，不需要复杂的仪器设备，可以在短时间内鉴定大批量药材，尤其是有掺混的药材。几千年来，中药行业应用性状鉴定来保障中药的质量，积累了丰富的经验。目前在鉴定一种药材时，第一步仍然是做性状鉴定。性状鉴定的不足之处是：多数药材不易鉴定到种，很难确定原物质学名；不易准确区别粉末状药材和某些性状极其相似的品种。此外，由于鉴定者在感官灵敏程度和鉴定经验方面的差异，某些鉴定结果可能带有主观性。

三、中药材中药饮片入库验收的结论性意见

饮片入库验收的结论意见要明确其收货或退货，其验收人员应签名并标明验收时间。

验收工作中如果发现质量不合格的饮片或对其质量有疑问的饮片应予以拒收，并立即将其不合格品移至红色区域暂存，按退货来处理。对通过了检查验收的合格饮片应移位到绿色区域内存放。

四、中药材中药饮片入库验收工作中的双方签字确认

对于本次验收的结果，包括退货原因等，供货方及验收人员均应在验收记录表中进行签字，以表示其双方认可。

五、中药材中药饮片入库验收记录的保存与留样

中药材中药饮片验收记录中要有其鉴定结论、检验日期以及验收人员等信息，并要留有一份检验样品。验收记录和留样的样品均要妥善保管以备日后复查之用。

第五节　经验鉴定中药材中药饮片所需的场所和工具

中药经验鉴定（性状鉴定）主要是依靠人的感官对中药进行质量评价，因此，在具体的验收实践中对所需要的场所并无过多硬性要求，根据我们的经验，只需满足以下条件即可：

（1）场所干净整洁，自然光充足，水电通畅。

（2）备有工作台、文件柜、仪器柜、样品柜等。

（3）备有《中华人民共和国药典》和其他药品标准的图书以及其他参考资料。

（4）备有常用的鉴定用具、仪器与试剂等（见下表）。

中药经验鉴定常用的工具、仪器与试剂

名称	用途
★盛药盘（白搪瓷盘或其他硬质、无毒的平底容器，短径 30cm 以上，最好配1个同样大小的黑色平板）	摊放样品。深色样品直接放白盘内，浅色样品放黑色平板上
★放大镜（20倍以上）	观察样品细部
★解剖镜（60倍以上）	观察增重粉结晶等细小掺假物
普通光学显微镜及配套的载玻片、盖玻片，透化、显色必要的试剂	观察植物组织、内含物
★直尺或卷尺（有mm刻度）或小型游标卡尺	测量样品大小
★尖头镊子	观察时夹持样品
★钢刀、枝剪或普通剪刀	开包装；切断样品；削刮样品表面或断面
冲筒（也叫铜缸子、捣药罐）、或榔头、钢丝钳	捣碎样品
研钵、研棒	研磨样品（乳香、没药等）
刷子	刷去样品表面粉尘；清洁鉴定器具
★试管、试管架或试管夹、烧杯、培养皿	嗅气；观色；水试鉴别容器
★玻璃板（片）20cm×20cm；20cm×10cm	展开浸软的样品（花、叶、草等）
玻璃棒	做水试鉴别或火试鉴别时搅拌用
酒精灯、铁架台、石棉网	做火试鉴别用
紫外光灯	观察荧光（大黄等）
白瓷板	做显色鉴别时放置样品用
毛白瓷板	检查矿物条痕用
架盘天平	检查杂质时称量
取样用品（见下文"取样准备"）	抽取样品

注：①有"*"的是性状鉴别基本的工具。

②水试法要用到开水、冷水、透明无色玻璃杯。

③火试法要用到打火机、酒精灯、锡纸、镊子等。

④鉴别朱砂等矿物药材时要用到吸铁石。

⑤鉴别麝香时要用到探针、槽针、刀片、棉线等特殊工具。

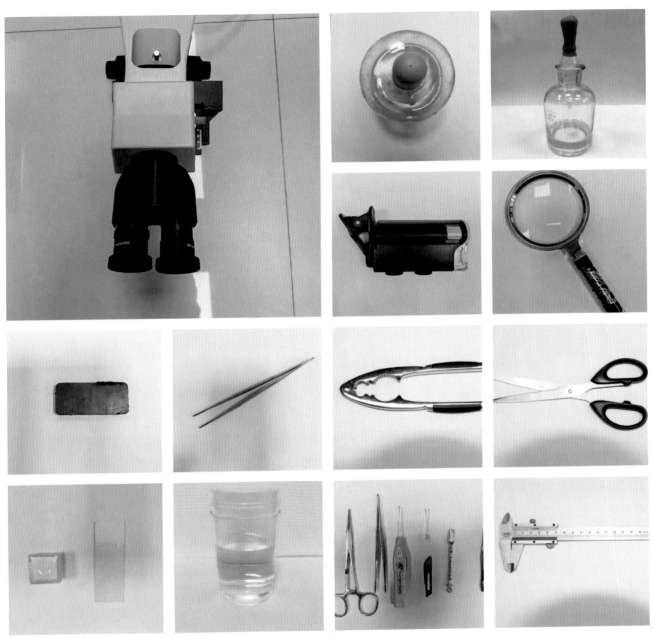

中药经验鉴别工具

第六节　经验鉴定中药材中药饮片时应遵循的法定质量标准

《中华人民共和国药品管理法》第 32 条规定："药品必须符合国家药品标准"。"国务院药品监督管理部门颁布的《中华人民共和国药典》和药品标准为国家药品标准"。第 10 条规定："中药饮片必须按照国家药品标准炮制，国家药品标准没有规定的，必须按照省、自治区、直辖市人民政府药品监督管理部门制定的炮制规范炮制"。下面介绍经验鉴定中药材中药饮片时必须要遵循执行的法定质量标准。

一、国家药品标准

1.《中华人民共和国药典》（2020 年版一部）

《中华人民共和国药典》简称《中华人民共和国药典》，是国家药品的法典。全国的药品生产、供应、使用、检验和管理部门等单位必须遵照执行。1949 年以后，我国先后颁布了 11 版药典，即 1953 年版、1963 年版、1977 年版、1985 年版、1990 年版、1995 年版、2000 年版、2005 年版、2010 年版、2015 年版、2020 年版。一般新版药典正式颁布使用后，旧版药典即停止使用。《中国药典 2020 版》分为四部，其中第一部是中药标准，也是编写本书的最主要依据。

2.《中华人民共和国卫生部药品标准·中药材·第一册》

简称《中药材部颁标准》。收载了 101 种药材。于 1991 年 12 月 10 日颁布实施。

3. 进口药材质量标准

国家市场监督管理总局于 2004 年 5 月 8 日，以"国食药监注〔2004〕144 号"文件颁布了儿茶等 43 种进口药材质量标准。遇进口药材时可以据此鉴定。

4. 其他国家卫生部、国家市场监督管理总局药材标准

卫生部药品标准《藏药分册》（1995 年版）、《蒙药分册》（1998 年版）、《维吾尔药分册》（1999 年版）及一些散在标准（专为单个品种颁布的标准），如甜叶菊、山羊角、黄羊角、鹅喉羚羊角等。国家市场监督管理总局也颁布过一些散标准，如赛龙骨、龙血竭等，都属于国家药品标准。

5.《全国中药炮制规范》

文中中篇各论饮片炮制品项下参考本书列入常用炮制品种及其性状。

二、地方药材标准

（1）各省、自治区、直辖市药监部门颁布的《中药材炮制规范》中涉及的鉴别内容，为地方标准，在当地有法定约束力。

（2）各省、自治区、直辖市还颁布了本地的药材标准，收载国家药品标准未载的品种，在当地也视为地方标准。

地方标准中的品种如果已被国家药品标准记载，应以国家药品标准为准。

（3）《甘肃省中药材标准》（2020 版）、《甘肃省中药炮制规范》（2022 版）。文中中篇各论饮片和炮制品项下参考以上标准列入甘肃省常用炮制品种及其性状。

三、内控标准

内控标准为各单位依据国家标准和地方标准制定的内部质量控制标准，一般均高于国家标准和地方标准。

中　篇

各　论

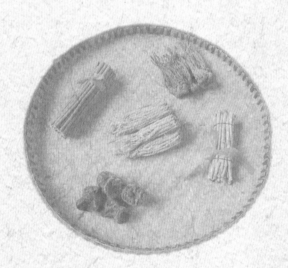

丁香

为桃金娘科植物丁香 *Eugenia caryophyllata* Thunb. 的干燥花蕾。当花蕾由绿色转红时采摘，晒干。

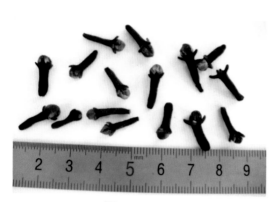

图 2-1 丁香

【质量执行标准】《中华人民共和国药典》（2020 年版一部）。

【药材性状】本品略呈研棒状，长 1~2cm。花冠圆球形，直径 0.3~0.5cm，花瓣 4，覆瓦状抱合，棕褐色或褐黄色，花瓣内为雄蕊和花柱，搓碎后可见众多黄色细粒状的花药。萼筒圆柱状，略扁，有的稍弯曲，长 0.7~1.4cm，直径 0.3~0.6cm，红棕色或棕褐色，上部有 4 枚三角状的萼片，十字状分开。质坚实，富油性。气芳香浓烈，味辛辣、有麻舌感。（见图 2-1）

【饮片性状】同药材。

【杨按】丁香药食两用。食用时作为调料使用；丁香药材以质坚而重、完整、个大、油性足、颜色深红、香气浓郁、入水则萼管能垂直下沉（可与已去油的丁香相区别），头向上尾向下站立于水中者为佳（见图 2-2），平躺、漂浮于水面者说明其含油量不足。

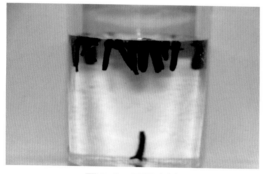

图 2-2 丁香水试

按照陶弘景、李时珍等古代医家的临床用药经验：本品见新不用陈，因为新品临床疗效优于陈品，如果选用道地药材则疗效更佳。丁香药材主产于坦桑尼亚、马来西亚、印度尼西亚等国，以桑给巴尔岛产量大、质量佳，我国海南、广东、广西等省区有栽培。

【伪品及混淆品】

肉桂子 为樟科植物肉桂 *Cinnamomum cassia* Presl 带宿萼的未成熟果实，又称桂子。略呈倒卵形。宿萼杯状，边缘具不明显的浅裂。表面暗棕色，有皱纹，下部延长成萼筒，有的具果柄。宿萼内有椭圆形幼果，黄棕色，顶端稍平截，上有微凸的花柱残基。气香，味辣。

八角茴香

为木兰科植物八角茴香 *Illicium verum* Hook.f. 的干燥成熟果实。秋、冬二季果实由绿变黄时采摘，置沸水中略烫后干燥或直接干燥。

【质量执行标准】《中华人民共和国药典》（2020 年版一部）。

【药材性状】本品为聚合果，多由 8 个蓇葖果组成，放射状排列于中轴上。蓇葖果长 1~2cm，宽 0.3~0.5cm，高 0.6~1cm；外表面红棕色，有不规则皱纹，顶端呈鸟喙状，上侧多开裂；内表面淡棕色，平滑，有光泽；质硬而脆。果梗长 3~4cm，连于果实基部中央，弯曲，常脱落。每个蓇葖果含种子 1 粒，

扁卵圆形，长约 6mm，红棕色或黄棕色，光亮，尖端有种脐；胚乳白色，富油性。气芳香，味辛、甜。(见图 2-3)

【饮片性状】同药材。

【杨按】八角茴香以色红棕、饱满、肥胖、香气浓郁者为佳。

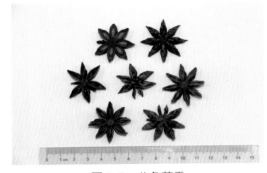

图 2-3　八角茴香

正品八角茴香由 8 个小艇形的蓇葖果聚合而成，放射状排列，外表红棕色，上缘开裂，内含种子一枚。中轴下有一弯钩状的果柄。味甜而香气浓。正品的蓇葖果平直而角钝，无芒刺，其蓇葖果肥胖如小艇形是其主要特征，不符合以上特征者即为伪品。

按照陶弘景、李时珍等古代医家的临床用药经验：本品见新不用陈，因为新品临床疗效优于陈品，如果选用道地药材则疗效更佳。八角茴香主产于云南、福建、广东、广西，其中以广东、广西为道地产区。

【伪品及混淆品】

八角茴香药食两用，是中药也是常用的调料。近年由于调料市场上八角茴香的价格上涨，伪品充斥调料市场，甚至有剧毒的莽草实、红茴香、大八角等掺杂其中。现将其真伪鉴别经验介绍如下：

1. 莽草实　为木兰科植物莽草 *Illicium lanceolatum* A.C.Smith 的果实。别名：毒八角茴香、野茴香、红毒茴等，由 10~13 个大小不等的、瘦瘪蓇葖果组成的多角形星芒状聚合果，每一骨突果顶端长尖且向内弯曲成倒钩状。气味淡，久尝有麻舌感。有剧毒！

2. 红茴香　为木兰科植物红茴香 *Illicium henryi* 的干燥成熟果实。别名：十四角茴香、大茴香、山木蟹、木蟹柴、大茴、红毒茴等，由 7~8 个蓇葖果组成多角形芒状聚合果。每一蓇葖果较瘦，顶端有细长而弯曲的芒刺状尖角。气弱而味微酸。有毒！

3. 大八角　为木兰科植物大八角 *Illicium majus* Hook.f. & Thomson 的干燥成熟果实。由 10~14 个大小不一的蓇葖果组成多角形星芒状聚合果。每一蓇葖果较瘦，顶端长而渐尖，略向上弯曲，呈长鸟喙状。味淡气弱，久尝麻舌。有剧毒！

以上三种伪品的果柄多呈垂直状，与正品的弯钩状果柄明显不同，是主要鉴别特征之一。

人参

为五加科植物人参 *Panax ginseng* C.A.Mey. 的干燥根和根茎。多于秋季采挖，洗净晒干或烘干。人工栽培的人参俗称"园参"；播种在山林野生状态下自然生长的称"林下山参"，习称"籽海"。

【质量执行标准】《中华人民共和国药典》(2020 年版一部)。

【药材性状】

生晒参　主根呈纺锤形或圆柱形，长 3~15cm，直径 1~2cm。表面灰黄色，上部或全体有疏浅断续的粗横纹及明显的纵皱，下部有支根 2~3 条，并着生多数细长的须根，须根上常有不明显的细小疣状突起。根茎（芦头）长 1~4cm，直径 0.3~1.5cm，多拘挛而弯曲，具不定根（芋）和稀疏的凹窝状茎痕（芦碗）。

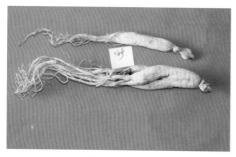

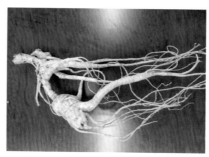

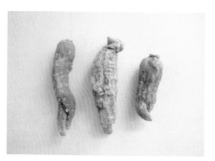

图 2-4　人参　　　　　　　　图 2-5　野山参　　　　　　　　图 2-6　红参

质较硬，断面淡黄白色，显粉性，形成棕黄色层环纹，皮部有黄棕色的点状树脂道及放射状裂隙。香气特异，味微苦、甘。（见图 2-4）

野山参　主根多与根茎近等长或较短，呈圆柱形、菱角形或"人"字形，长 1~6cm。表面灰黄色，具纵皱纹，上部或中下部有环纹。支根多为 2~3 条，须根少而细长，清晰不乱，有较明显的疣状突起。根茎细长，少数粗短，中上部具稀疏或密集而深陷的茎痕。不定根较细，多下垂。（见图 2-5）

红参　主根长 5~20cm，直径 0.7~2cm。表面棕红色，半透明，有大纵皱，环纹不明显，有支根痕。根茎土黄色，上有碗状茎痕 4~6 个。质硬而脆，断面平坦，角质，棕红色，中有浅色圆心。气香，味微苦。红参中的边条参性状同红参，以根茎较长、身长径圆、支根较长为特点。（见图 2-6）

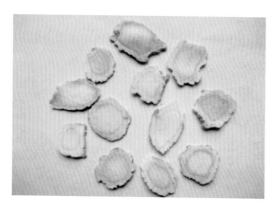

图 2-7　人参片

【饮片性状】人参片呈圆形或类圆形薄片。外表皮灰黄色。切面淡黄白色或类白色，显粉性，形成棕黄色层环纹，皮部有黄棕色的点状树脂道及放射性裂隙。体轻，质脆。香气特异，味微苦、甘。（见图 2-7）

【杨按】药材以身干、体均、质坚、显粉性、气香特异者为佳。饮片以片大而薄、质坚实、特异气香浓郁者为佳。

人参商品分为野山参、红参、白参三类。老药工鉴别野山参的三字经曰："雁脖芦，枣核艼。宽肩膀，铁线纹。八字腿，珍珠尾。清香气，苦甜味。"同时，有顺口溜一首：

雁脖芦碗，黑兜纹；

珍珠疙瘩，枣核艼；

文体、武体，八字腿；

清晰不乱的皮条须。

"雁脖芦碗"是因野山参的茎叶秋枯春生，年复一年，茎基残留，茎叶脱落的茎痕，边缘较平齐，中心凹陷，形如碗状交错层叠而生。又因野山参生长年久形成的芦碗原本就很长，故俗称之为"雁脖芦碗"。

"黑兜纹"是因野山参主体上端生有紧密的环纹，纹深而细，皱纹略显上兜，皱沟黑褐色，俗称"紧兜纹"或"黑兜纹"。

"珍珠疙瘩"是因野山参的须根上生有许多小疙瘩,形如线串珍珠。

"枣核艼"是因生长年久的野山参常有附芦而生的不定根1~3枚,中间膨大,两头渐细,形如枣核,故称之为"枣核艼"。

"文体""武体"是因野山参多似人形,主根呈短棒状、疙瘩状或菱角状,支根2~3条"八"字形分开,如似武夫练功者,故称为"武体",也称之为"横灵体"。如主根呈圆柱形,支根分开跨度不大,如人之站立者,故称之为"文体",也称"顺笨体"。

"八字腿"是因野山参支根多为2~3条,上粗下细,分裆处多呈八字形,宽阔而不并拢,与园参明显不同,称为"八字腿"。

"清晰不乱的皮条须"是因野山参须根疏生,清秀而不乱,如春天含芽未发的垂柳嫩条,质柔韧而不易折断,故称"皮条须"。

野山参以武体八字腿,五形(芦、艼、纹、体、须)全美者为上品。曾流传有描述野山参的打油诗一首,可供鉴别者参考:

马牙雁脖芦,下伸枣核艼;

身短体横灵,兜纹密密生;

肩膀圆下垂,光润皮似锦;

短腿二三个,分裆八字形;

皮条珍珠须,山参特殊形。

野山参不易得,现供应市场的主要为人参的人工栽种品,称之为园参。园参因加工方法不同,形成的商品规格很多,但主要大宗货分红参和白参两类。

红参是园参蒸熟后晒干或烘烤干而成。其经验鉴别特征为芦碗、"黄马褂"、红棕半透明;断面角质样,苦口又黏牙。看芦碗是鉴别人参的首要环节,凡伪制品均无法造出自然的芦碗。红参的芦碗大多2~4个。红参身一般为半透明状、棕红色,但体大者略带黄粗皮,俗称之为"黄马褂"。红参的断面碴口,呈角质样,有光泽。入口尝之味苦微甜,有明显的黏牙感。

白参是园参直接晒干而成。园参经硫黄熏白后即为"全须生晒参",去掉须根晒干者称"生晒参"。去须根,刮去外皮晒干者称"白人参"。以上鉴别方法除颜色淡黄白色与红参不同外,其余特征略同。

人参饮片的经验鉴别特征:切片多具放射状裂隙。皮部偶见细小的"朱砂点",嚼之微有黏牙感、味苦。用显微镜观察:人参的草酸钙簇晶的晶瓣大多数长、锐尖。人参用火烘时,能释放出其固有的人参香气;伪品商陆、野豇豆等则无。

人参是我国民间传统推崇的补品,民间谚语曰:"人参是千草之灵,百药之长。"老药工有鉴别人参的顺口溜曰:"园参形态欠伶俐,芦碗稀疏长圆体,须多质脆如扫帚,肩纹不密皮不细。"

按照陶弘景、李时珍等古代医家的临床用药经验:本品见新不用陈,因为新品临床疗效优于陈品,如果选用道地药材则疗效更佳。人参药材以辽宁东部,吉林东半部和黑龙江东部为道地产区。

【经验鉴别术语释义】

芦头:指根类药材顶端带有盘节状的短茎,如人参、桔梗等。

　　芋：主要指人参类药材附芦而生的不定根。一般短而粗，两头细，形如枣核或蒜瓣，故又称"枣核芋"或"蒜瓣芋"。

　　芦碗：指人参药材的顶头有凹窝状茎痕多个，如叠碗状交互排列，老药工习称其为"芦碗"。芦碗是鉴别人参真伪的主要依据之一，也是人参生长年限的标志，有一个芦碗说明其生长了一年，有三个芦碗就说明是生长了三年的人参。

　　黄马褂：红参半透明状、棕红色，其中体形较大者的外表常出现黄色斑块（粗皮），老药工将此现象形象地称为有"黄马褂"。

　　珍珠疙瘩：野山参的须根上生有许多小疙瘩，形如线串珍珠，故老药工习称其为"珍珠疙瘩"或"珍珠须"。珍珠疙瘩是区别野山参与园参的主要依据，因为人工种植的园参不长珍珠疙瘩。

【伪品及混淆品】

　　近年来，由于人参（园参）种植技术的进步和种植面积的不断扩大，人参的市场需求趋于饱和，价格逐渐走低，从前文献报道过的人参伪品如华山参、商陆、桔梗、紫茉莉根等，在当前已经很难见到了，但我们还需保持警惕性。凡伪品人参均没有芦碗之特征，但会有残留的木质短茎。老药工经验曰：苦口黏牙是真参。华山参和商陆都没有苦口黏牙那样的参味，而且久嚼后有麻舌感。

　　1. 野豇豆根　为豆科植物野豇豆 *Vigna vexillata*（Linn.）Rich. 的根。又称"野红豆根"。无芦及芦碗。表面无横环纹，有纤维状茸毛，黄棕色，加工过的呈灰棕色。折断面纤维性强，具棕色小点，味淡有豆腥气。

　　2. 栌兰根　为马齿苋科植物栌兰 *Talinum panicalatam*（Jacq.）Gaertn. 的根，又称"土人参根"。无芦头。表面稍光滑，棕红至棕褐色。顶端有圆形茎基，基部常有分枝。断面平坦，有空腔，味淡稍有黏滑感。

　　3. 山莴苣根　为菊科植物山莴苣 *Lactuca indica* L. 的根。无芦头。表面灰黄色或灰褐色，有纵皱纹，无横纹，有点状须根痕。经蒸煮后，呈半透明状。质坚实，易折断。

　　4. 商陆根　为商陆科植物商陆 *Phytolacca acinosa* Roxb. 的根经加工而成。无芦头。表面具密而横向凸起的皮孔，深棕色。上有圆柱形中空的残茎基，分枝多。断面有数层淡棕色同心环纹。味淡稍麻舌，有毒。

　　5. 桔梗　为桔梗科植物桔梗 *Platycodon grandiflorus*（Jacq.）A.Dc. 的干燥根。呈圆柱形或略呈纺锤形，下部渐细，有的有分枝，略扭曲。表面白色或淡黄白色，不去外皮者表面黄棕色至灰棕色，具纵扭皱沟，并有横长的皮孔样斑痕及支根痕，上部有横纹。有的顶端有较短的根茎或不明显，其上有数个半月形茎痕。质脆，断面不平坦，形成层环棕色，皮部类白色，有裂隙，木部淡黄白色。气微，味微甜后苦。

　　6. 华山参　为茄科植物华山参 *Physochlaina infundibularis* Kuang. 的根。无芦头。根头部有横环纹。表面有点状须根痕，黄棕色。质坚实，折断面黄白色，加工品呈角质样而平坦。

　　7. 南沙参　为桔梗科植物轮叶沙参 *Adenophora tetraphylla*（Thunb.）Fisch. 或沙参 *Adenophora stricta* Miq. 的干燥根。

　　8. 羊乳　为桔梗科植物羊乳 *Codonopsis lanceolata*（Sieb.et Zucc.）Thautv. 的干燥根。略呈圆锥形或纺

锤形，大小不等，一般长 6~12cm，直径 1~3cm，时有分枝。上部较粗，有众多横皱纹；下部稍细，有纵皱纹及细根痕；表皮土黄色，粗糙，除去栓皮者呈灰白色或淡黄白色。质松而轻，易折断，断面类白色，多裂隙。气微，味苦微甜。

9. 紫茉莉　为紫茉莉科植物紫茉莉 *Mirabilis jalapa* L. 的干燥根。

人工天竺黄

为人工合成的硅酸盐凝胶体，含有钠、钾、铝、铁等金属离子，并吸附有鲜竹沥。

【质量执行标准】上海市中药材标准（1994 年版）

【药材性状】本品为乳白色至淡黄色的不规则块状物。质轻松易碎。几乎无臭，味淡，尝之黏舌。（见图 2-8）

【饮片性状】同药材。

【杨按】人工天竺黄以颗粒大，色洁白，半透明，带光泽，质硬而脆，舔之易吸舌者为佳。

人工天竺黄投入水中则会产生大量气泡，原为象牙白，逐渐会变为淡绿色或天蓝色。

人工天竺黄产于上海等地。

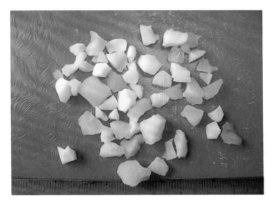

图 2-8　人工天竺黄

【伪品及混淆品】

1. 竹黄　又名竹花，为肉座菌科植物竹黄 *Shiraia bambusiola* P.Henn. 的干燥子座。呈短圆柱状或纺锤形，长 2~5cm，宽 1~2.5cm，表面粉红色凹凸不平，呈不规则瘤状或具细小龟裂状灰色斑点一面凸起，具不规则的横沟和细密的纹理一面凹下，有竹枝杆残留。体轻、质脆、易折断，断面呈扇形，粉红色至红色，中央色较浅，触之无滑感，无吸湿性，置水中不产生气泡，断面变为血红色。气微辛，味淡，舔之不吸舌。

2. 天竺黄　为禾本科植物青皮竹 *Bambusa textilis* McClure 或华思劳竹 *Schizostachyum chinense* Rendle 等秆内的分泌液干燥后的块状物。本品为不规则的片块或颗粒，大小不一。表面灰蓝色、灰黄色或灰白色，有的洁白色，半透明，略带光泽。体轻，质硬而脆，易破碎，吸湿性强。气微，味淡。本品为中国药典（2020 年版）收载品种，不能与人工天竺黄相混淆。

儿茶

为豆科植物儿茶 *Acacia catechu*（L.f.）Willd. 的去皮枝、干的干燥煎膏。冬季采收枝、干，除去外皮，砍成大块，加水煎煮，浓缩，干燥。

【质量执行标准】《中华人民共和国药典》（2020 年版一部）。

【药材性状】本品呈方形或不规则块状，大小不一。表面棕褐色或黑褐色，光滑而稍有光泽。质硬，

二画

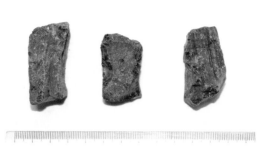

图 2-9 儿茶

易碎，断面不整齐，具光泽，有细孔，遇潮有黏性。气微，味涩、苦，略回甜。（见图 2-9）

【饮片性状】同药材。

【杨按】儿茶以表面棕黑色、涩味重者为佳。

儿茶容易与芦荟相混淆，二者均为棕黑色的干燥煎膏，但芦荟药材的断面可见光亮的棱面，儿茶没有这个特征。口尝时芦荟味极苦，儿茶味涩，据此可以将二者相区别。

儿茶因加工方法的不同，从前在商品上又分老儿茶和新儿茶两种。老儿茶又称为进口儿茶，黑褐色，常粘连，断面胶质厚。新儿茶棕褐色，不粘连，断面胶质薄，新儿茶主产于云南南部和海南省等地。中医习惯认为老儿茶比新儿茶质量好。

【伪品及混淆品】

1. 方儿茶（棕儿茶、进口儿茶） 为茜草科植物儿茶钩藤 *Uncaria gambier* Roxb. 的带叶嫩枝的干燥煎膏。主产缅甸、印度、马来西亚及印度尼西亚。呈方块状，边长 2cm，各边均凹缩，棱角多偏斜或破碎；表面棕色至黑褐色，无光泽；质坚实或较松脆，断面浅棕红色。气微，味苦、涩。所含成分与儿茶相似，但含有儿茶荧光素。

2. 芦荟 为百合科植物库拉索芦荟 *Aloe barbadensis* Miller、好望角芦荟 *Aloe ferox* Miller 或其他同属近缘植物叶的汁液浓缩干燥物。前者习称"老芦荟"，后者习称"新芦荟"。库拉索芦荟呈不规则块状，常破裂为多角形，大小不一，表面呈暗红褐色或深褐色，无光泽，体轻，质硬，不易破碎，断面粗糙或显麻纹，富吸湿性，有特殊臭气，味极苦。好望角芦荟表面呈暗褐色，略显绿色，有光泽，体轻，质松，易碎，断面玻璃样而有层纹。

三七

为五加科植物三七 *Panax notoginseng*（Burk.）F.H.Chen 的干燥根和根茎。秋季花开前采挖，洗净，分开主根、支根及根茎，干燥。支根习称"筋条"，根茎习称"剪口"。

【质量执行标准】《中华人民共和国药典》（2020 年版一部）。

【药材性状】主根呈类圆锥形或圆柱形，长 1~6cm，直径 1~4cm。表面灰褐色或灰黄色，有断续的纵皱纹和支根痕。顶端有茎痕，周围有瘤状突起。体重，质坚实，断面灰绿色、黄绿色或灰白色，木质部微呈放射状排列。气微，味苦回甜。

（见图 3-1）

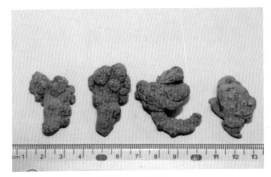

图 3-1　三七

筋条呈圆柱形或圆锥形，长 2~6cm，上端直径约 0.8cm，下端直径约 0.3cm。

剪口呈不规则的皱缩块状或条状，表面有数个明显的茎痕及环纹，断面中心灰绿色或白色，边缘深绿色或灰色。

【饮片性状】三七的饮片为三七粉：取三七，洗净，干燥，碾成细粉。中医传统以三七粉入药，冲服。

三七粉本品为灰黄色的粉末。气微，味苦回甜。

【杨按】三七药材以个大肥实、体重皮细、灰绿色、有光泽、断面灰黑带绿、无裂隙者为佳。三七饮片为三七粉，三七粉以粉细、色黄绿、味苦回甜者为佳。

三七别名金不换，自古以来为名贵药材，伪品也多见。过去曾发现的伪品有莪术的雕刻品、白及的块根、菊科植物土三七（即水三七）的块根等，也有不法商贩以藤三七来冒充三七，应注意鉴别。

老药工鉴别三七时有顺口溜曰："三七铜皮铁骨身，皮色灰褐疙瘩形，味苦回甜皮易离，切面木部显花心。"

我们将经验鉴别三七的要点概括为：①"铜皮""铁骨"满面瘤；②皮肉易分离；③口尝是人参味；④能将猪血化为水。

三七呈纺锤形或不规则的团块状，外表墨绿色或带有黄斑，具蜡样光泽，习称之为"铜皮"。三七质重体坚，不易折断，如用力砸开，可见中心木质部坚瓷光滑呈铁质样，俗称之为"铁骨"。砸烂三七时，皮部常先脱落，在皮部与木质部之间形成明显的裂隙，习称之为"皮肉易分离"。三七全体有凸起的瘤状物或支根痕及横向皮孔，故称之为"满面瘤"。古人经验，将三七粉少许撒入一碗鲜猪血中，能将血化为水者为真货。取三七一小块入口尝试，并取红参一小块作对照尝试，三七具有人参样滋味者为真货。

三七在开花结籽前采收者其根充实饱满，质坚体重，外表绿黑光亮，品质较佳，称之为"春七"。若在果实成熟后采挖，则根瘦而皱缩，表面灰黄色，有皱纹或抽沟（拉槽）。不饱满，体轻，质量次。商品习称为"冬七"。

三七商品等级划分很细，价格悬殊。过去每 500g 数 20 头者为一等，40 头者为二等，60 头者为三等，80 头者为四等，120 头者为五等，160 头者为六等，200 头者为七等，300 头为八等货（过去称大二外、小二外），450粒以内为九等（又称小三七，无数头），450粒以上的芦头七和剪下的支根为十等（又称剪口七）。三七须为十一等（主根上剪下的细小须根）。

三七是我国传统的药食两用养生保健品，民间有谚语曰："铜皮铁骨猴三七，止血化瘀数第一。"

按照陶弘景、李时珍等古代医家的临床用药经验：本品选用道地药材则疗效更佳。三七药材主产于云南、广西，其中以云南文山为道地产区。

【经验鉴别术语释义】铜皮铁骨：三七质重体坚，不易折断，如果用力将干透后的三七砸开，其皮层与木质部就会明显分离，皮层的断面呈墨绿色，具蜡样光泽，而外表为黄色，故老药工习称之为"铜皮"；中心的木质部坚瓷光滑呈铁黑色，老药工俗称之为"铁骨"。

【伪品及混淆品】

1. 菊叶三七　为菊科植物菊三七 *Gynura segetum*（Lour.）Merr. 的干燥根茎。呈拳状或圆块状，肉质而肥大。外表灰棕色或棕黄色，多具瘤状突起及断续的弧状沟纹。顶端留有茎基及芽痕。质坚实，断面黄色，显菊花心。味甘淡后微苦。

2. 景天三七　为景天科植物景天三七 *Sedum aizoon* L. 的根茎。根茎粗厚，肉质，近木质化。枝根圆柱形或略带圆锥形，表面暗褐色，不平坦，呈剥裂状，干燥后质疏松。气无，味微涩。

3. 藤三七　为落葵科植物落葵薯 *Anredera cordifolia*（Tenore）Steenis. 藤上的瘤块状珠芽，干燥后也作为民间草药使用，因名称相近、外形相似，故容易发生混淆。本品药材呈瘤状，少数为圆柱形，直径0.5~3cm，表面灰棕色，具突起。质坚实而脆，易碎裂。断面灰黄色或灰白色，略呈粉性。气微，味微苦，嚼之有滑腻感。没有三七那样的"铜皮铁骨"特征。

4. 莪术加工伪制　系由姜科植物蓬莪术 *Curcuma phaeocaulis* Val.、广西莪术 *Curcuma kwangsiensis* S.G.Lee et C.F.Liang 或温郁金 *Curcuma wenyujin* Y.H.Chen et C.Ling 的干燥根茎经雕刻伪制而成。形似三七，表面光滑呈灰褐色，周围有雕刻的瘤状突起或横向皮孔样疤痕，并可见有刀刮痕，质坚实，体重，断面浅棕色，或带黄绿色角质样，有浅棕色内皮层环，并散有深棕色点状筋脉。微具姜辛气，味微苦辛。

5. 苦楝树叶加工伪充　为楝科植物苦楝树 *Melia azedarach* L. 和冬青科植物熊胆木 *Ilex rotunda* Thunb. 的叶，经煎煮所得提取液，加入大戟科植物木薯 *Manihot esculenta* Crantz 的淀粉，精心搓捏而成，然后置黄泥中搓滚。呈圆锥形，表面有瘤状突起，纵皱和支根痕不自然。表面灰黄或灰褐色，无栓皮，凹下的部位常伴有泥土。断面灰绿色或灰棕色，无皮部与木部之分，有叶，并常有茸毛状菌丝。气无，味苦，嚼之黏牙。水浸泡或煮后呈糊状。

三棱

为黑三棱科植物黑三棱 *Sparganium stoloniferum* Buch.-Ham. 的干燥块茎。冬季至次年春采挖，洗净，削去外皮，晒干。

【质量执行标准】《中华人民共和国药典》（2020年版一部）。

【药材性状】本品呈圆锥形，略扁，长2~6cm，直径2~4cm。表面黄白色或灰黄色，有刀削痕，须根

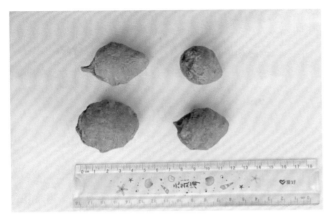

图 3-2　三棱药材

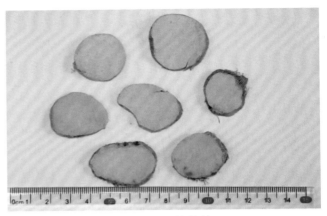

图 3-3　三棱饮片

痕小点状，略呈横向环状排列。体重，质坚实。气微，味淡，嚼之微有麻辣感。（见图 3-2）

【饮片性状】

三棱　本品呈类圆形的薄片。外表皮灰棕色。切面灰白色或黄白色，粗糙，有多数明显的细筋脉点。气微，味淡，嚼之微有麻辣感。（见图 3-3）

醋三棱　本品形如三棱片，切面黄色至黄棕色，偶见焦黄斑，微有醋香气。

【杨按】三棱药材以个均、体重、质坚实、去净外皮、表面黄白色者为佳。三棱饮片以片大、厚薄均匀、黄白色、质坚实者为佳。醋三棱形如三棱片，黄棕色，偶见焦黄斑者为佳。

三棱的表皮可见到一堆又一堆的"胡子茬"。

三棱药材主产于江苏、河南、山东、江西等地。依照中医传统经验：本品见新不用陈，新品疗效更佳。

【经验鉴别术语释义】胡子茬：在三棱的表皮上常可见到残留的细小须根痕，密集成堆，触之扎手，老药工将其形象地称为"胡子茬"。

【伪品及混淆品】

泡三棱　为莎草科植物荆三棱 *Scripus yagara* Ohwi. 的干燥块茎。商品称为"黑三棱（黑皮三棱）"。呈类环形或尖卵形。外皮棕黑色，皱缩，略有光泽，有轮状节痕 5~8 条，具侧根，除去后有残痕。亦有用刀削去外皮者，色黄。体轻，泡后坚硬，极难折断。入水则漂浮水面，很少下沉。劈开面平坦，黄色，不分层，散有许多明显的维管束小点。气微，味淡，嚼之味辛涩。

干姜

为姜科植物姜 *Zingiber officinale* Rosc. 的干燥根茎。冬季采挖，除去须根和泥沙，晒干或低温干燥。趁鲜切片晒干或低温干燥者称为"干姜片"。

【质量执行标准】《中华人民共和国药典》（2020 年版一部）。

【药材性状】

干姜　呈扁平块状，具指状分枝，长 3~7cm，厚 1~2cm。表面灰黄色或浅灰棕色，粗糙，具纵皱纹

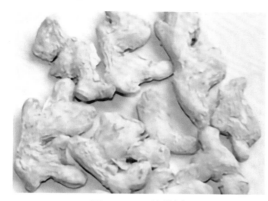

图 3-4 干姜药材

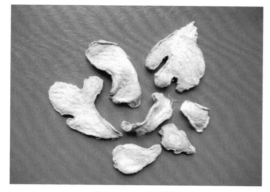

图 3-5 干姜片

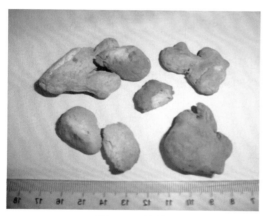

图 3-6 炮姜

和明显的环节。分枝处常有鳞叶残存，分枝顶端有茎痕或芽。质坚实，断面黄白色或灰白色，粉性或颗粒性，内皮层环纹明显，维管束及黄色油点散在。气香、特异，味辛辣。（见图3-4）

干姜片　呈不规则纵切片或斜切片，具指状分枝，长1~6cm，宽1~2cm，厚0.2~0.4cm。外皮灰黄色或浅黄棕色，粗糙，具纵皱纹及明显的环节。切面灰黄色或灰白色，略显粉性，可见较多的纵向纤维，有的呈毛状。质坚实，断面纤维性。气香、特异，味辛辣。（见图3-5）

【饮片性状】

干姜　呈不规则片块状，厚0.2~0.4cm。

炮姜　呈不规则膨胀的块状，具指状分枝。表面棕黑色或棕褐色。质轻泡，断面边缘处显棕黑色，中心棕黄色，细颗粒性，维管束散在。气香、特异，味微辛、辣。（见图3-6）

姜炭　形如干姜片块，表面焦黑色，内部棕褐色，体轻，质松脆。味微苦，微辣。

【杨按】干姜药材以色白、粉质多、味辛辣者为佳，以四川为道地产区。

姜为蔬菜，可作调料，人人熟悉。药用的干姜一般人误认为是鲜姜的干燥品，其实不然。一般食用鲜姜干燥后体形瘦瘦，纤维多，无粉性，不能作药用干姜。药用干姜以四川犍为为主要产区。种植品种分为"黄口"（芽尖齐呈樱桃嘴）、"铁白口"（芽尖略弯）和"白口"，其中药用以"黄口"质量最好，块大而结实，粉性足，味辛辣，水分较少，烤制干姜成品率高。所出成品色白饱满，粉性大而辣味强。"白口"最次，成品块小，外表灰白，纤维性强。干姜质量优劣，以品种而论。

按照陶弘景、李时珍等古代医家的临床用药经验：本品见新不用陈，因为新品临床疗效优于陈品，如果选用道地药材则疗效更佳。干姜药材全国大部分地区均产，其中以四川沐川、犍为，贵州长顺、兴仁为道地产区。

【伪品及混淆品】

柴姜　为菜商将售不完的鲜生姜切片后的晒干品，老药工习称为"柴姜"。本品与正品干姜最显著的区别是纤维性强，无粉性，表面多皱缩，有的可见明显的霉斑。

附：生姜

为姜科植物姜 *Zingiber officinale* Rose. 的新鲜根茎。秋、冬二季采挖，除去须根和泥沙。

【质量执行标准】《中华人民共和国药典》（2020 年版一部）。

【药材性状】本品为不规则块状，略扁，具指状分支，长 4~18cm，厚 1~3cm。表面黄褐色或灰棕色，有环节，分枝顶端有茎痕或芽，质脆，易折断，断面浅黄色，内皮层环纹明显，维管束散在，气香特异，味辛辣。（见图 3-7）

【饮片性状】同药材，用时切厚片。

【杨按】生姜药材以块大、粗壮、气味浓者为佳。

生姜为我国民间传统的药食两用品，其主流商品作为蔬菜和调味品使用，中医药用在处方中多以药引子的形式出现。在甘肃兰州民间流传有四首关于生姜的谚语曰："冬吃萝卜夏吃姜，不劳医生开药方。""得了感冒和伤风，三片生姜一根葱。""四季吃生姜，百病一扫光。""早吃三片姜，胜过人参汤。"

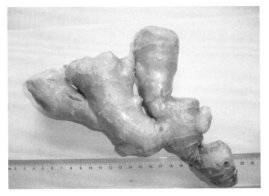

图 3-7　生姜药材

土荆皮

为松科植物金钱松 *Pseudolarix amabilis*（Nelson）Rehd. 的干燥根皮或近根树皮。夏季剥取，晒干。

【质量执行标准】《中华人民共和国药典》（2020 年版一部）。

【药材性状】

根皮　呈不规则的长条状，扭曲而稍卷，大小不一，厚 2~5mm。外表面灰黄色，粗糙，有皱纹和灰白色横向皮孔样突起，粗皮常呈鳞片状剥落，剥落处红棕色；内表面黄棕色至红棕色，平坦，有细致的纵向纹理。质韧，折断面呈裂片状，可层层剥离。气微，味苦而涩。（见图 3-8）

树皮　呈板片状，厚约至 8mm，粗皮较厚。外表面龟裂状，内表面较粗糙。

【饮片性状】本品呈条片状或卷筒状。外表面灰黄色，有时可见灰白色横向皮孔样突起。内表面黄棕

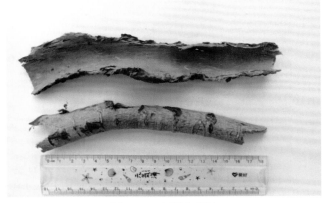

图 3-8　土荆皮药材

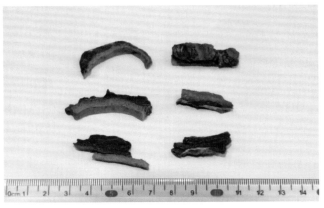

图 3-9　土荆皮饮片

色至红棕色，具细纵纹。切面淡红棕色至红棕色，有时可见有细小白色结晶，可层层剥离。气微，味苦而涩。（见图3-9）

【杨按】土荆皮药材以形大、黄褐色、有纤维性而无栓皮者为质佳。

土荆皮的根皮：呈不规则的长条状，扭曲而稍卷，外表面灰黄色，粗糙，有灰白色横向皮孔样突起，粗皮常呈鳞片状剥落，剥落处红棕色；内表面黄棕色至红棕色，有细致的纵向纹理。折断面呈裂片状，可层层剥离。断面红褐色，外皮颗粒性，内皮纤维性。

土荆皮的树皮：呈板片状，厚约1cm，外表暗棕色，呈龟裂状。外皮甚厚，内表面较根皮粗糙。

按照陶弘景、李时珍等古代医家的临床用药经验：本品见新不用陈，因为新品临床疗效优于陈品。金钱松为中国特有树种，主产于江苏南部、浙江、安徽南部、福建北部、江西、湖南、湖北利川等地。

【伪品及混淆品】

1. 地枫皮　为木兰科植物地枫皮 *Illicium difengpi* K.I.B.et K.I.M. 的干燥树皮。本品饮片呈不规则颗粒状或块片状，外表面灰棕色至深棕色，有的可见灰白色地衣斑，粗皮易剥离或脱落，脱落处棕红色。内表面棕色或棕红色，具明显的细纵皱纹。质松脆，易折断，断面颗粒状。气微香，味微涩。

2. 紫荆皮　为木兰科植物长梗南五味子 *Kadsura longipedunculata* Finet et Gagnep. 的干燥根皮。本品饮片呈丝状。外表面红棕色至棕紫色、粗糙，内表面暗棕色至灰棕色。切面显纤维性。质坚脆。气香，味苦。

土鳖虫

为鳖蠊科昆虫地鳖 *Eupolyphaga sinensis* Walker 或冀地鳖 *Steleophaga plancyi*（Boleny）的雌虫干燥体。捕捉后，置沸水中烫死，晒干或烘干。

【质量执行标准】《中华人民共和国药典》（2020年版一部）。

【药材性状】

地鳖　呈扁平卵形，长1.3~3cm，宽1.2~2.4cm。前端较窄，后端较宽，背部紫褐色，具光泽，无翅。前胸背板较发达，盖住头部；腹背板9节，呈覆瓦状排列。腹面红棕色，头部较小，有丝状触角1对，常脱落，胸部有足3对，具细毛和刺。腹部有横环节。质松脆，易碎。气腥臭，味微咸。（见图3-10）

冀地鳖　长2.2~3.7cm，宽1.4~2.5cm。背部黑棕色，通常在边缘带有淡黄褐色斑块及黑色小点。

【饮片性状】同药材。

【杨按】土鳖虫药材以完整、个头、体肥、体表紫褐色者为佳。

我们在验收时发现土鳖虫常有增重现象，为劣药，掰开虫体可见腹中有大量白泥或混凝土，灰分检查常超标。

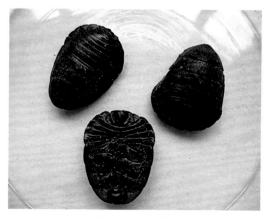

图3-10　地鳖

按照陶弘景、李时珍等古代医家的临床用药经验：本品见新不用陈，因为新品临床疗效优于陈品，如果选用道地药材则疗效更佳。存放年代久远的土鳖虫常常出油变质，产生哈喇气味，检测时黄曲霉毒素也会超标，不可再药用。地鳖主产于江苏、安徽等地；冀地鳖主产于河北、北京等地。

【伪品及混淆品】

1. 赤边水庶　为姬蠊科昆虫赤边水庶 *Opisthoplatia orientalis* Burm 的雌虫体，习称"金边土鳖虫"。背面黑棕色，腹面红棕色，前胸背板前缘有 1 个黄色镶边。

2. 东方龙虱　为龙虱科昆虫 *Cybister tripunctatus orientalis* Gschwendth 的干燥虫体。呈长卵形。背部黑绿色，有一对较厚的蛸翅，蛸翅边缘有棕黄色狭边，除去蛸翅可见浅色膜质翅 2 对。腹面棕褐色或黑褐色，有横纹。胸部有足 3 对，前足 2 对较小，后足 1 对较大。质松脆。气腥，味微咸。

大血藤

为木通科植物大血藤 *Sargentodoxa cuneata*（Oliv.）Rehd. etWils. 的干燥藤茎。秋、冬二季采收，除去侧枝，截段，干燥。

【质量执行标准】《中华人民共和国药典》（2020 年版一部）。

【药材性状】本品呈圆柱形，略弯曲，长 30~60cm，直径 1~3cm。表面灰棕色，粗糙，外皮常呈鳞片状剥落，剥落处显暗红棕色，有的可见膨大的节和略凹陷的枝痕或叶痕。质硬，断面皮部红棕色，有数处向内嵌入木部，木部黄白色，有多数细孔状导管，射线呈放射状排列。气微，味微涩。（见图 3-11）

【饮片性状】本品为类椭圆形的厚片。外表皮灰棕色，粗糙。切面皮部红棕色，有数处向内嵌入木部，木部黄白色，有多数导管孔，射线呈放射状排列。气微，味微涩。（见图 3-12）

【杨按】大血藤药材以条均、直径 1.5cm 左右、质坚韧、断面车轮纹明显、色棕红、气香者为佳。大血藤饮片以片大、厚薄均匀、车轮纹明显、色棕红、气香者为佳。

按照陶弘景、李时珍等古代医家的临床用药经验：本品见新不用陈，因为新品临床疗效优于陈旧之品。大血藤主产于江西、湖北、河南、江苏等地。

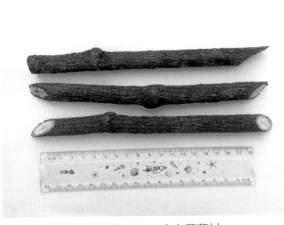

图 3-11　大血藤药材

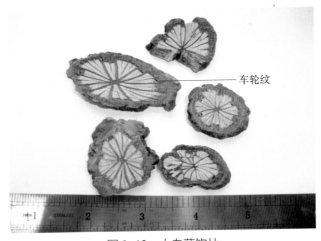

车轮纹

图 3-12　大血藤饮片

【伪品及混淆品】大血藤的常见伪品多为木兰科五味子属植物。

在四川有将翼梗五味子 *Schisandra henryi* Clarke 的茎称作大血藤。

在湖北、四川有将华中五味子 *Schisandra* Rehd.et Wils. 的茎，称为大血藤或红藤。

湖北、陕西有些地区将铁箍散 *S.propinqua*（Wall.）Bail.var.*sinensis* Oliv. 的茎作为大血藤入药。

说明：木通科大血藤的茎与木兰科五味子属植物的茎在外观形态上有明显区别：大血藤茎表面栓皮呈棕褐色，木质部黄白色，有淡红色菊花形放射状射线，故有五花血藤之称。五味子属植物茎表面呈棕黄色，木质部淡棕色或棕黄色，有细小的略呈圈状排列的针孔（大型导管），中央有圆点形髓部。二者虽然都具有舒筋活血的功效，但其基原不同，不能混用。

大青叶

为十字花科植物菘蓝 *Isatis indigotica* Fort. 的干燥叶。夏、秋二季分 2~3 次采收，除去杂质，晒干。

【质量执行标准】《中华人民共和国药典》（2020 年版一部）。

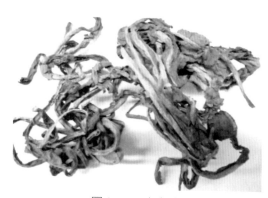

图 3-13　大青叶

【药材性状】本品多皱缩卷曲，有的破碎。完整叶片展平后呈长椭圆形至长圆状倒披针形，长 5~20cm，宽 2~6cm；上表面暗灰绿色，有的可见色较深稍突起的小点；先端钝，全缘或微波状，基部狭窄下延至叶柄呈翼状；叶柄长 4~10cm，淡棕黄色。质脆。气微，味微酸、苦、涩。（见图 3-13）

【饮片性状】本品为不规则的碎段。叶片暗灰绿色，叶上表面有的可见色较深稍突起的小点；叶柄碎片淡棕黄色。质脆。气微，味微酸、苦、涩。

【杨按】大青叶药材以叶大而无柄、叶片完整、色暗灰绿者为佳。大青叶饮片以干燥、段片均匀、色绿、无碎屑者为佳。

按照陶弘景、李时珍等古代医家的临床用药经验：本品见新不用陈，因为新品临床疗效优于陈品，如果选用道地药材则疗效更佳。大青叶主产于河北、河南、江苏、安徽、甘肃等地。甘肃民乐县被评选为"中国板蓝根之乡"，所产大青叶量大质优。

【伪品及混淆品】

1. 马大青叶　为马鞭草科植物大青 *Clerodendrum cyrtophyllum* Turcz 的干燥叶片。叶片微褶皱，呈长椭圆形。上表面棕黄色或棕绿色，下表面色较浅，全缘。顶端渐尖，基部钝圆。质脆易碎。气微弱，味淡或微苦。

2. 马蓝　为爵床科植物马蓝 *Strobilanthes cusia*（Nees）O.Kze 的干燥叶片。多皱缩成不规则团块，黑绿色或暗棕黑色。完整叶片呈椭圆形或倒卵状长圆形。叶缘有细小浅钝锯齿，先端渐尖，基部渐窄。叶脉于背面稍明显。小枝呈四棱形，棕黑色。气微弱，味涩或微苦。

大黄

为蓼科植物掌叶大黄 *Rheum palmatum* L.、唐古特大黄 *Rheum tanguticum* Maxim.exBalf. 或药用大黄 *Rheum officinale* Baill. 的干燥根和根茎。秋末茎叶枯萎或次春发芽前采挖，除去细根，刮去外皮，切瓣或段，绳穿成串干燥或直接干燥。

【质量执行标准】《中华人民共和国药典》（2020 年版一部）。

【药材性状】本品呈类圆柱形、圆锥形、卵圆形或不规则块状，长 3~17cm，直径 3~10cm。除尽外皮者表面黄棕色至红棕色，有的可见类白色网状纹理及星点（异型维管束）散在，残留的外皮棕褐色，多具绳孔及粗皱纹。质坚实，有的中心稍松软，断面淡红棕色或黄棕色，显颗粒性；根茎髓部宽广，有星点环列或散在；根木部发达，具放射状纹理，形成层环明显，无星点。气清香，味苦而微涩，嚼之黏牙，有沙粒感。（见图 3-14、图 3-15）

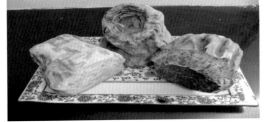

图 3-14　大黄药材（掌叶大黄）

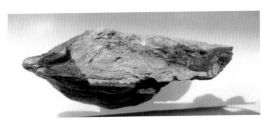

图 3-15　大黄药材（唐古特大黄）

【饮片性状】

大黄　本品呈不规则类圆形厚片或块，大小不等。外表皮黄棕色或棕褐色，有纵皱纹及疙瘩状隆起。切面黄棕色至淡红棕色，较平坦，有明显散在或排列成环的星点，有空隙。（见图 3-16）

酒大黄　本品形如大黄片，表面深棕黄色，有的可见焦斑。微有酒香气。（见图 3-17）

熟大黄　本品为小立方块或不规则厚片，表面黑褐色，味微苦，有特异芳香气。

大黄炭　本品形如大黄片，表面焦黑色，断面焦褐色，质轻而脆，无臭，味微苦。

醋大黄　本品形如大黄片，略有醋气。

清宁片　本品为圆形厚片，表面乌黑色，有香气。

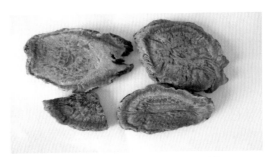

图 3-16　大黄饮片（掌叶大黄）

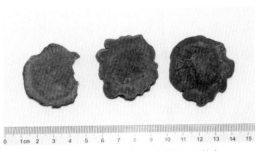

图 3-17　酒大黄饮片（掌叶大黄）

【杨按】大黄药材以质地充实、个头均整、色泽黄亮、砸开后呈"槟榔碴"，锦纹明显、无糠心、气香、体重者为质佳。大黄饮片以片大、色泽黄亮、锦纹明显、无虚糠及裂隙、气香、体重者为质佳。

大黄的品种及商品规格繁多，如西宁的"蛋吉"、甘肃武威的"狗头大黄"、甘肃文县的"中吉"、清水的"辫子"等，但老药工鉴别其质量优劣均看三个主要方面：第一是看"槟榔碴"，大黄的断面现颗粒性，红白相间，如同槟榔断面的花纹一样好看，习称"槟榔碴"或"高粱碴"；第二是看"锦纹"，大黄的横断面近外围处可见暗红色形成层环纹和半径的橘红色射线，中央有紫褐色星点，紧密排列成圆环状，如锦纹一般，故有"锦纹大黄"之名；第三是用口嚼，有沙粒感或牙碜感强者为品质好。不具备以上特征的大黄只能供染料工业用或作兽药用，按中医的传统不入药。总而言之，大黄以断面现"高粱碴"、切面可见"锦纹"样图案，口嚼之有"牙碜"感、味苦而涩，鼻闻之清香气明显者为质佳。

大黄别名"将军"。民间有谚语云："吃药不信，大黄为证"，这是言其大黄的通便泻下作用确实而且明显。中医有谚语云："大黄救人无功，人参杀人无过"，这是言世人对大黄的认识普遍存在着偏见。

按照陶弘景、李时珍等古代医家的临床用药经验：本品宜用陈旧之品，因为陈旧之品的临床疗效优于新品，如果选用道地药材则疗效更佳。掌叶大黄以甘肃礼县产的铨水大黄为道地药材；唐古特大黄以青海产的西大黄（商品规格包括苏吉、蛋吉、瓣子、马蹄黄）为道地药材；药用大黄以四川为道地产区。

【经验鉴别术语释义】

槟榔碴：槟榔碴又名高粱碴或锦纹，指大黄的切面上有许多"星点"及白色（或黄色）、棕红色的纹理相互交错，形成锦纹样或槟榔断面样的花纹。大黄的槟榔碴，老药工又称为红筋白肉。正品大黄在刮尽外皮后，可见类白色菱形网纹，老药工习称其为锦纹。大黄的横断面现颗粒性，可见红棕色或黄棕色与类白色的射线相互交错花纹，老药工习称其为槟榔碴。

星点：指药材（根茎）横断面上暗红色或橙色的放射状涡纹（为异型维管束），如大黄根茎的横断面上可见"星点"。

红筋白肉：指大黄的横断面可见红色与白色相间的花纹，老药工习称红筋白肉，也称之为槟榔碴。是鉴别大黄真伪优劣的依据之一。

【伪品及混淆品】

1. 华北大黄　为蓼科植物华北大黄 *Rheum franzenbachii* Munt. 的根及根茎。呈圆柱形或类圆柱形，多一端较粗，另一端稍细。栓皮多刮去。表面黄棕色或黄褐色，无横纹。质坚而轻，断面无星点，有细密而直的红棕色射线。气浊，味涩而苦。新断面在荧光灯下显蓝紫色荧光。

2. 藏边大黄　为蓼科植物藏边大黄 *Rheum emodi* Wall. 的根茎。呈类圆锥形或圆柱形。表面多红棕色或灰褐色，多有纵皱纹。横断面浅棕灰色或浅紫灰色，形成层环明显，有放射状棕红色射线。香气弱，味苦而微涩。新断面在荧光灯下显蓝紫色荧光。

3. 河套大黄　为蓼科植物河套大黄 *Rheum hotaoense* C. Y. Cheng et C.T. Kao 的干燥根及根茎。呈圆柱形、圆锥形或纵切成块状。具灰褐色栓皮，除去栓皮多为土黄色或黄褐色，表面有抽沟及皱纹。断面淡黄红色，无星点。味涩而微苦。新鲜断面在荧光灯下观察呈蓝紫色荧光。

4. 天山大黄　为蓼科植物天山大黄 *Rheum wittrockii* Lundstr. 的根及根茎。呈类圆柱形。表面棕褐色或灰褐色。断面黄色，形成层环明显，有放射状棕红色射线，并有同心环，无星点。气弱、味苦而涩。新鲜断面在荧光灯下观察呈紫色荧光。

5. 土大黄　为蓼科植物红筋大黄 *Rumex madaio* MakinoR. daiwoo Makino. 的根或网果酸模 *Rumex chalepensis* Mill. 及钝叶酸模 *Rumex obtusifolius* L. 的干燥根及根茎。

土大黄：根肥厚粗大。表面暗褐色，皱褶而不平坦，残留多数细根。多切成块状，断面黄色，可见由表面凹入的深沟条纹。味苦。

红丝酸模：根及根茎呈圆锥形。根茎顶端有茎基残痕及须毛状纤维，表面棕红色至棕灰色，并有多数纵皱纹或散在的皮孔样疤痕。质硬，断面黄色，有棕色形成层环及放射状纹理。气微、味稍苦。

钝叶酸模：主根圆锥形或圆柱形，较粗壮。表面棕黄色或黄褐色，多有分枝，质坚硬，难折断。断面呈黄色，表面具凹入的深沟条纹。味苦。

大蓟

为菊科植物蓟 *Cirsium japonicum* Fisch.ex DC. 的干燥地上部分。夏、秋二季花开时采割地上部分，除去杂质，晒干。

【质量执行标准】《中华人民共和国药典》（2020 年版一部）。

【药材性状】本品茎呈圆柱形，基部直径可达 1.2cm；表面绿褐色或棕褐色，有数条纵棱，被丝状毛；断面灰白色，髓部疏松或中空。叶皱缩，多破碎，完整叶片展平后呈倒披针形或倒卵状椭圆形，羽状深裂，边缘具不等长的针刺；上表面灰绿色或黄棕色，下表面色较浅，两面均具灰白色丝状毛。头状花序顶生，球形或椭圆形，总苞黄褐色，羽状冠毛灰白色。气微，味淡。（见图 3-18）

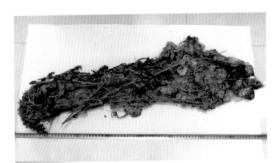

图 3-18　大蓟药材

【饮片性状】

大蓟　呈不规则的段。茎短圆柱形，表面绿褐色，有数条纵棱，被丝状毛；切面灰白色，髓部疏松或中空。叶皱缩，多破碎，边缘具不等长的针刺；两面均具灰白色丝状毛。头状花序多破碎。气微，味淡。（见图 3-19）

大蓟炭　本品呈不规则的段。表面黑褐色。质地疏脆，断面棕黑色。气焦香。（见图 3-20）

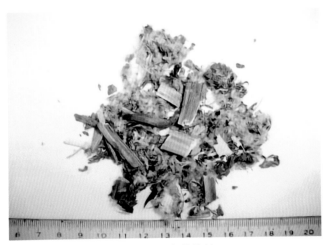

图 3-19　大蓟饮片

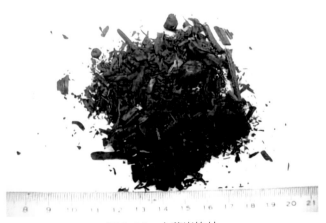

图 3-20　大蓟炭饮片

【杨按】大蓟药材以色绿、叶完整者为佳。大蓟饮片以段小均匀、色绿、叶多无根茎者为佳。大蓟炭以表面黑褐色、断面棕黑色、仅部分炭化、存性，具焦香气者为佳。

大蓟炭与小蓟炭容易混淆，我们经验鉴别的方法为看其碳化后的茎秆部分，大蓟茎秆有髓、大蓟炭是实心的；小蓟茎秆无髓，小蓟炭是空心的。

按照陶弘景、李时珍等古代医家的临床用药经验：本品见新不用陈，因为新品临床疗效优于陈品。大蓟药材全国各地均有分布。

【伪品及混淆品】

1. 大刺儿菜　为菊科植物大刺儿菜 *Cirsium eriophoroides*（Hook. f.）Petrak. 的干燥地上部分。主产于西藏。茎直立，上部有分枝，被疏毛或绵毛，与正品大蓟的主要区别是：①基部叶有柄，上部无柄，抱茎；羽状分裂；②花单生或数个散生于枝端，密被绵毛，总苞片外层顶端有刺，冠毛羽状。

2. 飞廉　为菊科植物飞廉 *Carduus nutans* Linn. 的全草。主要分布于山西、陕西等地。主根肥厚，伸直或偏斜；茎直立，具纵棱，附有绿色三角形刺齿状翼；叶羽状深裂，裂片大小相对而生，边缘有针刺，长 3~10mm，通常无柄抱茎，上面具细毛或光滑，下面具蛛丝状毛；管状花，2~3 个花序簇生于枝端或单生于叶腋。

3. 牛口刺　为菊科植物牛口刺 *Cirsium shansiense* Petrak 的全草。根直伸，茎直立，上部淡绿色，不中空；叶两面异色明显，上表面绿色，下表面灰白色，密被厚的茸毛；总苞片覆瓦状排列，内层的顶端膜质扩大，全部苞片外面有黑色黏腺。花紫色或玫瑰色，全为管状花，花冠裂片与花冠筒的比例为 2:1；瘦果偏斜椭圆状倒卵形，浅棕色，无斑纹及明显的光泽，具不明显的 5 棱。冠毛浅褐色，羽毛状，顶端变粗。

4. 续断菊　为菊科植物续断菊 *Sonchus asper*（L.）Hill. 的全草。主要分布于浙江、江苏、湖北、四川等地。根呈纺锤状，茎中空，直立，下部无毛，中上部及顶端有稀疏腺毛。茎生叶片卵状狭长椭圆形，不分裂，缺刻状半裂或羽状分裂，裂片边缘密生长刺状尖齿，刺较长而硬，基部有扩大的圆耳。头状花序，花序梗常有腺毛或初期有蛛丝状毛；总苞钟形或圆筒形，舌状花黄色；瘦果较扁平，短宽而光滑，两面除有明显的 3 纵肋外，无横纹，有较宽的边缘。

5. 小蓟　为菊科植物刺儿菜 *Cirsium setosum*（Willd.）MB. 的干燥地上部分。本品饮片呈不规则的段。茎呈圆柱形，表面灰绿色或带紫色，具纵棱和白色柔毛。切面中空。叶片多皱缩或破碎，叶齿尖具针刺；两面均具白色柔毛。头状花序，总苞钟状；花紫红色。气微，味苦。

大腹皮

为棕榈科植物槟榔 *Areca catechu* L. 的干燥果皮。冬季至次春采收未成熟的果实，煮后干燥，纵剖两瓣，剥取果皮，习称"大腹皮"；春末至秋初采收成熟果实，煮后干燥，剥取果皮，打松，晒干，习称"大腹毛"。

【质量执行标准】《中华人民共和国药典》（2020 年版一部）。

【药材性状】大腹皮略呈椭圆形或长卵形瓢状，长 4~7cm，宽 2~3.5cm，厚 0.2~0.5cm。外果皮深棕色至近黑色，具不规则的纵皱纹及隆起的横纹，顶端有花柱残痕，基部有果梗及残存萼片。内果皮凹陷，褐色或深棕色，光滑呈硬壳状。体轻，质硬，纵向撕裂后可见中果皮纤维。气微，味微涩。（见图 3-21）

【饮片性状】

大腹皮　同药材。

大腹毛　略呈椭圆形或瓢状。外果皮多已脱落或残存。中果皮棕毛状，黄白色或淡棕色，疏松质柔。内果皮硬壳状，黄棕色或棕色，内表面光滑，有时纵向破裂。气微，味淡。（见图 3-22）

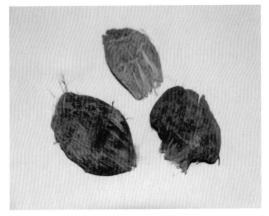

图 3-21　大腹皮

【杨按】大腹皮以色深褐、皱皮结实者为佳。大腹毛以色黄白、质柔韧者为佳。

大腹皮是槟榔的外果皮，因其形状如大腹便便之人的肚皮，故名大腹皮。大腹皮药材略呈椭圆形或长卵形瓢状，外果皮具不规则的纵皱纹及隆起的横纹，内果皮凹陷，光滑呈硬壳状。体轻，质硬。中医临床处方时习惯写大腹毛，大腹毛是大腹皮的加工炮制品，呈疏松而柔软的毛丝状。大腹毛较大腹皮的药力缓和，长于降气行水，而大腹皮长于下气消积。

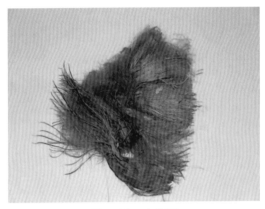

图 3-22　大腹毛

按照陶弘景、李时珍等古代医家的临床用药经验：本品见新不用陈，因为新品临床疗效优于陈品，如果选用道地药材则疗效更佳。大腹皮药材主产于海南、广东、广西。

【伪品及混淆品】

槟榔叶鞘　为棕榈科植物槟榔 *Areca catechu* L. 的叶鞘。外观呈扁长条形，长 3~8cm，外表面黄棕色或棕黑色，有纵条纹，内表面灰黄色或浅棕黄色，有纵沟纹；质较硬，顺纵条纹易撕裂，鼻闻口尝与真品大腹皮差别不大。但在外观上差异较大，很容易直观辨别。

山豆根

为豆科植物越南槐 *Sophora tonkinensis* Gagnep. 的干燥根和根茎。秋季采挖，除去杂质，洗净，干燥。

【质量执行标准】《中华人民共和国药典》（2020 年版一部）。

【药材性状】本品根茎呈不规则的结节状，顶端常残存茎基，其下着生根数条。根呈长圆柱形，常有分枝，长短不等，直径 0.7~1.5cm。表面棕色至棕褐色，有不规则的纵皱纹及横长皮孔样突起。质坚硬，难折断，断面皮部浅棕色，木部淡黄色。有豆腥气，味极苦。（见图 3-23）

【饮片性状】本品呈不规则的类圆形厚片。外表皮棕色至棕褐色。切面皮部浅棕色，木部淡黄色。有豆腥气，味极苦。（见图 3-24）

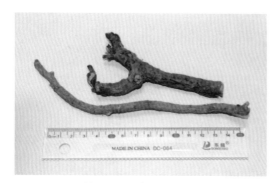

图 3-23　山豆根药材

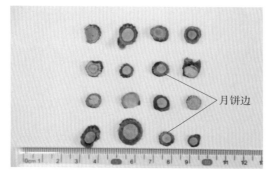

月饼边

图 3-24　山豆根饮片

【杨按】山豆根药材以身干、条粗壮而无须根、质坚实、味苦者为佳。山豆根饮片以厚薄均匀、"月饼边"特征明显、无碎屑、豆腥气浓、味极苦者为佳。

按照陶弘景、李时珍等古代医家的临床用药经验：本品见新不用陈，因为新品临床疗效优于陈品，如果选用道地药材则疗效更佳。山豆根药材以广西百色、田阳、凌乐、大新、龙津等地为传统的道地产区。

【经验鉴别术语释义】月饼边：山豆根的外皮上有很多纵棱，纵棱的高度及纵棱之间的距离几乎相等，山豆根饮片的边缘就好像月饼的边缘模样，老药工习称其为月饼边。

【伪品及混淆品】

1. 木蓝根　为豆科木蓝属多种植物的根及根茎。主要来源有宜昌木蓝 *Indigofera decora* Lindl. var. *ichangensis*（Craib）Y. Y. Fang et C. Z. Zheng、花木蓝 *Indigofera kirilowii* Maxim. ex Palibin 及陕甘木蓝 *Indigofera hosiei* Craib 等。其中华东木蓝 *Indigofera fortunei* Craib. 的根茎呈不规则块状，其下着生3~5条根。表面灰黄色或灰棕色，有时栓皮呈鳞片状脱落，有纵皱纹及横长皮孔。极难折断，断面黄色，中央有髓。味微苦。

2. 百两金　为紫金牛科植物百两金 *Ardisia crispa*（Thunb.）DC. 的根及根茎。主产于福建、浙江等地。根茎略膨大。根呈圆柱形，略弯曲。表面灰棕色或暗褐色，具多数纵皱纹及横向环状断裂痕，木部与皮部易分离。质坚脆，断面皮部类白色或浅棕色，木部灰黄色。味微苦、辛。

3. 北豆根　为防己科植物蝙蝠葛 *Menispermum dauricum* DC. 的干燥根茎。根茎呈细圆柱形，常弯曲或有分枝，长可达30cm，直径2~5mm。表面黄棕色至暗棕色，外皮易脱落，有细纵纹。质韧，不易折断，断面呈纤维性，中心有白色髓部。气微，味苦。

山茱萸

为山茱萸科植物山茱萸 *Cornus officinalis* Sieb.et Zucc. 的干燥成熟果肉。秋末冬初果皮变红时采收果实，用文火烘或置沸水中略烫后，及时除去果核，干燥。

【质量执行标准】《中华人民共和国药典》（2020年版一部）。

【药材性状】本品呈不规则的片状或囊状，长1~1.5cm，宽0.5~1cm。表面紫红色至紫黑色，皱缩，有光泽。顶端有的有圆形宿萼痕，基部有果梗痕。质柔软。气微，味酸、涩、微苦。

【饮片性状】

山萸肉　除去杂质及残留果核。性状同药材（见图3-25）。

酒萸肉　本品形如山茱萸，表面紫黑色或黑色，质滋润柔软。微有酒香气。（见图3-26）

【杨按】山茱萸生品以块大、肉厚、质柔软、色紫红、无核者为佳，酒萸肉以色黑发亮、具酒香气者为佳。

山茱萸俗名枣皮。果肉紫红色，陈货为紫黑色。长约1cm，果肉去核后扁薄皱缩，呈不规则的椭圆形。有光泽，味酸而苦涩。

我们在鉴别山茱萸真伪时积累了以下经验：果皮大而薄，紫黑色，口尝只有甜味者为紫葡萄皮，是伪品；果皮小而薄，紫红，单纯酸味者为酸枣皮，是伪品；果皮厚，红棕色，有花点，味酸者为山楂皮，是伪品；掺有果核者为劣药。我们认为山茱萸的果核性滑，药效相反，所以要挑选干净。

按照陶弘景、李时珍等古代医家的临床用药经验：本品见新不用陈，因为新品临床疗效优于陈品，如果选用道地药材则疗效更佳。山茱萸药材主产于浙江、安徽、河南，其中以浙江、河南为道地产区。

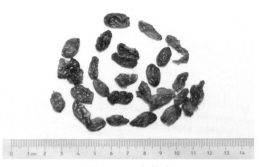

图 3-25　山萸肉

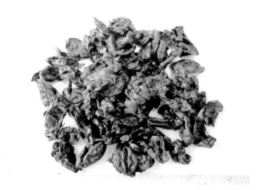

图 3-26　酒萸肉

【伪品及混淆品】

1. 无刺枣皮　为鼠李科植物无刺枣 Ziziphus jujuba Mill. 的干燥成熟的果肉。呈不规则扁筒状或片状，果皮破裂皱缩。暗红棕色，果肉薄，质硬易碎，内面色较浅而粗糙。

2. 滇枣皮　为鼠李科植物滇刺枣 Ziziphus mauritiana Lam. 的干燥成熟果肉。呈不规则片状或囊状，棕红色，光滑或有细皱纹。内表面平滑或具疏松果肉。质坚而脆，革质。味酸。

3. 葡萄皮　为葡萄科植物葡萄 Vitis vinifera L. 的干燥果皮。呈不规则卷曲囊状，碎裂皱缩。表面红褐色，无光泽，微革质。果核似梨形，棕红色，光滑，种脊明显。气微，味酸。

山药

为薯蓣科植物薯蓣 Dioscorea opposita Thunb. 的干燥根茎。冬季茎叶枯萎后采挖，切去根头，洗净，除去外皮和须根，干燥，习称"毛山药"；或除去外皮，趁鲜切厚片，干燥，称为"山药片"；也有选择肥大顺直的干燥山药，置清水中，浸至无干心，闷透，切齐两端，用木板搓成圆柱状，晒干，打光，习称"光山药"。

【质量执行标准】《中华人民共和国药典》（2020年版一部）。

【药材性状】

毛山药略呈圆柱形，弯曲而稍扁，长15~30cm，直径1.5~6cm。表面黄白色或淡黄色，有纵沟、纵皱纹及须根痕，偶有浅棕色外皮残留。体重，质坚实，不易折断，断面白色，粉性。气微，味淡、微酸，

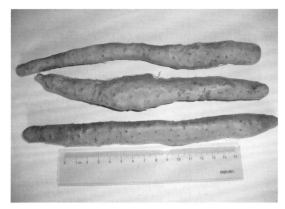

图 3-27　毛山药

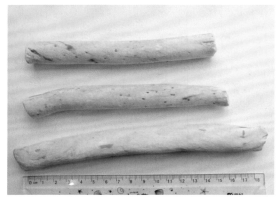

图 3-28　光山药

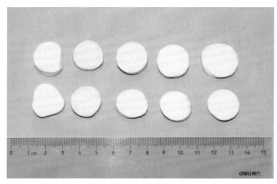

图 3-29　山药饮片

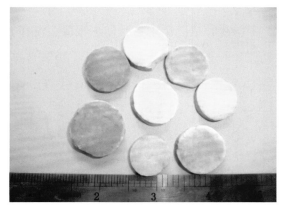

图 3-30　麸炒山药饮片

嚼之发黏。（见图 3-27）

山药片为不规则的厚片，皱缩不平，切面白色或黄白色，质坚脆，粉性。气微，味淡、微酸。

光山药呈圆柱形，两端平齐，长 9~18cm，直径 1.5~3cm。表面光滑，白色或黄白色。（见图 3-28）

【饮片性状】

山药　为类圆形、椭圆形或不规则的厚片。表面类白色或淡黄白色，质脆，易折断，切面类白色，富粉性。气微，味淡、微酸，嚼之发黏。（见图 3-29）

麸炒山药　形如毛山药片或光山药片，切面黄白色或微黄色，偶见焦斑，略有焦香气。（见图 3-30）

【杨按】山药药材以条粗、质坚实、粉性足、断面色洁白者为佳。山药饮片以肥大、色白、质脆、富粉性者为佳。麸炒山药以表面微黄色，偶见焦斑，焦香气浓者为佳。

山药药材商品多在产地加工成饮片，有圆片和斜片之分。经验鉴别特征为：山药片粉白色，切口平滑细腻，无纤维丝，无筋脉纹；用手捻之能成细粉，有细腻光滑感；外周表层颜色黄白色或棕黄色，未去尽皮处则显棕褐色斑块；口嚼之发黏，味微酸。

山药的混淆品主要为广西、云南产的脚板薯，又名板苕山药。药典未收载，但其商品流通到了北方。与正品山药相比较，板苕山药片更显洁白色，中心多有裂隙和细孔隙，味淡而不酸。

山药片易与天花粉、粉葛根、川白芷的饮片相混淆，原因是均显白色而粉性大。它们之间的区别要点是：山药片面洁白，无异常颜色的纹理，粉性大而质酥软，用手指能掐成细面粉，味微酸；天花粉片色白，但片面有黄棕色的筋脉点不规则分布，质坚硬，手指不能掐成细粉，口尝味苦；粉葛根片白色但纤维多见，用手折断时可见众多的毛丝相连，口尝味微甜；川白芷片面白色但有棕褐色的形成层环纹，中部黄白色，显菊花心，且有特异之香气。

药典品之山药俗称为怀山药或铁棍山药，其药材商品分为毛山药、光山药和山药片（产地鲜切片）。

毛山药略呈圆柱形，弯曲而稍扁。表面黄白色或淡黄色。体重，质坚实，不易折断，断面白色，粉性。味微酸，口嚼之发黏、若面团状而不散开。粉末在显微镜下无石细胞。

光山药是鲜山药去皮后经人工搓成圆柱形的一种药材商品规格，两端平齐。表面光滑，白色或黄白色；其饮片呈类圆形的厚片，表面类白色或淡黄白色，粉性、质脆易折断，气味同药材，口嚼之发黏、若面团状而不散开。粉末在显微镜下无石细胞。

山药片为不规则的厚片，皱缩不平，切面白色或黄白色，质坚脆，粉性。气微，味淡、微酸。

山药炮制品的特征：①山药类圆形厚片，切面白色或黄白色，质坚脆，富粉性；②麸炒山药形如山药片，表面黄白色或微黄色，偶见焦斑，略有焦香气。

山药药材以条粗、质坚实、粉性足、断面色洁白者为质佳。山药饮片以片大、色白、质脆、富粉性者为佳。麸炒山药以表面微黄色，偶见焦斑，焦香气浓者为佳。

山药的常见伪品及混淆品有：

①参薯（《广西中药材标准》将参薯以"广山药"之名收载，原植物为褐苞薯蓣，又名毛薯、黎洞薯、大薯、薯子等）为薯蓣科植物参薯的干燥块茎。块茎变异较大，有圆柱形、圆锥形、球形，长短粗细不同。表面黄白色或浅棕色，断面白色或浅黄色，富粉性。气无，味甘、淡。口嚼之不能黏聚成团，如生麦面味。粉末在显微镜下可见石细胞。（见图3-31）

②脚板山药为薯蓣科植物脚板薯的块茎。因形似脚板，故又称脚板苕（广东、广西的地方药材标准均收载）。未切片者呈脚板状或不规则团块状，多去净栓皮。表面淡紫红色，间有白色，凹凸不平。切片干燥后呈不规则片状，类白色，富粉性，口嚼之不能黏聚成团，如生麦面味。粉末在显微镜下可见石细胞。脚板薯学名叫毛薯，冬季才有，为不规则的扁块形，状似脚板，是一种绿色食品，分为红心和白心两种，岭南人常作为补品食用。

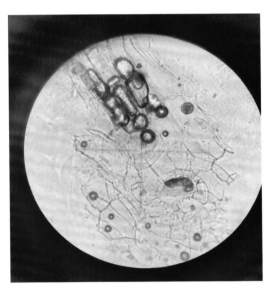

图3-31　参薯粉末显微

③木薯为大戟科植物木薯的块根，多加工成圆形片或斜切片。外表白色或淡黄色，偶见棕色外皮残留。切面粉白色，有淡黄色筋脉点辐射状散在，偶见淡棕色环（形成层），多数中央具裂隙。木心淡黄色呈纤维形，或木心被抽去呈孔洞状，粉性足，手捏之有滑感。气无，味甜微酸，口嚼之不能黏聚成团，微有麻舌感。粉末在显微镜下可见石细胞。

④番薯（别称红山药、山芋、地瓜、红薯、红苕等）为旋花科植物番薯的干燥块茎。呈类圆形斜切片。切面白色或黄白色，粉性，可见淡黄棕色的筋脉点或线纹。近皮部有一圈淡黄棕色的环纹。质柔软，具弹性，手弯成弧状而不折断。具甘薯的清香气，口嚼之不能黏聚成团，味甘甜。粉末在显微镜下可见石细胞。

⑤日本山药（学名：日本薯蓣；别名：菜山药、大和长芋山药）是从日本引进的高产山药品种，干燥

根茎呈长圆柱形或分枝团块状，表面白色、淡黄色，表皮粗糙有须根痕残留，质坚实，断面类白色，粉性，有时中心有裂缝。气微口嚼之不能黏聚成团，味淡而微酸。粉末在显微镜下可见石细胞。

山药是中国民间传统的药食两用品，民间有谚语曰："溃疡病，血糖高，吃了山药就会好。"

按照陶弘景、李时珍等古代医家的临床用药经验：本品见新不用陈，因为新品临床疗效优于陈品，如果选用道地药材则疗效更佳。山药药材主产于河南，湖南、江西等省区亦产，其中以河南温县（怀山药）为道地产区，怀山药是著名的河南"四大怀药"之一。

【经验鉴别术语释义】粉性：指药材富含淀粉粒。此类药材折断时常有粉尘飞出，用手指在断面可刮下白粉。粉性强的药材断面洁白而细腻，易虫蛀。如天花粉、山药、浙贝母、穿山龙等。

【伪品及混淆品】

1. 参薯　为薯蓣科植物参薯 *Dioscorea elata* L. 的干燥块茎。块茎变异较大，有圆柱形、圆锥形、球形，长短粗细不同。表面黄白色或浅棕色，断面白色或浅黄色，富粉性。气无，味甘、淡。

2. 脚板山药　为薯蓣科植物脚板山药 *Dioscorea batta.f.flobella* Malkino. 的块茎。形似脚板，故称脚板苕。未切片者呈脚板状或不规则团块状，多去净栓皮。表面淡紫红色，间有白色，凹凸不平。切片者呈不规则片状。

3. 木薯　为大戟科植物木薯 *Manihot esculenta* Grantz. 的块根。加工成圆形片或斜切片状。外表白色或淡黄色，偶见棕色外皮残留。切面粉白色，有淡黄色筋脉点辐射状散在，偶见淡棕色环（形成层），多数中央具裂隙。木心淡黄色呈纤维形，或木心被抽去呈孔洞状，粉性足，手捏之有滑感。气无，味甜微酸。

4. 番薯　为旋花科植物番薯 *Ipomoea batatas* (L.) Lam. 的干燥块茎。呈类圆形斜切片。切面白色或黄白色，粉性，可见淡黄棕色的筋脉点或线纹。近皮部有一圈淡黄棕色的环纹。质柔软，具弹性，手弯成弧状而不折断。具甘薯的清香气，味甘甜。

山柰

为姜科植物山柰 *Kaempferia galanga* L. 的干燥根茎。冬季采挖，洗净，除去须根，切片，晒干。

【质量执行标准】《中华人民共和国药典》（2020 年版一部）。

【药材性状】本品多为圆形或近圆形的横切片，直径 1~2cm，厚 0.3~0.5cm。外皮浅褐色或黄褐色，皱缩，有的有根痕或残存须根；切面类白色，粉性，常鼓凸。质脆，易折断。气香特异，味辛辣。（见图 3-32）

【饮片性状】同药材。

【杨按】山柰药材以色白、粉性足、饱满、香气浓郁且辣味强者为佳。

本品药食两用，饮片为圆形或近圆形的厚片。外皮黄褐色、皱缩，切面略凸起而外皮皱缩，老药工习称为"缩皮凸

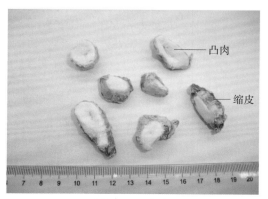

图 3-32　山柰

肉"。鼻闻之有樟脑样芳香气，口尝味辛辣。

按照陶弘景、李时珍等古代医家的临床用药经验：本品见新不用陈，因为新品临床疗效优于陈旧之品。山柰药材主产于广东、广西、云南、贵州等地。

【经验鉴别术语释义】缩皮凸肉：山柰一般在产地加工成横切片，厚约 2~5mm，直径 1~2cm。外皮黄褐色或浅褐色、皱缩。切面类白色，粉性。中柱部比皮层略突起，俗称缩皮凸肉，此特征是鉴别正品山柰的主要依据之一。

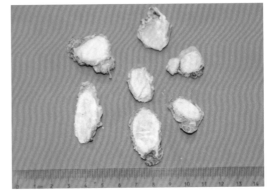

图 3-33　苦山柰

【伪品及混淆品】

苦山柰　为姜科植物苦山柰 *Kaempferia galanga* Carey ex Roscoe 的干燥根茎。外皮黄棕色或浅黄色，具光泽，极为皱缩，切面黄白色，稍隆起，皮部和木部之间有一明显环纹；折断面不平坦，黄白色或黄色，显颗粒状。香气微弱具闷臭，味苦而涩并有刺舌感。苦山柰不能药用，也不能食用，纯属假药。（见图 3-33）

山楂

为蔷薇科植物山里红 *Crataegus pinnatifida* Bge. var.*major* N.E.Br. 或山楂 *Crataegus pinnatifida* Bge. 的干燥成熟果实。秋季果实成熟时采收，切片，干燥。

【质量执行标准】《中华人民共和国药典》（2020年版一部）。

【药材性状】本品为圆形片，皱缩不平，直径 1~2.5cm，厚 0.2~0.4cm。外皮红色，具皱纹，有灰白色小斑点。果肉深黄色至浅棕色。中部横切片具 5 粒浅黄色果核，但核多脱落而中空。有的片上可见短而细的果梗或花萼残迹。气微清香，味酸、微甜。（见图 3-34）

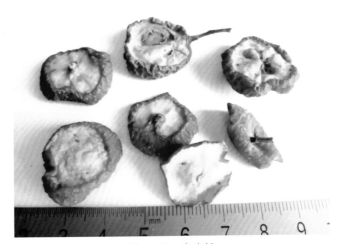

图 3-34　净山楂

【饮片性状】

净山楂　同药材，筛去脱落的核。

炒山楂　本品形如山楂片，果肉黄褐色，偶见焦斑。气清香，味酸、微甜。

焦山楂　本品形如山楂片，表面焦褐色，内部黄褐色。有焦香气。（见图 3-35）

山楂炭　本品形如山楂片，表面焦黑色，内部焦褐色。

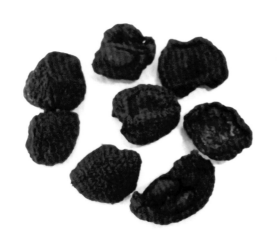

图 3-35　焦山楂

【杨按】山楂药材以个大、色红光滑、肉质肥厚者为佳。山楂饮片以片大、肉厚、皮红、核少者为佳，一般种子不得超过 20%。炒山楂以果肉黄褐色，偶见焦斑者为佳。焦山楂以表面焦褐色、内部黄褐色、具焦香气者为佳。

山楂是中国传统的药食两用品，民间有谚语云："经常吃山楂，消脂减肥又降压"，"山楂消肉食，萝卜消面食"。

按照陶弘景、李时珍等古代医家的临床用药经验：本品见新不用陈，因为新品临床疗效优于陈品，如果选用道地药材则疗效更佳。山楂药材主产于山东、河北、河南、辽宁、山西等省，其中以山东临沂为道地产区，其药材商品习称"东山楂"。

【伪品及混淆品】

移依　为蔷薇科植物移依 *Docyniadelavayi*（Franch.）Schneid 的果实。呈椭圆形，比山楂大，多为横切片。外表紫红色或红棕色，中央 5 室，心皮在成熟时为纸质，每室种子 4~10 枚，种子较扁小而窄，多已脱落。质坚硬。味酸、涩、微甜。

山慈菇

为兰科植物杜鹃兰 *Cremastra appendiculata*（D.Don）Makino、独蒜兰 *Pleione bulbocodioides*（Franch.）Rolfe 或云南独蒜兰 *Pleione yunnanensis* Rolfe 的干燥假鳞茎。前者习称"毛慈菇"，后二者习称"冰球子"。夏、秋二季采挖，除去地上部分及泥沙，分开大小置沸水锅中蒸煮至透心，干燥。

【质量执行标准】《中华人民共和国药典》（2020 年版一部）。

【药材性状】

毛慈菇　呈不规则扁球形或圆锥形，顶端渐突起，基部有须根痕。长 1.8~3cm，膨大部直径 1~2cm。表面黄棕色或棕褐色，有纵皱纹或纵沟，中部有 2~3 条微突起的环节，节上有鳞片叶干枯腐烂后留下的丝状纤维。质坚硬，难折断，断面灰白色或黄白色，略呈角质。气微，味淡，带黏性。（见图 3-36）

冰球子　呈圆锥形，瓶颈状或不规则团块，直径 1~2cm，高 1.5~2.5cm。顶端渐尖，尖端断头处呈盘状，基部膨大且圆平，中央凹入，有 1~2 条环节，多偏向一侧。撞去外皮者表面黄白色，带表皮者浅棕色，光滑，有不规则皱纹。断面浅黄色，角质半透明。（见图 3-37）

【饮片性状】为圆形或类圆形的薄片，切面灰白色或浅黄色。整个入药时捣碎。

【杨按】山慈菇药材以个大、质硬者为佳。山慈菇饮片以片薄、大小均匀、胶质、黏性强者为佳。

山慈菇的商品分为毛慈菇和冰球子，二者虽然外形不相同，但共同的特征是都有腰箍，腰箍的有无及其性状特征是鉴别其真伪的主要依据。

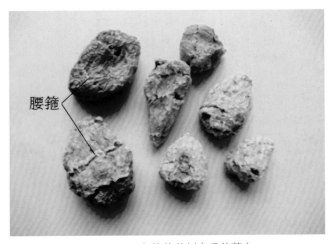
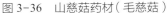

图 3-36　山慈菇药材（毛慈菇）

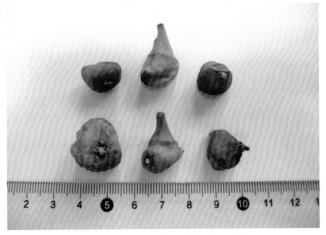

图 3-37　山慈菇药材（冰球子）

近年来，山慈菇的货源紧缺，价格暴涨，市场出现了多种多样的伪品，我们在中药饮片验收过程曾发现了以山兰、蝴蝶兰、小白及等伪充山慈菇的情况，现将其真伪识别的特征介绍如下：

①山兰。近年来，在我国东北地区山兰被大量高价收购；在民间，从前也将山兰作为山慈菇来入药，俗称山芋头。《中药大辞典》和《中华本草》中均记载了山兰属植物冰球子、山兰、独叶山兰等的假球茎作山慈菇入药；但《中华人民共和国药典》收载的山慈菇其植物来源为杜鹃兰、独蒜兰和云南独蒜兰，并没有收载山兰。山兰在形状上类似于毛慈菇（杜鹃兰），除去了外皮的假鳞茎表面较光滑，中央环节（腰箍）微凹入。药典品山慈菇的腰箍是向外凸，而山兰的腰箍是向内凹陷，据此特征可以将二者区别开。

②丽江山慈菇。别名益辟坚、草贝母。球茎呈不规则短圆锥形，基部常呈脐状凹入或平截。表面黄白色或灰黄棕色，光滑，一侧有自基部伸至顶端的纵沟。质坚硬，碎断面角质样或略带粉质，类白色或黄白色。味苦而麻舌。

③小白及。外观呈不规则扁圆形或类三角形，爪状分枝不明显，多干瘪，表面黄褐色，有数圈同心环节和棕色点状须根痕，上面有凸起的茎痕，下面有连接另一块茎的痕迹；质同样坚硬，断面角质样；闻之气微，口尝之味苦、有黏性。

按照陶弘景、李时珍等古代医家的临床用药经验：本品见新不用陈，因为新品临床疗效优于陈品，如果选用道地药材则疗效更佳。山慈菇药材以四川、贵州为道地产区。

【经验鉴别术语释义】腰箍：指山慈菇的中部有 2~3 条微突起的环节，节上有鳞片叶干枯腐烂后留下的丝状纤维，老药工形象地称其为腰箍。

【伪品及混淆品】

1. 光慈菇　为百合科植物老鸦瓣 *Tulipa edulis*（Miq.）Baker. 的干燥鳞茎。呈类圆锥形或桃形，顶端尖，基部圆平，中心凹入，一侧有一纵沟。表面类白色或黄白色，光滑。质硬而脆，断面白色，富粉性，内有一圆锥形心芽。气微，味淡。含秋水仙碱，有毒。

2. 丽江山慈菇　为百合科植物丽江山慈菇（益辟坚）*Iphigenia indica* Kunth. 的干燥鳞茎。呈不规则短圆锥形。顶端渐尖，基部常呈脐状凹入或平截。表面黄白色或灰黄棕色。光滑，一侧有自基部至顶部的

三画

纵沟。质坚硬，断面角质样或略显粉性，类白色。味苦而微麻舌。

3. 金果榄　为防己科植物青牛胆 Tinospora sagittata（Oliv.）Gagnep. 或金果榄 Tinospora capillipes Gagnep. 的干燥块根。呈不规则团块状。表面棕黄色或淡褐色，粗糙不平。有深皱纹。质坚硬，不易击碎。断面淡黄色，粉性。味苦。

4. 白及　为百合科植物白及 Bletilla striata（Thunb.）Reichb.f. 的干燥块茎。呈不规则的扁圆形，有 2~3 个分枝，直径 1.5~2cm。表面黄白色或黄褐色，有数圈同心环节和棕色点状须根痕，上面有突起的茎痕，下面有连接另一块茎的痕迹。质坚硬，断面类白色，角质样，嚼之有黏性。

千年健

为天南星科植物千年健 Homalomena occulta（Lour.）Schott 的干燥根茎。春、秋二季采挖，洗净，除去外皮，晒干。

【质量执行标准】《中华人民共和国药典》（2020 年版一部）。

【药材性状】本品呈圆柱形，稍弯曲，有的略扁，长 15~40cm，直径 0.8~1.5cm。表面黄棕色或红棕色，粗糙，可见多数扭曲的纵沟纹、圆形根痕及黄色针状纤维束。质硬而脆，断面红褐色，黄色针状纤维束多而明显，相对另一断面呈多数针眼状小孔及有少数黄色针状纤维束，可见深褐色具光泽的油点。气香，味辛、微苦。（见图 3-38）

【饮片性状】本品呈类圆形或不规则形的片。外表皮黄棕色至红棕色，粗糙，有的可见圆形根痕。切面红褐色，具有众多黄色纤维束，有的呈针刺状。气香，味辛、微苦。（见图 3-39）

【杨按】千年健药材以条大、红棕色、体坚实、香气浓烈者为佳。

千年健药材有浓郁的香气，质地较坚韧，不易折断，折断时在横断面可见许多粗韧的针状纤维群，好似排列起来的许多缝衣针，故此物在产地俗名叫"一包针"，这也是鉴别正品千年健的主要性状特征。

按照陶弘景、李时珍等古代医家的临床用药经验：本品见新不用陈，因为新品临床疗效优于陈旧之品。千年健药材主产于广东、海南、广西西南部至东部、云南南部至东南部。

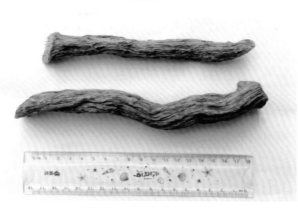

图 3-38　千年健药材

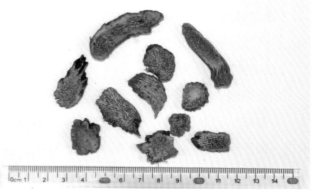

图 3-39　千年健饮片

【经验鉴别术语释义】一包针：千年健的横断面有许多粗韧的针状纤维群，好似排列起来的许多缝衣针，故此物在产地土名"一包针"，是千年健的主要特征。

【伪品及混淆品】

大千年健　为天南星科植物大千年健 *Homalomena gigantea* Engl. 的根茎。主产于印度尼西亚、越南、加里曼丹岛等地，中国云南省也有少量分布。大千年健根茎比正品千年健根茎明显粗壮。

川木香

为菊科植物川木香 *Vladimiria souliei*（Franch.）Ling 或灰毛川木香 *Vladimiria souliei*（Franch.）Ling var. *Cinerea* Ling 的干燥根。秋季采挖，除去须根、泥沙及根头上的胶状物，干燥。

【质量执行标准】《中华人民共和国药典》（2020 年版一部）。

【药材性状】本品呈圆柱形或有纵槽的半圆柱形，稍弯曲，长 10~30cm，直径 1~3cm。表面黄褐色或棕褐色，具纵皱纹，外皮脱落处可见丝瓜络状细筋脉；根头偶有黑色发黏的胶状物，习称"油头"。体较轻，质硬脆，易折断，断面黄白色或黄色，有深黄色稀疏油点及裂隙，木部宽广，有放射状纹理；有的中心呈枯朽状。气微香，味苦，嚼之黏牙。（见图 3-40）

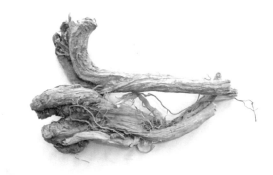

图 3-40　川木香药材

【饮片性状】

川木香　本品呈类圆形切片，直径 1.5~3cm。外皮黄褐色至棕褐色。切面黄白色至黄棕色，有深棕色稀疏油点，木部显菊花心状的放射纹理，有的中心呈枯朽状，周边有一明显的环纹，体较轻，质硬脆。气微香，味苦，嚼之黏牙。（见图 3-41）

煨川木香　本品形如川木香片，气微香，味苦，嚼之黏牙。

【杨按】川木香药材以条粗壮结实、体重、油多气香、裂沟少者为佳。川木香饮片以片型均一、油性足的纵切片为佳。

川木香以四川西部、西藏东部为道地产区。依照中医传统经验：本品见新不用陈，新品疗效更好。

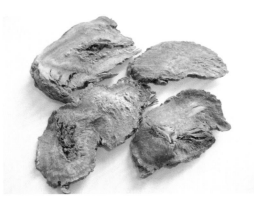

图 3-41　川木香饮片

【经验鉴别术语释义】油头：又称糊头。指根类药材的茎基部附着黑色发黏的胶状物，如川木香。

【伪品及混淆品】

1. 木香　为菊科植物木香 *Aucklandia lappa* Decne. 的干燥根。本品饮片呈类圆形或不规则的厚片。外表皮黄棕色至灰褐色，有纵皱纹。切面棕黄色至棕褐色，中部有明显菊花心状的放射纹理，形成层环棕色，褐色油点（油室）散在。气香特异，味微苦。

2. 土木香　为菊科植物土木香 *Inula helenium* L. 的干燥根。本品饮片呈类圆形或不规则形片。外表皮黄棕色至暗棕色，可见纵皱纹和纵沟。切面灰褐色至暗褐色，有放射状纹理，散在褐色油点，中间有棕色环纹。气微香，味苦、辛。

川木通

为毛茛科植物小木通 *Clematis armandii* Franch. 或绣球藤 *Clematis montana* Buch.–Ham. 的干燥藤茎。春、秋二季采收，除去粗皮，晒干，或趁鲜切厚片，晒干。

【质量执行标准】《中华人民共和国药典》（2020 年版一部）。

【药材性状】本品呈长圆柱形，略扭曲，长 50~100cm，直径 2~3.5cm。表面黄棕色或黄褐色，有纵向凹沟及棱线；节处多膨大，有叶痕及侧枝痕。残存皮部易撕裂。质坚硬，不易折断。切片厚 2~4mm，边缘不整齐，残存皮部黄棕色，木部浅黄棕色或浅黄色，有黄白色放射状纹理及裂隙，其间布满导管孔，髓部较小，类白色或黄棕色，偶有空腔。气微，味淡。

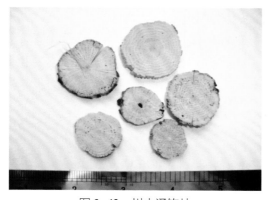

图 3-42　川木通饮片

【饮片性状】本品呈类圆形厚片。切面边缘不整齐，残存皮部黄棕色，木部浅黄棕色或浅黄色，有黄白色放射状纹理及裂隙，其间密布细孔状导管，髓部较小，类白色或黄棕色。（见图 3-42）

【杨按】川木通药材以枝条均匀、断面色黄白，无黑心者为佳。川木通饮片以厚薄均匀、色黄白，车轮纹和"针状孔"明显，无黑心者为质佳。

川木通饮片的特征主要看其有无车轮纹和"针状孔"。川木通切片的边缘不整齐，残存的皮部黄棕色，木部浅黄色，有黄白色车轮状纹理或裂隙，其间布满小孔，散列或呈环状。以色泽鲜艳的新货质量为佳。

按照陶弘景、李时珍等古代医家的临床用药经验：本品见新不用陈，因为新品临床疗效优于陈品，如果选用道地药材则疗效更佳。小木通主产于四川、湖南、陕西、贵州等地，绣球藤主产于四川，川木通以四川为道地产区。

【经验鉴别术语释义】针状孔：指药材横断面有细小的孔洞，如同缝衣针的针孔。

【伪品及混淆品】

1. 钝齿铁线莲　为毛茛科植物钝齿铁线莲 *Clematis apiifolia* DC. var. *obtusidentata* Rehd. et Wils. 的干燥藤茎。茎表面有 6 条纵沟和 6 条宽棱，使茎呈六棱形。表面灰黄色或黄褐色，栓皮多脱落。断面皮层棕褐色，木质部浅黄色。药材多切成厚 4~5mm 饮片，饮片略呈梅花状，表面有 6 条纵沟，将饮片分成 6 个大瓣，内有 3 条次生射线纹理。

2. 粗齿铁线莲　为毛茛科植物粗齿铁线莲 *Clematis argentilucida*（Levl.et Vant.）W.T.Wang. 的干燥藤茎。粗大，表面有 6 个粗大的纵棱和 6 个纵槽，每个大棱有多个细纵棱，每个槽中有 2 个细纵棱。外皮呈长片状，层层纵向撕裂脱落。横切面上皮部有 6 处内陷，木质部导管孔较大。鲜时切的横切面上常黏附有黑色或灰黄色胶质物。

川贝母

为百合科植物川贝母 *Fritillaria cirrhosa* D.Don、暗紫贝母 *Fritillaria unibracteata* Hsiao et K.C. Hsia、甘肃贝母 *Fritillaria przewalskii* Maxim.、梭砂贝母 *Fritillaria delavayi* Franch.、太白贝母 *Fritillaria taipaiensis* P.Y.Li 或瓦布贝母 *Fritillaria unibracteata* Hsiao et K.C. Hsiavar. *wabuensis*（S.Y.Tang et S.C.Yue）Z.D. Liu, S.Wang et S.C.Chen 的干燥鳞茎。按性状不同分别习称"松贝""青贝""炉贝"和"栽培品"。夏、秋二季或积雪融化后采挖，除去须根、粗皮及泥沙，晒干或低温干燥。

【质量执行标准】《中华人民共和国药典》（2020 年版一部）。

【药材性状】

松贝　呈类圆锥形或近球形，高 0.3~0.8cm，直径 0.3~0.9cm。表面类白色。外层鳞叶 2 瓣，大小悬殊，大瓣紧抱小瓣，未抱部分呈新月形，习称"怀中抱月"；顶部闭合，内有类圆柱形、顶端稍尖的心芽和小鳞叶 1~2 枚；先端钝圆或稍尖，底部平，微凹入，中心有 1 灰褐色的鳞茎盘，偶有残存须根。质硬而脆，断面白色，富粉性。气微，味微苦。（见图 3-43）

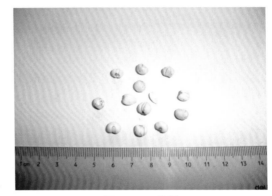

图 3-43　松贝

青贝　呈类扁球形，高 0.4~1.4cm，直径 0.4~1.6cm。外层鳞叶 2 瓣，大小相近，相对抱合，顶部开裂，内有心芽和小鳞叶 2~3 枚及细圆柱形的残茎。（见图 3-44）

炉贝　呈长圆锥形，高 0.7~2.5cm，直径 0.5~2.5cm。表面类白色或浅棕黄色，有的具棕色斑点。外层鳞叶 2 瓣，大小相近，顶部开裂而略尖，基部稍尖或较钝。（见图 3-45）

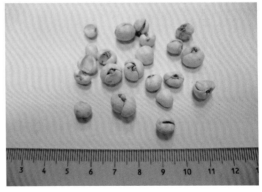

图 3-44　青贝

栽培品　呈类扁球形或短圆柱形，高 0.5~2cm，直径 1~2.5cm。表面类白色或浅棕黄色，稍粗糙，有的具浅黄色斑点。外层鳞叶 2 瓣，大小相近，顶部多开裂而较平。

【饮片性状】同药材。

【杨按】川贝母药材以鳞茎完整、均匀、色白、有粉性者为佳。

川贝母类的贝母商品主要有三种：松贝（珍珠贝）、青贝、炉贝（虎皮贝）。由于川贝母货源紧缺，药学工作者又先后开发出了平贝和伊贝两个贝母新品种，功用类同川贝，现

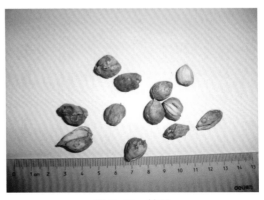

图 3-45　炉贝

已形成商品在全国流通。平贝为百合科植物平贝母的干燥鳞茎，伊贝为百合科植物新疆贝母或伊犁贝母的干燥鳞茎。

松贝为川贝中形小的一种，如豆如珠，故亦称为珍珠贝。它的特征是由两片大小悬殊的鳞片相对抱合而成，大瓣包裹小瓣，外露部分呈新月形，老药工习称之为"怀中抱月"。顶端尖，底部平坦，放于桌面能够"放平坐稳"。

青贝体形较松贝略大，呈桃形。外层鳞瓣两枚大小相等，相对抱合，顶端呈孔状开口，底部略平坦，一般能"放平坐稳"。

炉贝形体略大，高约1cm，呈心脏形。单鳞瓣形如马牙，外层两瓣相等。表皮浅黄棕色并带棕色斑点，老药工叫"虎皮斑"，故称之为虎皮贝。

甘肃产的贝母与松贝相似，又称岷贝，其药材商品归属松贝名下。其大者如豆，小者如薏米。亦有松贝"怀中抱月"和"放平坐稳"之特征，但不同的一点是，岷贝中有的前后都呈"怀中抱月"状。有的小鳞瓣不生于合抱的中心，而生于大鳞瓣的前后，前面呈"怀中抱月"形，后面有一浅纵沟为小鳞瓣脱落的痕迹。岷贝中也有的为两个大小相等的鳞瓣抱合而生，但上端开口较大。

平贝母呈扁平形，外层两鳞瓣肥厚，相对抱合，大小相等。顶端平截状。中心略凹陷，敞开口。能放平坐稳，形似缩小了的柿饼。（见图3-46）

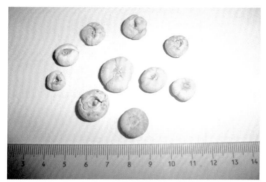

图 3-46　平贝母

伊贝又称生贝，产于新疆伊犁，又称之为新贝。卵状圆锥形，体形较大，直径1~2cm，高1~3cm，大小形态不整齐，外层鳞瓣两片大小相似，紧密抱合顶端尖而不裂，表面灰黄色，有深黄色或污褐色的斑点。体轻面质脆。因整体形状好似马牙，老药工习称"马牙贝母"。（见图3-47）

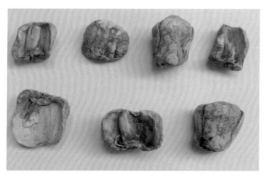

图 3-47　伊贝母

中国药典收载的川贝母为百合科植物川贝母、暗紫贝母、甘肃贝母、梭砂贝母、太白贝母或瓦布贝母的干燥鳞茎。前三者按性状不同其药材商品分别习称松贝和青贝，后者习称炉贝。

松贝：松贝药材又细分为尖贝、珍珠贝和松贝三种商品规格。尖贝的鳞茎呈圆锥形，外层两瓣鳞叶大小不等，习称"怀中抱月"。顶端闭口而尖，底部平，能"放平坐稳"，尖贝的颗粒较小，其中颗粒最小（大米般大小）的习称"珍珠贝"。颗粒较上述规格更大者习称松贝。甘肃贝母归属于松贝，其药材商品在省内又习称为岷贝，其一等品又称为"米贝"，二等品又称为"桃儿贝"。

青贝：鳞茎为扁球形或圆锥形，两瓣鳞叶大小几乎相近（偶有悬殊），顶端平或尖，通常开裂，颗粒多歪斜，底部平，能"放平坐稳"。

炉贝：药材呈棱状圆锥形或长卵圆形，形似马牙状；色淡黄而杂有黄斑者称"黄炉贝"或"虎皮贝"。其用硫黄熏过而色白者称"白炉贝"。

据我们经验，川贝母的鉴别要点为：所有川贝母商品均能够"放平坐稳"，老药工又将此特征形象地称为"观音坐莲"。老药工鉴别川贝母有顺口溜曰："松贝抱月青炉开，炉大青中松居三，鳞叶二三中茎盘，炉贝基尖体虎斑。"

甘肃贝母习称岷贝，当前的药材商品多为野生品，在甘肃岷县一带民间流传着这样一句顺口溜："花像灯笼叶像韭，四月里开花五月里朽。要挖贝母你赶紧走，不要过了五月五。"川贝母是家喻户晓的止咳化痰良药，在甘肃天水民间流传有一首顺口溜曰："知母、贝母、款冬花，专治咳嗽一把抓。"

按照陶弘景、李时珍等古代医家的临床用药经验：本品见新不用陈，因为新品临床疗效优于陈品，如果选用道地药材则疗效更佳。川贝母（青贝）主产于四川、西藏、云南等地，暗紫贝母（松贝）主产于四川阿坝藏族自治州，甘肃贝母（岷贝）主产于甘肃、青海、四川等地，梭砂贝母（炉贝）主产于云南、四川、青海、西藏等地，太白贝母主产于重庆、湖北、四川、山西等地，瓦布贝母主产于四川阿坝藏族自治州。

【经验鉴别术语释义】

观音坐莲：指松贝根基部向里稍凹，形体下大上小如心形，置桌面上能放平坐稳。

怀中抱月：指松贝、岷贝的外层鳞叶两瓣，大小悬殊，大瓣抱紧小瓣，未抱部分呈新月形。

虎皮斑：指川贝母中的炉贝鳞叶表面具有棕褐色的不规则斑点，好似虎皮的花斑一般，故称其为虎皮斑。

【伪品及混淆品】

1. 轮叶贝母　为百合科植物轮叶贝母 *FritiLlaria maximowiczii* Freyn 的干燥鳞茎。呈圆锥形或卵圆形，高 0.4~1.2cm，直径 0.4~1.0cm。表面浅黄色或浅黄棕色。顶端渐尖，基部突出多数鳞芽。一侧有浅纵沟。质坚硬，难折断。破碎面黄白色，角质，嚼之黏牙。味淡微苦。以基部鳞盘显著者为其性状。产于河北北部（承德、遵化）、辽宁、吉林和黑龙江等地。

2. 米贝母　为百合科植物 *FritiLlaria davidii* Franch. 的干燥鳞茎。药材多呈圆形、类圆形或不规则形且皱缩，直径 0.6~2cm。表面白色或油质浸色，上部具 5~20 片大小不等的肥厚鳞叶，向内弯曲，近于互相抱合，稍似莲花状；中下部为子鳞茎脱落后而遗留下小突起的鳞盘；底部具残存须根的圆形疤痕。质坚硬，断面粉白色。气微，味微甜。在四川彭县当地作民间药使用，但其与中药贝母有别。米贝母为植物名而非药材名，它与川贝母中薏米型的"米贝"（珍珠贝）在名称上易于混淆，但实质不同。

3. 光慈菇　为百合科植物老鸦瓣 *Tulipa edulis*（Miq.）Baker. 的干燥鳞茎。主产于河南、安徽、山东及江苏等地。自销或销外地。呈类圆锥形或桃形，顶端尖，基部圆平，中心凹入，一侧有一纵沟，高 1~2cm，直径 0.5~1cm。表面类白色或黄白色，光滑。质硬而脆，断面白色，富粉性，内有一圆锥形心芽。气微，味淡。含秋水仙碱，有毒。

4. 丽江山慈菇　为百合科植物丽江山慈菇（益辟坚）*Iphigenia indica* Kunth. 的干燥鳞茎。呈不规则短圆锥形，直径 0.7~2cm，高 1~1.5cm。顶端渐尖，基部常呈脐状凹入或平截。表面黄白色或灰黄棕色，光滑，一侧有自基部至顶部的纵沟。质坚硬，断面角质样或略显粉性，类白色。味苦而微麻舌。

5. 西藏洼瓣花　为百合科植物西藏洼瓣花 *Lloydia tibetica* Baker ex Oliver. 的干燥鳞茎。在陕西太白山民间草医混称"尖贝"与"狗牙贝"。

6. 唐菖蒲　为鸢尾科植物唐菖蒲 *Gladiolus gandavensis* Van Houtte. 的干燥鳞茎。为不规则块状，较扁，大小不等。两端有凹窝，无粉性，断面角质样。无臭，味淡。

7. 太白米　为百合科植物太白米 *Notholirion hyacinthinum*（Wils.）Stapf 的干燥鳞茎。又称假百合。四川有以其米粒状珠芽混称米贝母或伪充川贝母。鳞茎呈卵形，鳞茎皮膜质，淡褐色，下部有多数须根，上生珠芽。分布于陕西、甘肃、四川、云南、西藏等地。

8. 小浙贝母　为百合科植物浙贝母 *Fritillaria thunbergia* Miq. 的幼苗鳞茎。鳞茎略呈扁球形或圆锥形，高 3~5mm，直径 2~5mm。表面类白色，一侧有一浅纵沟或隐约可见一细小心芽，形似怀中抱月。质硬，断面粉性。

9. 土贝母　为葫芦科植物土贝母 *Bolbostemma Paniculatum*（Maxim.）Franquet 的干燥鳞茎。本品呈不规则块状，三角形或三棱形，大小不等，直径 1~2.5cm。表面暗棕色或黄棕色，煮透者呈半透明样，凹凸不平。质坚硬。断面角质样。

10. 薏苡仁　为禾本科植物薏苡 *Coix lacryma-jobi* L.var. *mayuen*（Roman.）Stapf 的干燥种仁。本品主要掺入松贝中而出现。

川牛膝

为苋科植物川牛膝 *Cyathula officinalis* Kuan 的干燥根。秋、冬二季采挖，除去芦头、须根及泥沙，烘或晒至半干，堆放回润，再烘干或晒干。

【质量执行标准】《中华人民共和国药典》（2020 年版一部）。

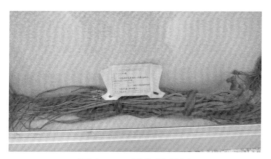

图 3-48　川牛膝药材

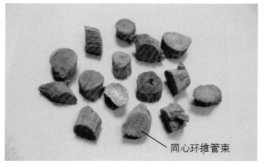

图 3-49　川牛膝饮片

【药材性状】本品呈近圆柱形，微扭曲，向下略细或有少数分枝，长 30~60cm，直径 0.5~3cm。表面黄棕色或灰褐色，具纵皱纹、支根痕和多数横长的皮孔样突起。质韧，不易折断，断面浅黄色或棕黄色，维管束点状，排列成数轮同心环。气微，味甜。（见图 3-48）

【饮片性状】

川牛膝　本品呈圆形或椭圆形薄片。外表皮黄棕色或灰褐色。切面浅黄色至棕黄色。可见多数排列成数轮同心环的黄色点状维管束。气微，味甜。（见图 3-49）

酒川牛膝　本品形如川牛膝片，表面棕黑色。微有酒香气，味甜。

【杨按】川牛膝药材以根条粗壮、质柔韧、分枝少、断面色浅黄者为佳。

川牛膝别名甜牛膝，味纯甜，不像怀牛膝那样甜中带苦。

川牛膝的横切面可见到由密集筋脉点组成的"罗盘纹"。

　　按照陶弘景、李时珍等古代医家的临床用药经验：本品见新不用陈，因为新品临床疗效优于陈品，如果选用道地药材则疗效更佳。川牛膝药材以四川雅安、温江、乐山为道地产区。

【经验鉴别术语释义】罗盘纹：指药材的横切面上可见数个同心排列的环状纹理（注：由异形维管束组成的同心环），好似罗盘的形状，故名。有的罗盘纹微凸。有的罗盘纹像波浪状环列，如商陆。有的罗盘纹则呈断续状，如川牛膝。罗盘纹为异型维管束的组合。

【伪品及混淆品】

　　1. 麻牛膝　为苋科植物头花杯苋 *Cyathula capitata* Moq. 的根。外表面灰褐色，切面棕褐色。味苦涩，具麻味。

　　2. 牛蒡根　为菊科植物牛蒡 *Arctium lappa* L. 的根。市场上常切成饮片混入川牛膝销售。直径0.5~1cm。外表面淡棕色至棕褐色，具多数明显的纵向沟纹，质地稍软且黏，断面皮部棕褐色至黑褐色，形成层明显，木质部黄白色，气微，味微苦。

川乌

　　为毛茛科植物乌头 *Aconitum carmichaelii* Debx. 的干燥母根。6月下旬至8月上旬采挖，除去子根、须根及泥沙，晒干。

【质量执行标准】《中华人民共和国药典》（2020年版一部）。

【药材性状】本品呈不规则的圆锥形，稍弯曲，顶端常有残茎，中部多向一侧膨大，长2~7.5cm，直径1.2~2.5cm。表面棕褐色或灰棕色，皱缩，有小瘤状侧根及子根脱离后的痕迹。质坚实，断面类白色或浅灰黄色，形成层环纹呈多角形。气微，味辛辣、麻舌。（见图3-50）

【饮片性状】

　　生川乌　同药材。

　　制川乌　为不规则或长三角形的片。表面黑褐色或黄褐色，有灰棕色形成层环纹。体轻，质脆，断

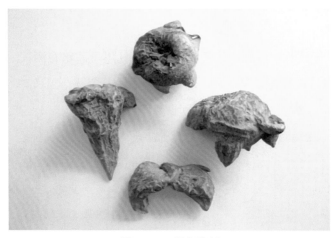

图3-50　川乌药材

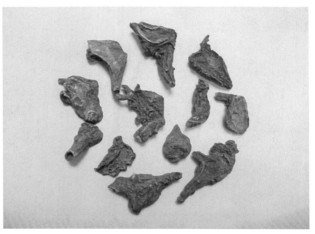

图3-51　制川乌饮片

面有光泽。气微，微有麻舌感。（见图3-51）

【杨按】川乌药材以个大、质坚、沉重、钉角明显、断面肉色、体饱满、有粉性者为佳。制川乌饮片以表面呈黑褐色，断面有光泽，口尝微有麻舌感者为质佳。

按照陶弘景、李时珍等古代医家的临床用药经验：本品见新不用陈，因为新品临床疗效优于陈品，如果选用道地药材则疗效更佳。川乌药材辽宁南部、华东、华南均有生产，以四川为道地产区。中医有谚语云：川乌、草乌，入骨祛风。

【经验鉴别术语释义】钉角：指川乌、附子根部四周如瘤状突起的侧根。

【伪品及混淆品】

市场曾发现用同科植物芍药 *Paeonia lactiflora* Pall. 的饮片经染色加工后冒充制川乌销售。与正品相比，多呈类圆形厚片，少见长三角形片，断面无多角形的形成层环纹，口尝无麻舌感。

川芎

为伞形科植物川芎 *Ligusticum chuanxiong* Hort. 的干燥根茎。夏季当茎上的节盘显著突出，并略带紫色时采挖，除去泥沙，晒后烘干，再去须根。

【质量执行标准】《中华人民共和国药典》（2020年版一部）。

【药材性状】为不规则结节状拳形团块，直径2~7cm。表面灰褐色或褐色，粗糙皱缩，有多数平行隆起的轮节，顶端有凹陷的类圆形茎痕，下侧及轮节上有多数小瘤状根痕。质坚实，不易折断，断面黄白色或灰黄色，散有黄棕色的油室，形成层环呈波状。气浓香，味苦、辛，稍有麻舌感，微回甜。川芎药材以个大，饱满，质坚，香气浓厚，内色黄白，油性大者为佳。炮制方法：切片，生用。（见图3-52）

【饮片性状】

川芎　为不规则厚片，外表皮灰褐色或褐色，有皱缩纹。切面黄白色或灰黄色，具有明显波状环纹或多角形纹理，散生黄棕色油点。质坚实。气浓香，味苦、辛，微甜。（见图3-53）

酒川芎　形如川芎片，色泽加深，偶见焦斑。略有酒气。

【杨按】川芎药材以个大、断面黄白色、质坚实、香气浓、油性大者为佳。川芎饮片以形似蝴蝶，白黄色，油点多，质柔韧、瓷实而油润，香气浓烈者为质佳。

川芎：为四川灌县、崇庆的特产药材，其他省份也有引种的栽培品，但因土质和气候不同，形态多发生变异，产品多枯瘦细小或有拔节过桥。有的地区还误将藁本当作川芎来栽培（二者植物极相似，小叶者为川芎，大叶者是藁本），因

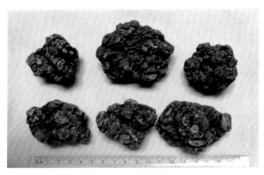

图3-52　川芎药材

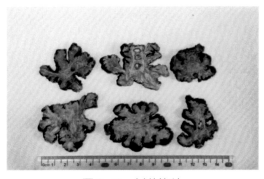

图3-53　川芎饮片

而在商品市场上出现了茶芎、抚芎、西芎、藁本等不同的称谓。全国习销和出口的川芎以四川灌县的坝川芎为主流商品。坝川芎由于栽培在高山、平原以及采收季节的不同，在形态上亦有差异，商品分为老芎（坝川芎）、赖芎（山川芎）和抚芎（非江西的抚芎）三种。

赖芎：川芎多在山区育种而在平原栽种。其种子来源于山川芎茎秆的结节，俗称"川芎苓子"；割取川芎苓子后剩下的地下根茎，药农称其为"母子"，母子的药材商品即为山川芎。山川芎疙瘩显著，凹凸不平，质硬，油性小，加工后的成品质地枯燥、不丰满，质量次，故当地的药农和药商称其为"山疙瘩"或"赖芎"。

老芎：立秋时节在平原地区栽培的川芎，一直要长到来年的小满时节才成熟，这时采收的药材即为坝川芎，当地药农和药商称其为"老芎"，其质量最优。

抚芎：立春时节，从平原地区要采挖部分未成熟的川芎送到山上去育种，育种结束后往往会剩下小部分，将其烘干后的药材商品称为"抚芎"。这种川芎外形不如坝川芎丰满，内色黄褐，常显溏心，其品质最低劣。

当前，在主产地灌县常将川芎加工成饮片来供应全国市场，所以我们有必要了解老芎、赖芎与抚芎的区别点。老药工习惯将老芎的切片称其为"蝴蝶片"，因为切片形状很不规则，其边缘有部分外凸、又有部分向内陷，在边缘形成很多裂缝，其切片形状如展翅的蝴蝶。老芎片面颜色偏黄，油点多，质柔韧、瓷实而油润，香气浓烈。赖芎与抚芎的片面颜色偏白一些，常有裂隙或显溏心，质地枯燥不油润，油点稀疏，香气不甚明显。

川芎是中医最常用的一味中药，民间流传有两首谚语云："腰痛吃杜仲，头痛吃川芎。""若要头痛好，川芎离不了。"

按照陶弘景、李时珍等古代医家的临床用药经验：本品见新不用陈，因为新品临床疗效优于陈品，如果选用道地药材则疗效更佳。川芎药材以四川都江堰市（灌县、崇庆）为道地产区。

【经验鉴别术语释义】

川芎苓子：川芎多在山区育种，然后在平原地区栽种，其繁殖用的种子来源为山区川芎茎秆的结节，其结节的形状有点像铃铛，故当地药农俗称作"川芎苓子"。

蝴蝶片：川芎（老芎）的切片形状很不规则，质柔韧、瓷实而油润，边缘有些部分向外凸、又有部分向内陷，在边缘形成很多不规则的裂缝；片面的颜色黄、白、棕三色交错，散布有黄棕色的花点（油室），其饮片形状如展翅的蝴蝶，故老药工形象地称其为"蝴蝶片"。

【伪品与混淆品】

1. 西芎　为伞形科植物川芎 *Ligusticum chuanxiong* Hort. 甘肃省引种的干燥根茎。本品系甘肃省引种的川芎，原植物与四川产之川芎相同，而药材形状与四川之川芎差别明显。从前在临床用药中出现混乱，有作川芎用的，也有作藁本用的。为此，甘肃省卫生健康委员会立项开展了"甘肃引种川芎的质量研究（1999 年）"，该研究认为：甘肃引种川芎的原植物形态、主要化学成分、组织结构方面没有明显变化，与传统川芎一致，只是药材外形的变异较大，似藁本。为了便于收购、检验和正确药用不发生混淆，故《甘肃省中药材标准》以西芎为正名予以收载。

西芎药材性状：根茎呈不规则的结节状，长 3~8cm，直径 2~6cm。表面棕褐色，具不规则纵沟纹及突出的环节，节上生有不定根，已折断，支根及须根已除去，留有多数根痕。顶端残留 1~5 个圆形的茎基。质硬，折断面木质部淡黄色，皮部黄白色，有较多裂隙，并多见棕色油点。气香，味苦、辛。

西芎饮片性状：呈不规则厚片，直径 2~7cm，厚 2~4mm。表面棕褐色，边缘不整齐。切面黄白色有明显的环纹及棕色小油点，髓部色较淡。质坚硬。气浓香，味苦、辛，稍有麻舌感。

2. 茶芎　为伞形科植物抚芎 Ligusticum sinense Oliv.cv.Fuxiong. 的根茎。主要栽培于江西的九江地区。江西民间用之与茶叶一起泡开水饮用，故名"茶芎"。可治疗感冒头痛。呈扁圆形结节状团块，顶端有乳头状突起的茎痕，在根茎上略排成一行。香气浓，味辛辣、微苦，麻舌。

川楝子

为楝科植物川楝 Melia toosendan Sieb. et Zucc. 的干燥成熟果实。冬季果实成熟时采收，除去杂质，干燥。

【质量执行标准】《中华人民共和国药典》（2020 年版一部）。

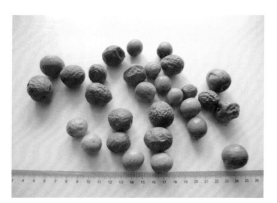

图 3-54　川楝子药材

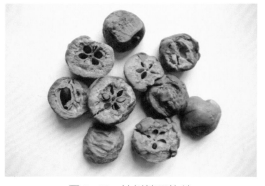

图 3-55　炒川楝子饮片

【药材性状】本品呈类球形，直径 2~3.2cm。表面金黄色至棕黄色，微有光泽，少数凹陷或皱缩，具深棕色小点。顶端有花柱残痕，基部凹陷，有果梗痕。外果皮革质，与果肉间常成空隙，果肉松软，淡黄色，遇水润湿显黏性。果核球形或卵圆形，质坚硬，两端平截，有 6~8 条纵棱，内分 6~8 室，每室含黑棕色长圆形的种子 1 粒。气特异，味酸、苦。（见图 3-54）

【饮片性状】

川楝子　为不规则的厚片或碎块，表面黄白色，果核球形或卵圆形，质坚硬。外皮金黄色，革质。气特异，味酸，苦。

炒川楝子　本品呈半球状、厚片或不规则的碎块，表面焦黄色，偶见焦斑。气焦香，味酸、苦。（见图 3-55）

盐川楝子　形如川楝子片，色泽加深，味咸苦。

【杨按】川楝子药材以个大、饱满、外皮金黄色、果肉色黄白者为佳。

鉴别川楝子饮片时主要看其大小和横断面，川楝子的果实大小似大枣，直径为 2~3cm，太小时可能就是混伪品；川楝子果实的横断面可见有 6~8 个果室，每室含有黑棕色长圆形的种子 1 枚。

按照陶弘景、李时珍等古代医家的临床用药经验：本品见新不用陈，因为新品临床疗效优于陈品，如果选用道地药材则疗效更佳。川楝子药材主产于四川、重庆、贵州等地。

【伪品及混淆品】

1. 苦楝子　为楝科植物楝 *Melia azedarach* L. 的干燥成熟果实。本品呈椭圆形，似酸枣而稍大。其形、色、味与川楝子基本相同，但果实大小约为川楝子的一半，从横切面来看，川楝子有 6~8 个果室，每室含种子 1 枚；苦楝子常为 3~5 个果室，多数为 4 个果室。

2. 广枣　为漆树科植物南酸枣 *Choerospondias axillaris*（Roxb.）Burtt et Hill 的干燥成熟果实，系蒙古族习用药材。呈椭圆形或近卵形，长 2~3cm，直径 1.4~2cm。表面黑褐色或棕褐色，稍有光泽，具不规则的皱褶，基部有果梗痕。果肉薄，棕褐色，质硬而脆。核近卵形，黄棕色，顶端有 5 个（偶有 4 个或 6 个）明显的小孔，每孔内各含种子 1 枚。气微，味酸。

广藿香

为唇形科植物广藿香 *Pogostemon cablin*（Blanco）Benth. 的干燥地上部分。枝叶茂盛时采割，日晒夜闷，反复至干。

【质量执行标准】《中华人民共和国药典》（2020 年版一部）。

【药材性状】本品茎略呈方柱形，多分枝，枝条稍曲折，长 30~60cm，直径 0.2~0.7cm；表面被柔毛；质脆，易折断，断面中部有髓；老茎类圆柱形，直径 1~1.2cm，被灰褐色栓皮。叶对生，皱缩成团，展平后叶片呈卵形或椭圆形，长 4~9cm，宽 3~7cm；两面均被灰白色茸毛；先端短尖或钝圆，基部楔形或钝圆，边缘具大小不规则的钝齿；叶柄细，长 2~5cm，被柔毛。气香特异，味微苦。（见图 3-56）

【饮片性状】本品呈不规则的段。茎略呈方柱形，表面灰褐色、灰黄色或带红棕色，被柔毛。切面有白色髓。叶破碎或皱缩成团，完整者展平后呈卵形或椭圆形，两面均被灰白色茸毛；基部楔形或钝圆，边缘具大小不规则的钝齿；叶柄细，被柔毛。气香特异，味微苦。（见图 3-57）

【杨按】广藿香药材以叶多、香气浓者为佳。广藿香饮片以段小均匀、叶多茎少、香气浓者为佳，茎多叶少者为劣药。2020 版药典规定：叶不得少于 20%。

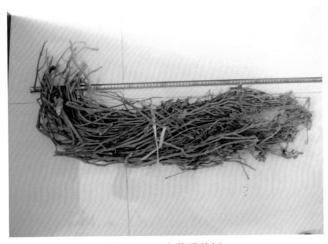

图 3-56　广藿香药材

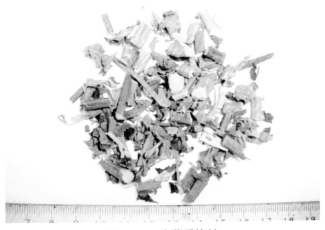

图 3-57　广藿香饮片

按照陶弘景、李时珍等古代医家的临床用药经验：本品见新不用陈，因为新品临床疗效优于陈品，如果选用道地药材则疗效更佳。广藿香药材以广东广州石牌、棠下为道地产区。

【伪品及混淆品】

1. 藿香　为唇形科植物藿香 *Agastache rugosa*（Fisch. et Mey.）O. Ktze. 干燥全草。与正品广藿香相似度较高，二者的茎均为方柱形，不同之处在于藿香的茎四角有棱脊，表面为暗绿色，叶子呈心状，卵形或长圆状披针形；广藿香呈方柱形，表面为灰褐色、灰黄色或带红棕色；叶片呈卵形或椭圆形。

2. 防风草　为唇形科植物防风草 *Anisomeles indica*（L.）O.Ktze. 的全草。茎草质，四棱形，粗可达5mm。表面棕色或红棕色，被毛，尤以棱角处为多；质硬，断面纤维性，中央有白色的髓。叶多皱缩，边缘具锯齿，上表面灰棕色，下表面灰绿色，两面均有毛，质脆，易破碎。有时可见密被毛茸的花序，花多脱落，仅留灰绿色的花萼，往往包有 1~4 枚小坚果。气微，味淡微苦。

女贞子

为木犀科植物女贞 *Ligustrum lucidum* Ait. 的干燥成熟果实。冬季果实成熟时采收，除去枝叶，稍蒸或置沸水中略烫后干燥；或直接干燥。

【质量执行标准】《中华人民共和国药典》（2020 年版一部）。

【药材性状】本品呈卵形、椭圆形或肾形，长 6~8.5mm，直径 3.5~5.5mm。表面黑紫色或灰黑色，皱缩不平，基部有果梗痕或具宿萼及短梗。体轻。外果皮薄，中果皮较松软，易剥离，内果皮木质，黄棕色，具纵棱，破开后种子通常为 1 粒，肾形，紫黑色，油性。气微，味甘、微苦涩。（见图 3-58）

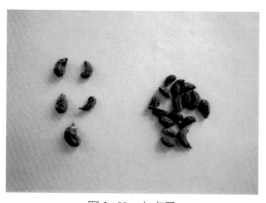

图 3-58　女贞子

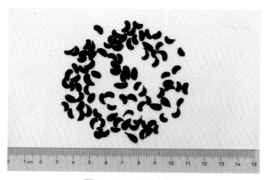

图 3-59　酒女贞子

【饮片性状】

女贞子　同药材。

酒女贞子　形如女贞子，表面黑褐色或灰黑色，常附有白色粉霜。微有酒香气。（见图 3-59）

【杨按】女贞子药材以粒大饱满、色黑紫者为佳。酒女贞子以灰黑色、粒大、具粉霜、有酒香气者为佳。

按照古人经验：夏至时节采旱莲草，冬至时节采女贞子；如过早采摘则药材的气味不全、疗效不佳。古代医家将按时节采摘的两味药材配制成"二至丸"，治疗肝肾阴虚之证有良效，流传至今。现今药材市场上的女贞子多为黄褐色或灰黑色，离中国药典规定的"黑紫色"尚有差距，这是由于采摘时节过早所致。我们在入库验收女贞子时，均要求其颜色要达到黑紫色或灰黑色，以保证其固有的临床疗效。

按照陶弘景、李时珍等古代医家的临床用药经验：本品见

新不用陈，因为新品临床疗效优于陈品。女贞子药材主产于江苏、浙江、湖南、广西、江西、四川等地。

【伪品及混淆品】

1. 小叶女贞子　为木犀科植物小叶女贞 *Ligustrum quihoui* Carr. 的果实。类圆形。表面灰黑色，较平滑，基部常具宿萼及果柄。体轻。外果皮薄，中果皮松软，易剥离，果肉膜质，浅紫褐色或黄棕色，种子 2 粒或 1 粒，扁椭圆形，有皱纹，种子腹面有凹陷，两面有细纵沟纹，油性。无臭，味甘、微苦涩。

2. 冬青子　为冬青科植物冬青 *Ilex chinensis* Sims. 的干燥成熟果实。果实椭圆形，籽粒较女贞子大，表面棕褐色，上部有凹窝，种子 4~5 粒，外壳坚硬，背面有 1 条深沟，味苦涩。

3. 鸦胆子　为苦木科植物鸦胆子 *Brucea javanica*（L.）Merr. 的干燥成熟果实。呈长圆形，两头尖，有网状皱纹，种子 1 粒，味极苦。

小茴香

为伞形科植物茴香 *Foeniculum vulgare* Mill. 的干燥成熟果实。秋季果实初熟时采割植株，晒干，打下果实，除去杂质。

【质量执行标准】《中华人民共和国药典》（2020 年版一部）。

【药材性状】本品为双悬果，呈圆柱形，有的稍弯曲，长 4~8mm，直径 1.5~2.5mm。表面黄绿色或淡黄色，两端略尖，顶端残留有黄棕色突起的柱基，基部有时有细小的果梗。分果呈长椭圆形，背面有纵棱 5 条，接合面平坦而较宽。横切面略呈五边形，背面的四边约等长。有特异香气，味微甜、辛。（见图 3-60）

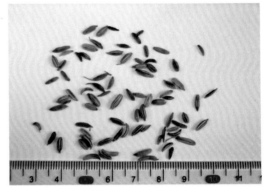

图 3-60　小茴香

【饮片性状】

小茴香　同药材。

盐小茴香　本品形如小茴香，微鼓起，色泽加深，偶有焦斑。味微咸。

【杨按】小茴香药材以颗粒均匀、色黄绿、香气浓郁者为佳。盐小茴香以微鼓起、偶有焦斑、香气浓者为佳。

常见的小茴香伪品主要为莳萝子（又称瘪谷茴香、土茴香），常见的小茴香劣品掺有增重粉，在日光下观察可见有金属样光泽。

按照陶弘景、李时珍等古代医家的临床用药经验：本品见新不用陈，因为新品临床疗效优于陈品，如果选用道地药材则疗效更佳。小茴香药材主产于中国西北、内蒙古、山西、陕西和东北等地，以内蒙古、山西、甘肃为道地产区，所产商品除供应国内市场外主要为外贸出口。

【伪品及混淆品】

1. 莳萝子　为伞形科植物莳萝 *Anethum gaveolens* L. 的干燥成熟果实。果实较小而圆，分果呈广椭圆

三画

形，扁平。背棱稍突起，侧棱延展成翅，合生面中央有一条棱线。气微香，味辛、麻舌。

2. 葛缕子　为伞形科植物葛缕子（野茴香）*Carum carvi* L. 的干燥成熟果实充作小茴香。双悬果多分离成分果，呈小圆柱形，稍弯曲，两端略尖。表面棕褐色，有明显纵肋线 5 条，肋线色较浅。用手揉搓有特异而浓烈的香气，味凉而麻舌。

此外，曾发现有将同科植物孜然芹 *Cuminum cyminum* L.，防风 *Saposhnikovia divaricata*（Turcz.）Schischk. 和毒芹 *Cicuta virosa* Linn. 的干燥成熟果实误作小茴香药用，应注意区别。

小通草

为旌节花科植物喜马山旌节花 *Stachyurus himalaicus* Hook.f.et Thoms.、中国旌节花 *Stachyurus chinensis* Franch. 或山茱萸科植物青荚叶 *Helwingia japonica*（Thunb.）Dietr. 的干燥茎髓。秋季割取茎，截成段，趁鲜取出髓部，理直，晒干。

【质量执行标准】《中华人民共和国药典》（2020 年版一部）。

【药材性状】

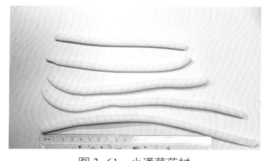

图 3-61　小通草药材

旌节花　呈圆柱形，长 30~50cm，直径 0.5~1cm。表面白色或淡黄色，无纹理。体轻，质松软，捏之能变形，有弹性，易折断，断面平坦，无空心，显银白色光泽。水浸后有黏滑感。气微，味淡。（见图 3-61）

青荚叶　表面有浅纵条纹。质较硬，捏之不易变形。水浸后无黏滑感。

【饮片性状】本品为圆柱形的短段，其余性状同药材。（见图 3-62）

【杨按】小通草药材以色白、条匀、无斑点者为佳。小通草饮片以段匀、白色光泽、有弹性者为佳。

常见的劣品为掺入了增重粉的小通草（喜马山旌节花、中国旌节花、青荚叶的干燥茎髓）。表面灰白色，可见白色粉末状物，对光看有亮星。质较重。还有一种小通草的劣品是用面浆浸泡过的增重品，用面浆浸泡过的小通草用手捏时坚硬无弹性，而正品小通草用手捏时松软有弹性。

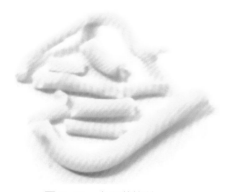

图 3-62　小通草饮片

按照陶弘景、李时珍等古代医家的临床用药经验：本品见新不用陈，因为新品临床疗效优于陈旧之品。旌节花主产于四川、云南、贵州、陕西、甘肃、福建、湖南、广西等地；青荚叶主产于湖北、湖南、云南等地。

【伪品及混淆品】本品的混淆品主要有棣棠花、水马桑以及绣球藤的干燥茎髓，具体内容详见通草项下。

小蓟

为菊科植物刺儿菜 *Cirsium setosum*（Willd.）MB. 的干燥地上部分。夏、秋二季花开时采割，除去杂质，晒干。

【质量执行标准】《中华人民共和国药典》（2020 年版一部）。

【药材性状】本品茎呈圆柱形，有的上部分枝，长 5~30cm，直径 0.2~0.5cm；表面灰绿色或带紫色，具纵棱及白色柔毛；质脆，易折断，断面中空。叶互生，无柄或有短柄；叶片皱缩或破碎，完整者展平后呈长椭圆形或长圆状披针形，长 3~12cm，宽 0.5~3cm；全缘或微齿裂至羽状深裂，齿尖具针刺；上表面绿褐色，下表面灰绿色，两面均具白色柔毛。头状花序单个或数个顶生；总苞钟状，苞片 5~8 层，黄绿色；花紫红色。气微，味微苦。（见图 3-63）

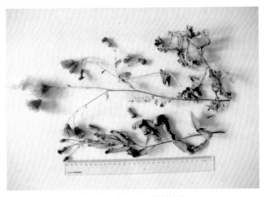

图 3-63　小蓟药材

【饮片性状】

小蓟　除去杂质，洗净，稍润，切段，干燥。本品呈不规则的段。茎呈圆柱形，表面灰绿色或带紫色，具纵棱和白色柔毛。切面中空。叶片多皱缩或破碎，叶齿尖具针刺；两面均具白色柔毛。头状花序，总苞钟状；花紫红色。气微，味苦。（见图 3-64）

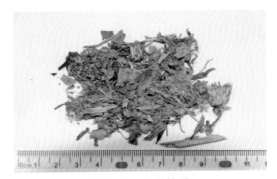

图 3-64　小蓟饮片

小蓟炭　取净小蓟段，照炒炭法炒至黑褐色。本品形如小蓟段。表面黑褐色，内部焦褐色。

【杨按】小蓟药材以叶多、色绿、不带根者为佳。小蓟饮片以切段均匀、叶多、色绿者为佳。小蓟炭以表面黑褐色、内部焦褐色、存性者为佳。

我们鉴别小蓟饮片时主要根据两个鉴别特征：一是在饮片中找出其钟形的头状花序，其花序上密布有鱼鳞状的苞片；二是折断看其茎秆，小蓟的茎秆无髓，呈空心状。

按照陶弘景、李时珍等古代医家的临床用药经验：本品见新不用陈，因为新品临床疗效优于陈品，如果选用道地药材则疗效更佳。小蓟药材主产于河南、江苏、浙江、湖北等地。

【伪品及混淆品】

大蓟　为菊科植物蓟 *Cirsium japonicum* Fisch. ex DC. 的干燥地上部分。茎圆柱状，表面褐色或绿褐色，有纵直的棱脊，外披白色或黄褐色的丝状毛。质略硬而脆，折断面灰白色，髓部疏松，粗的茎秆常中空。叶片皱缩卷曲，多已破碎，边缘具不等长的针刺，两面均有灰白色丝状毛。顶生头状花序钟形，总苞黄褐色，苞片披针形，花冠管状，通常已萎落，露出白色羽状冠毛。气微，味淡。

马齿苋

为马齿苋科植物马齿苋 *Portulaca oleracea* L. 的干燥地上部分。夏、秋二季采收，除去残根和杂质，洗净，略蒸或烫后晒干。

【质量执行标准】《中华人民共和国药典》（2020 年版一部）。

【药材性状】本品多皱缩卷曲，常结成团。茎圆柱形，长可达 30cm，直径 0.1~0.2cm，表面黄褐色，有明显纵沟纹。叶对生或互生，易破碎，完整叶片倒卵形，长 1~2.5cm，宽 0.5~1.5cm；绿褐色，先端钝平或微缺，全缘。花小，3~5 朵生于枝端，花瓣 5，黄色。蒴果圆锥形，长约 5mm，内含多数细小种子。气微，味微酸。（见图 3-65）

【饮片性状】本品呈不规则的段。茎圆柱形，表面黄褐色，有明显纵沟纹。叶多破碎，完整者展平后呈倒卵形，先端钝平或微缺，全缘。蒴果圆锥形，内含多数细小种子。气微，味微酸。（见图 3-66）

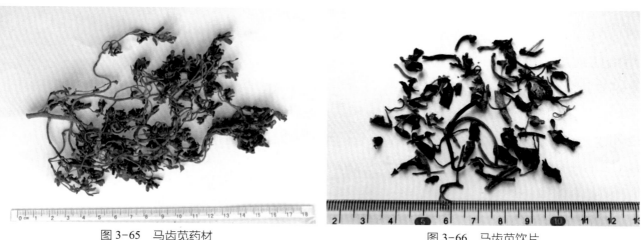

图 3-65　马齿苋药材　　　　　　　　　　图 3-66　马齿苋饮片

【杨按】马齿苋药材以个小、质嫩、叶多、青绿色者为佳。

马齿苋俗名胖娃娃菜，全国各地均产，药材资源丰富，至今我们没有发现过伪品，但经常能遇见颜色发黑、带有陈腐气味的陈货，陈货我们一律不收。我们鉴别马齿苋时一看其茎：茎扁圆柱形，有明显的纵皱纹；二看其叶：马齿苋以叶片的特征而得其名，"马齿"即马牙，"苋"者"现"也。找几片完整的马齿苋叶片，用水浸泡后展开观察，叶片倒卵形，上端呈平截状，大叶片的平截端中间微微向内凹陷，其形如马牙；三看其果实：蒴果圆锥形，常裂为两半，上半部分形如茶碗的盖，果实内可见有黑色的细小种子数枚。

按照陶弘景、李时珍等古代医家的临床用药经验：本品见新不用陈，因为新品临床疗效优于陈品。马齿苋药材全国各地均产。

【伪品及混淆品】

假马齿苋　为玄参科植物假马齿苋 *Bacopa monnieri*（L.）Wettst. 的干燥地上部分。体态极像马齿苋。叶无柄，矩圆状倒披针形，顶端圆钝，极少有齿。花单生叶腋，花梗长 0.5~3.5cm，萼下有一对条形小苞片。蒴果长卵状，顶端急尖，包在宿存的花萼内，4 裂。种子椭圆状，一端平截，黄棕色，表面具纵条棱。

马勃

为灰包科真菌脱皮马勃 *Lasiosphaera fenzlii* Reich.、大马勃 *Calvatia gigantea*（Batsch ex Pers.）Lloyd 或紫色马勃 *Calvatia lilacina*（Mont.et Berk.）Lloyd 的干燥子实体。夏、秋二季子实体成熟时及时采收，除去泥沙，干燥。

【质量执行标准】《中华人民共和国药典》（2020 年版一部）。

【药材性状】

脱皮马勃　呈扁球形或类球形，无不孕基部，直径 15~20cm。包被灰棕色至黄褐色，纸质，常破碎呈块片状，或已全部脱落。孢体灰褐色或浅褐色，紧密，有弹性，用手撕之，内有灰褐色棉絮状的丝状物。触之则孢子呈尘土样飞扬，手捻有细腻感。嗅似尘土，无味。

大马勃　不孕基部小或无。残留的包被由黄棕色的膜状外包被和较厚的灰黄色的内包被所组成，光滑，质硬而脆，成块脱落。孢体浅青褐色，手捻有润滑感。

紫色马勃　呈陀螺形或已压扁呈扁圆形，直径 5~12cm，不孕基部发达。包被薄，两层，紫褐色，粗皱，有圆形凹陷，外翻，上部常裂成小块或已部分脱落。孢体紫色。（见图 3-67）

【饮片性状】中国药典在马勃饮片项下的原文如下："炮制　除去杂质，剪成小块。脱皮马勃呈不规则的小块。其余同药材。大马勃呈不规则的小块。其余同药材。紫色马勃呈不规则的小块。其余同药材"。

【杨按】马勃药材以个大、松泡、质轻、完整、灰褐色、按之如棉絮，有粉尘飞出者为佳。

按照陶弘景、李时珍等古代医家的临床用药经验：本品如选用道地药材则疗效更佳。脱皮马勃主产于辽宁、甘肃等地；大马勃主产于青海、内蒙古等地；紫色马勃主产于广东、广西等地。

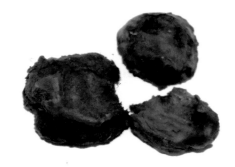

图 3-67　紫色马勃药材

【伪品及混淆品】

白马勃　为灰包科真菌大口静灰球 *Bovistella sinensis* Lloyd. 或长根静灰球 *Bovistella radicata*（Mont.）Pat. 的干燥子实体。包被膜质，柔软，有光泽，浅绿色至浅茶褐色。孢体浅烟色或浅青褐色，粉末状或絮状。手捻有滑腻感。具特殊气味。粉末浅烟色或褐色。孢丝多分枝，厚壁，直径 5~10μm，小枝向顶端尖削。孢子球形或椭圆形，直径 3~6μm，浅青黄色，表面光滑或具小疣，中心含油滴，具无色小柄，长 5~15μm。本品被《甘肃省中药材标准》（2020 年版）收载，为地方习用品。（见图 3-68）

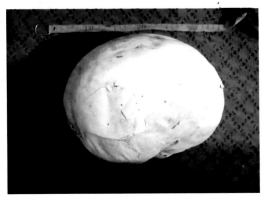

图 3-68　白马勃药材

巴戟天

为茜草科植物巴戟天 *Morinda officinalis* How 的干燥根。全年均可采挖，洗净，除去须根，晒至六七成干，轻轻捶扁，晒干。

【质量执行标准】《中华人民共和国药典》（2020 年版一部）。

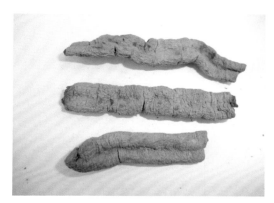

图 4-1　巴戟天药材

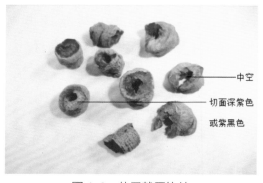

图 4-2　盐巴戟天饮片

【药材性状】本品为扁圆柱形，略弯曲，长短不等，直径 0.5~2cm。表面灰黄色或暗灰色，具纵纹和横裂纹，有的皮部横向断离露出木部；质韧，断面皮部厚，紫色或淡紫色，易与木部剥离；木部坚硬，黄棕色或黄白色，直径 1~5mm。气微，味甘而微涩。（见图 4-1）

【饮片性状】

巴戟天　本品为短段，其余性状同药材。（见图 4-2）

巴戟肉　本品呈扁圆柱形短段或不规则块。表面灰黄色或暗灰色，具纵纹和横裂纹。切面皮部厚，紫色或淡紫色，中空。气微，味甘而微涩。

盐巴戟天　本品呈扁圆柱形短段或不规则块。表面灰黄色或暗灰色，具纵纹和横裂纹。切面皮部厚，紫色或淡紫色，中空。气微，味甘、咸而微涩。

制巴戟天　本品呈扁圆柱形短段或不规则块。表面灰黄色或暗灰色，具纵纹和横裂纹。切面皮部厚，紫色或淡紫色，中空。气微，味甘而微涩。

【杨按】巴戟天药材以条大、肥壮、连珠状、肉厚，断面色紫者为佳。

巴戟天的药材常呈串珠状或连珠状，因其形状似"病鸡之肠"，故有"鸡肠风"之俗名。皮部厚，呈浅紫色或紫蓝色；木部细小，形如绳索，木部的断面呈齿轮状。巴戟天的饮片多切制成短段、已除去了木心，横断面现紫蓝色、中心有小孔洞。巴戟天药材以条大肥壮、连珠状、肉厚、色紫者为佳。老药工鉴别巴戟天有顺口溜曰："巴戟肉质断裂纹，形似连珠鸡肠形，肉厚木细味甜正，皮肉淡紫心黄棕。"

巴戟天伪品多见，常见的有同科植物羊角藤的根，名曰土巴戟。同科植物虎刺根，亦常与正品混杂。

正品巴戟天的经验鉴别要点为：根呈圆柱形或扁圆柱形，外表黄棕色或灰棕色，肉质蓝紫色，木心如绳索状甚坚韧。肉厚而心细。皮部常收缩呈断裂状，而木心部相连，其形如连珠状或鸡肠状。味甜而涩。巴戟肉用开水浸泡，其水浸液呈淡蓝紫色。

常见伪品特征：

羊角藤的根：与正品"肉厚心细"之特征正好相反，为"肉薄而木心粗"。整体圆柱状，无"连珠状"之特征。味淡，嚼之有沙砾感。仅皮部表里颜色与正品相似。

虎刺根：根呈圆柱形，皮部肉厚。皮部呈间断膨大而后收缩，自然生长成"连珠状"。与正品断裂而形成的"连珠状"明显有别。其余特征略同。

按照陶弘景、李时珍等古代医家的临床用药经验：本品见新不用陈，因为新品临床疗效优于陈品，如果选用道地药材则疗效更佳。巴戟天药材主产于广东、广西、福建等地。

【经验鉴别术语释义】连珠状：又称串珠状，指药材外形如串起来的珠子，如甘遂、巴戟天。

【伪品及混淆品】

1. 羊角藤 为茜草科植物羊角藤 *Morinda umbellate* L. 的干燥根。呈圆柱形，略弯曲，长短不等。表面灰黄色或灰黄棕色，具较粗纵纹，并有深陷的横纹。质坚硬，断面皮部薄，淡紫色，木部宽广。气微，味淡微甜。

2. 假巴戟 为茜草科植物假巴戟 *Morinda shughuaeusis* C.Y.Chen et M.S.Huang 的干燥根。呈圆柱形，略弯曲，长短不等。表面灰黄棕色，具不规则的深纵纹和明显的横裂纹。质坚韧，断面皮部极薄，紫黑色，木部较粗。气微，味淡，微甜。

3. 恩施巴戟 为茜草科植物四川虎刺 *Damnacanthus officinarus* Huang 的干燥根。呈圆柱状、扁圆柱状或呈连珠状，长短不等。表面棕黄色或棕褐色，有不规则的纵纹和横裂纹。质坚硬，断面皮部厚，紫色或黄白色，木部窄小。气微，味微甘，嚼之稍发黏。

丹参

为唇形科植物丹参 *Salvia miltiorrhiza* Bge. 的干燥根和根茎。春、秋二季采挖，除去泥沙，干燥。

【质量执行标准】《中华人民共和国药典》（2020 年版一部）。

【药材性状】本品根茎短粗，顶端有时残留茎基。根数条，长圆柱形，略弯曲，有的分枝并具须状细根，长 10~20cm，直径 0.3~1cm。表面棕红色或暗棕红色，粗糙，具纵皱纹。老根外皮疏松，多显紫棕色，常呈鳞片状剥落。质硬而脆，断面疏松，有裂隙或略平整而致密，皮部棕红色，木质部灰黄色或紫褐色，导管束黄白色，呈放射状排列。气微，味微苦涩。（见图 4-3）

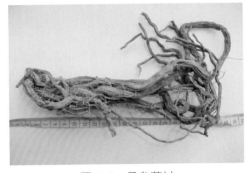

图 4-3 丹参药材

栽培品较粗壮，直径 0.5~1.5cm。表面红棕色，具纵皱纹，外皮紧贴不易剥落。质坚实，断面较平整，略呈角质样。

【饮片性状】

丹参 本品呈类圆形或椭圆形的厚片。外表皮棕红色或暗棕红色，粗糙，具纵皱纹。切面有裂隙或略平整而致密，有的呈角质样，皮部棕红色，木部灰黄色或紫褐色，有黄白色放射状纹理。气微，味微苦涩。（见图 4-4）

酒丹参 本品形如丹参片，表面红褐色，略具酒香气。

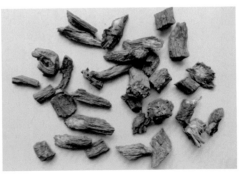

图 4-4 丹参饮片

【杨按】丹参药材以条粗、色紫红、无碎断者为佳。丹参饮片以片大、匀称、表皮紫红色、切面致密、角质样者为佳。

丹参是中医临床最常用的药物之一，中医有谚语云："一味丹参药，功同四物汤。"

按照陶弘景、李时珍等古代医家的临床用药经验：本品见新不用陈，因为新品临床疗效优于陈品，如果选用道地药材则疗效更佳。丹参药材主产于四川、安徽、江苏、山西、河北等地，以陕西产量最大。

【伪品及混淆品】

1. 牛蒡根　为菊科植物牛蒡 *Arctium lappa* L. 的根。常切片后混入丹参饮片中。皮部黑褐色，有皱纹，断面灰褐或灰黄色，放射状纹理明显，有裂隙，甚至中央呈空洞状，气微，味微苦。

2. 续断　为川续断科植物川续断 *Dipszcus asper* Wall.ex Henry 的干燥根。类圆形或椭圆形的厚片。外表皮灰褐色至黄褐色，有纵皱纹。切面皮部墨绿色或棕褐色，木部灰黄色或黄褐色，可见放射状排列的导管束纹，形成层部位多有深色环。气微，味苦、微甜而涩。

王不留行

为石竹科植物麦蓝菜 *Vaccaria segetalis*（Neck.）Garcke 的干燥成熟种子。夏季果实成熟、果皮尚未开裂时采割植株，晒干，打下种子，除去杂质，再晒干。

【质量执行标准】《中华人民共和国药典》（2020 年版一部）。

【药材性状】本品呈球形，直径约 2mm。表面黑色，少数红棕色，略有光泽，有细密颗粒状突起，一侧有 1 凹陷的纵沟。质硬。胚乳白色，胚弯曲成环，子叶 2。气微，味微涩、苦。（见图 4-5）

【饮片性状】

王不留行　同药材。

炒王不留行　本品呈类球形爆花状，表面白色，质松脆。（见图 4-6）

【杨按】王不留行以颗粒饱满、色泽乌黑的新货为佳；炒王不留行以爆花率达 90% 以上者为佳。

王不留行的种皮坚硬，与其他药物共同煎煮时不易煎出其药效，故中医处方时多使用炒王不留行。

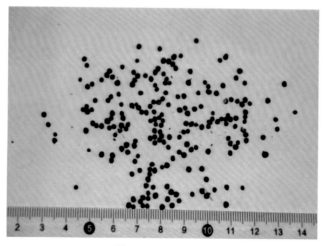

图 4-5　王不留行

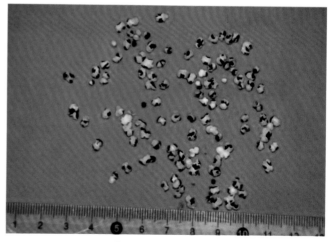

图 4-6　炒王不留行

王不留行经炒制后种皮就会破裂，爆成白花，有利于煎出其药效。炒王不留行呈类球形爆花状，表面白色，质松脆。口嚼时有爆米花样的焦香味。王不留行是通经下乳的要药，李时珍在《本草纲目》中云："此物性走而不住，虽有王命不能留其行，故名"。中医谚语云："穿山甲、王不留，妇人服了乳长流"。

按照陶弘景、李时珍等古代医家的临床用药经验：本品见新不用陈，因为新品临床疗效优于陈品，如果选用道地药材则疗效更佳。王不留行药材主产于河北、辽宁、山东等地。

【伪品及混淆品】

1. 广东王不留行 为桑科植物薜荔 Ficus pumila L. 的干燥花托（果壳），在广东、广西等省区曾作王不留行使用，药材称"奶母"，倒卵状圆锥形或长椭圆形，多已纵切成 2 瓣或 4 瓣。纵切 2 瓣的呈瓢状，4 瓣的呈浅槽状。外表面黄绿色或灰黄色，有皱缩纹，内表面红棕色或黄棕色，间有残留的小瘦果。质脆，易折断，断面整齐。气微，味微涩。

2. 芸薹子 为十字花科植物油菜 Brassica campestris L. 的干燥成熟种子，习称"芸薹子"。形状与王不留行近似，略小，表面灰黑或暗棕红色，具网状细纹和点状种脐，一侧有浅沟，中央有一条状突起，嚼之有油样感。

天冬

为百合科植物天冬 Asparagus cochinchinensis（Lour.）Merr. 的干燥块根。秋、冬二季采挖，洗净，除去茎基和须根，置沸水中煮或蒸至透心，趁热除去外皮，洗净，干燥。

【质量执行标准】《中华人民共和国药典》（2020 年版一部）。

【药材性状】本品呈长纺锤形，略弯曲，长 5~18cm，直径 0.5~2cm。表面黄白色至淡黄棕色，半透明，光滑或具深浅不等的纵皱纹，偶有残存的灰棕色外皮。质硬或柔润，有黏性，断面角质样，中柱黄白色。气微，味甜、微苦。（见图 4-7）

【饮片性状】本品呈类圆形或不规则形的片。外表面黄白色至淡黄棕色，半透明，光滑或具深浅不等的纵皱纹，偶有残存的灰棕色外皮。质硬或柔润，有黏性。切面角质样，中柱黄白色。气微，味甜、微苦。（见图 4-8）

【杨按】天冬药材以个大、饱满、半透明、黄白色者为佳。天冬饮片以片大、厚薄均匀、柔润、半透明、黄白色者为佳。

天冬药材表面黄白色至黄棕色，质坚韧或柔润，断面黄白色，角质样，半透明，有黏性。皮部宽，中柱明显，对光透视，可见其中心有一条不透明的细木心。口尝味甜微

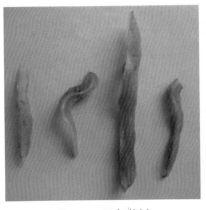

图 4-7 天冬药材

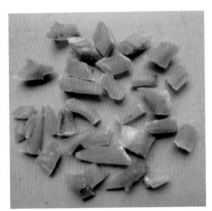

图 4-8 天冬饮片

四画

苦。药材以肥满、致密、色黄白、半透明者为佳；条瘦长、色黄褐、不明亮者质次。

　　按照陶弘景、李时珍等古代医家的临床用药经验：本品见新不用陈，因为新品临床疗效优于陈品，如果选用道地药材则疗效更佳。天冬药材主产于贵州、四川、广西、浙江、云南，其中以贵州湄潭、赤水、望谟等地为道地产区。

【伪品及混淆品】

　　羊齿天门冬　为百合科植物羊齿天门冬 *Asparagus filicinus* Ham.et D.Don. 的干燥块根。呈纺锤形。根较瘦小。表面黄棕色，残存外皮棕褐色，质硬脆，易折断，断面类白色，有的呈空壳状。气微，味苦，微麻舌。

天花粉

为葫芦科植物栝楼 *Trichosanthes kirilowii* Maxim. 或双边栝楼 *Trichosanthes rosthornii* Harms 的干燥根。秋、冬二季采挖，洗净，除去外皮，切段或纵剖成瓣，干燥。

【质量执行标准】《中华人民共和国药典》（2020 年版一部）。

【药材性状】本品呈不规则圆柱形、纺锤形或瓣块状，长 8~16cm，直径 1.5~5.5cm。表面黄白色或淡棕黄色，有纵皱纹、细根痕及略凹陷的横长皮孔，有的有黄棕色外皮残留。质坚实，断面白色或淡黄色，富粉性，横切面可见黄色木质部，略呈放射状排列，纵切面可见黄色条纹状木质部。气微，味微苦。（见图 4-9）

【饮片性状】本品呈类圆形、半圆形或不规则形的厚片。外表皮黄白色或淡棕黄色。切面可见黄色木质部小孔，略呈放射状排列。气微，味微苦。（见图 4-10）

　　【杨按】天花粉药材以块大、色白、粉性足、质坚而细腻、筋脉少者为佳。天花粉饮片以片大肥厚、色白、粉性足、经脉纹少者为佳。

　　天花粉饮片表面可见稀疏的不规则放射状"筋脉纹"，用湿布擦一下饮片表面再用放大镜观察，可看到呈放射状排列的许多黄色小孔。

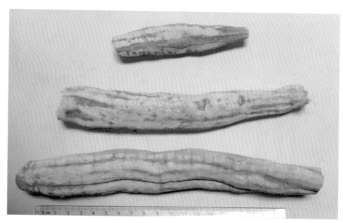

图 4-9　天花粉药材

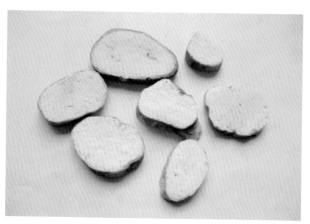

图 4-10　天花粉饮片

民间有谚语云："打得地下滚，要用天花粉"。民间经验认为天花粉有消肿止疼的作用，但在当前中医将其作为清热生津药使用，作者呼吁对民间的用药经验进行深入研究。

按照陶弘景、李时珍等古代医家的临床用药经验：本品见新不用陈，因为新品临床疗效优于陈品，如果选用道地药材则疗效更佳。天花粉药材主产于河南、河北、山东、江苏、山西等地，其中以河南安阳为道地产区。

【经验鉴别术语释义】粉性：指药材富含淀粉粒。此类药材折断时常有粉尘飞出，用手指在断面可刮下白粉。粉性强的药材断面洁白而细腻，易虫蛀。如天花粉、山药、浙贝母、穿山龙等。

【伪品及混淆品】

1. 长萼栝楼　为同属植物长萼栝楼 *T. laceribractea* Hayata. 的块根。习称"广花粉"。呈长纺锤形或圆柱状，多切成段或纵瓣，表面灰黄色，断面黄白色，粉性，可见稀疏的棕黄色小孔，异型维管束明显。稍有土腥气，味微苦涩。

2. 南方栝楼　为同属植物南方栝楼 *T.tamiaoshanensis*（C.Y.Cheng.et Yuch）S.K.Chen. 的干燥块根。块根呈长纺锤形，表面灰黄色，断面白色。粉性，味微苦，涩。

3. 湖北栝楼　为同属植物湖北栝楼 *T.hupehensis* C.Y.Cheng et C.H.Yueh. 的干燥块根。块根粗大，圆柱形，表面浅棕色。有斜向或纵向突起的皮孔，去皮后呈灰黄色，断面色浅，可见棕黄色导管小孔呈放射状排列，粉性差，纤维较多，味极苦。

4. 长猫栝楼　为同属植物长猫栝楼 *T.cavaleriei* Levl. 的干燥块根。块根呈椭圆形或梭状椭圆形，表面浅灰黄色，有纵向线状皮孔。断面灰黄色，纤维性，稍有角质样，味苦。

5. 粉花栝楼　为同属植物粉花栝楼 *T.subrosta* C.Y.Cheng et C.H.Yueh. 的干燥块根。块根呈不规则纺锤形或长纺锤形。表面灰褐色，刮皮后呈灰黄色带浅紫棕色，有细纵皱纹及少数凹陷的须根痕。断面黄白色，粉性强。味淡，微苦涩。

6. 王瓜　为同属植物王瓜 *T.cucumeroides*（Ser.）Maxim. 的干燥块根。块根呈纺锤形或圆柱形，肥壮。根粗细不均，单生或 2~9 个簇生状，表面灰白色或黄白色，粉性呈颗粒状。气微，味极苦，涩。

7. 木鳖　为葫芦科植物木鳖 *Momordica cochinchinensis*（Lour.）Spreng. 的干燥块根。块根粗壮，呈长圆形。表面浅棕黄色，较粗糙，有较密的圆形皮孔，去皮后色稍浅，有扭曲的纵皱纹，断面浅灰黄色，质较松，粉性差，纤维极多，味苦。

8. 血散薯　为防己科植物血散薯 *Stephania dielsiana* Y.C.Wu. 的干燥块根。药材表面呈暗褐色，去皮黄棕色，断面浅灰黄色，常切成斜片，粉性差，纤维性，味苦，略有麻舌感。

天南星

为天南星科植物天南星 *Arisaema erubescens*（Wall.）Schott、异叶天南星 *Arisaema heterophyllum* Bl. 或东北天南星 *Arisaema amurense* Maxim. 的干燥块茎。秋、冬二季茎叶枯萎时采挖，除去须根及外皮，干燥。

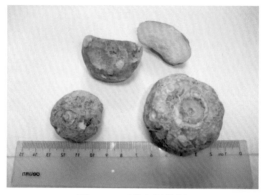

图 4-11 天南星药材

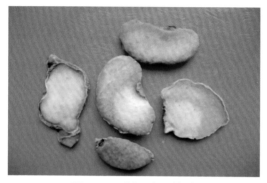

图 4-12 制天南星饮片

【质量执行标准】《中华人民共和国药典》（2020 年版一部）。

【药材性状】本品呈扁球形，高 1~2cm，直径 1.5~6.5cm。表面类白色或淡棕色，较光滑，顶端有凹陷的茎痕，周围有麻点状根痕，有的块茎周边有小扁球状侧芽。质坚硬，不易破碎，断面不平坦，白色，粉性。气微辛，味麻辣。（见图 4-11）

【饮片性状】

生天南星　同药材。

制天南星　本品呈类圆形或不规则形的薄片。黄色或淡棕色，质脆易碎，断面角质状。气微，味涩，微麻。（见图 4-12）

【杨按】天南星药材以个大、色白、粉性足、奶子（侧芽）多者为佳。制天南星饮片以厚薄均匀、色黄、质脆、断面角质状者为佳。

如果制天南星饮片中间出现白心，说明在炮制时没有煮透，解毒不达标，为劣药。

天南星和异叶天南星产于全国大部分地区；东北天南星主产于东北及内蒙古、河北等地。采药人有谚语曰："半夏南星溪边长，车前葶苈路边寻。"

【经验鉴别术语释义】

奶子：指天南星的侧芽，因其形状像乳头，故老药工习称为奶子。

虎掌南星：指天南星的扁圆形块茎周边附生乳头状的侧芽，整个药材形似虎掌。

【伪品及混淆品】

狗爪半夏　为天南星科植物虎掌 *Pinellia pedatisecta* Schott 的干燥块茎。呈不规则饼状，通常周边生有数个侧块茎或有侧芽。似虎类脚掌，每一块茎中心各有一茎痕，周围有麻点状根痕。质坚实而重。有麻舌感。

天麻

为兰科植物天麻 *Gastrodia elata* Bl. 的干燥块茎。立冬后至次年清明前采挖，立即洗净，蒸透，敞开低温干燥。

【质量执行标准】《中华人民共和国药典》（2020 年版一部）。

【药材性状】本品呈椭圆形或长条形，略扁，皱缩而稍弯曲，长 3~15cm，宽 1.5~6cm，厚 0.5~2cm。表面黄白色至黄棕色，有纵皱纹及由潜伏芽排列而成的横环纹，多轮，有时可见棕褐色菌索。顶端有红棕色至深棕色鹦嘴状的芽或残留茎基；另端有圆脐形疤痕。质坚硬，不易折断，断面较平坦，黄白色至淡棕色，角质样。气微，味甘。（见图4-13、4-14、4-15）

【饮片性状】本品呈不规则的薄片。外表皮淡黄色至黄棕色，有时可见点状排成的横环纹。切面黄白色至淡棕色。角质样，半透明。气微，味甘。（见图4-16）

【杨按】天麻药材以质地坚实、沉重，断面明亮，无空心者（冬麻）为佳。天麻饮片以宽大而薄、光泽透亮、特异气味浓者为佳。

天麻属食菌植物，野生资源少，得之不易，自古以来为名贵药材。过去常见的伪品有羊角天麻（原植物为菊科双舌蟹甲草或羽裂蟹甲草的块根）、马铃薯（土豆）蒸熟用皱纹纸包裹压制成花纹的伪制品、大丽菊的块根和紫茉莉的根等。在长期与伪品作斗争的实践中，老药工总结出了一整套鉴定正品的经验，只要掌握其要领，真伪即区别开来。老药工鉴别天麻有诗一首："天麻点轮十余环，鹦哥嘴头体扁圆，肚脐眼在基部底，断面角质气微甘。"老药工识别天麻还有顺口溜一首："上有鹦哥嘴，下有凹肚脐，浑身披的癞蛤蟆皮。断面角质有宝光，掉到地上铛唧唧。"

天麻的上端常常有红棕色的干枯芽苞，习称之为"鹦哥嘴"或"红小辫"。下端有自母麻脱落后形成的圆盘状的凹脐，老药工习称为"凹肚脐"或"肚脐眼"。天麻除纵向皱纹外，还具有明显的多轮状的环节，节上排列着密齐的点状退化须根痕，这每一突出的小点，是密环菌索附着之处。老药工将向外突出的小点形象地称为"癞蛤蟆皮"，这是正品与伪品的主要区别，所有人工伪造品均无法伪制出环状排列的向外突出的点状须根痕。曾发现有人在伪品上用针扎小孔排列呈环状，但无法伪造"癞蛤蟆皮"样的小突起。天麻为半透明状，质坚实，不易折断。折断面较平坦、致密，呈角质样，具蜡样光泽，在阳光、灯光下观察有反光性，老药工称之为"有宝光"。全干货质地坚实沉重，掉在地上能发出清脆声响，所以称之为"响声当唧唧"。

冬天采集之天麻称"冬麻"，品质优，具鹦哥嘴，粉性足而饱满，质地坚实沉重，断面明亮，外表色洁白，无空

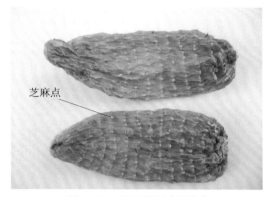

芝麻点

图4-13 天麻药材（野生）

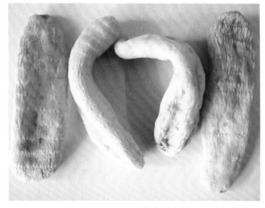

图4-14 天麻药材（栽培）

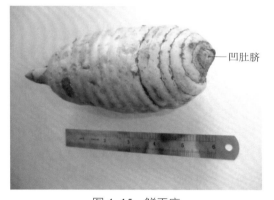

凹肚脐

图4-15 鲜天麻

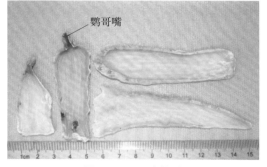

鹦哥嘴

图4-16 天麻饮片

心。春天采者质次，因其抽薹发芽浆液长空，上部有残留茎而无鹦哥嘴。

天麻在商品上分一、二、三等，按头数分等分别为每500g数13支、23支和90支。90支以上为等外货。

据老药工经验：真品天麻烘烤时有"马尿臭"，伪品则无。将天麻相互摩擦时会有"马尿味"。

天麻是历史上的名贵药材，治疗眩晕头疼疗效显著，民间流传有两首谚语曰："经常头痛，天麻有用""眩晕头痛，天麻妙用"。

按照陶弘景、李时珍等古代医家的临床用药经验：本品见新不用陈，因为新品临床疗效优于陈品，如果选用道地药材则疗效更佳。天麻药材主产于四川、云南、贵州等地。野生天麻以云南彝良为道地产区。

【经验鉴别术语释义】

角质：指含大量淀粉的药材经蒸、煮等加热使淀粉糊化，干后药材断面呈致密细腻半透明状，如同牛角顶部的半透明性状，故名。如天麻、郁金等。

芝麻点：指药材表面或片面呈现的芝麻粒般的小点。如犀角的镑片对光照之可见透明的小点，习称芝麻点。天麻表面退化了的须根痕呈小点状排列成断续的环，老药工也习称芝麻点。

凹肚脐：又称肚脐眼。指天麻自母体（母麻）脱落后形成的圆脐形疤痕，形如人体凹陷的肚脐眼一般。

鹦哥嘴：又称红小辫。指天麻（冬麻）一端残留的红棕色干枯芽，形如鹦哥的嘴。

【伪品及混淆品】

1. 马铃薯　为茄科植物马铃薯 *Solanum tuberosum* L. 块茎的加工品。外形颇似天麻，但鹦哥嘴及点状环纹均为人工捏造，干后易产生细裂纹。组织中有草酸钙砂晶和多量糊化淀粉。

2. 紫茉莉　为紫茉莉科植物紫茉莉 *Mirabilis jalapa* L. 根的加工品。呈长圆锥形，多已压扁，有纵沟及星点状下陷或呈小洞状的须根痕。断面不平坦，略显层纹。味淡、有刺喉感。

3. 大丽菊　为菊科植物大丽菊 *Danlian pinnata* Cav. 根的加工品。呈纺锤形，两端渐细。牙白色，有纵皱纹及细小的平行纹理，体轻。断面不整齐，角质样，可见明显的纤维束，有木心或中空。嚼之黏牙。

4. 羊角天麻　为菊科植物羽裂蟹甲草 *Cacalia tangutica*（Franch.）H.–M 和双舌蟹甲草 *Cacalia daridii*（Franch.）H.–M. 块茎的加工品。别名羽裂蟹甲草、猪肚子。呈纺锤形或长椭圆形，有的压扁。表面灰棕色，未去皮的呈棕黄色，有不规则纵沟纹及皱纹，并有须根痕和明显的横环纹。顶端有的具残茎基。质坚硬，不易折断。断面角质状，灰白色或黄白色，中空（未加蒸煮者呈薄膜状）。

5. 芭蕉芋　为美人蕉科植物芭蕉芋 *Canna edulis* Ker. 根茎的加工品。呈长圆锥形，颇似天麻，但无鹦哥嘴，顶有茎基，外被数片叶鞘，灰棕至灰黄色，半透明。质坚硬，遇潮易变柔韧。表面可见微凸起而不连续的须根痕，未去尽者呈细丝状。

6. 芋头　为天南星科植物芋 *Colocasia esculenta*（L.）Schoot. 的块茎。呈椭圆形或圆锥形，稍弯曲。外表淡黄色，半透明状，有不规则的纵向沟纹，少数可见针状环纹数圈。顶端留有粗短的芽苞（鹦哥嘴），刚加工不久的芽苞呈棕红色，久后变暗，芽苞周围有时可见残留的鳞片状叶基。下端有棕色的圆脐形疤痕。质松脆，易敲碎。碎块断面角质样，棕褐色或黄白色，可见散在的纤维样维管束。以温水浸泡后，有芋头特有气味，并有大量黏性液体。

7.泽兰　为唇形科植物地毛叶瓜儿苗（地笋）*Lycopus lucidus* Turcz. 的块茎。呈扁圆柱形，不平整，黄褐色或棕黄色，偶见紫红色。具浅黄白色环节多轮，明显突出，节间疏密不一，有的常具尖细残留的根部，块茎长 4.5~9cm，宽 1.5~2.5cm。质脆，易断，断面角质样。

木瓜

为蔷薇科植物贴梗海棠 *Chaenomeles speciosa*（Sweet）Nakai 的干燥近成熟果实。夏、秋二季果实绿黄时采收，置沸水中烫至外皮灰白色，对半纵剖，晒干。

【质量执行标准】《中华人民共和国药典》（2020 年版一部）。

【药材性状】本品长圆形，多纵剖成两半，长 4~9cm，宽 2~5cm，厚 1~2.5cm。外表面紫红色或红棕色，有不规则的深皱纹；剖面边缘向内卷曲，果肉红棕色，中心部分凹陷，棕黄色；种子扁长三角形，多脱落。质坚硬。气微清香，味酸。（见图 4-17）

【饮片性状】本品呈类月牙形薄片。外表紫红色或棕红色，有不规则的深皱纹。切面棕红色。气微清香，味酸。（见图 4-18）

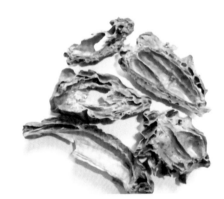

图 4-17　木瓜药材

【杨按】木瓜药材以外皮抽皱、肉厚、内外紫红色、质坚实、味酸者为佳。木瓜饮片以片薄、肉厚、外皮紫红色，切面棕红色、味酸者为佳。

木瓜是中国药典中规定要测酸度的唯一品种，所以在验收时一定要用口嚼，尝一尝味道，其酸度合格的饮片有类似白醋的味道。

木瓜的原植物名叫贴梗海棠，现广泛种植于公园、街道两旁及院庭作为观赏花卉植物，有些人将成熟的木瓜果实切片后制成蜜饯食用，但不建议多食。李时珍在《本草纲目》中曰："木瓜百益一损，损齿；梨子百损一益，益肺。"

按照陶弘景、李时珍等古代医家的临床用药经验：本品见新不用陈，因为新品临床疗效优于陈品，如果选用道地药材则疗效更佳。木瓜药材主产于安徽、浙江、湖北、四川、重庆，其中以安徽（宣木瓜）、浙江（淳木瓜）、湖北（资丘木瓜）为道地产区。

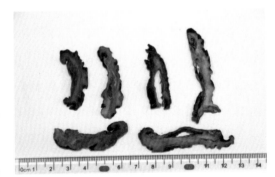

图 4-18　木瓜饮片

【伪品及混淆品】

光皮木瓜　为蔷薇科植物榠楂 *Chaenomelessinensis*（Thouin.）Koehne. 的干燥果实。多呈瓣状或条状。外表面红棕色，平滑不皱。剖面平坦，果肉呈颗粒性，种子多数。

木香

为菊科植物木香 *Aucklandia lappa* Decne. 的干燥根。秋、冬二季采挖，除去泥沙和须根，切段，大的再纵剖成瓣，干燥后撞去粗皮。

【质量执行标准】《中华人民共和国药典》（2020 年版一部）。

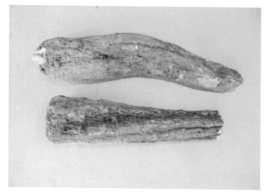

图 4-19　木香药材

【药材性状】本品呈圆柱形或半圆柱形，长 5~10cm，直径 0.5~5cm。表面黄棕色至灰褐色，有明显的皱纹、纵沟及侧根痕。质坚，不易折断，断面灰褐色至暗褐色，周边灰黄色或浅棕黄色，形成层环棕色，有放射状纹理及散在的褐色点状油室。气香特异，味微苦。（见图 4-19）

【饮片性状】

木香　本品呈类圆形或不规则的厚片。外表皮黄棕色至灰褐色，有纵皱纹。切面棕黄色至棕褐色，中部有明显菊花心状的放射纹理，形成层环棕色，褐色油点（油室）散在。气香特异，味微苦。（见图 4-20）

煨木香　本品形如木香片。气微香，味微苦。

【杨按】木香药材以根条均、质坚实、香气浓者为佳。木香饮片以肥大均匀、质坚实、香气浓者为佳。煨木香以外表面黄褐色、质酥脆、气微香者为佳。

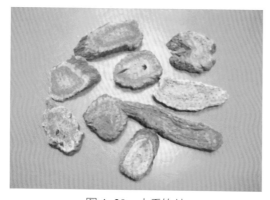

图 4-20　木香饮片

木香与几种易混淆品的经验鉴别要点如下：

①木香饮片可见散在的褐色点状油室，香气浓郁（清香气），味微苦。

②川木香饮片可偶见"油头"片，片面纹理略似菱形网格状，油室深黄色，气微香（浊香气），味苦，嚼之黏牙。

③土木香饮片有凹点状油室，深褐色，气微香，味苦而辛。

④青木香的断面有不规则放射状纹理，导管孔明显。香气特异，味苦。

按照陶弘景、李时珍等古代医家的临床用药经验：本品见新不用陈，因为新品临床疗效优于陈品，如果选用道地药材则疗效更佳。木香药材以云南丽江为道地产区，又称"云木香"。

【伪品及混淆品】

1. 川木香　为菊科植物川木香 *Vladimiria souliei*（Franch.）Ling 或灰毛川木香 *Vladimiria souliei*（Franch.）Ling var.*cinerea* Ling 的干燥根。呈圆柱形或有纵槽的半圆柱形，稍弯曲。表面黄褐色或棕褐色，有"油头"。体较轻，质硬脆，易折断，断面木部宽广，有放射状纹理；有的中心呈枯朽状。气微香，味苦，嚼之黏牙。

2. 土木香　为菊科植物土木香 *Inula holenium* L. 及总状土木香 *Inula racemosa* Hook.f. 的干燥根。根呈

圆锥形，稍弯曲，根头较粗大，顶端常有凹陷的茎痕及叶鞘残基。表面黄棕色或暗棕色，有纵皱及须根痕。根头部多纵切或斜切成截形或楔形，边缘向外反卷。质坚硬，不易折断，断面略平坦，黄白色至浅灰黄色，有凹点状油室，环纹（形成层）色较深，木部略显放射状纹理。气微香，味苦，辛。

木贼

为木贼科植物木贼 *Equisetum hyemale* L. 的干燥地上部分。夏、秋二季采割，除去杂质，晒干或阴干。

【质量执行标准】《中华人民共和国药典》（2020 年版一部）。

【药材性状】呈长管状，不分枝，长 40~60cm，直径 0.2~0.7cm。表面灰绿色或黄绿色，有 18~30 条纵棱，棱上有多数细小光亮的疣状突起；节明显，节间长 2.5~9cm，节上着生筒状鳞叶，叶鞘基部和鞘齿黑棕色，中部淡棕黄色。体轻，质脆，易折断，断面中空，周边有多数圆形的小空腔。气微，味甘淡、微涩，嚼之有沙粒感。（见图 4-21）

【饮片性状】呈管状的段。表面灰绿色或黄绿色，有 18~30 条纵棱，棱上有多数细小光亮的疣状突起；节明显，节上着生筒状鳞叶，叶鞘基部和鞘齿黑棕色，中部淡棕黄色。切面中空，周边有多数圆形的小空腔。气微，味甘淡、微涩，嚼之有沙粒感。（见图 4-22）

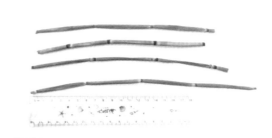

图 4-21　木贼药材

【杨按】木贼药材以色黄绿，枝条长，身干无杂质者为佳。木贼饮片以切段整齐，表面黄绿色，纵棱明显，质脆，用手使劲握之沙沙作响者为质佳。

木贼的药名中就隐含其鉴别特征。中医五行学说云："金克木"。木贼当属草木之类，但干燥后的木贼药材表面非常硬，能将铁、铜等器物的表面划伤。从前，农村抽旱烟的老汉就采用木贼来擦亮黑锈了的烟锅头，让其光亮如新。古人认为"反者为贼"，木贼能克金，为草木之中的反贼，故得其此名。用放大镜观察木贼药材的表面，可见其在纵棱上有许多细小光亮的疣状突起；用口嚼木贼，有沙粒感。

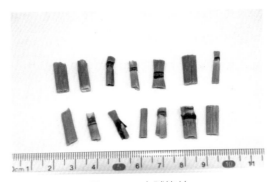

图 4-22　木贼饮片

按照陶弘景、李时珍等古代医家的临床用药经验：本品宜用陈旧之品，因为陈旧之品临床疗效优于新品，如果选用道地药材则疗效更佳。木贼药材分布于东北、西南、西北等地，其中以陕西产量大，辽宁品质好。

【伪品及混淆品】

1. 问荆　为木贼科问荆属植物问荆 *Equisetum arvense* L. 的干燥地上部分。地上枝高 5~35cm，中部直径 3~5mm，节间长 2~6cm，黄棕色，无轮茎分枝，脊不明显，有密纵沟，不育枝高达 40cm，主枝中部直径 1.5~3.0mm，节间长 2~3cm，绿色，轮生分枝多，主枝中部以下有分枝。

2. 节节草 为木贼科木贼属植物节节草 *Equisetum ramosissimum* Desf. 的干燥地上部分。为深褐色，有少量黄色须根。茎直立，单生或丛生，高达 70cm，直径 1~2mm，灰绿色，肋棱 6~20 条，粗糙，有小疣状突起 1 列；沟中气孔线 1~4 列；中部以下多分枝，分枝常具 2~5 小枝。

木通

为木通科植物木通 *Akebia quinata*（Thunb.）Decne.、三叶木通 *Akebia trifoliata*（Thunb.）Koidz. 或白木通 *Akebia trifoliata*（Thunb.）Koidz. var. *australis*（Diels）Rehd. 的干燥藤茎。秋季采收，截取茎部，除去细枝，阴干。

【质量执行标准】《中华人民共和国药典》（2020 年版一部）。

【药材性状】本品呈圆柱形，常稍扭曲，长 30~70cm，直径 0.5~2cm。表面灰棕色至灰褐色，外皮粗糙而有许多不规则的裂纹或纵沟纹，具突起的皮孔。节部膨大或不明显，具侧枝断痕。体轻，质坚实，不易折断，断面不整齐，皮部较厚，黄棕色，可见淡黄色颗粒状小点，木部黄白色，射线呈放射状排列，髓小或有时中空，黄白色或黄棕色。气微，味微苦而涩。（见图 4-23）

【饮片性状】本品呈圆形、椭圆形或不规则形片。外表皮灰棕色或灰褐色。饮片切面射线呈放射状排列，髓小或有时中空。气微，味微苦而涩。（见图 4-24）

【杨按】木通药材以条匀、无黑心者为佳。木通饮片以厚薄均匀、色黄白、无黑心、切面射线呈放射状排列者为质佳。

按照陶弘景、李时珍等古代医家的临床用药经验：本品见新不用陈，因为新品临床疗效优于陈品，如果选用道地药材则疗效更佳。木通药材主产于长江流域各省区，其中以浙江、江苏为道地产区。

【伪品及混淆品】

关木通 为马兜铃科植物木通马兜铃 *Aristolochia mandshuriensis* Komar. 的干燥藤茎。藤茎呈长圆柱形，稍弯曲，长短不一。表面灰黄色或浅棕黄色，节部稍膨大，节上有枝痕。去皮较深处可见淡黄色带

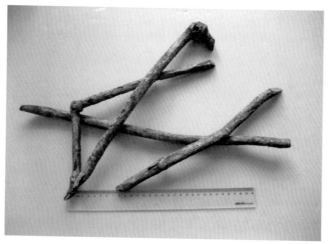

图 4-23 木通药材

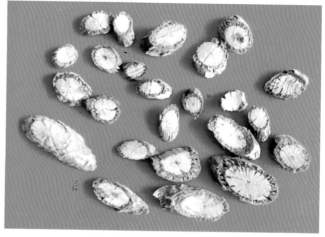

图 4-24 木通饮片

光泽的纵直脊纹（中柱鞘纤维束）。体轻质硬，不易折断，断面黄白色或黄色，皮部狭窄，木部宽广，与射线相间呈放射状排列，木质部有多层整齐排列的小孔（导管），形如蜘蛛网，髓部不明显。气微、味苦。摩擦其切面，有樟脑样气味。

五加皮

为五加科植物细柱五加 *Acanthopanax gracilistylus* W. W. Smith 的干燥根皮。夏、秋二季采挖根部，洗净，剥取根皮，晒干。

【质量执行标准】《中华人民共和国药典》（2020 年版一部）。

【药材性状】本品呈不规则卷筒状，长 5~15cm，直径 0.4~1.4cm，厚约 0.2cm。外表面灰褐色，有稍扭曲的纵皱纹和横长皮孔样斑痕；内表面淡黄色或灰黄色，有细纵纹。体轻，质脆，易折断，断面不整齐，灰白色。气微香，味微辣而苦。（见图 4-25）

【饮片性状】本品呈不规则的厚片。外表面灰褐色，有稍扭曲的纵皱纹及横长皮孔样斑痕；内表面淡黄色或灰黄色，有细纵纹。切面不整齐，灰白色。气微香，味微辣而苦。（见图 4-26）

【杨按】五加皮药材以粗长、皮厚、气香、无木心者为佳。五加皮饮片以大小均匀、皮层厚、气香、无木心者为佳。

鉴别五加皮饮片时主要看其表皮有无横长皮孔样斑痕，这是主要的鉴别特征，鼻闻之微有香气。

五加皮有南五加皮（五加科细柱五加的根皮）与北五加皮（萝藦科植物杠柳的根皮）之分，过去在兰州地区曾经混用。根据《本草纲目》和历代本草的记载，五加皮正品应为南五加皮（多种五加科植物的根皮）。但鉴于北方地区使用北五加皮的习惯由来已久，且祛风湿强筋骨的疗效确凿，中国药典1985 年版将五加皮两个品种按两种药物分开收载。北五加皮正名定为香加皮，南五加皮正名称为五加皮。

五加皮与香加皮外形类似，都呈卷筒状，断面黄白色。但香加皮具浓烈的特殊香气，表皮黄棕色，栓皮松软可呈鳞片状剥落。五加皮无明显气味，表皮灰褐色，横向皮孔明显，外表栓皮也不能呈鳞片状剥离，以此特征可将二者区分开。

香加皮、五加皮、地骨皮三种皮类中药材，可借助其水浸液呈不同颜色的荧光来区别。香加皮水浸液，在紫外光灯下显紫色荧光，加稀盐酸，荧光不变，加氢氧化钠试液，产生黄绿色荧光；而五加皮水浸液无此反应；地骨皮的 5% 水浸液显暗绿色荧光。

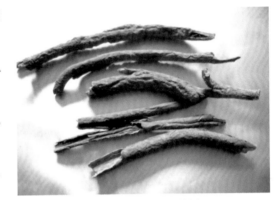

图 4-25　五加皮药材

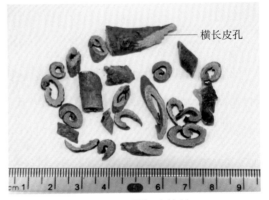

横长皮孔

图 4-26　五加皮饮片

李时珍在《本草纲目》中曰："宁得五加一把，不要金玉满车"；甘肃天水民间流传有两首民谣曰："浑身软如泥，离不了五加皮。""两脚不会移，只要五加皮。"

按照陶弘景、李时珍等古代医家的临床用药经验：本品见新不用陈，因为新品临床疗效优于陈品，如果选用道地药材则疗效更佳。五加皮药材主产于江苏、河南等地。

【伪品及混淆品】

1. 红毛五加　为五加科植物红毛五加 *Acanthopanax giraldii* Harms 的干燥茎皮。呈卷筒状。外表面黄色或棕色，密被红棕色毛状针刺，倒向一端。质轻脆，易折断。

2. 无梗五加　为五加科植物无梗五加 *Acanthopanax sessiliflorus*（Ruper.et Maxim.）的干燥根皮。根皮卷筒状，表面灰褐色至灰黑色，内表面淡黄棕色。无纤维性。根茎和茎呈不规则圆柱形，表面暗灰色或灰黑色，有明显隆起的椭圆形皮孔。质硬，折断面无纤维性。气微香，味淡。

3. 刺五加　为五加科植物刺五加 *Acanthopanax senticosus*（Rupr. Maxim.）Harms 的干燥根及根茎。根呈圆柱形，多扭曲。根茎呈结节状不规则圆柱形。表面灰褐色至黑褐色。有细纵沟及皱纹，皮部较薄，易剥落，剥落处呈灰黄色。质硬，断面黄白色，纤维性。气香特异，味微辛，稍苦、涩。

4. 香加皮　为萝藦科植物杠柳 *Periploca sepium* Bge. 的干燥根皮。习称"北五加皮"。呈卷筒状、槽状或块片状。外表面灰棕色或黄棕色，栓皮松软常呈鳞片状，易剥落。内表面淡黄色或淡黄棕色，较平滑。体轻，质脆，易折断，断面不整齐。有特异香气，味苦。

5. 地骨皮　为茄科植物宁夏枸杞 *Lycium barbarum* L. 或枸杞 *L. chinense* Mill. 的干燥根皮。呈筒状、槽状或不规则块片状，厚 1~3mm。外表面土黄色或灰黄色，外皮较粗糙，有不规则纵裂纹，易成片状剥落，内表面黄白色至灰黄色，有细纵纹。质脆，易折断，折断面外层黄棕色，内层灰白色。气微，味微甘而后苦。

五倍子

为漆树科植物盐肤木 *Rhus chinensis* Mill.、青麸杨 *Rhus potaninii* Maxim. 或红麸杨 *Rhus punjabensis* Stew.var.*sinica*（Diels）Rehd.etWils. 叶上的虫瘿，主要由五倍子蚜 *Melaphis chinensis*（Bell）Baker 寄生而形成。秋季采摘，置沸水中略煮或蒸至表面呈灰色，杀死蚜虫，取出，干燥。按外形不同，分为肚倍和角倍。

【质量执行标准】《中华人民共和国药典》（2020 年版一部）。

【药材性状】

肚倍　呈长圆形或纺锤形囊状，长 2.5~9cm，直径 1.5~4cm。表面灰褐色或灰棕色，微有柔毛。质硬而脆，易破碎，断面角质样，有光泽，壁厚 0.2~0.3cm，内壁平滑，有黑褐色死蚜虫及灰色粉状排泄物。气特异，味涩。（见图 4-27）

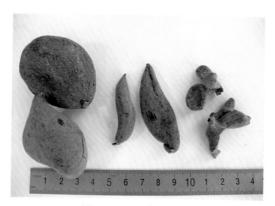

图 4-27　五倍子药材

角倍　呈菱形，具不规则的钝角状分枝，柔毛较明显，壁较薄。

【饮片性状】本品的饮片是指将药材敲开，除去杂质后的不规则碎片。表面灰褐色或灰棕色，微有柔毛，内壁光滑。质硬而脆，断面角质样，有光泽。气特异，味涩。（见图4-28）

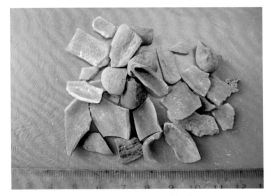

图4-28　五倍子饮片

【杨按】五倍子药材以个大、完整、色灰褐、壁厚者为佳。

五倍子原名"乌贝子"，因讹传后世误写为"五倍子"。"乌"指其功用而言，"乌"者"黑"也。据《本草纲目拾遗》记载：五倍子是古人用作染黑色的染料之一，用它能将布料和白发染成乌黑色。"贝"与"子"皆指其形状。

五倍子的药材来源为漆树科植物盐肤木、青麸杨或红麸杨叶子上的虫瘿，该虫瘿的形状像贝壳，挂在树梢上又像是树木结的子实，故名曰"乌贝子"。五倍子按其外形的不同，药材商品按传统分为肚倍和角倍。

肚倍：长圆形或纺锤形，囊状，略扁，无角状分枝，中空、壁较厚，断面角质样。

角倍：菱形或圆锥形，有不规则的角状分枝，中空，壁较薄。

五倍子药材商品以个大、皮厚、质坚、完整的肚倍为质优品。

老药工鉴别五倍子真假时需要用放大镜观察，五倍子药材（肚倍、角倍）的外表面都有细小茸毛，无茸毛的即是伪品。

按照陶弘景、李时珍等古代医家的临床用药经验：本品宜用陈旧之品，因为陈品临床疗效优于新品，如果选用道地药材则疗效更佳。五倍子药材以四川、贵州为道地产区。

【经验鉴别术语释义】肚倍、角倍：由于五倍子蚜虫种类的不同和它的营瘿部位习性不同而形成五倍子商品外形的差异。呈长圆形或纺锤形囊状者称肚倍。呈菱角形，具不规则的角状分枝者称角倍。习惯认为肚倍质优，角倍次之。

【伪品及混淆品】

红倍花（五倍子花）为红倍花蚜虫 *Nurudea rosea*（Mats.）Tsai et Tang 寄生在盐肤木 *Rhus chinensis* Mill. 叶上的虫瘿。外形如花，基部作树枝状次分枝，每一分枝的端部扁形膨大，青绿色，成熟时变为鲜红，呈玫瑰色。呈不规则的囊状或菱角状，有若干瘤状突起或角状分枝，中空，壁较薄。

五灵脂

为鼯鼠科动物复齿鼯鼠 *Trogopterus xanthipes* Milne-Edwards 的干燥粪便。全年均可采收，除去杂质，晒干。

【质量执行标准】《中华人民共和国药典》（1977年版一部）。

【药材性状】

灵脂块　为不规则的块状，大小不一。表面黑棕色、红棕色或灰棕色，凹凸不平，有油润性光泽。

黏附的颗粒多呈长椭圆形，表面常裂碎，显纤维性。质硬，断面黄棕色或棕褐色，不平坦，有的可见颗粒，或有黄棕色树脂状物质。气腥臭，带有柏树叶样气味。以色黑棕，具油润性光泽者为佳。

灵脂米　为长椭圆形颗粒，两端钝圆，长 5~15mm，直径 3~6mm。黑棕色、红棕色，表面较平滑或微粗糙，常可见淡黄色纤维，有的具光泽。体轻、质松，易折断，断面黄绿或黄褐色，不平坦，纤维性。气微，具柏树叶样香气。

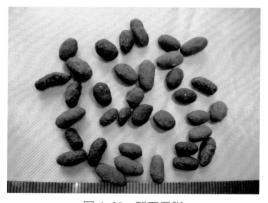

图 4-29　醋五灵脂

【饮片性状】

五灵脂　含灵脂块和灵脂米，性状同药材。

醋五灵脂　本品表面灰褐色或焦褐色，稍有光泽，内面黄褐色或棕褐色，质轻松，略有醋气。（见图 4-29）

【杨按】五灵脂药材包括灵脂块和灵脂米。灵脂块以黑棕色、有油润光泽者为佳。灵脂米以体轻、黑棕色、断面黄绿色者为佳。

五灵脂是鼯鼠科动物复齿鼯鼠的干燥粪便，采集粪便时除去杂质，晒干。许多粪粒凝结成块状的称"灵脂块"，又称"糖灵脂"，质佳；粪粒松散呈米粒状的，称"灵脂米"，质较次。醋五灵脂是取净五灵脂置锅内，用文火加热，微炒后喷淋米醋，炒至微干、有光泽时，取出晾干。五灵脂醋炙后增强了柔肝止痛的作用。

近年来药材市场五灵脂的货源较紧缺，我们曾在亳州药材市场采集到了人工伪造的五灵脂和掺伪五灵脂。人造五灵脂的颜色和大小虽与正品相近，但没有光泽，两头不尖、两头较粗糙，鼻闻之没有五灵脂那样的腥臭气。掺伪五灵脂的商品花样较多，有的掺入的是人造五灵脂，有的掺入的是鼠兔的粪便，有的掺入了飞鼠的粪便。正品五灵脂点燃后有松香气味，伪品则无。

按照陶弘景、李时珍等古代医家的临床用药经验：本品见新不用陈，因为新品临床疗效优于陈品，如果选用道地药材则疗效更佳。五灵脂药材主产于河北、陕西、山西等地。

【伪品及混淆品】

1.鼠兔粪便　以前兰州地区习用的五灵脂药材曾为圆球形，直径 2~5mm，经调查为鼠兔的干燥屎便，地产地销。本品为鼠兔科动物红耳鼠兔 Ochotona *erythrotis* Buchner 或西藏鼠兔 Ochotona *thibetana* Milne. Eduards. 的干燥粪便。产于甘肃、青海、四川、河南等地。商品有灵脂块、灵脂米，后者又称草灵脂（甘肃）。灵脂块为不规则形，外表暗褐色可见黏结的粪粒，粪粒断面土褐色，无柏油气。灵脂米呈稍扁的圆球形颗粒，直径 3~4mm，表面褐色，捻碎后呈黄褐色或绿褐色粒末，具草质纤维。气微臭，味涩微有麻舌感。

2.飞鼠粪便　本品为鼯鼠科动物飞鼠 *Preromys volans*（Linnaeus）的干燥粪便。本品为粪尿黏结而成的团块，表面黑褐色，凹凸不平。质硬，不易破碎，破断面可见散在的粪粒，长 3~4mm，直径 1~2mm，淡黄色，纤维性。微臭。

3.纤维、沙粒伪制品　本品为植物纤维、沙粒、黑色黏合剂等加工而成。本品与五灵脂主要区别：为短柱状或不规则圆球形，表面土黄色至灰褐色或黑褐色至黑色。断面纤维性，有时可见白色沙粒状物。

体较重，质硬，气微。

4.伪制糖灵脂　系用沥青掺小碎石块黏结一起制作，外表黏有少量五灵脂，充作灵脂块（糖灵脂）。其外表暗黑色，质坚，体重，不易破碎。

太子参

为石竹科植物孩儿参 *Pseudostellaria heterophylla*（Miq.）Pax ex Pax et Hoffm. 的干燥块根。夏季茎叶大部分枯萎时采挖，洗净，除去须根，置沸水中略烫后晒干或直接晒干。

【质量执行标准】《中华人民共和国药典》（2020 年版一部）。

【药材性状】本品呈细长纺锤形或细长条形，稍弯曲，长3~10cm，直径 0.2~0.6cm。表面灰黄色至黄棕色，较光滑，微有纵皱纹，凹陷处有须根痕。顶端有茎痕。质硬而脆，断面较平坦，周边淡黄棕色，中心淡黄白色，角质样。气微，味微甘。（见图 4-30）

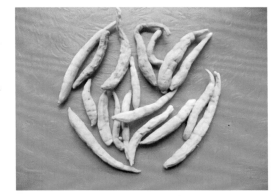

图 4-30　太子参

【饮片性状】同药材。

【杨按】太子参药材以身干、条粗、肥润、色黄白、无须根者为佳。劣质太子参常混入非药用的须根。太子参药材呈细长纺锤形，外表黄白色，断面粉性，味甜。

在太子参货源紧缺时，曾有多种伪品出现，有淡竹叶的纺锤形块根，有幼小川麦冬的纺锤形块根，有女娄菜的纺锤形块根，有宝铎草的纺锤形块根等。

在多年分辨真伪品的工作实践中，笔者发现了可区别太子参真伪的一条细微特征，经查文献均无此项记述，但据此可将其与伪品区别开来；其特征为：太子参断面平坦，白色，粉性。在阳光下仔细观察或在放大镜下观察其断面，有三至

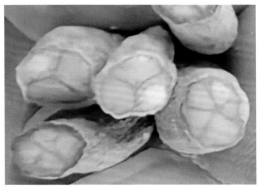

图 4-31　太子参断面特征

五条棕色的筋脉纹从中心呈射线状到达皮部，两条筋脉纹线之间形成等距离的夹角，将断面均匀地分为几个三角区，此特征可叫作"人字形筋脉纹"。所有伪品均无此特征。（见图 4-31）

按照陶弘景、李时珍等古代医家的临床用药经验：本品见新不用陈，因为新品临床疗效优于陈品，如果选用道地药材则疗效更佳。太子参药材以江苏、山东、安徽等地为道地产区。

【经验鉴别术语释义】人字形筋脉纹：太子参断面有三条灰色筋脉纹从中心呈射线状到达皮部，其图形很像奔驰轿车的标志，我们将此特征暂称之为"人字形筋脉纹"。

【伪品及混淆品】

在太子参货源紧缺时，市场上曾出现过多种伪品，有淡竹叶的纺锤形块根，有麦冬的幼小纺锤形块

根，有女娄菜的纺锤形块根及宝铎草的纺锤形块根等。以上伪品均没有正品太子参的"人字形筋脉纹"鉴别特征。

1. 石生蝇子草 为石竹科植物石生蝇子草 *Silene tatarinowii* Regel. 的干燥块根。单个或数个簇生，呈长圆柱形，多弯曲或稍扭曲，有时具分枝，顶端具多数疣状突起的茎残基或茎痕。表面粗糙，淡黄色或土黄色。断面具大的裂隙，黄白色或类白色，类角质。

2. 云南繁缕 为石竹科植物云南繁缕 *Stellaria yunnanensis* French. 的根。根数个簇生，顶端有疙瘩状茎基，根细纺锤形，两端细尾状，外表黄白色，有细纵皱。质脆，断面黄白色，角质样，中柱白色。

3. 白花紫萼女娄菜 为石竹科物白花紫萼女娄菜 *Melandrium tatarinowi*（Reg·el）Y.W.Tsui var *albiflorum*（Franeh.）Z.Cheng 的根。呈圆柱形，常弯曲，有的有分枝，顶端常有疣状突起的茎基。外表黄白色，有细纵皱纹。质松脆，断面白色。

4. 宝铎草 为百合科植物宝铎草 *Disporum sessile* D.Don. 的根，多数簇生，圆锥形或细长条形，略弯曲。表面淡黄棕色，质硬而脆，有细纵纹。断面平坦，黄白色，久置灰褐色，折断时常连有细韧的木心。气微，味淡。

5. 淡竹叶根 为禾本科植物淡竹叶 *Lophatherum gracile* Brongn. 的干燥块根。呈纺锤形或细长条形，略弯曲，两端细长，丝状开裂。表面灰黄色或黄白色，有细密扭曲的纵皱纹和残留须根。质较太子参硬而脆，角质，断面黄白或黄褐色，有黄白色细木心。气微，味微甘。

车前子

为车前科植物车前 *Plantago asiatica* L. 或平车前 *Plantago depressa* Willd. 的干燥成熟种子。夏、秋二季种子成熟时采收果穗，晒干，搓出种子，除去杂质。

【质量执行标准】《中华人民共和国药典》（2020 年版一部）。

【药材性状】本品呈椭圆形、不规则长圆形或三角状长圆形，略扁，长约 2mm，宽约 1mm。表面黄棕色至黑褐色，有细皱纹，一面有灰白色凹点状种脐。质硬。气微，味淡。（见图 4-32）

【饮片性状】

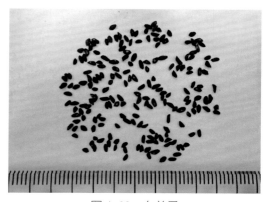

图 4-32 车前子

车前子 同药材。

盐车前子 本品形如车前子，表面黑褐色。气微香，味微咸。

【杨按】车前子药材以颗粒饱满、大小均匀、外表色黑、无杂质者为佳。盐车前子以颗粒饱满、黑褐色、无粘连、无杂质者为佳。

我们鉴别车前子的经验主要有两点：第一，检查有无"开眼"。车前子的表面黄棕色至黑褐色，一面微突起，另一面近中心处有灰白色凹点状种脐，其状如小孩睁开的一个眼睛，老药工形象的将此特征称之为"开眼"（如图4-33）。第二，加水湿润车前子后看是否能溶出黏液，正品车前子遇水就会很快溶出黏液且膨胀，用手指捻搓有黏滑感。

近年来在市场上发现车前子有伪品和掺假现象。伪品为荆芥的种子，颜色、大小与车前子相似，只是白色脐点（开眼）在一端而不在中间位置。掺假物有葶苈子，因其细小且颜色与车前子一致，不易辨别，但只要仔细检查其开眼，开眼在一端不在正中间，据此可区别其真伪。

民间谚语曰："半夏南星溪边长，车前葶苈路边寻。"中医谚语云："利尿解毒车前草，子能明目善止泻。"

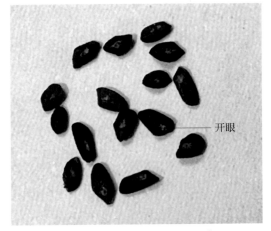

图4-33　车前子特征"开眼"

按照陶弘景、李时珍等古代医家的临床用药经验：本品见新不用陈，因为新品临床疗效优于陈品。车前子药材全国各地均产，主产于河北、河南、东北、华北等地，均为野生品。

【经验鉴别术语释义】开眼：车前子的种子在放大镜下观察，可见细密网纹，一面略凸起，一面稍平。在稍凸一面的中部可见白色凹下的小点（种脐），俗称"开眼"，因形如睁开的人眼得名。是鉴别车前子真伪的主要依据之一。

【伪品及混淆品】

1. 葶苈子　为十字花科植物播娘蒿 *Descurainia sophia*（L.）Webb. ex Prantl. 或独行菜 *Lepidium apetalum* Willd. 的干燥成熟种子。呈长圆形略扁。表面棕色或红棕色，具纵沟2条。气微，味微辛、苦，略带黏性。

2. 党参子　为桔梗科党参几种来源品种的种子。呈卵状椭圆形。表面褐色，有光泽。在放大镜下可见密被纵向浅纹，顶端钝圆，基部具一凹窝形种脐，质硬。气微，味微苦。

3. 荆芥子　为唇形科植物荆芥 *Schizonepeta tenuifolia* Briq. 的种子。种子呈三棱柱状椭圆形。表面黄棕色至棕黑色，略光滑，一端有细小的黄白色果柄痕，质松脆，嚼之有薄荷香气，味淡。

牛黄

为牛科动物牛 *Bos taurus domesticus* Gmelin 的干燥胆结石。宰牛时，如发现有牛黄，即滤去胆汁，将牛黄取出，除去外部薄膜，阴干。

【质量执行标准】《中华人民共和国药典》（2020年版一部）。

【药材性状】本品多呈卵形、类球形、三角形或四方形，大小不一，直径0.6~3（4.5）cm，少数呈管状或碎片。表面黄红色至棕黄色，有的表面挂有一层黑色光亮的薄膜，习称"乌金衣"，有的粗糙，具疣状突起，有的具龟裂纹。体轻，质酥脆，易分层剥落，断面金黄色，可见细密的同心层纹，有的夹有白心。气清香，味苦而后甘，有清凉感，嚼之易碎，不黏牙。（见图4-34）

【饮片性状】同药材。

【杨按】牛黄药材以完整、色棕黄、质松脆、断面层纹清晰而细腻者为佳。

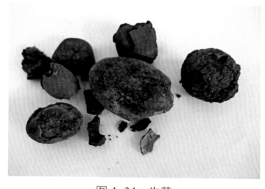

图 4-34　牛黄

牛黄的药材商品按形状分为蛋黄和管黄两种，中医传统习惯认为蛋黄质优。牛黄形成于病牛的胆囊之中。蛋黄多呈卵圆形，也有类方形、三角形或多角形者，不完整者碎裂成片块；表面和内层均为红橙色或棕黄色，有的外表挂有一层黑色光亮的薄衣，习称"乌金衣"；断面可见牛黄的形成层比纸薄，层层包裹，如树木之年轮，用放大镜观察，纹理清晰而均匀，偶有白色膜状物或白色斑点夹杂其中。管黄形成于病牛的胆管中，呈短管状，其层纹特征与蛋黄略同。

鉴别牛黄除了看层纹和外观外，老药工的经验鉴别主要依据口尝、挂甲和入水三种方法。

口尝：取牛黄一小粒入口咬尝，正品先苦而后回甜，有一股清凉感可下达喉部，上窜鼻腔。久嚼可全部溶化不留残渣，不黏牙，无牙碜感。

挂甲：取牛黄少许清水调和涂于指甲上，能将指甲染黄，不易洗掉，经久不褪色。

入水：牛黄生成胆汁之中，遇水不会崩解。取牛黄少许投入静止的水中，可见其吸收水分变潮湿但不变形。放入烧杯中煮沸一会，正品会全部溶化，水不浑浊，呈清澈黄棕色，无沉淀物和漂浮物。

伪品牛黄多是用姜黄、大黄等黄色粉末加胶质或鸡蛋清滚制而成，有的加入胆汁亦能挂甲，但看层纹可见厚而粗糙，无光泽。口尝苦味重不回甜，黏牙且有牙碜感。入水膨胀崩解，水煮后不能全部溶化而留有残渣。

天然牛黄均以完整、表面光泽细腻、体轻松脆、断面层纹薄、清晰而细腻、入口有清凉感、味苦而后甘者为佳。表面挂乌金衣者更优。

鉴别天然牛黄时还可以采用以下三种方法：

①针刺试验

取钢针 1 枚置火烧红，刺入牛黄中，牛黄随之分裂，并呈片状脱落，内心有白点。若不分裂、不分层、无白点者为伪品。

②水合氯醛试验

取粉末少许置玻片上，滴加水合氯醛试液，正品可见色素迅速溶化，显鲜黄色，久置变绿色。

③显微镜下观察

取粉末少许作水装片镜检，可见黄棕色小颗粒及大小不等类方形晶体者为正品，而不应见到淀粉粒或动植物结构。

国产牛黄分布较广，产于北京、天津等华北地区者称"京牛黄"，产于东北地区的称"东牛黄"，产于西北者称"西牛黄"；进口牛黄主产于加拿大、印度等国。

老药工有检验牛黄的顺口溜曰："牛黄形状差异大，颜色深黄能挂甲，质松易碎显层纹，味苦后甜凉感佳"。我国民间有谚语曰："黄牛干瘦有牛黄"。

【经验鉴别术语释义】

挂甲：取正品牛黄少许，清水调和涂于指甲上，能将指甲染黄，不易洗掉，经久不褪色，老药工习称此特征为"挂甲"。

乌金衣：天然牛黄药材有的外表挂有一层黑色光亮的薄衣，老药工习称其为"乌金衣"。

蛋黄：指在牛的胆囊内生成的牛黄。多呈卵圆形，不规则球形或多角形、三角形等，直径0.6~3.3cm。

管黄：指在牛的胆管内形成的牛黄。呈管状，长短大小不一。

【伪品及混淆品】

1. 人工牛黄　现行版《中华人民共和国药典》将牛黄和人工牛黄分成两种药来收载，人工牛黄商品多呈粉末状，也有的呈球形或方形，浅棕黄色或金黄色，质轻松，水溶液也能"挂甲"，气微清香而略腥，味微甜而苦，入口有清凉感。粉末加甘油装片后，用显微镜观察，可见淀粉粒、半透明片块、油细胞和红色块状物，其功效近似于天然牛黄，但不能相互替代。

2. 体外培植牛黄　以牛的新鲜胆汁作为母液，加入去氧胆酸、复合胆红素钙等制成。本品呈球形或类球形，直径0.5~3cm。表面光滑，呈黄红色至棕黄色。体轻，质松脆，断面有同心层纹。气香，味苦而后甘，有清凉感，嚼之易碎，不黏牙。

3. 人工伪造牛黄　通常是用黄连、栀子、大黄、赤石脂或鸡蛋黄、人工牛黄等粉末物质用滚元宵的方法加工而成。人造假牛黄多呈圆球形或半球形，形状比较一致，表面土黄色，质坚实，横切面可见黄色和棕褐色相间的层纹，层纹较厚，呆板不自然。嗅之无牛黄的清香气，嚼之味微苦，无甘凉味。经验鉴别方法：（1）取少许粉末加水煮沸，不能完全溶于水，底部有黑褐色残渣。（2）取少许粉末调水，涂于指甲上，指甲染上的黄色较淡，且易抹去。

牛蒡子

为菊科植物牛蒡 Arctium lappa L. 的干燥成熟果实。秋季果实成熟时采收果序，晒干，打下果实，除去杂质，再晒干。

【质量执行标准】《中华人民共和国药典》（2020年版一部）。

【药材性状】本品呈长倒卵形，略扁，微弯曲，长5~7mm，宽2~3mm。表面灰褐色，带紫黑色斑点，有数条纵棱，通常中间1~2条较明显。顶端钝圆，稍宽，顶面有圆环，中间具点状花柱残迹；基部略窄，着生面色较淡。果皮较硬，子叶2，淡黄白色，富油性。气微，味苦后微辛而稍麻舌。（见图4-35）

【饮片性状】

牛蒡子　同药材。

炒牛蒡子　本品形如牛蒡子，色泽加深，略鼓起。微有香气。（放大见图4-36）

【杨按】牛蒡子药材以粒大、饱满、色灰褐者为佳。炒牛

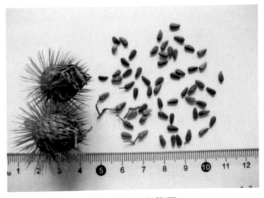

图4-35　牛蒡子

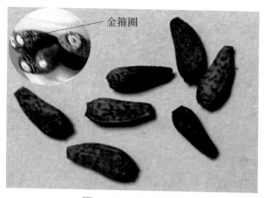
金箍圈

图 4-36 炒牛蒡子

蒡子以色泽加深，鼓起、具香气者为佳。

牛蒡子倒卵形，一头大一头小，下端略弯曲，上端有一凹窝为果柄痕。表面散有不规则紫黑色斑点，全体灰褐色，有 5~8 条微突起的纵棱。口尝味苦而麻舌。经验鉴别主要看其顶端（大头）有没有"金箍圈"，牛蒡子的顶端钝圆，顶上有一圆环，圆环中间有一个突出的小点，老药工将此特征形象地称为头顶"金箍圈"。（见图 4-36）

近几年牛蒡子价格上扬，市场上伪品增多，应加强鉴别。伪品主要为云木香的种子，体较大，平直不弯，无多条突起的纵棱。还有一种伪品为大蓟的成熟种子，体大，略为牛蒡子的一倍，外表灰白色，黑色斑点大而稀疏，也是平直不弯，无多条棱线。

按照陶弘景、李时珍等古代医家的临床用药经验：本品见新不用陈，因为新品临床疗效优于陈品，如果选用道地药材则疗效更佳。牛蒡子药材主产于东北三省、山西、广西等，其中以东北三省为道地产区。

【经验鉴别术语释义】金箍圈：指牛蒡子的顶端钝圆，顶面有一圆环，中间具点状花柱残迹。

【伪品及混淆品】

1. 大鳍蓟　为同科植物大鳍蓟 *Onopordonacanthium* L. 的种子。大鳍蓟的种子形态、颜色、气味与牛蒡子相似，唯表面纵纹间有明显细密的横皱纹，为主要不同点。

2. 水飞蓟　为菊科植物水飞蓟 *Silybum marianum*（L.）Gaertn. 的果实。本品呈长椭圆形，略扁，两侧略不对称，长 5~7mm，宽 2~4mm，顶端具白色环，中央常有一半球形突起；基部有一窄缝状着生痕，表面灰白色或暗褐色，具光泽。背腹两面各具一条纵棱线，果皮坚硬。

3. 云木香　为菊科植物云木香 *Aucklandia lappa* Decne. 云木香的果实。本品呈楔形，两端平截，多背腹微弯曲，具四纵棱，长 0.7~1.2cm，宽 2~3mm。顶面观呈不规则三角形或四边形。表面灰褐色至灰黑色，有黑褐色斑点。气微，味苦、麻舌。

牛膝

为苋科植物牛膝 *Achyranthes bidentata* Bl. 的干燥根。冬季茎叶枯萎时采挖，除去须根和泥沙，捆成小把，晒至干皱后，将顶端切齐，晒干。

【质量执行标准】《中华人民共和国药典》（2020 年版一部）。

【药材性状】本品呈细长圆柱形，挺直或稍弯曲，长 15~70cm，直径 0.4~1cm。表面灰黄色或淡棕色，有微扭曲的细纵皱纹、排列稀疏的侧根痕和横长皮孔样的突起。质硬脆，易折断，受潮后变软，断面平坦，淡棕色，略呈角质样而油润，中心维管束木质部较大，黄白色，其外周散有多数黄白色点状维管束，断续排列成 2~4 轮。气微，味微甜而稍苦涩。（见图 4-37）

【饮片性状】

牛膝 本品呈圆柱形的段。外表皮灰黄色或淡棕色，有微细的纵皱纹及横长皮孔。质硬脆，易折断，受潮变软。切面平坦，淡棕色或棕色，略呈角质样而油润，中心维管束木部较大，黄白色，其外围散有多数黄白色点状维管束，断续排列成2~4轮。气微，味微甜而稍苦涩。（见图4-38）

酒牛膝 本品形如牛膝段，表面色略深，偶见焦斑。微有酒香气。

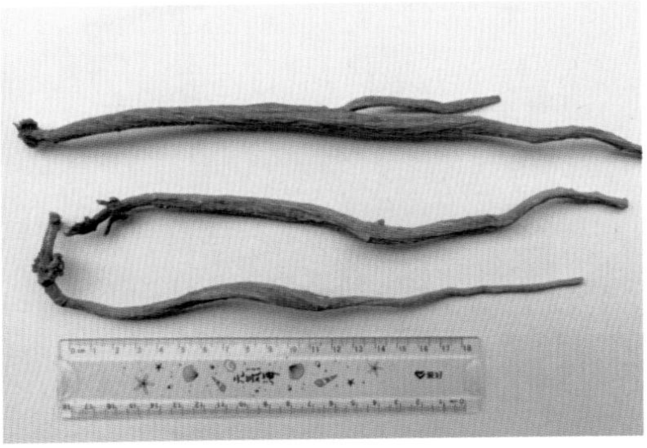

【杨按】牛膝药材以身干、皮细、肉肥、条长、色灰黄、味甘者为佳。牛膝饮片以片大、肉肥、角质、油润、味甘者为佳。

按照陶弘景、李时珍等古代医家的临床用药经验：本品见新不用陈，因为新品临床疗效优于陈品，如果选用道地药材则疗效更佳。牛膝药材以河南沁阳、武陟为道地产区。中医有谚语云：牛膝通经善下行，活血强筋益肝肾。

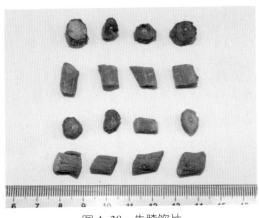

图 4-37 牛膝药材

图 4-38 牛膝饮片

【伪品及混淆品】

1. 红牛膝 为同属植物柳叶牛膝 *Achyranthes longifolia*（Makino）Makino. 的根。习称红牛膝。根多数成簇，外表黄棕色，具明显的纵皱纹，具细的侧根。质韧，不易折断，断面灰棕色或淡红色，筋脉小点（维管束）约1~4层，排列成环。气微，略有甜味，后微苦而麻舌。

2. 土牛膝 为同属植物粗毛牛膝 *A.aspera* L. 的根。根多呈细长圆柱形。表面灰黄色，顶端有切去芦头的痕迹，全体有细顺纹与侧根痕。质柔韧，不易折断，断面纤维性，筋脉小点（维管束）数层排列成环。气无，味微甜而涩。

3. 白牛膝 为石竹科植物狗筋蔓 *Cucubalus baccifer* L. 的干燥根。又名水股牛。根呈细长圆柱形，稍扭曲，有的有分枝，长短不等。表面灰黄色，有纵皱纹及横向皮孔，并有少数须根痕。质脆，易折断。断面皮部灰白色，木部淡黄色。气无，味苦。

升麻

为毛茛科植物大三叶升麻 *Cimicifuga heracleifolia* Kom.、兴安升麻 *Cimicifuga dahurica*（Turcz.）Maxim. 或升麻 *Cimicifuga foetida* L. 的干燥根茎。秋季采挖，除去泥沙，晒至须根干时，除去须根，晒干。

【质量执行标准】《中华人民共和国药典》（2020年版一部）。

【药材性状】本品为不规则的长形块状，多分枝，呈结节状，长10~20cm，直径2~4cm。表面黑褐色或棕褐色，粗糙不平，有坚硬的细须根残留，上面有数个圆形空洞的茎基痕，洞内壁有网状沟纹；下面

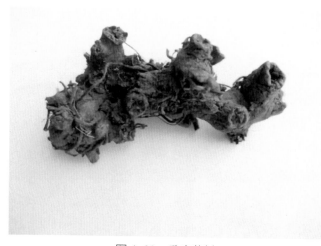

图 4-39 升麻药材

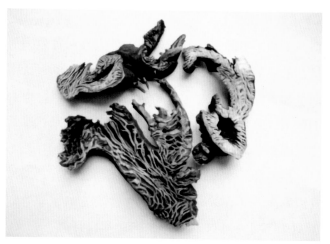

图 4-40 升麻饮片

凹凸不平，具须根痕。体轻，质坚硬，不易折断，断面不平坦，有裂隙，纤维性，黄绿色或淡黄白色。气微，味微苦而涩。（见图 4-39）

【饮片性状】本品为不规则的厚片，厚 2~4mm。外表面黑褐色或棕褐色，粗糙不平，有的可见须根痕或坚硬的细须根残留，切面黄绿色或淡黄白色，具有网状或放射状纹理。体轻，质硬，纤维性。气微，味微苦而涩。（见图 4-40）

【杨按】升麻药材以体大、质坚、外皮黑褐色、断面黄绿色、无须根者为佳。升麻饮片以厚薄均匀、质坚硬、现黄绿色者（鬼脸绿升麻）为佳。

升麻药材呈不规则的结节长块状，黑棕色，有几个深 1cm 左右的菱形空洞（茎基痕），所以又有别名叫"窟窿牙根"。

升麻的切片黄绿色，中空，四周成层片状，空洞周围及外皮脱落处可见网状纹理，老药工形象地称为"鬼脸绿升麻"。切片"鬼脸"样是鉴别的主要特征。民间有谚语云：棒打苍术，火烧升麻，刀割牡丹，水选地黄。升麻的入药部位为其根茎，其须根为非药用部位，必须将其去除干净，在产地，药农一般采取火烧的方法来除去须根，所以升麻药材可见到火烧的痕迹。

按照陶弘景、李时珍等古代医家的临床用药经验：本品见新不用陈，因为新品临床疗效优于陈品，如果选用道地药材则疗效更佳。大三叶升麻以东北三省为道地产区，习称"关升麻"；兴安升麻以河北、山西、内蒙古、北京为道地产区，习称"北升麻"；升麻以四川、青海、陕西、甘肃为道地产区。

【经验鉴别术语释义】鬼脸绿升麻：指北升麻的切面可见网状条纹，微显绿色，间有髓朽蚀成的空洞，空洞周边呈黑色有失美观，老药工习称"鬼脸绿升麻"，为升麻之上品。

【伪品及混淆品】

1. 野升麻 为虎耳草科植物落新妇 *Astilbe chinensis*（Maxim.）Franch.et Savat. 的干燥根茎及根。又称"红升麻"。呈不规则长条形或略呈结节状。表面黑褐或棕褐色，有数个圆形茎痕及棕黄色茸毛，全体密布红棕色点状须根痕。质坚硬，不易折断。断面红棕色，充实。

2. 广升麻 为菊科植物麻花头 *Serratula chinensis* S.Moore. 的根。主产于广东、福建、湖南等地。呈长圆柱形或纺锤形，稍扭曲。表面灰黄色或浅灰色。质脆，易折断。断面浅棕色或灰白色，略呈角质状。气特殊，味微苦、涩。

3. 小升麻　为毛茛科植物金龟草 *Cimicifuga acerina*（S.Et z.）Tanaka. 的根茎。呈不规则的长块形，多分枝或结节状。表面黑棕色或暗棕色，密布点状须根痕，上面有多数圆柱形的茎基。体轻。断面灰白色，具棕褐色。

4. 腺毛马蓝（味牛膝）　为爵床科植物腺毛马蓝 *Pteracanthus forrestii*（Diels）C.Y.Wu. 的根茎。呈不规则长块状或分枝状。表面灰褐色，顶端有多数类圆形凹下的茎基，洞内壁灰褐色。皮部与木部分离，皮部脱落处有细纵纹。质坚，不易折断，断面纤维状，皮部深蓝色，木部灰蓝色或灰白色，髓部灰白色。味微涩。

5. 肖菝葜　为百合科植物肖菝葜 *Heterosmilax japonica* Kunth 的干燥根茎。

化橘红

为芸香科植物化州柚 *Citrus grandis* 'Tomentosa' 或柚 *Citrusgrandis*（L.）Osbeck 的未成熟或近成熟的干燥外层果皮。前者习称毛橘红，后者习称光七爪、光五爪。夏季果实未成熟时采收，置沸水中略烫后，将果皮割成 5 或 7 瓣，除去果瓤和部分中果皮，压制成形，干燥。

【质量执行标准】《中华人民共和国药典》（2020 年版一部）。

【药材性状】

化州柚　呈对折的七角或展平的五角星状，单片呈柳叶形。外表面黄绿色，密布茸毛，有皱纹及小油室；内表面黄白色或淡黄棕色，有脉络纹。质脆，易折断，断面不整齐。气芳香，味苦、微辛。（见图 4-41）

柚　外表面黄绿色至黄棕色，无毛。

【饮片性状】同药材。（见图 4-42）

【杨按】化橘红药材以皮厚、毛多、气味浓香者为佳。

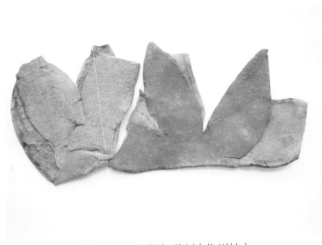

图 4-41　化橘红药材（化州柚）

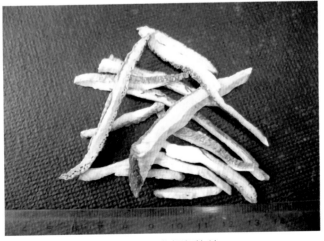

图 4-42　化橘红饮片

化橘红药材以广东茂名地区化州所产最为著名，其茸毛细密，属于中国名优药材。光五爪（柚）的药效较化州柚要次一些，其饮片以干燥、大小均匀、黄棕色、有弹性者相对较佳。

化橘红药材主产于广东、广西、湖南，其中以广东化州为道地产区，化橘红为十大广药之一。2009年中国经济林协会授予广东省化州市"中国化橘红之乡"称号。

【经验鉴别术语释义】七爪红：橘红的商品名。由于产地和加工方法不同，橘红商品还有大五爪、六爪毛化红。而七爪红又分为光黄七爪、光青七爪、副毛绿七爪、毛绿七爪四种。

【伪品及混淆品】

1. 香橼　为芸香科植物枸橼 *Citrus medica* L. 或香圆 *Citrus wilsonii* Tanaka 的干燥成熟果实。

2. 伪劣化橘红　一般切成丝状，外表面黄色，光滑，偏黑，多皱纹，内表面白色，切断面白色，质地泡软，略有柔润性不似化橘红质脆易折断，闻之气弱，无化橘红独特的芬香味道，口尝味苦但较化橘红弱。

乌药

为樟科植物乌药 *Lindera aggregata*（Sims）Kos-term. 的干燥块根。全年均可采挖，除去细根，洗净，趁鲜切片，晒干，或直接晒干。

【质量执行标准】《中华人民共和国药典》（2020 年版一部）。

【药材性状】本品多呈纺锤形，略弯曲，有的中部收缩成连珠状，长 6~15cm，直径 1~3cm。表面黄棕色或黄褐色，有纵皱纹及稀疏的细根痕。质坚硬。切片厚 0.2~2mm，切面黄白色或淡黄棕色，射线放射状，可见年轮环纹，中心颜色较深。气香，味微苦、辛，有清凉感。（见图 4-43）

质老、不呈纺锤形的直根，不可供药用。

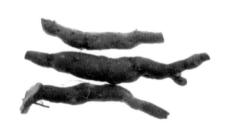

图 4-43　乌药药材

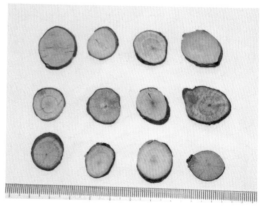

图 4-44　乌药饮片

【饮片性状】本品呈类圆形的薄片。外表皮黄棕色或黄褐色。切面黄白色或淡黄棕色，射线放射状，可见年轮环纹。质脆。气香，味微苦、辛，有清凉感。（见图 4-44）

【杨按】乌药药材以根呈连珠状、质嫩、粉性大、断面浅棕色者为佳。乌药饮片以平整不卷、不破碎、无黑斑、无老根及地上部分者为佳。

从前，老药工师徒口口相传以"乌药瓜"为乌药的药用部位，其余的部分不入药。乌药瓜指乌药根的膨大部分，其形如丝瓜状。新版中国药典规定："乌药的药用部位为连珠状的嫩根，质老、不呈连珠状的直根不可供药用。"当前市场上常见将老根切片后混入饮片中销售，应注意鉴别。符合标准的乌药饮片为类圆形，呈黄白色，显粉性，鼻闻之有樟脑样香气；不符合标准的乌药饮片有形状很不规则的大片，高度木质化，呈深棕色；也有细小的须根短段，粉性很差，鼻闻之香气不明显；这些属于劣药，不可药用。

按照陶弘景、李时珍等古代医家的临床用药经验：本品见新不用陈，因为新品临床疗效优于陈品，如果选用道地药材则疗效更佳。乌药主产于浙江、安徽、湖南等地，其中以浙江天台为道地产区，称"天台乌药"。

【经验鉴别术语释义】乌药瓜：又称乌药珠。指乌药供药用的地下膨大的纺锤形块根。采挖后除去根茎及细根，刮去外皮，呈纺锤形略弯曲，有的中部收缩成连珠状，故也称"乌药珠"。切成薄片为乌药片。

【伪品及混淆品】

1. 白胶木　为樟科植物白胶木 *Lindera chunii* Merr. 的干燥根。本品与乌药外形相似，呈圆柱形连珠状。表面灰黄色，具细纵皱纹。质硬，不易折断，断面棕黄色，粉性。气香，味微苦辛。

2. 红茴香　为木兰科植物红茴香 *Illicium lanceolatum* A.C.Smith 的干燥根。横切片呈类椭圆形、类圆形，直径 0.8~2.5cm，厚 1~5mm，亦有短圆柱形小段及不规则块片。外表面棕褐色，年轮不明显，有的周围带残余棕褐色皮部。质坚硬，难折断，皮部可剥落。气香，味苦、微涩而带辛辣。

乌梢蛇

为游蛇科动物乌梢蛇 *Zaocys dhumnades*（Cantor）的干燥体。多于夏、秋二季捕捉，剖开腹部或先剥皮留头尾，除去内脏，盘成圆盘状，干燥。

【质量执行标准】《中华人民共和国药典》（2020 年版一部）。

【药材性状】本品呈圆盘状，盘径约 16cm。表面黑褐色或绿黑色，密被菱形鳞片；背鳞行数成双，背中央 2~4 行鳞片强烈起棱，形成两条纵贯全体的黑线。头盘在中间，扁圆形，眼大而下凹陷，有光泽。上唇鳞 8 枚，第 4、5 枚入眶，颊鳞 1 枚，眼前下鳞 1 枚，较小，眼后鳞 2 枚。脊部高耸成屋脊状。腹部剖开边缘向内卷曲，脊肌肉厚，黄白色或淡棕色，可见排列整齐的肋骨。尾部渐细而长，尾下鳞双行。剥皮者仅留头尾之皮鳞，中段较光滑。气腥，味淡。（见图 4-45）

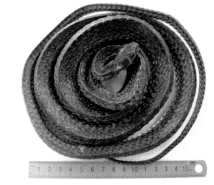

图 4-45　乌梢蛇药材

【饮片性状】

乌梢蛇　本品呈半圆筒状或圆槽状的段，长 2~4cm，背部黑褐色或灰黑色，腹部黄白色或浅棕色，脊部隆起呈屋脊状，脊部两侧各有 2~3 条黑线，肋骨排列整齐，肉淡黄色或浅棕色。有的可见尾部。质坚硬，气腥，味淡。（见图 4-46）

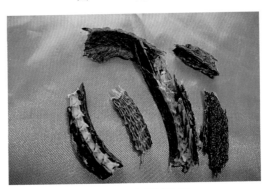

图 4-46　乌梢蛇饮片

乌梢蛇肉　本品为不规则的片或段，长 2~4cm，淡黄色至黄褐色。质脆。气腥，略有酒气。

酒乌梢蛇　本品形如乌梢蛇段。表面棕褐色至黑色，蛇肉浅棕黄色至黄褐色，质坚硬。略有酒气。

【杨按】乌梢蛇药材以头尾齐全、皮黑肉黄、脊背有棱、体坚实者为佳。乌梢蛇饮片以片块大小均匀、肉厚坚实、无虫蛀、无霉变者为佳。酒乌梢蛇以棕褐色、具光泽、有酒香气者为佳。

老药工鉴别乌梢蛇有顺口溜云："剑脊、凹腹、铁线尾，剑脊上有双鳞搭角，剑脊下有黑线贯通"。

按照陶弘景、李时珍等古代医家的临床用药经验：本品见新不用陈，因为新品临床疗效优于陈品，如果选用道地药材则疗效更佳。乌梢蛇在我国南方大部分地区均有野生资源分布，当前乌梢蛇的药材商品主要来源于家养，主产地以四川和福建为主。

【经验鉴别术语释义】

剑脊：指乌梢蛇的脊梁高高纵起，呈屋脊状，老药工习称为"剑脊"。取其一节脊椎骨剥净皮肉，就会看到剑突的高度约占整个脊椎骨高度的三分之二。

凹腹：指乌梢蛇药材腹部的两侧向内凹陷，老药工习称为"凹腹"。

铁线尾：指乌梢蛇铁黑色的尾部又细又长，老药工习称为"铁线尾"。

【伪品及混淆品】

1. 滑鼠蛇　为游蛇科动物滑鼠蛇 *Ptyas mucodus*（Linnaeus）除去内脏的干燥体。又名"黄闺蛇"。其背鳞行数成单。表面黄褐色，腹面黄白色，腹鳞的前段后缘两侧呈黑色。鼻间鳞2；前额鳞长宽几相等，额鳞盾形；眼上鳞1，眼前鳞2，眼后鳞2；颊鳞3；上唇鳞8，下唇鳞9~10，淡棕色，后缘黑色。

2. 灰鼠蛇　为游蛇科动物灰鼠蛇 *Ptyas korros*（Schlegel）除去内脏的干燥体。又名"黄梢蛇"。背鳞行数成单。体中部为13行，少数14~15行，肛前11行。表面暗灰色，边缘暗褐色，中间蓝褐色前后相连而成纵线。腹鳞淡黄色，二侧蓝灰色，至尾部呈暗褐色。鼻间鳞2；前额鳞2，略呈多角形，额鳞1；眼上鳞1，眼前鳞2，眼后鳞2；颊鳞3；上唇鳞8（偶为7或10），下唇鳞8。

乌梅

为蔷薇科植物梅 *Prunusmume*（Sieb.）Sieb. et Zucc. 的干燥近成熟果实。夏季果实近成熟时采收，低温烘干后闷至色变黑。

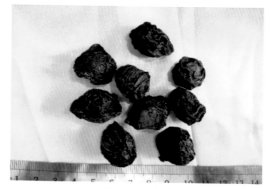
图 4-47　乌梅

【质量执行标准】《中华人民共和国药典》（2020 年版一部）。

【药材性状】本品呈类球形或扁球形，直径 1.5~3cm。表面乌黑色或棕黑色，皱缩不平，基部有圆形果梗痕。果核坚硬，椭圆形，棕黄色，表面有凹点；种子扁卵形，淡黄色。气微，味极酸。（见图 4-47）

【饮片性状】

乌梅　同药材。

乌梅肉　为去核的果肉，呈乌黑色或棕黑色，质柔软，气特异，味极酸。

醋乌梅　形如乌梅、乌梅肉，乌黑色，质较柔润，略有醋气。

乌梅炭　形如乌梅，皮肉鼓起，表面焦黑色。味酸略有苦味。

【杨按】乌梅药材以肉厚、色乌黑、味酸者为佳。乌梅肉以块大、肉肥厚、乌黑、质柔软、味酸者为佳。乌梅炭形如乌梅，皮肉鼓起，表面焦黑色、存性者为佳。

我们鉴别乌梅的经验为：①眼看：一看乌梅的外表要乌黑油亮；二看乌梅的果核表面有麻子般大小的致密凹点，在果核脊梁（注：边缘）的一侧有左右对称的两道凹沟（（见图4-48））；三砸开看其种仁要基本饱满（注：乌梅为梅子近成熟果实的加工品，所以种仁基本饱满，如果种仁瘪瘦不饱满就很可能是桃、杏、李等的伪制品或者劣药）。②鼻闻：乌梅有酸气并带有烟熏味。③口尝：乌梅的酸味明显，与其他酸味不同的是乌梅之酸能使人的唾液分泌明显增加。

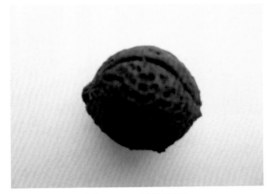

图 4-48　乌梅果核

乌梅在我国药食两用，民间有两首谚语曰："乌梅入药，安蛔收敛又解渴。""一个乌梅二个枣，七枚杏仁一处捣，男酒女醋齐送下，不害心痛直到老。"

按照陶弘景、李时珍等古代医家的临床用药经验：本品见新不用陈，因为新品临床疗效优于陈品，如果选用道地药材则疗效更佳。乌梅药材主产于浙江、福建、云南、四川、湖南、广东等地，其中以浙江长兴为道地产区，习称"合溪梅"或"安吉梅"。

【伪品及混淆品】

同科属植物如杏、山杏、桃及李的果实经染色加工后在许多地区混淆使用。杏及山杏果核表面光滑，边缘锋利。李子果核表面具网状纹理，但无凹点。桃果核较乌梅大，表面呈麻点，边缘沟状。

水蛭

为水蛭科动物蚂蟥 *Whitmania pigra* Whitman、水蛭 *Hirudo nipponica* Whitman 或柳叶蚂蟥 *Whitmania acranulata* Whitman 的干燥全体。夏、秋二季捕捉，用沸水烫死，晒干或低温干燥。

【质量执行标准】《中华人民共和国药典》（2020 年版一部）。

【药材性状】

蚂蟥　呈扁平纺锤形，有多数环节，长 4~10cm，宽 0.5~2cm。背部黑褐色或黑棕色，稍隆起，用水浸后，可见黑色斑点排成 5 条纵纹；腹面平坦，棕黄色。两侧棕黄色，前端略尖，后端钝圆，两端各具 1 吸盘，前吸盘不显著，后吸盘较大。质脆，易折断，断面胶质状。气微腥。（见图4-49）

水蛭　扁长圆柱形，体多弯曲扭转，长 2~5cm，宽 0.2~0.3cm。（见图4-50）

柳叶蚂蟥　狭长而扁，长 5~12cm，宽 0.1~0.5cm。

四画

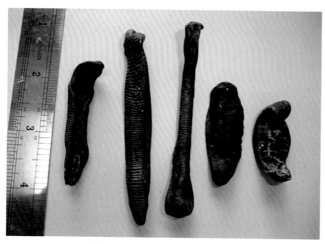

图 4-49　水蛭药材（蚂蟥）

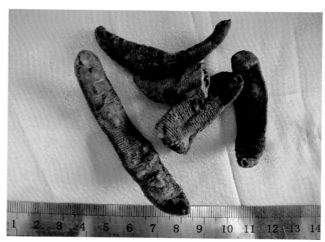

图 4-50　水蛭药材（水蛭）

【饮片性状】

水蛭　本品呈不规则的段状、扁块状或扁圆柱状。背部表面黑褐色，稍隆起，腹面棕褐色，均可见细密横环纹。切面灰白色至棕黄色，胶质状。质脆，气微腥。

烫水蛭　本品呈不规则段状、扁块状或扁圆柱状，略鼓起，背部黑褐色，腹面棕黄色至棕褐色，附有少量白色滑石粉。断面松泡，灰白色至焦黄色。气微腥。

【杨按】水蛭药材以体小、条整齐、黑褐色、有光泽、无杂质者为佳。水蛭饮片以段小、长短均匀、肉厚、无碎末者为佳。烫水蛭以鼓起、焦黄色、质脆松泡者为佳。

劣品水蛭：是将水蛭在白矾溶液中浸泡后的干燥品，以达到增重盈利的目的。检验时可见虫体表面有白色物析出，口尝味涩。

按照陶弘景、李时珍等古代医家的临床用药经验：本品见新不用陈，因为新品临床疗效优于陈品。水蛭全国大部分地区均产，以山东、黑龙江、江苏地区较多。

【伪品及混淆品】

水蛭商品中曾发现混有水蛭科动物光润金线蛭 *Whitmania laevis*（Baird.），其性状与蚂蝗（宽体金线蛭）极相似，但体形较小，体长 3~5cm，宽 0.5~1cm，节背腹面均有 4 环。细齿金线蛭 *W.edentula*（Whitman.），呈长条形，全体灰褐色或绿褐色，背面有黄色条纹。

玉竹

为百合科植物玉竹 *Polygonatum odoratum*（Mill.）Druce 的干燥根茎。秋季采挖，除去须根，洗净，晒至柔软后，反复揉搓、晾晒至无硬心，晒干；或蒸透后，揉至半透明，晒干。

【质量执行标准】《中华人民共和国药典》（2020 年版一部）。

【药材性状】本品呈长圆柱形，略扁，少有分枝，长 4~18cm，直径 0.3~1.6cm。表面黄白色或淡黄棕色，半透明，具纵皱纹和微隆起的环节，有白色圆点状的须根痕和圆盘状茎痕。质硬而脆或稍软，易折断，断面角质样或显颗粒性。气微，味甘，嚼之发黏。（见图 5-1）

【饮片性状】本品呈不规则厚片或段。外表皮黄白色至淡黄棕色，半透明，有时可见环节。切面角质样或显颗粒性。气微，味甘，嚼之发黏。（见图 5-2）

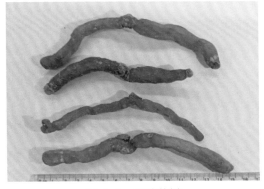

图 5-1　玉竹药材

【杨按】玉竹药材以身干、条长、肉厚、黄白色、半透明、不泛油、味甜者为佳。玉竹饮片以厚薄均匀、黄白色半透明、味甜者为佳。

玉竹之药名就含有其鉴别特征，其药材像竹子一样具有明显的节，质地光滑细腻如玉，故名玉竹。

按照陶弘景、李时珍等古代医家的临床用药经验：本品见新不用陈，因为新品临床疗效优于陈品，如果选用道地药材则疗效更佳。野生玉竹药材全国大部分地区均产，栽培玉竹主产于湖南、广东、江苏、浙江，其中以湖南为道地产区。

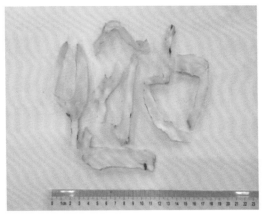

图 5-2　玉竹饮片

【伪品及混淆品特征】

1. 毛筒玉竹　为同属植物毛筒玉竹 *Polygonatum inflatum* Kom. 的根茎。根茎长，有的弯曲。表面黄棕色至深棕色，节呈环状，须根脱落或留存。

2. 二苞玉竹　为同属植物二苞玉竹 *Polygonatum involucratum*（Franch. et Sav.）Maxim. 的根茎。根茎呈细长圆柱形，细而短小。

3. 新疆玉竹　为同属植物新疆玉竹 *Polygonatum rosecum*（Ledeb.）Kunth. 的根茎。又名紫花玉竹、玫瑰红玉竹。根茎呈细圆柱形，粗细大致均匀。

4. 康定玉竹　为同属植物康定玉竹 *Polygonatum pratii* Baker. 的根茎。根茎呈细长圆柱形，近等粗，常有叉状分枝。淡黄棕色。味甜，嚼之有黏性。

5. 热河黄精　为百合科植物热河黄精 *Polygonatum macropodium* Turcz. 的根茎。又名"大玉竹"。根茎圆柱形，一端稍尖，有时分叉。表面深棕色。节呈环状隆起，疏密不一。

6. 互卷黄精　为百合科植物互卷黄精 *Polygonatum alternicirrhosum* Hand–Mazz. 的根茎。在四川绵阳

地区作玉竹使用。

7. 深裂竹根七　为百合科植物深裂竹根七 *Disporopsis pernyi*（Hua.）Diels 的根茎。呈圆柱形。质地较正品玉竹坚硬，略扁或弯曲，外表棕色。

8. 假万寿竹　为百合科植物假万寿竹 *Disporopsis fuscopicta* Hance. 的根茎。本品在广西部分地区误作玉竹使用。

甘草

为豆科植物甘草 *Glycyrrhiza uralensis* Fisch.、胀果甘草 *Glycyrrhiza inflata* Bat. 或光果甘草 *Glycyrrhiza glabra* L. 的干燥根和根茎。春、秋二季采挖，除去须根，晒干。

【质量执行标准】《中华人民共和国药典》（2020 年版一部）。

【药材性状】

甘草　根呈圆柱形，长 25~100cm，直径 0.6~3.5cm。外皮松紧不一。表面红棕色或灰棕色，具显著的纵皱纹、沟纹、皮孔及稀疏的细根痕。质坚实，断面略显纤维性，黄白色，粉性，形成层环明显，射线放射状，有的有裂隙。根茎呈圆柱形，表面有芽痕，断面中部有髓。气微，味甜而特殊。（见图 5-3）

胀果甘草　根和根茎木质粗壮，有的分枝，外皮粗糙，多灰棕色或灰褐色。质坚硬，木质纤维多，粉性小。根茎不定芽多而粗大。

光果甘草　根和根茎质地较坚实，有的分枝，外皮不粗糙，多灰棕色，皮孔细而不明显。

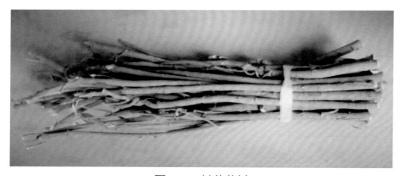

图 5-3　甘草药材

【饮片性状】

甘草片　本品呈类圆形或椭圆形的厚片。外表皮红棕色或灰棕色，具纵皱纹。切面略显纤维性，中心黄白色，有明显放射状纹理及形成层环。质坚实，具粉性。气微，味甜而特殊。（见图 5-4）

炙甘草　本品呈类圆形或椭圆形切片。外表皮红棕色或灰棕色，微有光泽。切面黄色至深黄色，形成层环明显，射线放射状。略有黏性。具焦香气，味甜。（见图 5-5）

【杨按】甘草药材以外皮呈枣红色，微有光泽，粗（直径 2cm 左右）而嫩，皮细而紧，两头断面中心细小的髓部稍下陷，药农习称其为"缩屁股"，老药工鉴别药材时又称其为"胡椒眼"，质

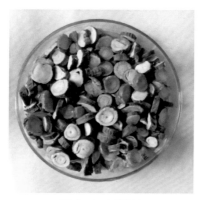

图 5-4　甘草片

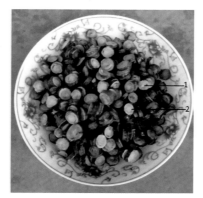

图 5-5　炙甘草

坚脆，易折断，粉性重，断面黄白色，味甜者佳。

甘草的伪品目前少见，主要是等级质量上有差别。在质量优劣的鉴别上，老药工习惯将甘草分为紫皮草、红皮草和碱皮草三类。

紫皮草外表颜色呈枣红色。质沉重，"有骨气"。皮紧肉细，口面光洁。头部断面的木质部常向内抽缩，形成"胡椒眼"。粉性足，甜味浓。过去将产于内蒙古杭锦旗的紫皮草称为"梁外草"，将产于宁夏阿拉善左旗的紫皮草称为"王爷地草"，二者均质优，只是王爷地草口面光洁度较差。

红皮草外表颜色棕红色。甘肃、宁夏、陕西北部、山西等地产。它的粉性小，口面粗糙。常呈裂纹状，质中等。味甜。

碱皮草外表很粗糙，棕褐色，常挂有"白霜"。粉性差质泡松，切片易碎，味甜略带苦。习惯认为质最次。碱皮草主产于新疆、甘肃河西走廊等地。

中国药典收载的甘草为豆科植物甘草、胀果甘草或光果甘草的干燥根；其经验鉴别的特征如下：

1. 甘草（乌拉尔甘草）的鉴别特征：习称为红皮草、立草、直草，以梁外草最佳。直径 0.5~3.5cm。皮细，红棕色或暗棕色。两端切面的中央内缩形成小凹陷，老药工习称"胡椒眼"。横切面黄白色，有明显的形成层环和辐射状纹理，显粉性，中心有髓。质坚而重。味甚甜而特殊。

老药工鉴别甘草有经验歌曰："皮红、粉性、味道甜，条直、瓷实、胡椒眼"。

②胀果甘草的鉴别特征：习称黄皮草、碱皮草、平草。外表灰褐色或黄褐色，粗糙，栓皮纵向翘起形成明显的皱纹，不定芽多而粗大。横切面黄色，纤维性强而粉性小。根条粗细不均匀且常弯曲不直。味甜，但比红皮草甜度要小。质次，一般不用于制作配方饮片，多作为药厂的原料药使用。

③光果甘草的鉴别特征：习称紫皮草，外形类似红皮草。外表暗棕色或灰棕色，栓皮常纵向裂开。质坚实，纤维性强而粉性小。切面裂隙较少，味甜，其甜度介于上述两种甘草之间。

甘草药材以皮红、有光泽、质坚实、粉性足、甜味浓、条顺、口面亮、无霉迹、内荏不朽者为上品。

甘草药材商品有分等及规格：主根分"两草"，其余分"五节"。两草指"大草"和"白粉草"。直径 2.5cm 以上者称"大草"；如趁鲜剥去外皮者则称"白粉草"。五节指"大节、中节、小节、毛条、疙瘩头"。

炙甘草的外表很像炙黄芪，有些中药房调剂人员分不清炙甘草与炙黄芪，有时会发生装错药斗的情况；但只要掌握了二者的区别要点，就能一眼认出来。炙甘草的片面中心有"胡椒眼"，口尝味甜、无豆腥味；而炙黄芪的片面无"胡椒眼"，口尝味甜、有豆腥味。

甘草是中医界最常用的一味中药，中医有谚语云："甘草外号叫国老，解毒和药本领高。"我国民间亦有民谚曰："十方九草，甘草离不了"。

按照陶弘景、李时珍等古代医家的临床用药经验：本品见新不用陈，因为新品临床疗效优于陈品，如果选用道地药材则疗效更佳。甘草药材主产于内蒙古、陕西、甘肃、青海等地，其中以内蒙古和甘肃为道地产区，甘草在当前以甘肃的人工栽培品产量最大，是甘肃的"五大宗"药材之一。

【经验鉴别术语释义】胡椒眼：指甘草两头的断面或切片中心细小之髓部向内收缩，形成圆形的小凹陷，下陷处的颜色明显变浅，远看其形状似一颗白胡椒，药农习称其为"缩屁股"；老药工又习称其为

"胡椒眼"。

【伪品及混淆品】

1. 苦甘草 为豆科植物苦豆子 *Sophora alopecuroides* L. 的根。详细见山豆根项下。

2. 狗甘草 为豆科植物刺果甘草 *G.pallidiflora* Maxim 的根。过去在辽宁曾经发现过。呈圆柱形，外皮色黄而光滑，折断面纤维性。味苦。

艾叶

为菊科植物艾 *Artemisia argyi* Levl. et Vant. 的干燥叶。夏季花未开时采摘，除去杂质，晒干。

【质量执行标准】《中华人民共和国药典》（2020 年版一部）。

【药材性状】本品多皱缩、破碎，有短柄。完整叶片展平后呈卵状椭圆形，羽状深裂，裂片椭圆状披针形，边缘有不规则的粗锯齿；上表面灰绿色或深黄绿色，有稀疏的柔毛和腺点；下表面密生灰白色茸毛。质柔软。气清香，味苦。

【饮片性状】

艾叶　同药材。（见图 5-6）

醋艾叶　本品形如艾叶，略有醋气。

艾叶炭　本品形如醋艾炭，无醋气。

醋艾炭　本品呈不规则的碎片，表面黑褐色，有细条状叶柄。具醋香气。（见图 5-7）

【杨按】艾叶饮片以色青、背面灰白色、茸毛多、叶厚、质柔软而韧、香气浓郁者为佳。醋艾炭以表面黑褐色、质酥、具醋香气者为佳。

艾叶药材多皱缩、破碎，有短柄；完整叶片用水泡软、展平后整体上呈椭圆形，羽状深裂，裂片披针形，边缘有不规则的粗锯齿（见图 5-8）；上表面有稀疏的柔毛及腺点，下表面密生灰白色茸毛；香气特异而浓烈。艾叶入药以陈品为佳，在湖北蕲州民间有谚语曰："家有七年艾，郎中不用来。"（按：七年艾，言存放之久也。）

按照陶弘景、李时珍等古代医家的临床用药经验：艾叶入药以陈者为佳，如果选用道地药材则疗效会更好。艾叶药材主产于山东、安徽、湖北、河北等省，其中以湖北所产的蕲艾为道地药材。

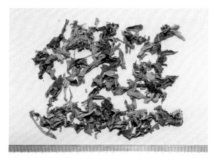

图 5-6　艾叶

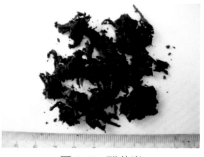

图 5-7　醋艾炭

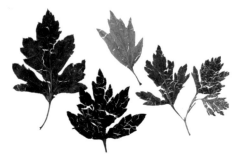

图 5-8　艾叶水浸后展开图

【伪品及混淆品】

1.艾蒿　为同属植物艾蒿 *Artemisia vulgaris* L 的叶作艾叶药用。叶上表面无蛛丝状柔毛及白色腺点。

2.野艾蒿　为同属植物野艾蒿 *Artemisia lavandulaefolia* DC. 的干燥叶片入药。叶二回羽状深裂至全裂，裂片条形或狭条状披针形，边缘常微反卷。

3.魁蒿　为同属植物魁蒿 *Artemisia princeps* Pamp. 干燥叶片。叶羽状 3~5 裂，或仅有不整齐缺刻，裂片卵圆形，叶上表面无白色腺点。

石韦

为水龙骨科植物庐山石韦 *Pyrrosia sheareri*（Bak.）Ching、石韦 *Pyrrosia lingua*（Thunb.）Farwell 或有柄石韦 *Pyrrosia petiolosa*（Christ）Ching 的干燥叶。全年均可采收，除去根茎和根，晒干或阴干。

【质量执行标准】《中华人民共和国药典》（2020 年版一部）。

【药材性状】

庐山石韦　叶片略皱缩，展平后呈披针形，长 10~25cm，宽 3~5cm。先端渐尖，基部耳状偏斜，全缘，边缘常向内卷曲；上表面黄绿色或灰绿色，散布有黑色圆形小凹点；下表面密生红棕色星状毛，有的侧脉间布满棕色圆点状的孢子囊群。叶柄具四棱，长 10~20cm，直径 1.5~3mm，略扭曲，有纵槽。叶片革质。气微，味微涩苦。

石韦　叶片披针形或长圆披针形，长 8~12cm，宽 1~3cm。基部楔形，对称。孢子囊群在侧脉间，排列紧密而整齐。叶柄长 5~10cm，直径约 1.5mm。（见图 5-9）

有柄石韦　叶片多卷曲呈筒状，展平后呈长圆形或卵状长圆形，长 3~8cm，宽 1~2.5cm。基部楔形，对称；下表面侧脉不明显，布满孢子囊群。叶柄长 3~12cm，直径约 1mm。

【饮片性状】本品呈丝条状。上表面黄绿色或灰褐色，下表面密生红棕色星状毛。孢子囊群着生侧脉间或下表面布满孢子囊群。叶全缘。叶片革质。气微，味微涩苦。（见图 5-10）

【杨按】石韦药材以身干、叶大、质厚、背面红棕色绒毛密布、叶片完整者为佳。石韦饮片以丝条均匀、质厚、无杂质者为佳。中医传统认为，浙江产的大叶石韦质最佳。

石韦的药名就带有其药材的鉴别特征。"韦"字在古汉语中是指熟牛皮。因这个植物喜欢生长在水溪边的石头上，其叶片柔韧如熟牛皮，故取名"石韦"。老药工鉴别石韦真假的经验云：叶片上有红棕色绒毛且密厚如毡的石韦为真。

按照陶弘景、李时珍等古代医家的临床用药经验：本品

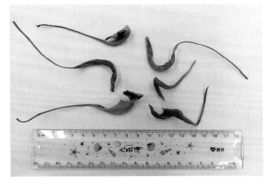

图 5-9　石韦药材

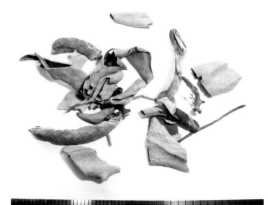

图 5-10　石韦饮片

见新不用陈，因为新品的疗效要好于品。庐山石韦主产于江西、湖南、贵州、四川等地；石韦主产于长江以南各省区；有柄石韦主产于东北、华北、华中等地。

【伪品及混淆品】

小石韦　为水龙骨科植物华北石韦 *Pyrrosia davidii*（Baker.）Ching 或毡毛石韦 *Pyrrosia drakeana*（Franch.）Ching 的干燥叶。

华北石韦：叶片向内卷曲成筒状或皱缩，完整叶展开后呈披针形或线状披针形，长 3~8cm，宽 0.6~1.5cm；顶端渐尖，基部下延；上表面灰绿色或黄绿色，散布众多小凹点，下表面密生棕黄色星状毛，有的侧脉间布满棕色的孢子囊群，叶柄长 2~5cm，略扭曲，有纵槽。叶片软革质。气微，味苦而涩。

毡毛石韦：叶片常皱缩，展开后呈长三角状卵形至三角状披针形，长 10~18cm，宽 3~7cm；顶端钝尖，基部呈不等的耳形、圆形或偏斜，上表面黄绿色或浅棕色，下表面密生较厚而疏松的棕黄色星状毛。叶片革质。叶柄长 10~30cm。本品收载于《甘肃省中药材标准》，为地方习用品。

石决明

为鲍科动物杂色鲍 *Haliotis diversicolor* Reeve、皱纹盘鲍 *Haliotis discus hannai* Ino、羊鲍 *Haliotis ovina* Gmelin、澳洲鲍 *Haliotis ruber*（Leach）、耳鲍 *Haliotis asinina* Linnaeus 或白鲍 *Haliotis laevigata*（Donovan）的贝壳。夏、秋二季捕捞，去肉，洗净，干燥。

【质量执行标准】《中华人民共和国药典》（2020 年版一部）。

【药材性状】

杂色鲍　呈长卵圆形，内面观略呈耳形，长 7~9cm，宽 5~6cm，高约 2cm。表面暗红色，有多数不规则的螺肋和细密生长线，螺旋部小，体螺部大，从螺旋部顶处开始向右排列有 20 余个疣状突起，末端 6~9 个开孔，孔口与壳面平。内面光滑，具珍珠样彩色光泽。壳较厚，质坚硬，不易破碎。气微，味微咸。

皱纹盘鲍　呈长椭圆形，长 8~12cm，宽 6~8cm，高 2~3cm。表面灰棕色，有多数粗糙而不规则的皱纹，生长线明显，常有苔藓类或石灰虫等附着物，末端 4~5 个开孔，孔口突出壳面，壳较薄。

羊鲍　近圆形，长 4~8cm，宽 2.5~6cm，高 0.8~2cm。壳顶位于近中部而高于壳面，螺旋部与体螺部各占 1/2，从螺旋部边缘有 2 行整齐的突起，尤以上部较为明显，末端 4~5 个开孔，呈管状。（见图 5-11）

澳洲鲍　呈扁平卵圆形，长 13~17cm，宽 11~14cm，高 3.5~6cm。表面砖红色，螺旋部约为壳面的 1/2，螺肋和生长线呈波状隆起，疣状突起 30 余个，末端 7~9 个开孔，孔口突出壳面。（见图 5-11）

耳鲍　狭长，略扭曲，呈耳状，长 5~8cm，宽 2.5~3.5cm，高约 1cm。表面光滑，具翠绿色、紫色及褐色等多种颜色形

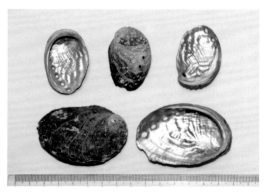

图 5-11　石决明药材

成的斑纹，螺旋部小，体螺部大，末端 5~7 个开孔，孔口与壳平，多为椭圆形，壳薄，质较脆。

白鲍　呈卵圆形，长 11~14cm，宽 8.5~11cm，高 3~6.5cm。表面砖红色，光滑，壳顶高于壳面，生长线颇为明显，螺旋部约为壳面的 1/3，疣状突起 30 余个，末端 9 个开孔，孔口与壳平。

【饮片性状】

石决明　本品为不规则的碎块。灰白色，有珍珠样彩色光泽。质坚硬。气微，味微咸。（见图 5-12）

煅石决明　本品为不规则的碎块或粗粉。灰白色，无光泽，质酥脆。断面呈层状。

【杨按】石决明药材以形体中等大小、壳厚、无破碎、无臭、无残肉、九孔或七孔者为佳。石决明饮片以块小、均匀、内面光彩鲜艳者为佳。煅石决明以灰白色、酥脆、断面层状者为佳。

我们鉴别石决明饮片的经验为：在石决明的碎片中可以见到外表面有排列成一排的小孔洞，孔洞的周围还向上突起，这是鲍鱼的呼吸孔；如果石决明碎片的内表面也有反光的五彩珍珠层，就基本可以确定是正品了。如果在饮片中找不到鲍鱼的呼吸孔特征，则可能就是伪品。

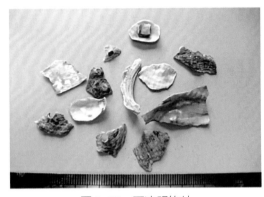

图 5-12　石决明饮片

按照陶弘景、李时珍等古代医家的临床用药经验：本品见新不用陈，因为新品临床疗效优于陈品，如果选用道地药材则疗效更佳。杂色鲍主产于浙江、福建等地；皱纹盘鲍主产于辽宁、山东；耳鲍和羊鲍主产于海南、台湾；澳洲鲍和白鲍主产于澳大利亚。

【伪品及混淆品】

美德鲍　为鲍科动物美德鲍 *Haliotis midae* Linne. 的贝壳。略呈耳形或卵圆形，长 13~18cm，宽 11~15cm，高 3~5cm。外表面灰褐色或灰绿色，壳顶平，螺旋部小，螺肋不明显，螺体宽大，生长线呈波状或疣状突起于壳面，较粗糙。从近壳顶处向右排列有 30 多个由小到大的椭圆形突起物，末端 9~11 个呈孔状，孔口突出于壳面与壳体平行。壳内面具彩色光泽，中间有一明显的闭壳肌痕。

石菖蒲

为天南星科植物石菖蒲 *Acorus tatarinowii* Schott 的干燥根茎。秋、冬二季采挖，除去须根和泥沙，晒干。

【质量执行标准】《中华人民共和国药典》（2020 年版一部）。

【药材性状】本品呈扁圆柱形，多弯曲，常有分枝，长 3~20cm，直径 0.3~1cm。表面棕褐色或灰棕色，粗糙，有疏密不匀的环节，节间长 0.2~0.8cm，具细纵纹，一面残留须根或圆点状根痕；叶痕呈三角形，左右交互排列，有的其上有毛鳞状的叶基残余。质硬，断面纤维性，类白色或微红色，内皮层环明显，可见多数维管束小点及棕色油细胞。气芳香，味苦、微辛。（见图 5-13）

【饮片性状】本品呈扁圆形或长条形的厚片。外表皮棕褐色或灰棕色，有的可见环节及根痕。切面纤

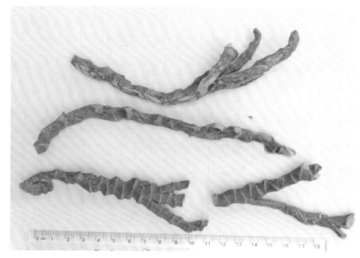

图 5-13 石菖蒲药材

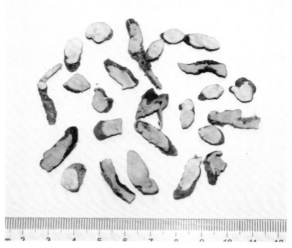

图 5-14 石菖蒲饮片

维性，类白色或微红色，有明显环纹及油点。气芳香，味苦、微辛。（见图 5-14）

【杨按】石菖蒲药材以条粗、断面类白色，香气浓者为佳。石菖蒲饮片以片大、厚薄均匀、色白、香气浓者为佳。

菖蒲（别名：石菖蒲）饮片的混淆品主要是藏菖蒲（别名：水菖蒲），二者的主要区别点为：①藏菖蒲较粗，直径 0.8~2cm；石菖蒲较细，直径 0.3~1cm。②藏菖蒲饮片的折断面似海绵样，菖蒲饮片的折断面有纤维性，有细毛丝出现。

石菖蒲药材的经验鉴别要点：叶痕三角形，左右交互排列如叠瓦状，折断面显纤维性。

水菖蒲药材的经验鉴别要点：根条的上侧有较大的类三角形叶痕，下侧有凹陷的圆点状根痕，折断面海绵样。

按照陶弘景、李时珍等古代医家的临床用药经验：本品见新不用陈，因为新品临床疗效优于陈品，如果选用道地药材则疗效更佳。石菖蒲药材主产于长江流域各省，其中以浙江为道地产区。

【经验鉴别术语释义】纤维性：指药材韧性强，不易折断，折断时断面不整齐，呈裂片状或纤维状。

【伪品及混淆品】

1. 九节菖蒲　为毛茛科植物阿尔泰银莲花 Anemone altaica Fisch. 的根茎。根茎呈纺锤形，略弯曲，偶有短分枝。表面黄白色至棕色，上具多数横向半环状突起的鳞叶痕，交互排列成节状，并有细小的根痕。质坚脆，易折断，断面类白色至浅黄色。气无，味淡微辛。

2. 水菖蒲　为天南星科植物水菖蒲 Acorus calamus L. 的干燥根茎。主产于湖北、湖南、辽宁、四川等地。略呈扁圆柱形，少有分枝。表面黄棕色，具环节。上方有大型三角形的叶痕，左右交互排列，下方具多数凹陷的圆点状根痕。质硬，断面海绵样，类白色或淡棕色，内皮层环明显，有多数小空洞及维管束小点。气较浓而特异，味辛。

3. 岩白菜　为虎耳草科植物岩白菜 Bergenia purpurascens（Hook.f.et Thoms.）Engl. 的干燥根茎。呈类圆柱形而稍扁，略弯曲，长 10~30cm，直径 1~1.5cm。表面棕褐色或棕红色，具密集而稍隆起的环节，节上有的有棕黑色叶基残存及凹点状或突起的根痕。质坚实，断面棕黄色或粉红色，近边缘有类白色点状维管束环列。气微，味苦、涩。

4. 两头尖　毛茛科植物多为银莲花 *Anemone raddeana* Regel 的干燥根茎。呈略弯曲的纺锤形，两端较尖细，长 1~3cm，直径 2~7mm。表面棕灰色至棕黑色，有的一端有一至数个短的分枝或突起。质坚脆，断面角质样，边缘棕黑色，中间淡灰白色至淡棕褐色。气微，味涩略麻辣；有毒。

石斛

为兰科植物金钗石斛 *Dendrobium nobile* Lindl.、霍山石斛 *Dendrobium huoshanense* C.Z.Tang et S.J. Cheng、鼓槌石斛 *Dendrobium chrysotoxum* Lindl. 或流苏石斛 *Dendrobium fimbriatum* Hook. 的栽培品及其同属植物近似种的新鲜或干燥茎。全年均可采收，鲜用者除去根和泥沙；干用者采收后，除去杂质，用开水略烫或烘软，再边搓边烘晒，至叶鞘搓净，干燥。霍山石斛 11 月至翌年 3 月采收，除去叶、根须及泥沙等杂质，洗净，鲜用，或加热除去叶鞘制成干条；或边加热边扭成螺旋状或弹簧状，干燥，称霍山石斛枫斗。

【质量执行标准】《中华人民共和国药典》（2020 年版一部）。

【药材性状】

鲜石斛　呈圆柱形或扁圆柱形，长约 30cm，直径 0.4~1.2cm。表面黄绿色，光滑或有纵纹，节明显，色较深，节上有膜质叶鞘。肉质多汁，易折断。气微，味微苦而回甜，嚼之有黏性。

金钗石斛　呈扁圆柱形，长 20~40cm，直径 0.4~0.6cm，节间长 2.5~3cm。表面金黄色或黄中带绿色，有深纵沟。质硬而脆，断面较平坦而疏松。气微，味苦。

霍山石斛　干条呈直条状或不规则弯曲形，长 2~8cm，直径 1~4mm。表面淡黄绿色至黄绿色，偶有黄褐色斑块，有细纵纹，节明显，节上有的可见残留的灰白色膜质叶鞘；一端可见茎基部残留的短须根或须根痕，另一端为茎尖，较细。质硬而脆，易折断，断面平坦，灰黄色至灰绿色，略角质状。气微，味淡，嚼之有黏性。鲜品稍肥大。肉质，易折断，断面淡黄绿色至深绿色。气微，味淡，嚼之有黏性且少有渣。枫斗呈螺旋形或弹簧状，通常为 2~5 个旋纹，茎拉直后性状同干条。

鼓槌石斛　呈粗纺锤形，中部直径 1~3cm，具 3~7 节。表面光滑，金黄色，有明显凸起的棱。质轻而松脆，断面海绵状。气微，味淡，嚼之有黏性。

流苏石斛　呈长圆柱形，长 20~150cm，直径 0.4~1.2cm，节明显，节间长 2~6cm。表面黄色至暗黄色，有深纵槽。质疏松，断面平坦或呈纤维性。味淡或微苦，嚼之有黏性。

【饮片性状】

干石斛　本品呈扁圆柱形或圆柱形的段。表面金黄色、绿黄色或棕黄色，有光泽，有深纵沟或纵棱，有的可见棕褐色的节。切面黄白色至黄褐色，有多数散在的筋脉点。气微，味淡或微苦，嚼之有黏性。

鲜石斛　呈圆柱形或扁圆柱形的段。直径 0.4~1.2cm。表面黄绿色，光滑或有纵纹，肉质多汁。气微，味微苦而回甜，嚼之有黏性。

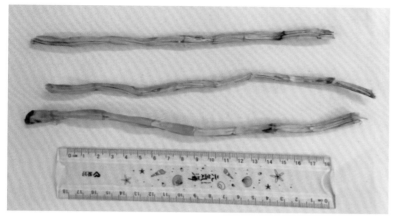

图 5-15　石斛药材（黄草石斛）

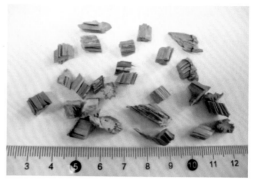

图 5-17　石斛饮片（黄草石斛）

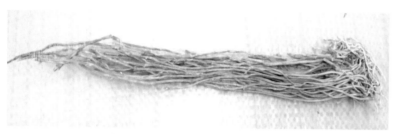

图 5-16　石斛药材（细黄草石斛）

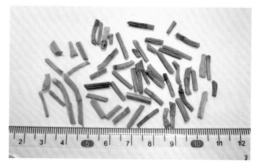

图 5-18　石斛饮片（细黄草石斛）

【杨按】鲜石斛以青绿色、肥满多叶、嚼之发黏者为佳；干石斛药材以色金黄、有光泽、质柔者为佳。干石斛饮片以段粗、均匀、色黄、光泽、嚼之黏性强者为佳。

当前市场流通的石斛药材商品及石斛饮片以黄草石斛和细黄草石斛为主。（见图 5-15、5-16、5-17、5-18）

按照陶弘景、李时珍等古代医家的临床用药经验：本品见新不用陈，因为新品的疗效要好于陈品，以鲜品入药最佳（见图 5-19）。如果选用道地药材则疗效会更好。金钗石斛以广西为道地产区；霍山石斛以安徽大别山为道地产区；流苏石斛以广西为道地产区；鼓槌石斛以云南为道地产区。

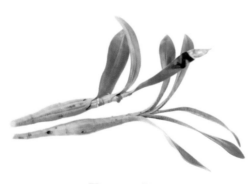

图 5-19　鲜石斛

【伪品及混淆品】

石仙桃　为兰科植物石仙桃属植物石仙桃 *Pholidota chinensis* Lindl. 的干燥幼嫩根茎。根茎粗壮，披鳞叶，节上生假鳞茎，纺锤形。表面黄绿色或金黄色，肉质而干瘪，具纵抽沟。

石膏

为硫酸盐类矿物石膏族石膏，主含含水硫酸钙（$CaSO_4 \cdot 2H_2O$），采挖后，除去杂石及泥沙。

【质量执行标准】《中华人民共和国药典》（2020 年版一部）。

【药材性状】本品为纤维状的集合体，呈长块状、板块状或不规则块状。白色、灰白色或淡黄色，有的半透明。体重，质软，纵断面具绢丝样光泽。气微，味淡。（见图5-20）

【饮片性状】

生石膏　本品为纤维状或不规则颗粒，白色、灰白色或淡黄色，有的半透明，条痕白色。体重，质软，纵断面具绢丝样光泽。气微，味淡。（见图5-21）

煅石膏　本品呈白色粉末或酥松颗粒状。表面透出微红色的光泽，不透明。体较轻，质软，易碎，捏之成粉。气微，味淡。

【杨按】石膏药材以块大、色白、半透明、纵断面如丝者为佳，老药工将其称为"针丝石膏"。石膏饮片以块小均匀、白色、半透明、纵断面纤维状、无杂质者为佳。生石膏烧之熔化起泡，逐渐失去结晶水，其炮制品名曰煅石膏。煅石膏加水适量会迅速凝固成块。煅石膏以体轻、质酥脆、捏之成粉者为佳。

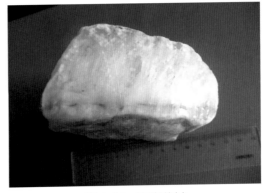

图 5-20　石膏药材

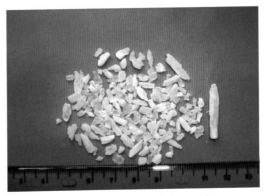

图 5-21　石膏饮片（生石膏）

石膏之药名含有其鉴别意义，"石"言其类，它是属于矿石之类；"膏"言其性状，该石色白并有脂膏样光泽，故名"石膏"。石膏药材以块大、色白、半透明、纵断面如丝者为佳，老药工将其称为"针丝石膏"。

中医有谚语云："热不过附子，寒不过石膏"，中医临床所用石膏以生用为主，煅石膏仅供外用，不可内服，如果误服了煅石膏，则易形成胃肠结石。

按照陶弘景、李时珍等古代医家的临床用药经验：本品如果选用道地药材则疗效会更好。石膏主产于湖北应城、安徽凤阳、河南新安、西藏昌都等地。

【伪品及混淆品】

1. 方解石　为三方晶系碳酸盐类矿物方解石 *Calcitum* 的矿石。多为不规则的块状结晶，常呈斜方柱形，有棱角。白色或黄白色，表面平滑，有玻璃样光泽。透明或不透明，有完全的解离，可沿3个不同方向劈开。质坚硬而脆。条痕白色或淡灰色。敲击时多呈小块斜方体碎裂，断面平坦，用小刀可以刻画。

2. 硬石膏　为正交晶系硫酸盐类矿石，常与石膏共生，产于沉积岩层中。晶体呈厚板状，常呈粒状或致密块状集合体，无色或白色、浅红、浅蓝、浅紫色，有玻璃光泽。水化作用易变为石膏。烧时火焰呈浅红黄色。

3. 红石膏　为硫酸盐类矿物红石膏的矿石。呈不规则的扁平块状，表面粉红色，凹凸不平，侧面有纵纹理，有的呈淡黄色细丝状。

4. 透明石膏　为单斜晶系硫酸盐类矿物透明石膏 *Gypsum Diaphanum* 的矿石。呈薄板或棱柱状，无色。表面平滑，有玻璃样光泽，透明，可平行解离，质柔软。敲击时，自平滑面平行裂成片状，颇似云母片。断面平滑，显玻璃样光泽。

龙胆

为龙胆科植物条叶龙胆 *Gentiana manshurica* Kitag.、龙胆 *Gentiana scabra* Bge.、三花龙胆 *Gentiana triflora* Pall. 或坚龙胆 *Gentiana rigescens* Franch. 的干燥根和根茎。前三种习称"龙胆"，后一种习称"坚龙胆"。春、秋二季采挖，洗净，干燥。

【质量执行标准】《中华人民共和国药典》（2020 年版一部）。

【药材性状】

龙胆　根茎呈不规则的块状，长 1~3cm，直径 0.3~1cm；表面暗灰棕色或深棕色，上端有茎痕或残留茎基，周围和下端着生多数细长的根。根圆柱形，略扭曲，长 10~20cm，直径 0.2~0.5cm；表面淡黄色或黄棕色，上部多有显著的横皱纹，下部较细，有纵皱纹及支根痕。质脆，易折断，断面略平坦，皮部黄白色或淡黄棕色，木部色较浅，呈点状环列。气微，味甚苦。

坚龙胆　表面无横皱纹，外皮膜质，易脱落，木部黄白色，易与皮部分离。（见图 5-22）

【饮片性状】

龙胆　本品呈不规则形的段。根茎呈不规则块片，表面暗灰棕色或深棕色。根圆柱形，表面淡黄色至黄棕色，有的有横皱纹，具纵皱纹。切面皮部黄白色至棕黄色，木部色较浅。气微，味甚苦。（见图 5-23）

坚龙胆　本品呈不规则形的段。根表面无横皱纹，膜质外皮已脱落，表面黄棕色至深棕色。切面皮部黄棕色，木部色较浅。（见图 5-24）

酒龙胆　本品形如龙胆片或段，色泽加深，微有酒气。

【杨按】龙胆药材以根条粗长、均匀顺直、外表黄色或黄棕色、无碎断者为佳。龙胆饮片以段粗、匀称、色棕黄、残茎少者为佳。

龙胆药材包含了"龙胆"和"坚龙胆"两种药材商品。

龙胆：根茎呈不规则的块状，长 1~3cm，直径 0.3~1cm；表面暗灰棕色或深棕色，上端有茎痕或残留茎基，周围和下端着生多数细长的根。根圆柱形，略扭曲，长 10~20cm，直径 0.2~0.5cm；表面淡黄色或黄棕色，上部多有显著的横皱纹，下部较细，有纵皱纹及支根痕。质脆，易折断，断面略平坦，皮部黄白色或淡黄棕色，木部色较浅，呈点状环列。

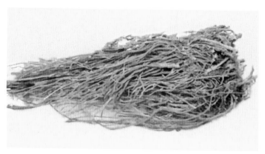

图 5-22　龙胆药材（坚龙胆）

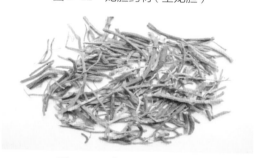

图 5-23　龙胆饮片（龙胆）

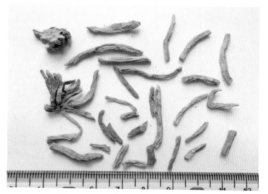

图 5-24　龙胆饮片（坚龙胆）

气微，味甚苦。

坚龙胆：根茎极短，有残茎数条，着生根条多数，根细长纺锤形。外表浅棕色至暗棕色，几无横环纹，中央有1个点状的淡黄色木部。味甚苦。

按照陶弘景、李时珍等古代医家的临床用药经验：本品见新不用陈，因为新品临床疗效优于陈品，如果选用道地药材则疗效更佳。龙胆药材主产于黑龙江、吉林、辽宁、内蒙古等地，其中以东北三省为道地产区；坚龙胆以云南为道地产区。

【伪品及混淆品】

1. 兔儿伞　为菊科植物兔儿伞 *Syneilesis aconitifolia*（Bunge）Maxim. 干燥根及根茎。根茎呈圆柱形。表面棕褐色，上端具残留的茎基，下端有多数细根，呈马尾状。根表面灰黄色或土褐色，密被茸毛，断面黄白色，中央有棕色小油点。气特异，味辛，入口不苦或微苦。

2. 鬼臼　为小檗科植物桃儿七 *Sinopodophyllium emodii*（Wall.）Ying. 的干燥根及根茎。根茎呈不规则的块状，粗壮，上端可见凹陷的茎痕。根簇生于根茎下面，呈细圆柱形。表面灰褐色，平坦或微显纵皱纹，但无横纹。质硬而脆，易折断。

3. 高原唐松草　为毛茛科植物高原唐松草 *Thalictrum cultratum* Wall. 的干燥根茎及根。根茎由数个结节合生或连生，每个结节上面具稍凹陷的茎基，长 2~6cm，直径 1~1.5cm。根茎下面着生许多细根，长 5~15cm，直径 1~2mm。表面灰褐色，木栓层和皮部有时脱落，脱落处呈棕褐色，皮部脱落处则露出黄色木心。质脆，易折断。气微，味苦。

4. 毛大丁草　为菊科植物毛大丁草 *Gerbera piloselloides* Cass. 的干燥根茎及根。根茎粗短，密被白色或淡棕色绵毛，下端丛生多数细长弯曲的根，长 2~8cm，直径 0.5~1.5mm，表面灰棕色，质脆，易断。

5. 山荷叶　为小檗科植物山荷叶 *Diphylleia sinensis* H.L.Li 的干燥根茎及根。根茎呈横长结节状，长 3~6cm，直径 5~8mm。表面灰褐色或棕褐色，下面着生许多棕红色细长弯曲的根，长 5~6cm，直径 1~2mm，扁缩，具纵皱纹。质硬而脆，易折断，断面平坦。气微，味苦。

6. 八角莲　为小檗科植物八角莲 *Dysosma versipellis*（Hance）M.Cheng ex Ying 的干燥根茎及根。根茎数个结节连生，长 5~15cm，直径 1~1.5cm，黑褐色或棕褐色，结节类圆形，每个结节的上面具凹陷的茎基痕，下方着生较稀疏扭曲的根，长 3~6cm，直径 1~2mm，色棕黄，有的皮部横向断离，露出淡黄白色木心。质硬而脆，易折断。气微，味苦。

龙眼肉

为无患子科植物龙眼 *Dimocarpus longan* Lour. 的假种皮。夏、秋二季采收成熟果实，干燥，除去壳、核，晒至干爽不黏。

【质量执行标准】《中华人民共和国药典》（2020年版一部）。

【药材性状】本品为纵向破裂的不规则薄片，或呈囊状，长约1.5cm，宽2~4cm，厚约0.1cm。棕黄色至棕褐色，半透明。外表面皱缩不平，内表面光亮而有细纵皱纹。薄片者质柔润，囊状者质稍硬。气微

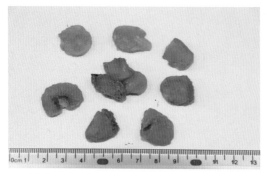

图 5-25 龙眼肉

香，味甜。（见图 5-25）

【饮片性状】同药材。

【杨按】龙眼肉以金黄色的生晒品新货为佳。龙眼肉的新货呈黄色或黄棕色，陈旧品则显棕褐色，果肉厚，半透明状，外表面皱缩不平，内表面油润光亮，有细纵皱纹。味香甜。用手捻之微有黏性，但不黏手，不染色。

龙眼肉为贵细药材，近年来我们发现过两种伪劣品，分别为荔枝肉和一种掺入了红糖的龙眼肉。荔枝肉的体形比龙眼肉大，呈浅黄色，无光亮油润感，在黏结的团块中常可发现荔枝皮的碎片。有的商品是在正品龙眼肉中掺入一部分荔枝肉，有的则用红糖炒制，将荔枝肉染成棕黑色。掺入了大量红糖的增重龙眼肉色泽晦暗，没有了油润光泽，手抓之有稀糊感，黏手而染色。

按照陶弘景、李时珍等古代医家的临床用药经验：本品见新不用陈，因为新品临床疗效优于陈品，如果选用道地药材则疗效更佳。龙眼肉主产于西南至东南部，以福建、广东为道地产区。

【伪品及混淆品】

1. 荔枝肉　为无患子科植物荔枝 *Litchi chinensis* Sonn. 的假种皮，略似龙眼肉而稍大，长 20~25mm，宽 25~50mm，厚约 1.5mm。棕褐至黑褐色，不透明，一面皱缩不平；另一面较光亮，纵皱纹较宽。柔润感差又干硬。气微香，味甜微酸。

2. 增重龙眼肉　用高浓度的红糖水浸泡龙眼肉后晒干而成，形状、大小类似龙眼肉，呈黄色至棕褐色，外感类似蜜饯，肉厚，常数片黏结在一起，大小不一。仔细掰开后会发现包裹有糖质，口尝糖味重，气微香，黏手，易吸潮；其分量较重，水浸液为黄棕色，有沉淀，味甜。

龙骨

为古代哺乳动物如三趾马、犀类、鹿类、牛类、象类等的骨骼化石或象类门齿的化石。前者习称"土龙骨"，后者习称"五花龙骨"。

【质量执行标准】甘肃省中药材标准（2020 年版）

【药材性状】

五花龙骨　为不规则块状。表面淡灰白色或淡黄棕色。质硬，较酥脆，易成片状脱落。横断面有指纹，吸湿性强，以舌舔之，可附于舌上。无臭，无味。（见图 5-26）

土龙骨　其形状不规则，大小不一。表粉白色或浅棕色。质硬，断面有许多蜂窝状小孔。吸湿性强。无臭，味淡。火试：火烧时受热部分颜色稍有变化，不冒烟，无气味。

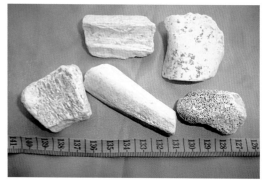

图 5-26 龙骨药材

【饮片性状】

龙骨　本品呈不规则的碎块状，表面白色、灰白色。多平滑。有的具有纹理与裂隙或棕色条纹和斑点。质硬，断面不平坦，关节处有多数蜂窝状小孔。吸湿性强，无臭、无味。五花龙骨表面黄白色或浅棕色，平滑，断面白色质硬较酥脆，易成片状剥落。（见图 5-27）

煅龙骨　本品为不规则的碎块或粉末状，煅后颜色变暗，呈灰白色或灰褐色、质轻，酥脆易碎，表面显粉性，吸舌力强。无臭，无味。（见图 5-28）

【杨按】五花龙骨以质硬、分层，有大理石样花纹，吸湿性强者为佳。土龙骨以质硬、色白、吸湿性强者为佳。中医习惯认为五花龙骨质优于土龙骨。

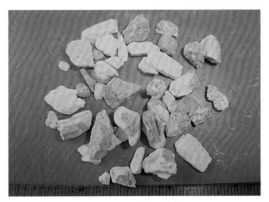

图 5-27　龙骨饮片

龙骨是中医最常用的一味药，其质量标准收载于全国各省、市的地方药材标准中，例如《甘肃省中药材标准·2020年版》《北京市中药材标准·1998年版》《上海市中药材标准·1994年版》等均收载了龙骨。龙骨药材商品分为五花龙骨（别名：青龙骨）与龙骨（别名：白龙骨，土龙骨）两种，其中五花龙骨的货源极其稀少，当前药材市场上流通的主流商品为"土龙骨"，业界简称其为"龙骨"。

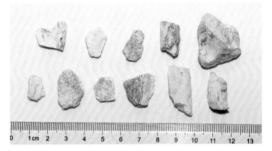

图 5-28　煅龙骨饮片

近年来，由于龙骨的货源紧缺，价格暴涨，龙骨药材及其饮片的造假、掺假现象日趋严重，老药工快速识别龙骨真假的经验，也受到中药检验工作者的重视。我们在检验龙骨之前，心中须先明确龙骨的属性，龙骨不是"骨头"而是"石头"，它不是动物类药材而是矿产类药材，龙骨药材的来源为古代哺乳动物如象类、犀牛类、三趾马等大型动物骨骼形成的化石，它与矿石具有共性，因此鉴别时千万不能按识别骨头的常识来检验龙骨。中国古人发现龙骨这个东西有很好的药用价值，但用药处方时又不能没有其药名，为其起个药名在当时是很困难的事情，因为它像骨又非骨，似石又非石，古人搞不明白它的来源与成因，于是就采用以虚拟物来指代的方法为这个东西命个药名叫"龙骨"。龙是个神话动物，谁也没见过真身；以"龙骨"为其药名就是告诉其人们：龙骨这种东西可不是世间一般动物的骨头。龙骨又称白龙骨（《别录》），呈骨骼状或不规则块状。表面白色、灰白色或黄白色至淡棕色，多较平滑，有的具纵纹裂隙或具棕色条纹与斑点。质硬，砸碎后，断面不平坦，色白或黄白，有的中空。关节处膨大，断面有蜂窝状小孔。吸湿力强。无臭，无味。以质硬、色白、吸湿力强者为佳。正品龙骨砸开看其关节断面，断面的小孔里常有红土等填充物，但也有人把伪品龙骨放进泥浆内使其黏附红土，但其黏附物多在表层，应注意鉴别。有些不法商贩把各种动物的骨骼放在石灰水中煮沸 1~2h，或用 3% 的漂白粉溶液浸泡 1~3d（据说还有用烧碱、草酸、硫酸、硝酸、王浆等化工品来处理的），除去残筋、腐肉等有机成分后使骨头变得粉白、酥脆，然后冒充土龙骨在市场上销售。我们鉴别龙骨真伪的经验如下：

①眼看：一看其大小，正品龙骨药材商品都是大型骨头的化石，一般直径都会大于 1cm，如发现有细小的骨头，就说明是掺假品；二看"龙骨斑"，正品龙骨表面可见到棕色条纹和黑色的花斑；三看其新鲜的断面（正品龙骨的断面可见填充了泥土的蜂窝状小孔及骨髓腔，这是龙骨在矿化过程中由地下水长期反复浸渍后留下的痕迹。如果将龙骨的新鲜断面置于太阳光下来观察，可见有闪闪发光的小亮星，这是地下水反复浸渍后所留下的矿物盐结晶。）

②手感：用手捏之，正品龙骨坚硬如石，很难折断；若酥脆易碎很可能就是伪品。用手掂量其轻重（质地、比重），正品的感觉是质地沉重如矿石，若有体轻、松泡的感觉即为伪品。

③鼻闻：正品龙骨微有泥土气，不腥不臭。

④舌舔：用舌舔之，正品龙骨的吸湿性很强，能黏舌，不黏舌者可能是伪品；但要注意，"吸舌"感并不具备鉴别其真伪的唯一性，人造的假龙骨也能吸舌。

注：龙骨能吸舌是其内部毛细管所产生的虹吸效应，而经过煅烧的动物骨头内部也有毛细管，所以也可以吸舌；未煅烧透的动物骨头由于其毛细管被有机质堵塞，所以不吸舌。

⑤水试：龙骨入水即沉者为正品，浮于水面者即是伪品。

⑥火试：正品龙骨经高温煅烧后会变色，出现砖红色、蓝色等其他颜色，火烧时不产生明显气味。伪品龙骨用火烧时冒烟并有焦臭气，火烧后变黑或者仍然保持其白色不变化。

龙骨药材主产于甘肃、河南、河北、山西等地。

【伪品及混淆品】

1. 动物骨头　本品为经过煅烧过的动物骨头，是当前最常见的龙骨伪品，多掺杂在龙骨正品中。本品大小不一，表面惨白色或类白色，无龙骨斑。大者多为骨松质部分，小者骨松质骨密质部分均有。有些质地酥脆，易捻碎；有的表面附着颗粒状物；有些呈分层状或呈分层状剥落；有些表面具不规则龟裂纹；有些表面具琉璃样物或局部点状变色；有些部分呈灰色或黑色。有的为大拇指指甲大小的牙齿，外表面多开裂。火烧不变色，不冒烟，无气味。有吸舌性。

2. 煅烧的动物骨头与泥土混合做旧　本品为用经过煅烧后的动物骨头与泥土混合做旧而成。其形态、质地与烧骨头类似，但表面附着泥土，因为做旧后更像龙骨，所以价格也比烧骨头贵很多。

3. 未烧透的骨头　本品为未完全煅烧透的动物骨头。特点是表面无龙骨斑，质较油润，具有败油气，不吸舌；因为含有机质，所以火烧会变黑、冒烟，并有焦臭气。

4. 石灰水煮过的骨头　本品为通过石灰水等强碱溶液腐蚀猪骨、羊骨、牛骨等制作而成，其形态、质地类似龙骨，可通过酚酞试剂遇碱液变色的特性将伪品龙骨投入酚酞试剂中鉴别。

北豆根

为防己科植物蝙蝠葛 *Menispermum dauricum* DC. 的干燥根茎。春、秋二季采挖，除去须根和泥沙，干燥。

【质量执行标准】《中华人民共和国药典》（2020 年版一部）。

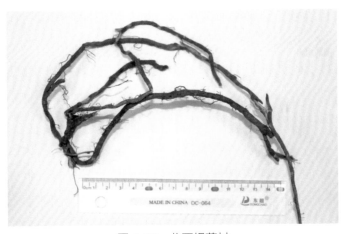

图 5-29　北豆根药材

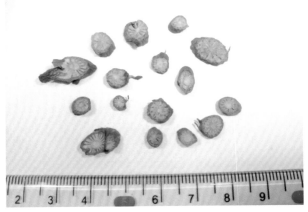

图 5-30　北豆根饮片

【药材性状】本品呈细长圆柱形，弯曲，有分枝，长可达 50cm，直径 0.3~0.8cm。表面黄棕色至暗棕色，多有弯曲的细根，并可见突起的根痕和纵皱纹，外皮易剥落。质韧，不易折断，断面不整齐，纤维细，木部淡黄色，呈放射状排列，中心有髓。气微，味苦。（见图 5-29）

【饮片性状】本品为不规则的圆形厚片。表面淡黄色至棕褐色，木部淡黄色，呈放射状排列，纤维性，中心有髓，白色。气微，味苦。（见图 5-30）

【杨按】北豆根药材以身干、条粗壮而长、外皮黄棕色、断面浅黄色者为佳。北豆根饮片以片形整齐、片面黄褐色、中心有白色髓、苦味明显者为佳。

按照陶弘景、李时珍等古代医家的临床用药经验：本品见新不用陈，因为新品临床疗效优于陈品，如果选用道地药材则疗效更佳。北豆根的主产区为东北、华北、西北的陕西、甘肃等地。

【伪品及混淆品】

木蓝属植物的根　为豆科植物华东木蓝 Indigofera fortunei Craib、多花木蓝 I.amblyantha Craib、陕甘木蓝 I.potaninii Craib 的干燥根。呈不规则团块状，圆柱形，常有分枝，略弯曲。长 30~40cm，直径 0.2~1.5cm。表面灰黄或灰褐色，有时栓皮呈鳞片状剥落，有纵皱纹及横长皮孔。质硬，难折断，断面黄白色，味苦。

北沙参

为伞形科植物珊瑚菜 Glehnialittoralis Fr. Schmidt ex Miq. 的干燥根。夏、秋二季采挖。除去须根，洗净，稍晾干，置沸水中烫后，除去外皮、干燥；或洗净直接干燥。

【质量执行标准】《中华人民共和国药典》（2020 年版一部）。

【药材性状】呈细长圆柱形，偶有分枝，长 15~45cm，直径 0.4~1.2cm。表面淡黄白色，略粗糙，偶有残存外皮，不去外皮的表面黄棕色。全体有细纵皱纹和纵沟，并有棕黄色点状细根痕；顶端常留有黄棕色根茎残基；上端稍细，中部略粗，下部渐细。质脆，易折断，断面皮部浅黄白色，木部黄色。气特异，味微甘。以身干、条细长、质紧、色白味甘者为佳。（见图 5-31）

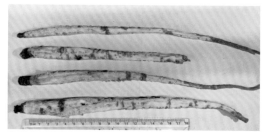

图 5-31 北沙参药材

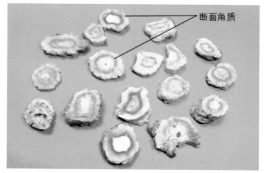

断面角质

图 5-32 北沙参饮片

【饮片性状】呈圆柱形的短段，其余特征同药材。（见图5-32）

【杨按】北沙参药材以粗细均匀、长短一致、去净栓皮、色黄白者为佳。

北沙参的饮片为短段，北沙参的鉴别要点为：

①北沙参的外表粗糙不光滑，有许多凸起物，这是横向的皮孔及细根痕，偶见顶端有较细的棕色根茎残留物。北沙参质地坚硬而表面又呈黄白色，老药工将这一特征习称"象牙白"。

②北沙参横切面木部较大，多占直径一半以上，木部之外有一圈较宽的深色环，感觉就像是油浸过的样子，这是北沙参一大特点，这与桔梗的"金井玉栏"有明显不同。桔梗的断面木部为黄色，而皮部为白色，木部与皮部之间的形成层为一圈淡棕色的环；而北沙参皮部与木部的颜色较接近，均为黄色。

③北沙参口尝味微甜。

按照陶弘景、李时珍等古代医家的临床用药经验：本品见新不用陈，因为新品临床疗效优于陈品，如果选用道地药材则疗效更佳。北沙参药材在山东、河北、辽宁等地均有生产，其中以山东莱阳为道地产区。

【经验鉴别术语释义】象牙白：指北沙参商品瓷实质重，断面细腻。外表皮部组织紧密而呈淡黄白色，故老药工习称其为"象牙白"。

【伪品及混淆品】

1. 桔梗　为桔梗科植物桔梗 *Platycodon grandiflorum*（Jacq.）A.DC. 的干燥根。

桔梗切成的厚片有点像北沙参饮片，在装药斗时易于和北沙参饮片相混淆，但桔梗味苦，而北沙参味甜，用口一尝便可以清楚地将二者区分开来。

2. 石沙参　为桔梗科植物石沙参 *Adenophora palyantha* Nak. 的根。根常因加工而呈扭曲状，多单一，根头部有盘节状的节痕。外表土黄色或淡黄色，具纵皱及须根痕。质脆，断面粗糙，类白色或黄色。

3. 迷果芹　为伞形科植物迷果芹 *Sphallerocarpus gracilis*（Bess.）K.Pol. 的根。根呈长圆柱形，微弯曲，少分支，长 10~25cm，直径 0.5~1.5cm。外皮土黄色或淡棕褐色。根头部略收缩，顶端具紫棕色鳞片状残叶基，向下具密环纹，没有"狮子盘头"样的芦，全体有纵皱纹或抽沟，外皮可见横向的线状皮孔，有的排成四行。质润，皮肉结实，易折断，断面白色，中间有较细的黄色圆心，宽厚的白色皮部与细小的黄色木部之间有油润的黄棕色环。气微，嚼之味甜而辛、微带胡萝卜气味。

4. 田葛缕　为伞形科植物田葛缕子 *Carum buriaticum* Turez. 的根。又叫野胡萝卜、狗缨子。根呈圆柱形，略弯曲，长 10~30cm，直径 0.2~1.5cm。根头部具凹陷的茎基痕，外表粗糙，有纵皱或沟纹，质坚硬，易折断，断面粗糙，皮层呈土黄色，木质部呈鲜明的白黄色。气弱，味微甘而略苦。分布于东北、华北及西北地区。

5. 硬阿魏　为伞形科植物硬阿魏 *Ferula bungeana* Kitag. 的干燥根。经加工后的根呈长条形，长20~26cm，直径 3.5~7cm。外表呈白色或肉白色，质地坚硬，折断面平坦，无香气，味淡。

仙茅

为石蒜科植物仙茅 *Curculigo orchioides* Gaertn. 的干燥根茎。秋、冬二季采挖，除去根头和须根，洗净，干燥。

【质量执行标准】《中华人民共和国药典》（2020 年版一部）。

【药材性状】本品呈圆柱形，略弯曲，长 3~10cm，直径 0.4~1.2cm。表面棕色至褐色，粗糙，有细孔状的须根痕和横皱纹。质硬而脆，易折断，断面不平坦，灰白色至棕褐色，近中心处色较深。气微香，味微苦、辛。（见图 5-33）

【饮片性状】

仙茅　本品呈类圆形或不规则形的厚片或段，外表皮棕色至褐色，粗糙，有的可见纵横皱纹和细孔状的须根痕。切面灰白色至棕褐色，有多数棕色小点，中间有深色环纹。气微香，味微苦、辛。（见图 5-34）

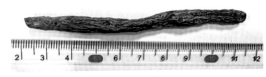

图 5-33　仙茅药材

酒仙茅　本品形如仙茅片或段，色泽加深，微有酒气。

【杨按】仙茅药材以条粗、质坚、外表黑褐色者为佳。

我们经验鉴别仙茅时主要是看其鉴别特征和口尝其味道。仙茅的鉴别特征主要有三点：一是仙茅的表皮可见"砂眼"，二是仙茅的根茎上常附有"软小辫"，三是仙茅的横断面上有多数筋脉点组成的断断续续的白色圆环。口尝仙茅时味微苦、辛。

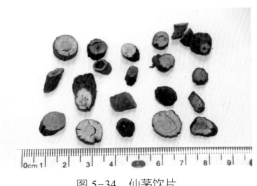

图 5-34　仙茅饮片

按照陶弘景、李时珍等古代医家的临床用药经验：本品见新不用陈，因为新品临床疗效优于陈品，如果选用道地药材则疗效更佳。仙茅药材主产于江苏、浙江、江西等地。

【经验鉴别术语释义】

砂眼：指根类药材表面有沙粒大小的小凹孔，为须根脱落所形成的孔穴。如银柴胡、仙茅。

筋脉点：指药材横切面上棕色或灰白色点状的维管束（主要是散在外韧维管束或周木维管束，多见于单子叶植物的根茎），如射干、石菖蒲、仙茅等。

软小辫：仙茅药材上常附有两端细、中间粗、质地柔软而略扁的须根，其形状好像微缩版的女孩子发辫，该须根的形状十分特殊，与其他植物的须根有明显的不同，故老药工形象地将其称为"软小辫"。

【伪品及混淆品】

铁棒锤 为毛茛科植物铁棒锤 *Aconitum pendulum* Busch 的干燥块根，亦称雪上一枝蒿，外观呈纺锤形，长 3~6cm，比正品短，直径 0.5~1cm，比正品粗。表面灰棕色，稍粗糙，有纵皱或细密纹理，先端有芽痕或茎基残痕，基部略尖，通体有粗细不等的似"钉角"的支根；质地坚硬，不易折断，断面灰白色；闻之气微，无辛香气味，口尝味涩略苦，且有持久的麻舌感。本品切片的形状和颜色与仙茅饮片较像，但味道明显不同，本品有大毒，应严格区别，切不可混淆。

仙鹤草

为蔷薇科植物龙芽草 *Agrimonia pilosa* Ledeb. 的干燥地上部分。夏、秋二季茎叶茂盛时采割，除去杂质，干燥。

【质量执行标准】《中华人民共和国药典》（2020 年版一部）。

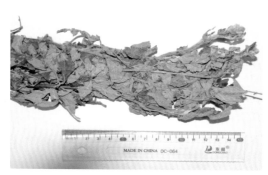

图 5-35　仙鹤草药材

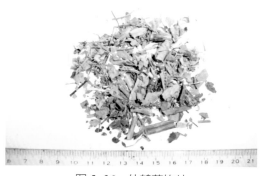

图 5-36　仙鹤草饮片

【药材性状】本品长 50~100cm，全体被白色柔毛。茎下部圆柱形，直径 4~6mm，红棕色，上部方柱形，四面略凹陷，绿褐色，有纵沟和棱线，有节；体轻，质硬，易折断，断面中空。单数羽状复叶互生，暗绿色，皱缩卷曲；质脆，易碎；叶片有大小 2 种，相间生于叶轴上，顶端小叶较大，完整小叶片展平后呈卵形或长椭圆形，先端尖，基部楔形，边缘有锯齿；托叶 2，抱茎，斜卵形。总状花序细长，花萼下部呈筒状，萼筒上部有钩刺，先端 5 裂，花瓣黄色。气微，味微苦。

（见图 5-35）

【饮片性状】本品为不规则的段，茎多数方柱形，有纵沟和棱线，有节。切面中空。叶多破碎，暗绿色，边缘有锯齿；托叶抱茎。有时可见黄色花或带钩刺的果实。气微，味微苦。

（见图 5-36）

【杨按】仙鹤草药材以身干、茎红棕色、质嫩、叶多者为佳。仙鹤草饮片以段均匀、质嫩、菱形果实多者为佳。

我们经验鉴别仙鹤草饮片主要看以下三个特征：①叶和茎上都密布着白毛；②叶片边缘有三角形的锯齿；③在饮片中可以找到椭圆形带钩刺的小果实。

仙鹤草是中医传统使用的一味止血药，用于治疗各种出血症有良好疗效。在民间，仙鹤草还有个别名叫脱力劳伤草，民间医生用单味脱力劳伤草煎汤内服可治疗虚人软弱无力。仙鹤草的嫩芽药名鹤草芽，磨成细粉后成人口服 30~50g，用于驱除绦虫效果良好。

按照陶弘景、李时珍等古代医家的临床用药经验：本品见新不用陈，因为新品临床疗效优于陈品，如果选用道地药材则疗效更佳。仙鹤草药材主产于江苏、浙江、湖北。

【伪品及混淆品】

1. 黄龙尾　为蔷薇科植物黄龙尾 *Agrimonia pilosa Ledeb. var. nepalensis*（D. Don）Nakai 的全草。主产于河北、山西、陕西、甘肃等地。本品与龙芽草的区别是：其小叶片下面脉上被长硬毛或微硬毛，脉间密被柔毛或茸毛状柔毛。而龙芽草仅脉上伏生疏柔毛。

2. 小花龙芽草　为蔷薇科植物小花龙芽草 *Agrimonia nipponica Koidz var. occidentalis* Skalicky 的全草。主产于安徽、浙江、广东、广西、贵州。本品小叶片菱状椭圆形或椭圆形，通常中部最宽，下面脉上疏被横展的长硬毛。叶肉含草酸钙方晶。

3. 托叶龙芽草　为蔷薇科植物托叶龙芽草 *Agrimonia coreana* Nakai 的全草。主产于吉林、辽宁、山东、浙江等地。本品托叶呈扇形或宽卵圆形，边缘有圆钝锯齿；而龙芽草的托叶呈镰形或半圆形，边缘锯齿急尖。

4. 大花龙芽草　为蔷薇科植物大花龙芽草 *Agrimonia eupatoria* L. subsp. *asiatica*（Juz.）Skalicky 的全草。主产于新疆。其花较大，直径 12~13mm。叶肉含草酸钙方晶。

白及

为兰科植物白及 *Bletilla striata*（Thunb.）Reichb.f. 的干燥块茎。夏、秋二季采挖，除去须根，洗净，置沸水中煮或蒸至无白心，晒至半干，除去外皮，晒干。

【质量执行标准】《中华人民共和国药典》（2020 年版一部）。

【药材性状】本品呈不规则扁圆形，多有 2~3 个爪状分枝，少数具 4~5 个爪状分枝，长 1.5~6cm，厚 0.5~3cm。表面灰白色至灰棕色，或黄白色，有数圈同心环节和棕色点状须根痕，上面有突起的茎痕，下面有连接另一块茎的痕迹。质坚硬，不易折断，断面类白色，角质样。气微，味苦，嚼之有黏性。（见图 5-37）

【饮片性状】本品呈不规则的薄片。外表皮灰白色至灰棕色，或黄白色。切面类白色至黄白色，角质样，半透明，维管束小点状，散生。质脆。气微，味苦，嚼之有黏性。（见图 5-38）

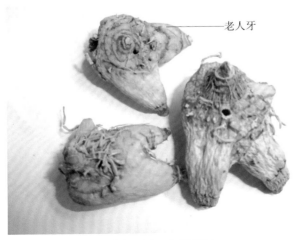

图 5-37　白及药材

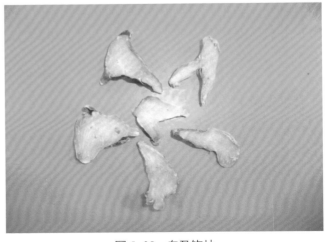

图 5-38　白及饮片

【杨按】白及药材以个大坚实、色白明亮、光洁者为佳。干枯、发黑者品质较差，属于劣品不宜入药。

白及药材呈不规则扁圆形，多有2~3个爪状分枝，形似老年人牙龈萎缩后露出了牙根，故老药工将此特征称其为"老人牙"；表面灰白色或黄白色，有数圈同心环节和棕色点状须根痕，上面有凸起的茎痕，远看就像鸡的眼睛，所以在古代又有"白鸡娃"和"白鸡儿"之别称。

白及饮片呈不规则的薄片，角质样，表面可见许多"筋脉点"；嚼之有黏性，味苦。

按照陶弘景、李时珍等古代医家的临床用药经验：本品见新不用陈，因为新品临床疗效优于陈品，如果选用道地药材则疗效更佳。白及药材主产于贵州、四川、云南、湖北等地。

【经验鉴别术语释义】筋脉点：指药材横切面上棕色或灰白色点状的维管束（主要是散在外韧维管束或周木维管束，多见于单子叶植物的根茎），如姜、射干、石菖蒲等。

【伪品及混淆品】

黄花白及　为同属植物黄花白及 *Bletilla ochracea* Schltr. 的块茎。在四川、甘肃等地作白及使用，《甘肃省中药材标准》以小白及为药名收载，其性状与正品相似，唯形较瘦小，长不过3.5cm，外皮有纵皱，棕黄色或黄色，与药典品白及不能混为一谈。

白术

为菊科植物白术 *Atractylodes macrocephala* Koidz. 的干燥根茎。冬季下部叶枯黄、上部叶变脆时采挖，除去泥沙，烘干或晒干，再除去须根。

【质量执行标准】《中华人民共和国药典》（2020年版一部）。

【药材性状】本品为不规则的肥厚团块，长3~13cm，直径1.5~7cm。表面灰黄色或灰棕色，有瘤状突起及断续的纵皱和沟纹，并有须根痕，顶端有残留茎基和芽痕。质坚硬不易折断，断面不平坦，黄白色至淡棕色，有棕黄色的点状油室散在；烘干者断面角质样，色较深或有裂隙。气清香，味甘、微辛，嚼之略带黏性。（见图5-39）

【饮片性状】

白术　本品呈不规则的厚片。外表皮灰黄色或灰棕色。切面黄白色至淡棕色，散生棕黄色的点状油室，木部具放射状纹理；烘干者切面角质样，色较深或有裂隙。气清香，味甘、微辛，嚼之略带黏性。

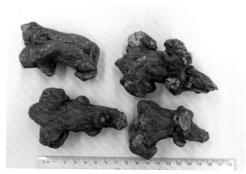

图5-39　白术药材

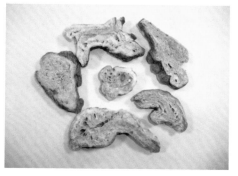

图5-40　白术饮片

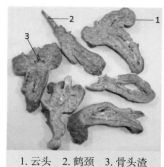

1. 云头　2. 鹤颈　3. 骨头渣

图5-41　麸炒白术饮片

（见图 5-40）

　　麸炒白术　本品形如白术片，表面黄棕色，偶见焦斑。略有焦香气。（见图 5-41）

　　土炒白术　本品形如白术片，表面杏黄土色，附有细土末。

　　焦白术　本品形如白术片，表面焦褐色，内磋深黄色，体松脆，微有焦香气，味微苦。

【杨按】白术药材以个大、有"云头鹤颈"特征，质坚实、断面黄白色、香气浓者为佳。

　　白术之药名是从古代传下来的，"术（zhú）"与"珠"字因其同音而相互通假。"珠"字的本义指珍珠，亦用来泛指球形的物体。白术药材的颜色灰白，其药材由根茎及多数球形或半球形的瘤状突起共同组成为不规则的肥厚团块形。地道药材——浙白术的顺切片形状就像玉如意，所以过去老中医的处方上经常出现"如意白术"的药名。理解了药名的含义，也就基本掌握了白术药材的鉴别特征。

　　按照陶弘景、李时珍等古代医家的临床用药经验：本品见新不用陈，因为新品临床疗效优于陈品，如果选用道地药材则疗效更佳。白术药材主产于浙江、安徽、湖北、湖南等省，其中以浙江的磐安、东阳、新昌等地为道地产区，统称"浙白术"，是闻名全国的"浙八味"之一。

【经验鉴别术语释义】云头鹤颈：浙白术根下部两侧膨大像玉如意或云朵，故称"云头"；向上渐细并逐渐木质化，形如仙鹤的脖颈，故称为"鹤颈"。

【伪品及混淆品】

　　1. 菊三七　为菊科植物菊三七 *Gynura segetum*（Lour.）Merr. 的根茎。呈拳形肥厚团块，长 3~7cm，直径 2~5cm。表面灰棕色或棕黄色，有瘤状突起及断续的弧状沟纹，突起物顶端常有茎基和芽痕，下部有细根痕。质坚，不易折断，断面淡黄色。纵切面有灰黄色筋脉，横切面显菊花心状。味淡而后微苦。

　　2. 芍药根头　为毛茛科植物芍药 *Paeonia lactiflora* Pall. 的根茎切片。药材多为不规则纵切片。表面灰棕色或棕褐色。断面不平坦，类白色或浅棕色，具放射状纹理。味微苦、略酸。

　　3. 朝鲜土白术　为同属植物关苍术 *Atractulodes japonica* Koidz et Kitam. 的根茎。

　　4. 土木香　为菊科植物土木香 *Inula helenium* L. 的干燥根。

白头翁

　　为毛茛科植物白头翁 *Pulsatilla chinensis*（Bge.）Regel 的干燥根。春、秋二季采挖，除去泥沙，干燥。

【质量执行标准】《中华人民共和国药典》（2020 年版一部）。

【药材性状】本品呈类圆柱形或圆锥形，稍扭曲，长 6~20cm，直径 0.5~2cm。表面黄棕色或棕褐色，具不规则纵皱纹或纵沟，皮部易脱落，露出黄色的木部，有的有网状裂纹或裂隙，近根头处常有朽状凹洞。根头部稍膨大，有白色茸毛，有的可见鞘状叶柄残基。质硬而脆，断面皮部黄白色或淡黄棕色，木部淡黄色。气微，味微苦涩。（见图 5-42）

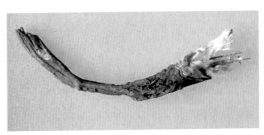

图 5-42　白头翁药材

【饮片性状】本品呈类圆形的片。外表皮黄棕色或棕褐色，

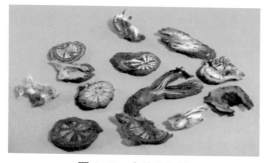

图 5-43　白头翁饮片

具不规则纵皱纹或纵沟，近根头部有白色茸毛。切面皮部黄白色或淡黄棕色，木部淡黄色。气微，味微苦涩。（见图 5-43）

【杨按】白头翁药材以根条整齐、坚实、均匀、表面棕褐色，根头部具灰白茸毛者为佳。

白头翁的药材商品比较混乱，据《中药志》第一册记载，按编书当时的文献资料和所收集到的样品，各地所用白头翁的原植物达 20 多种。据笔者调查，目前甘肃所用白头翁除正品外，尚有同科植物大火草或野棉花的根，应注意鉴别其真伪。老药工对正品白头翁有形象生动的表述："白头翁白头翁，白头黄面扭曲身；老根朽成黑窟窿。"白头翁药材根头顶端丛生白色茸毛及茎痕，状如白头老翁。折断面较平坦，皮部黄白色，木心淡黄色，所以称之为"黄面"。药材呈类圆柱形，稍扭曲，称为"扭曲身"。表皮黄棕色或黄褐色，粗糙，形如枯朽之木柴，表皮脱落处显网状花纹和裂隙。生长年久者，中心朽成洁白。曲或断，有空洞，空洞四周腐朽组织墨黑色，故称之为"黑窟窿"。

按照陶弘景、李时珍等古代医家的临床用药经验：本品见新不用陈，因为新品临床疗效优于陈品，如果选用道地药材则疗效更佳。白头翁药材全国大部分地区有出产，传统的地道产区为华北和东北地区。

【经验鉴别术语释义】

扭曲身：白头翁药材呈类圆柱形，稍扭曲，老药工习称为"扭曲身"。

黑窟窿：白头翁生长年久者，中心朽成空洞状，空洞四周腐朽组织墨黑色，故老药工称之为"黑窟窿"。

【伪品及混淆品】

1. 甘肃白头翁　为毛茛科植物大火草 *Anemome tomentosa*（Maxim.）Pei 的干燥根。春秋两季采挖，除去茎叶、泥沙，晒干。本品为《甘肃省中药材标准》2020 年版所载品种。药材呈圆柱状，下渐细而弯曲，长 8~10cm，直径 0.5~1.2cm。表面灰棕色至红棕色，具纵向或扭曲的沟纹，外皮呈剥落状。根头部稍粗大，附有棕色膜质鳞叶和残存叶柄，根头及叶柄密生白色绵毛。质略韧，折断面裂片状，皮部灰褐色，木质部淡黄色，呈放射状纹理。气特异，味涩而苦。呈圆柱形，下渐细而弯曲。表面灰棕色至红棕色，具纵向扭曲的沟纹，外皮呈脱落状。根头部稍粗大，附有棕色膜质鳞叶和残存叶柄，根头及叶柄密生白色绒毛。质略韧，折断面裂片状，皮部灰褐色，木质部淡黄色，呈放射状纹理。气特异，味涩而苦。

2. 兰溪白头翁　为蔷薇科植物翻白草 *Potentilla discolor* Bge. 的根。在浙江、江苏、安徽等地曾混作白头翁使用。块根丛生，纺锤形或圆锥形，有的有分枝。表面暗棕色或黄棕色，有扭曲的纵槽纹或支根痕。质坚硬，折断面不平坦，黄白色，皮部易与木部分离。折断面有较显著的焦酸气，味微涩。

3. 黄州白头翁　为蔷薇科植物委陵菜 *Potentilla chinensis* Ser. 的根。在湖北、湖南、江西、浙江、河南、广东、四川等地作白头翁入药，称为"广白头翁"。根呈圆柱形，粗直而长，偶有弯曲及分枝。表面红棕色或暗棕色，栓皮易成片状剥离。根头部较粗，带有黄棕色干枯的叶柄残基，亦有白毛。质坚实，木质。折断面不平坦，带裂片状，具红棕色车轮状花纹。味微苦而涩。

4. 祁州漏芦　为菊科植物祁州漏芦 *Rhaponticum uniflorum*（L.）DC. 的根。由于其根头部有白色茸毛，尤其是切片常误作白头翁使用。呈圆锥形或破裂成片块状，多扭曲，长短不一，直径 1~2cm。表面灰褐色或暗棕色，粗糙，具纵沟及菱形的网状裂隙。外皮易剥落。根头部膨大，有残茎及鳞片状叶基，顶端有灰白色茸毛。体轻，质脆，易折断，断面不整齐，灰黄色，有裂隙，中心灰黑色或棕黑色。气特异，味微苦。

白芍

为毛茛科植物芍药 *Paeonia lactiflora* Pall. 的干燥根。夏、秋二季采挖，洗净，除去头尾和细根，置沸水中煮后除去外皮或去皮后再煮，晒干。

【质量执行标准】《中华人民共和国药典》（2020 年版一部）。

【药材性状】本品呈圆柱形，平直或稍弯曲，两端平截，长 5~18cm，直径 1~2.5cm。表面类白色或淡棕红色，光洁或有纵皱纹及细根痕，偶有残存的棕褐色外皮。质坚实，不易折断，断面较平坦，类白色或微带棕红色，形成层环明显，射线放射状。气微，味微苦、酸。（见图 5-44）

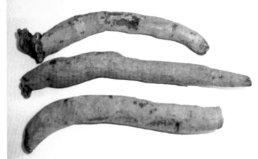

图 5-44　白芍药材

【饮片性状】

白芍　本品呈类圆形的薄片。表面淡棕红色或类白色，平滑。切面类白色或微带棕红色，形成层环明显，可见稍隆起的筋脉纹呈放射状排列。气微，味微苦、酸。（见图 5-45）

炒白芍　本品形如白芍片，表面微黄色或淡棕黄色，有的可见焦斑。气微香。

麸炒白芍　本品形如白芍片，表面黄色或棕黄色，偶见焦斑，具麦麸焦香气。（见图 5-46）

酒白芍　本品形如白芍片，微有酒气。

焦白芍　本品形如白芍片，表面焦黄色。气微香。

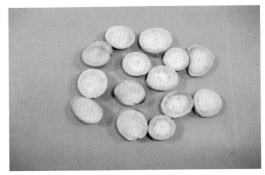

图 5-45　白芍饮片

【杨按】白芍药材以条粗长、质坚实、粉性足、无白心或裂隙者为佳。白芍饮片的鉴别特征是：质坚、体重、味酸、微苦，切面类白色，显"菊花纹"。

按照陶弘景、李时珍等古代医家的临床用药经验：本品见新不用陈，因为新品临床疗效优于陈品，如果选用道地药材则疗效更佳。白芍药材在浙江、安徽、四川、贵州、山东均有生产，其中以浙江东阳、临安、余姚等地（杭白芍），安徽亳县、涡阳（亳白芍），四川中江、渠县、垫江等地（川白芍）为道地产区。

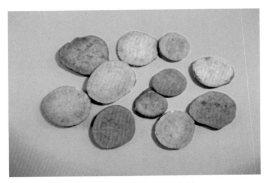

图 5-46　麸炒白芍饮片

【经验鉴别术语释义】菊花纹：指药材横切面中间细密的

放射状纹理与同心环状纹理相交，其形状犹如开放的菊花图案。菊花纹是木质部射线与韧皮部射线交错而成，并相接于形成层（环）。

【伪品及混淆品】

宝鸡白芍　为毛茛科植物毛叶草芍药 *Paeonia obovata* var. *willmottiae*（Stapf）Stern. 的干燥根。与白芍的主要区别：表面棕褐色，有纵沟纹及明显的根痕。断面皮部狭窄，质地较泡松，有裂隙。气微香，味微苦涩。

撞皮赤芍　为赤芍撞皮后的加工品。当白芍价格高于赤芍时，有不法商贩将赤芍饮片撞去皮冒充白芍来贩卖。

白芷

为伞形科植物白芷 *Angelica dahurica*（Fisch.ex Hoffm.）Benth.et Hook.f. 或杭白芷 *Angelica dahurica*（Fisch.ex Hoffm.）Benth.et Hook.f. var.*formosana*（Boiss.）Shan et Yuan 的干燥根。夏、秋间叶黄时采挖，除去须根和泥沙，晒干或低温干燥。

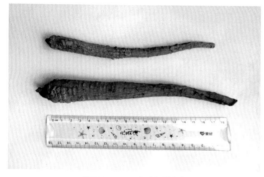

图 5-47　白芷药材

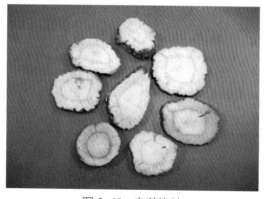

图 5-48　白芷饮片

【质量执行标准】《中华人民共和国药典》（2020 年版一部）。

【药材性状】本品呈长圆锥形，长 10~25cm，直径 1.5~2.5cm。表面灰棕色或黄棕色，根头部钝四棱形或近圆形，具纵皱纹、支根痕及皮孔样的横向突起，有的排列成四纵行。顶端有凹陷的茎痕。质坚实，断面白色或灰白色，粉性，形成层环棕色，近方形或近圆形，皮部散有多数棕色油点。气芳香，味辛，微苦。（见图 5-47）

【饮片性状】呈类圆形的厚片。外表皮灰棕色或黄棕色。切面白色或灰白色，具粉性，形成层环棕色，近方形或近圆形，皮部散有多数棕色油点。气芳香，味辛、微苦。（见图 5-48）

【杨按】白芷药材以条粗壮、皮细、体重、粉性足、香气浓郁者为佳。

白芷的药名亦有鉴别方面的意义。"白"言其色；"芷"言其功。芷，由"止"字加草头而成芷，是个形声字。字从"艹"，从"止"，"止"亦声。"止"意为"停步"。"艹"本指草本植物，这里指香草。"艹"与"止"联合起来表示"香味令人止步的草"。白芷药材的断面为白色，有止痛的功效，可治感冒头痛、眉棱骨痛及疮疡肿痛，故取名叫"白芷"。我们鉴别白芷的经验如下：

杭白芷：药材圆锥形有方棱，头大尾细，顶端方圆形，皮孔横长排列成四行，老药工习称为"疙瘩丁"或"癞蛤蟆皮";断面色白,粉性。皮层有棕黄色油点(分泌腔),形成层显棕色环,略呈方形,木质部约占断面的 1/2。气香。杭白芷以根粗,头部类方形,粉性足,香气浓者为质佳。

川白芷:药材圆锥形,头端略显方棱,体顺长略似胡萝卜,亦有多数横长皮孔,但较杭白芷少,凸起也较小。断面白色或微黄色,粉性。皮层有棕色油点。形成层显棕色环,呈不规则的圆方形,木质部约占断面的 1/3。香气较浓烈。川白芷以根条肥大均匀,坚硬,粉质足,香气浓郁者为质佳。

禹白芷与祁白芷:二者形态基本相同,药材为圆锥形,似胡萝卜,茎痕圆形略下凹,外皮土黄色。凸起的皮孔甚小,质略轻泡,断面白色,粉性。形成层显棕灰色环、呈圆形。气芳香。禹白芷与祁白芷以根条肥壮均匀,皮细,坚硬,光滑,粉质足,香气浓,外皮不抽皱者为质佳。

按照陶弘景、李时珍等古代医家的临床用药经验:本品见新不用陈,因为新品临床疗效优于陈品,如果选用道地药材则疗效更佳。杭白芷以浙江的杭州等地为道地产区;川白芷以四川的遂宁等地为道地产区;禹白芷以河南的禹县、安徽的亳州为道地产区;祁白芷以河北的安国等地为道地产区。

【经验鉴别术语释义】疙瘩丁:杭白芷药材皮孔横长排列成四行,使其药材呈现出圆锥形有方棱的特征,老药工习称其横长皮孔的排列形状为"疙瘩丁"。

【伪品及混淆品】

1. 滇白芷 为伞形科植物糙叶独活 *Heracleum scabridum* Franch. 的干燥根。呈长圆锥形或纺锤形,直径 0.2~1.5cm,分枝或不分枝,下部细;外表棕黄色,多深纵纹,时有支根痕及皮孔样的横向突起,上部有环纹;质硬脆,断面皮部类白色,散有棕色油点及裂隙,形成层不明显,木质部淡黄色,占全径 1/3;气芳香,味辣而苦。本品为《滇南本草》收载品种,主产四川、云南等地,是地方习用白芷品种。

2. 香白芷(又名白独活) 为伞形科植物白亮独活 *Heracleum candicans* Wall. ex DC. 的根。呈圆柱形或圆锥形,常单枝,少 2~4 分枝,长 7~25cm,直径 2~4cm;表面棕褐色或黑褐色,芦头周围有数层膜质叶鞘,呈紫红色,习称"红缨";近芦头一端外表有多数密集的环纹,皮孔明显,下部有不规则皱纹;断面黄白色,有棕色环及裂隙,显菊花纹理,具有多数油点,近芦头一端纵切面有横隔;体轻泡。香气浓烈,味苦,辛辣麻舌。本品产于四川、云南及西藏等地,云南昆明、曲靖等地将其根及根茎作白芷药用,可视为白芷地方品种。

3. 白云花根(又名滇独活、香白芷) 为伞形科牛尾独活属植物白云花 *Heracleum repula* Franch. 的根。本品完整者呈长圆柱形,多数已加工捶扁,不完整,有的有分枝,长短不一;根头部膨大,顶端有残留茎基及细环形的叶鞘残痕,表面淡棕黄色或棕褐色,有细纵纹、皮孔及须根痕质脆,易折断,断面皮部白色,有淡红色斑点,木部淡黄色;气香浓烈,味苦辣。本品产于云南等地,在云南大理一带作白芷药用,可视为白芷地方品种。

4. 走马芹(别名野白芷) 为伞形科植物下延叶古当归 *Archangelica decurrens* Ledeb. 的根。本品较(白芷)细瘦,圆锥形;外表棕褐色;上部多横皱纹,下部有纵纹,具侧根断后的疤痕;断面色黄,有类似芹菜的气味。本品产于内蒙古及新疆等地,应视为混用品,不能作白芷药用。

白附子

为天南星科植物独角莲 *Typhonium giganteum* Engl. 的干燥块茎。秋季采挖，除去须根和外皮，晒干。

【质量执行标准】《中华人民共和国药典》（2020 年版一部）。

【药材性状】本品呈椭圆形或卵圆形，长 2~5cm，直径 1~3cm。表面白色至黄白色，略粗糙，有环纹及须根痕，顶端有茎痕或芽痕。质坚硬，断面白色，粉性。气微，味淡、麻辣刺舌。（见图 5-49）

【饮片性状】

生白附子　同药材。（见图 5-50）

制白附子　本品为类圆形或椭圆形厚片，外表皮淡棕色，切面黄色，角质。味淡，微有麻舌感。（见图 5-51）

【杨按】白附子药材以身干、个大、肥壮饱满、色白、质坚、体重、粉性足者为佳。白附子的生品只供外用，外敷时有消肿、散结、止痛的功用。内服时需用制白附子，制白附子有化痰、散结的作用。

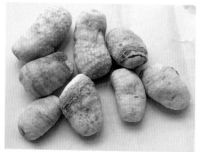

图 5-49　白附子药材

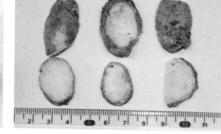

图 5-50　生白附子饮片

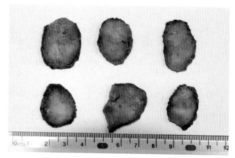

图 5-51　制白附子饮片

白附子又名禹白附，其药材主产于河南禹县、长葛，甘肃天水、武都，湖北等地，以河南禹州产者为道地药材。

【伪品及混淆品】

1. 关白附　为毛茛科植物黄花乌头 *Aconitum coreanum*（Levl.）Revl.Rapaice. 的干燥块根。母根略似草乌，呈倒长圆锥形，略弯曲。表面暗棕色，多突起的皱纹，顶端亦有如草乌母根之残基。体轻，质地疏松，断面有裂隙，粉性较小。子根呈卵形、椭圆形或长圆形。表面浅棕色或灰褐色，有皱纹和瘤状突起侧根痕。顶端无残基而有突起的芽，质坚硬难折断，断面较平坦。类白色，富粉性。气微弱，味辛辣而有麻舌感，有毒。

2. 木薯　为大戟科植物木薯 *Manihot esculenta* Crantz 的块根。将其切成圆形片，按照白附子的炮制方法加工而成。大小、色泽形似白附子，饮片多切成横切片以冒充白附子饮片在市场销售。其主要区别点为此饮片中心具细小木心。

白茅根

为禾本科植物白茅 *Imperata cylindrica* Beauv.var.major（Nees）C.E.Hubb. 的干燥根茎。春、秋二季采

挖，洗净，晒干，除去须根和膜质叶鞘，捆成小把。

【质量执行标准】《中华人民共和国药典》（2020 年版一部）。

【药材性状】本品呈长圆柱形，长 30~60cm，直径 0.2~0.4cm。表面黄白色或淡黄色，微有光泽，具纵皱纹，节明显，稍突起，节间长短不等，通常长 1.5~3cm。体轻，质略脆，断面皮部白色，多有裂隙，放射状排列，中柱淡黄色，易与皮部剥离。气微，味微甜。（见图 5-52）

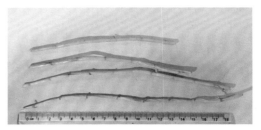

图 5-52　白茅根药材

【饮片性状】

白茅根　本品呈圆柱形的段。外表皮黄白色或淡黄色，微有光泽，具纵皱纹，有的可见稍隆起的节。切面皮部白色，多有裂隙，放射状排列，中柱淡黄色或中空，易与皮部剥离。气微，味微甜。（见图 5-53）

茅根炭　本品形如白茅根，表面黑褐色至黑色，具纵皱纹，有的可见淡棕色稍隆起的节。略具焦香气，味苦。

【杨按】白茅根药材呈圆柱形，有节，中空，表面黄白色，味甘者为佳。

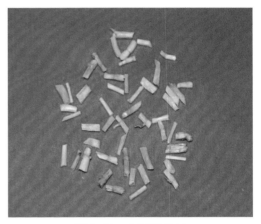

图 5-53　白茅根饮片

白茅根饮片为短段。鉴别白茅根时主要看其横断面，其断面的特征犹如芦根断面的微缩版，中央是一个较大的空洞，在近皮部的周围有一圈很小的孔洞，排列成一圈，口尝味甜。

按照陶弘景、李时珍等古代医家的临床用药经验：本品见新不用陈，因为新品临床疗效优于陈品，如果选用冬末或春初采挖的白茅根则疗效会更好。白茅根药材全国各地均产。

【伪品及混淆品】

1.白草　为禾本科植物白草 *Pennasetum flaccidum* Griseb. 的干燥根茎。为圆柱形或扁圆柱形，稍弯曲。外表为淡黄色、略有光泽，表面纵皱纹极不明显，外表比较光滑，节部稍膨大。质硬而脆，断面皮部无裂隙，多有白色髓心，很少有中空。气微、味淡。髓部空洞比较大。显微镜下无草酸钙晶体。荧光试验可见黄色，糖定性反应为绿色。

2.荻草　为禾本科植物荻草 *Miscanthus sacchari florus*（Maxim.）Bebtn. et Hook f. 的干燥根茎。为扁圆柱形，常弯曲。外表呈黄白色、略有光泽，表面略见纵纹，节部常有极短的茸毛，常有侧芽。质硬而脆，断面皮部裂隙极少，皮部紫红色，断面淡黄色，中心有一小孔，小孔周围粉红色。气微、味淡。髓部中空。显微镜下无草酸钙晶体。荧光试验可见黄绿色，糖定性反应为蓝色。

3.光孚茅香　为禾本科植物光孚茅香 *Hierochloe glabra* Trin 的干燥根茎。为扁圆柱形，外表为棕色或棕红色，无光泽，表面可见细纵纹，但不明显，节部凸起，有明显的须根痕。质地柔软而松泡，断面皮部无裂隙，折断面可见纤维，中心孔隙较大。气香、味淡。髓部空洞较大。显微镜下有草酸钙簇晶。荧光试验可见淡蓝色，糖定性反应为蓝色。

白矾

为硫酸盐类矿物明矾石族明矾石经加工提炼制成。主含含水硫酸铝钾（KAl（SO₄）₂·12H₂O）。

【质量执行标准】《中华人民共和国药典》（2020年版一部）。

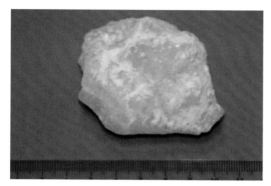

图 5-54　白矾

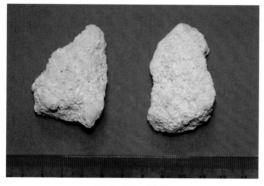

图 5-55　枯矾

【药材性状】本品呈不规则的块状或粒状。无色或淡黄白色，透明或半透明。表面略平滑或凹凸不平，具细密纵棱，有玻璃样光泽。质硬而脆。气微，味酸、微甘而极涩。（见图5-54）

【饮片性状】

白矾　同药材。用时捣碎。

枯矾　本品呈不规则的块状、颗粒或粉末。白色或淡黄白色，无玻璃样光泽。不规则的块状，表面粗糙，凹凸不平或呈蜂窝状。体轻，质疏松而脆，手捻易碎，有颗粒感。气微，味微甘而极涩。（见图5-55）

【杨按】中医临床习用的白矾饮片规格有白矾和枯矾两种。白矾为不规则的块状或粒状物，淡黄白色，半透明。表面凹凸不平，具细密纵棱，有玻璃样光泽。质硬而脆，味酸而涩。枯矾是用明煅法将白矾煅至水气全干，呈蜂窝组织样的白色松脆物。白矾长于燥湿祛痰，枯矾长于燥湿敛疮。中国药典收载的白矾其化学名叫"含水硫酸铝钾"，白矾有个别名叫"明矾"，当前还有一种化工产品也叫明矾，其化学名称叫"含水硫酸铝铵"，这两种不同的物质因其同名而时常发生混淆和误用。两种明矾的外表非常相似，凭肉眼观察很难分辨清楚，我们常借助简单的化学实验方法来鉴别其真伪，其方法为：取食用碱面（碳酸钠）一小勺，加入到半杯水中，再投入一块明矾，然后闻其气味，无明显气味者为钾矾（含水硫酸铝钾）；如果出现像公厕中小便池样的气味（刺鼻、刺眼的氨气）即为铵矾（含水硫酸铝铵）。铵矾是当前白矾的主要混伪品。

按照陶弘景、李时珍等古代医家的临床用药经验：本品如果选用道地药材则疗效会更好。白矾矿主产于浙江、安徽、甘肃等地。

【伪品及混淆品】

含水硫酸铝铵（铵矾、明矾）　为化工产品，是当前白矾的主要混伪品，此二者外表非常相似，时常发生混淆和误用，需借助简单的化学实验方法来进行鉴别，具体方法见上述【杨按】部分。

白果

为银杏科植物银杏 *Ginkgo biloba* L. 的干燥成熟种子。秋季种子成熟时采收，除去肉质外种皮，洗净，稍蒸或略煮后，烘干。

【质量执行标准】《中华人民共和国药典》（2020 年版一部）。

【药材性状】本品略呈椭圆形，一端稍尖，另一端钝，长1.5~2.5cm，宽 1~2cm，厚约 1cm。表面黄白色或淡棕黄色，平滑，具 2~3 条棱线。中种皮（壳）骨质，坚硬。内种皮膜质，种仁宽卵球形或椭圆形，一端淡棕色，另一端金黄色，横断面外层黄色，胶质样，内层淡黄色或淡绿色，粉性，中间有空隙。气微，味甘、微苦。（见图 5-56）

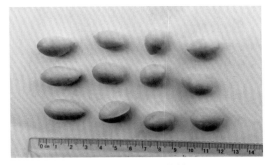

图 5-56　白果药材

【饮片性状】

白果仁　取白果，除去杂质及硬壳，用时捣碎。本品种仁宽卵球形或椭圆形，有残留膜质内种皮，一端淡棕色，另一端金黄色。质地较硬。横断面胶质样，外层黄色，内层淡黄色，粉性，中间有空隙。气微，味甘、微苦。

炒白果仁　本品形如白果仁，色泽加深，略有焦斑，横断面胶质样，外层黄色，内层淡黄色，粉性，中间有空隙。有香气，味甘、微苦。（见图 5-57）

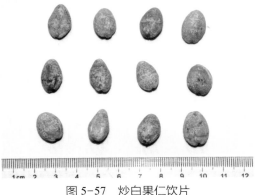

图 5-57　炒白果仁饮片

【杨按】白果药材以外壳色白、种仁饱满、断面色白者为佳。

白果为药材名，中医在药用时需炮制加工，除去杂质及硬壳，取其种仁，生用或炒熟用，用时捣碎，其饮片名为白果仁或炒白果仁。白果为药食两用品，但白果有小毒，不宜多食用，中医经验认为成人一次食用不可超过 7 枚（约 10g）。本品药用以新货为佳，新品白果仁表面黄白色，微有光泽，气微，味甘、微苦。陈旧的白果仁表面呈棕黄色，有败油气，不宜再药用。本品易虫蛀、发霉、走油，宜在干燥的阴凉库存放。

按照陶弘景、李时珍等古代医家的临床用药经验：本品见新不用陈，因为新品临床疗效优于陈品，如果选用道地药材则疗效更佳。白果药材主产于江苏、浙江。

【伪品及混淆品】

阿月浑子　为漆树科植物阿月浑子 *Pistacia vera* L. 的干燥成熟果实，俗称开心果。主产于叙利亚、伊拉克、伊朗、俄罗斯西南部和南欧等地，中国新疆亦有栽培。呈卵形或广卵形，稍扁，长 1.3~2.2cm，宽约 1cm，棕黄色至紫红色，先端尖，基部截形，有果柄残痕，表面有纵行略扭曲的棱条纹和断续的点状突起，果皮易开裂；果核长 1.2~2cm，卵圆形或椭圆形，先端尖，光滑，灰白色，果壳坚硬，厚约 lmm。种子表皮呈灰棕色或带紫红，基部种脐呈长方形疤痕状，痕长约 3mm，内部绿色至淡绿色。气微，味微甘香。

白前

为萝藦科植物柳叶白前 *Cynanchum stauntonii*（Decne.）Schltr. ex Levl. 或芫花叶白前 *Cynanchum*

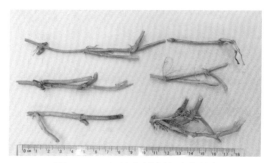

图 5-58　白前药材（柳叶白前）

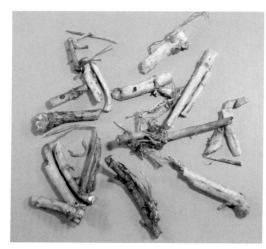

图 5-59　　蜜白前饮片

glaucescens（Decne.）Hand.-Mazz. 的干燥根茎和根。秋季采挖，洗净，晒干。

【质量执行标准】《中华人民共和国药典》（2020 年版一部）。

【药材性状】

柳叶白前　根茎呈细长圆柱形，有分枝，稍弯曲，长 4~15cm，直径 1.5~4mm。表面黄白色或黄棕色，节明显，节间长 1.5~4.5cm，顶端有残茎。质脆，断面中空。节处簇生纤细弯曲的根，长可达 10cm，直径不及 1mm，有多次分枝呈毛须状，常盘曲成团。气微，味微甜。（见图 5-58）

芫花叶白前　根茎较短小或略呈块状；表面灰绿色或灰黄色，节间长 1~2cm。质较硬。根稍弯曲，直径约 1mm，分枝少。

【饮片性状】

柳叶白前　根茎呈细圆柱形的段，直径 1.5~4mm。表面黄白色或黄棕色，节明显。质脆，断面中空。有时节处簇生纤细的根或根痕，根直径不及 1mm。气微，味微甜。

芫花叶白前　根茎呈细圆柱形的段，表面灰绿色或灰黄色。质较硬。根直径约 1mm。

蜜白前　本品形如白前段，表明金黄色，略带黏性，味甘。（见图 5-59）

【杨按】白前药材以根粗、须根长者为佳。

白前药材分为柳叶白前和芫花叶白前两种。柳叶白前的根茎呈圆柱形，色白、细长有节，中空，形如鹅翎管，故老药工习称之为"鹅管白前"，其节上生有纤细的须根。芫花叶白前较柳叶白前其根略粗长，根茎及残留地上茎的节部对生芽及叶柄痕较显著，其余的特征与鹅管白前略同。白前与白薇容易混淆，应注意其鉴别（鉴别方法见白薇项下）。

按照陶弘景、李时珍等古代医家的临床用药经验：本品见新不用陈，因为新品临床疗效优于陈品，如果选用道地药材则疗效更佳。白前药材主产于浙江、安徽、湖北。

【伪品及混淆品】

1. 龙须菜　为百合科植物龙须菜 *Asparagus schoberioides* Kunth 的根。龙须菜的细根较顺直，外皮棕褐色，有的有细绒毛；质韧难折断。断面皮部薄，棕褐色；实心、白色的木部占大部分；味淡微酸。可与白前的细根相区别。

2. 老瓜头　为萝摩科植物老瓜头 *Cynanchum komarovii* Al. 的根茎及根。根茎粗短，其上有多数地上茎残基，茎中空。下有明显主根，有的呈分枝状，略弯曲，长约 8cm，直径 5mm 以上，表面光滑，可见分枝痕，质硬，易折断，断面皮部黄白色，木部黄色，须根多数簇生，长 10cm 以上，直径约 1.5mm，稍弯曲，质硬脆，易折断，断面特征与主根相似。气微，味微甜。

3. 白薇　为萝藦科植物白薇 *Cynanchum atratum* Bge. 或蔓生白薇 *C.versicolor* Bge. 的干燥根及根茎。

4. 徐长卿　为萝藦科植物徐长卿 *Cynanchum Paniculatum*（Bge.）Kitag. 的干燥根及根茎。

5. 竹灵消　为萝藦科植物竹灵消 *Cynanchum inamoenum*（Maxim.）Loes. 的干燥根及根茎。

6. 滇白前　为石竹科植物瓦草 *Melandrium viscidulum* var.*szechuanense*（williams）Hand.–Mazz. 的干燥根。呈圆锥形或纺锤形，常数个簇生，表面黄白色至浅棕色，有纵皱纹及横孔纹，多纵切成片，长 3~6.8cm，直径 0.7~1.5cm，质脆，易折断，断面平坦，色白，角质样。气微，味辛、微苦。

7. 白射干　为鸢尾科植物白射干 *Iris dichotoma* Pall. 的根及根茎。

白扁豆

为豆科植物扁豆 *Dolichos lablab* L. 的干燥成熟种子。秋、冬二季采收成熟果实，晒干，取出种子，再晒干。

【质量执行标准】《中华人民共和国药典》（2020 年版一部）。

【药材性状】本品呈扁椭圆形或扁卵圆形，长 8~13mm，宽 6~9mm，厚约 7mm。表面淡黄白色或淡黄色，平滑，略有光泽，一侧边缘有隆起的白色眉状种阜。质坚硬。种皮薄而脆，子叶 2，肥厚，黄白色。气微，味淡，嚼之有豆腥气。（见图 5-60）

【饮片性状】

白扁豆　同药材。用时捣碎。

炒白扁豆　本品形如白扁豆，表面微黄色，具焦斑。用时捣碎。（见图 5-61）

【杨按】白扁豆药材以粒大、饱满、色白者为佳。炒白扁豆以粒大、饱满、色微黄、偶有焦斑者为佳。

白扁豆以名解义："白"言其色，"扁"言其形，"豆"言其类。白扁豆呈扁卵圆形，表面淡黄色或黄白色，在一侧边缘有隆起的白色眉状种阜，其种阜与豆皮结合处形成一圈黑线，老药工将此特征称之为"黑眼圈"。嚼之有豆腥气。

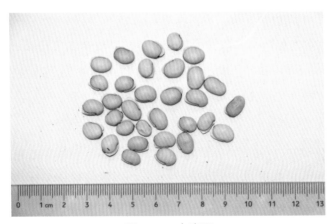

图 5-60　白扁豆

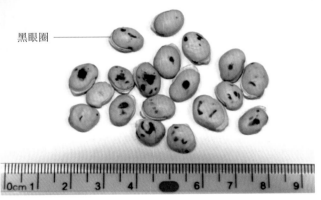

黑眼圈

图 5-61　炒白扁豆

中医传统习用的白扁豆饮片规格有白扁豆衣、白扁豆仁、炒白扁豆三种，其临床疗效有所差异。白扁豆衣和白扁豆仁用燀法来制备，炒白扁豆用清炒法制备，其饮片表面略有焦斑，其余特征同白扁豆。

按照陶弘景、李时珍等古代医家的临床用药经验：本品见新不用陈，因为新品临床疗效优于陈品，如果选用道地药材则疗效更佳。白扁豆药材主产于安徽、陕西、河南。

【经验鉴别术语释义】黑眼圈：白扁豆与种阜结合处有一圈黑线，老药工将此特征称之为"黑眼圈"。

【伪品及混淆品】

进口白扁豆　主要有两种：一种为缅甸货，比正品大，而且更扁平，没有黑眼圈；还有一种进口白扁豆为东南亚货，其大小和颜色与正品相近但没有黑眼圈。

白蔹

为葡萄科植物白蔹 Ampelopsis japonica（Thunb.）Makino 的干燥块根。春、秋二季采挖，除去泥沙和细根，切成纵瓣或斜片，晒干。

【质量执行标准】《中华人民共和国药典》（2020 年版一部）。

【药材性状】本品纵瓣呈长圆形或近纺锤形，长 4~10cm，直径 1~2cm。切面周边常向内卷曲，中部有一突起的棱线。外皮红棕色或红褐色，有纵皱纹、细横纹及横长皮孔，易层层脱落，脱落处呈淡红棕色。

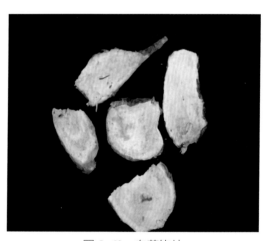

图 5-62　白蔹饮片

斜片呈卵圆形，长 2.5~5cm，宽 2~3cm。切面类白色或浅红棕色，可见放射状纹理，周边较厚，微翘起或略弯曲。体轻，质硬脆，易折断，折断时，有粉尘飞出。气微，味甘。

【饮片性状】本品为不规则的厚片。外皮红棕色或红褐色，有纵皱纹、细横纹及横长皮孔，易层层脱落，脱落处呈淡红棕色。切面类白色或浅红棕色，可见放射状纹理，周边较厚，微翘起或略弯曲。体轻，质硬脆，易折断，折断时，有粉尘飞出，气微，味甘。（见图 5-62）

【杨按】白蔹药材以断面色粉白、粉性足者为佳。

白蔹药材在产地多趁鲜加工成纵切片，其形状如小船样，中部有一突起的棱线，切面类白色，外皮红棕色，边缘常翘起。本品极易受潮发霉，有霉迹者不可药用。

按照陶弘景、李时珍等古代医家的临床用药经验：本品见新不用陈，因为新品临床疗效优于陈品，如果选用道地药材则疗效更佳。白蔹分布地区很广，以东北、华北、华东及中南地区为道地产区。

【伪品及混淆品】

耳叶牛皮消　为萝藦科植物耳叶牛皮消 Cynanchum auriculatum Royle 的根。呈椭圆形或圆柱形，长 3~10cm，直径 1~3.5cm。常纵切成片，切面边缘内卷。表面淡黄色，皱缩凹凸不平，残留的栓皮呈棕褐色，可见横向的皮孔状疤痕。质坚硬，不易折断，断面白色或淡黄白色，粉性。

白鲜皮

为芸香科植物白鲜 *Dictamnus dasycarpus* Turcz. 的干燥根皮。春、秋二季采挖根部，除去泥沙和粗皮，剥取根皮，干燥。

【质量执行标准】《中华人民共和国药典》（2020年版一部）。

【药材性状】本品呈卷筒状，长5~15cm，直径1~2cm，厚0.2~0.5cm。外表面灰白色或淡灰黄色，具细纵皱纹和细根痕，常有突起的颗粒状小点；内表面类白色，有细纵纹。质脆，折断时有粉尘飞扬，断面不平坦，略呈层片状，剥去外层，迎光可见闪烁的小亮点。有羊膻气，味微苦。（见图5-63）

【饮片性状】本品呈不规则的厚片。外表皮灰白色或淡灰黄色，具细纵皱纹及细根痕，常有突起的颗粒状小点；内表面类白色，有细纵纹。切面类白色，略呈层片状。有羊膻气，味微苦。（见图5-64）

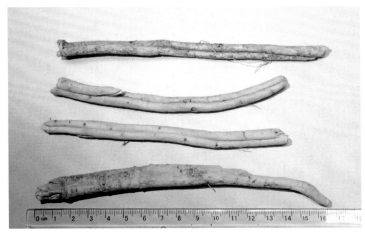

图 5-63　白鲜皮药材

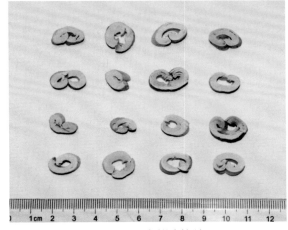

图 5-64　白鲜皮饮片

【杨按】白鲜皮药材以身干、条大、肉厚、呈卷筒状、无木心、色灰白、羊膻气明显者为佳。白鲜皮饮片以片大、肉质肥厚、色白、无木心、羊膻气明显者为佳。

白鲜皮劣品主要有以下几种：①掺杂了未除去的根及根茎的木心：根茎较粗大有节，细根断面圆形及椭圆形，具有明显的淡黄色木质部；②经双氧水处理：根皮经双氧水处理加工而成，可见表面颜色较白，质地较酥脆，易碎，手握有刺手感，无明显羊膻气；③残渣掺增重粉：为白鲜皮经提取后的残渣掺增重粉而成，表面颜色较浅，可见白色结晶状物，无羊膻气。

经验鉴别白鲜皮的要点为：①鼻闻有明显的特殊气味，类似羊膻气；②在强光中观察，断面可见闪烁的小亮星。

按照陶弘景、李时珍等古代医家的临床用药经验：本品见新不用陈，因为新品临床疗效优于陈品，如果选用道地药材则疗效更佳。白鲜皮药材主产于黑龙江、吉林、辽宁、内蒙古、河北、山东、河南、陕西、宁夏、甘肃、新疆、山西、安徽、江苏、江西、四川等地。

【经验鉴别术语释义】羊膻气：指白鲜皮有类似于羊被雨水淋湿以后所散发出来的腥膻气味。

【伪品及混淆品】

锦鸡儿　为豆科植物锦鸡儿 Caragana sinica（Buc'hoz）Rehd. 的干燥根皮。呈卷筒状或半卷筒状，栓皮多已除尽。外表面淡黄白色，具明显的棕褐色横向凹纹；内表面浅棕黄色，有细纵纹。质坚硬。断面纤维性，略显粉性。气微香，味苦，嚼之有豆腥气。

白薇

为萝藦科植物白薇 Cynanchum atratum Bge. 或蔓生白薇 Cynanchum versicolor Bge. 的干燥根和根茎。春、秋二季采挖，洗净，干燥。

【质量执行标准】《中华人民共和国药典》（2020 年版一部）。

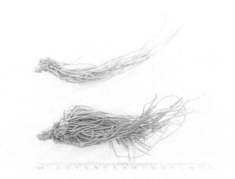

图 5-65　白薇药材

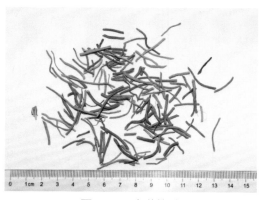

图 5-66　白薇饮片

【药材性状】本品根茎粗短，有结节，多弯曲。上面有圆形的茎痕，下面及两侧簇生多数细长的根，根长 10~25cm，直径 0.1~0.2cm。表面棕黄色。质脆，易折断，断面皮部黄白色，木部黄色。气微，味微苦。（见图 5-65）

【饮片性状】本品呈不规则的段。根茎不规则形，可见圆形凹陷的茎痕，结节处残存多数簇生的根。根细，直径小于 0.2cm，表面棕黄色。切面皮部类白色或黄白色，木部较皮部窄小，黄色。质脆。气微，味微苦。（见图 5-66）

【杨按】白薇药材以根粗长、色淡黄者为佳。

白薇之药名是取其药材之性状特征，"白"言其色，"薇"通"微"，言其细微也；本品根细、色白，故名"白薇"。白薇药材的根茎粗短，上面有圆形的茎痕，下面及周围簇生有多数细长的根，根易折断，断面中间有细小的黄色木心，周围为黄白色。将干燥的白薇根条折断时，会有白色的烟雾冒出。白薇药材容易与白前药材相混淆，老药工有经验区别二者的顺口溜曰："空白前，实白薇；粗白前，细白薇"。

按照陶弘景、李时珍等古代医家的临床用药经验：本品见新不用陈，因为新品临床疗效优于陈品，如果选用道地药材则疗效更佳。白薇药材主产于安徽、湖北、辽宁。

【伪品及混淆品】

1.老瓜头　为萝藦科植物老瓜头 Cynanchum komarovii Al.Iljinski 的根和根茎。根茎不明显，其上有多数芽及地上茎残基，茎中空，表面带紫色。下有明显的主根 1~2 条以上，表面光滑，质硬，易折断，断面皮部黄白色，木部黄色，须根多数，簇生。本品以前在一些地区曾作为白薇使用，当前已纠正。

2.竹灵消　为萝藦科植物竹灵消 Cynanchum inamoenum（Maxim.）Loes 的干燥根及根茎。根状茎横生或斜生，略弯曲，长 2~9cm，直径 3~5cm，节间极短，表面灰棕色，上方遗留有许多圆点状的基痕或短段的残茎，下方密生多数须根，表面浅棕色至灰棕色，断面平坦，白色，木部可见浅棕色的圈。本品以前曾作为甘肃白薇使用，错误已纠正；目前按其伪品对待。

3. 徐长卿　为萝藦科植物徐长卿 *Cynanchum paniculatum*（Bge.）Kitag 的干燥根及根茎。根茎短，有盘节，上端有茎痕及残茎，下端四周着生多数细长呈微波状弯曲的根，根圆柱形，长 10~16cm，直径 1~1.5mm，表面淡棕黄色，质脆，易断，断面平坦色白，中心有黄色小木心。香气特异，味辛，有麻舌感。

4. 白前　为萝藦科植物柳叶白前 *Cynanchum stauntonii*（Decne.）Schltr.ex Levl. 或芫花叶白前 *C.glaucescens*（Decne.）Hand.–Mazz. 的干燥根及根茎。

5. 白射干　为鸢尾科植物白射干 *Iris dichotoma* Pall. 的根及根茎。

白花蛇舌草

为茜草科植物白花蛇舌草 *Hedyotis diffusa* Willd. 的干燥全草。

【质量执行标准】江苏省中药饮片炮制规范（2020 年版）

【药材性状】本品全草缠绕交错成团状。表面灰绿色、灰褐色或灰棕色。茎质脆，易折断，断面中央有白色髓，叶对生，多破碎。气微，味微苦。（见图 5-67）

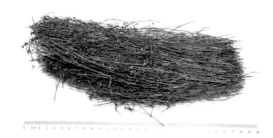

图 5-67　白花蛇舌草药材

【饮片性状】呈不规则短段，根、茎、叶、果混合。主根细长，灰褐色；茎纤细，圆柱形，微扁，具细纵棱，基部多分支。叶对生，无柄；叶片多破碎，完整者展平后呈条形或者条状披针形，全缘，先端渐尖，边缘反卷，托叶膜质。蒴果单生或对生于叶腋，扁球形，两侧各有 1 条纵沟，宿萼顶端 4 裂。种子细小，黄棕色。气微，味淡。（见图 5-68）

【杨按】白花蛇舌草药材以质柔软、叶片多、绿褐色者为佳。白花蛇舌草饮片以小段均匀、灰绿色、果梗多、无杂质者为佳。

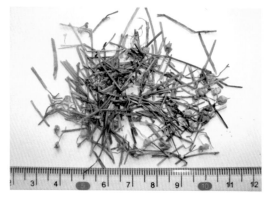

图 5-68　白花蛇舌草饮片

白花蛇舌草为新兴中草药，因其清热解毒功效显著，用于治疗乙型肝炎效果良好，近年市场销量很大，货源紧缺，常有伪品混杂。白花蛇舌草纤细，干后皱缩成团，辨认不易。我们经验鉴别主要看其颜色和蒴果。

白花蛇舌草小蒴果如麻子般大小，扁球形，灰白色，两侧各有一条纵沟，顶端裂口，有四萼齿，具短梗，多为 1 枚生于叶腋，也有 2 枚共生者。全草灰褐或褐色。若发现叶腋生有小蒴果 2 枚以上，果柄细长者为同属植物水线草，属伪混品；若发现叶腋生小蒴果 1~3 枚，但无果柄，全草乌黑色者，是同属植物纤花耳草，属伪品。

按照中医临床用药经验：本品见新不用陈，因为新品临床疗效优于陈品，如果选用道地药材则疗效更佳。白花蛇舌草主产于福建、广东、广西等地。

【伪品及混淆品】

1. 水线草　为茜草科植物水线草 *Hedyotisorymbosa*（L.）Lam. 的全草。又名伞房花耳草。茎枝较粗长，略呈四棱形；腋间花和果为 2~5 个。

2. 纤花耳草　为茜草科植物纤花耳草 *Hedyotis tenellifloa* Bl. 的干燥全草。全草纤细，长可达 2.6m，茎基部圆柱形，上部四楞形，有分枝，叶对生，无柄，叶条状披针形，先端急尖或渐尖，正面干后黑褐色，背面色较淡，边缘背卷，中脉 1 条，托叶长 3~7cm，顶端有刚毛刺 2~4 条，花 2~3 朵腋生，无梗。

瓜蒌

为葫芦科植物栝楼 *Trichosanthes kirilowii* Maxim. 或双边栝楼 *Trichosanthes rosthornii* Harms 的干燥成熟种实。秋季果实成熟时，连果梗剪下，置通风处阴干。

【质量执行标准】《中华人民共和国药典》（2020 年版一部）。

【药材性状】

栝楼　呈扁平椭圆形，长 12~15mm，宽 6~10mm，厚约 3.5mm。表面浅棕色至棕褐色，平滑，沿边缘有一圈沟纹。顶端较尖，有种脐，基部钝圆或较狭。种皮坚硬；内种皮膜质，灰绿色，子叶 2，黄白色，富油性。气微，味淡。（见图 5-69）

双边栝楼　较大而扁，长 15~19mm，宽 8~10mm，厚约 2.5mm。表面棕褐色，沟纹明显而环边较宽。顶端平截。

【饮片性状】

瓜蒌　本品呈不规则的丝或块状。外表面橙红色或橙黄色，皱缩或较光滑；内表面黄白色，有红黄色丝络，果瓤橙黄色，与多数种子黏结成团。具焦糖气，味微酸、甜。（见图 5-70）

蜜瓜蒌　本品形如瓜蒌，带黏性，呈棕黄色，微显光泽。

【杨按】瓜蒌药材以个整齐、皮厚柔韧、皱缩、色杏黄或红黄、糖性足、不破碎者为佳。瓜蒌饮片以块大均匀、肉厚肥大、糖性足、柔韧、具香气者为佳。

按照陶弘景、李时珍等古代医家的临床用药经验：本品见新不用陈，因为新品临床疗效优于陈品，如果选用道地药材则疗效更佳。瓜蒌药材和瓜蒌饮片极易生虫和发霉，必须在干燥冷凉区储存，如发现质量变异则不可再药用。瓜蒌药材主产于山东、河南、河北，其中以山东肥城、长清、淄博

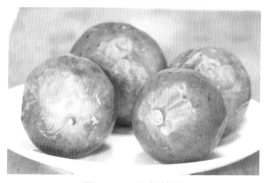

图 5-69　瓜蒌药材

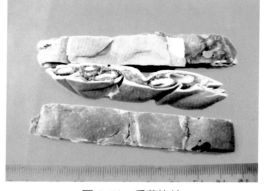

图 5-70　瓜蒌饮片

为道地产区。

【伪品及混淆品】

1. 长萼栝楼　为葫芦科植物长萼栝楼 *Trichosanthes laceribractea* Hayata 的干燥成熟果实，果实球形至卵状球形，成熟时为橙黄色至橙红色，外表光滑。种子类长方形，表面灰白或灰棕色，两端均平截，中央有一条稍隆起窄带，窄带两侧各有 1 行瘤状细皱。皮稍薄。

2. 日本瓜蒌　为葫芦科科植物日本瓜蒌 *Fructus Trichosanthis* japonicae 的干燥成熟果实，果实长方椭圆形，直径 6.5~9cm，橙黄色，果皮略薄；种子长方椭圆形，长约 1.1cm，深棕色至棕褐色而更为扁平。

冬虫夏草

为麦角菌科真菌冬虫夏草菌 *Cordyceps sinensis*（BerK.）Sacc. 寄生在蝙蝠蛾科昆虫幼虫上的子座和幼虫尸体的干燥复合体。夏初子座出土、孢子未发散时挖取，晒至六七成干，除去似纤维状的附着物及杂质，晒干或低温干燥。

【质量执行标准】《中华人民共和国药典》（2020 年版一部）。

【药材性状】本品由虫体与从虫头部长出的真菌子座相连而成。虫体似蚕，长 3~5cm，直径 0.3~0.8cm；表面深黄色至黄棕色，有环纹 20~30 个，近头部的环纹较细；头部红棕色；足 8 对，中部 4 对较明显；质脆，易折断，断面略平坦，淡黄白色。子座细长圆柱形，长 4~7cm，直径约 0.3cm；表面深棕色至棕褐色，有细纵皱纹，上部稍膨大；质柔韧，断面类白色。气微腥，味微苦。(见图 5-71、5-72)

【杨按】冬虫夏草以虫体色泽黄亮，丰满肥大，断面黄白色，子座短小者为佳。

我们将鉴别冬虫夏草的经验总结为顺口溜一首："身像蚕，八对脚；虫头长草如独角。红额头，'U'字肚；菌香气里带腥臭"。

冬虫夏草为虫体和菌座的复合体。虫体形似蚕，黄棕色，腹面有足 8 对。双眼在头部左右两侧对生，红棕色，极像两颗酸枣仁，老药工称之为"枣仁眼"。前额上方有一红棕色斑点，老药工习称"红额头"。子座（草）从虫体的头部生出，呈棒状，略弯曲，基部略粗，中间细，上部略膨大，表面黑褐色，体虚

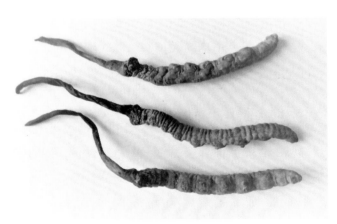

图 5-72　冬虫夏草药材

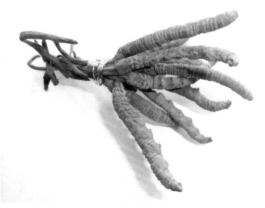

图 5-71　冬虫夏草药材

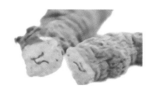

图 5-73　冬虫夏草断面特征图

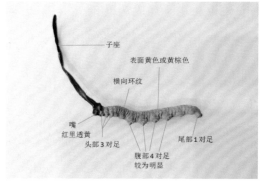

图 5-74　冬虫夏草经验鉴别图解

泡，剥裂时内含白色丝状物。草的长度有的可超过虫体长度。鉴别虫草时必须用利刃切断检查其断面，一是因为掺假者常将铁钉、竹钉插入虫草身内以增加其重量，只有看断面时才能发现。二是看断面不但可辨别真伪，还可辨别出产地；正品冬虫夏草的横断面有一"人"字图纹或"U"字图纹，有"人"字纹者是甘南虫草或川虫草，质较次（见图5-73）。有"U"形纹者是青海玉树、果洛，西藏那曲所产的冬虫夏草，质最优。如系人造的伪品，断面绝无"人"字纹或"U"字纹。市场上曾发现过用面粉加纸浆或用橡胶使用特制模具制作的假虫草。

另有一首老药工鉴别冬虫夏草的歌诀也很实用，附后供读者学习引用："虫草黄棕似蚕形，头部红棕身环纹，八对肉足两边行，虫脆草韧气味腥"。（见图5-74）

按照陶弘景、李时珍等古代医家的临床用药经验：本品见新不用陈，因为新品临床疗效优于陈品，如果选用道地药材则疗效更佳。冬虫夏草主产于四川、青海、西藏等地，其中以青藏高原为道地产区。

【伪品及混淆品】

1. 蛹草　为蛹草 Cordyceps militaris（Fr.）Link. 寄生在多种昆虫蛹及幼虫体上的子座及幼虫尸体的复合体。习称"北虫草"。其子座头部椭圆形，顶端钝圆，色橙黄或橙红，柄细长，圆柱形。寄主为夜蛾科幼虫，常能发育成蛹后才死亡，所以虫体为椭圆形的蛹。

2. 凉山虫草　为凉山虫草 Cordyceps LiangshanensisZang，Liu et Hu 寄生在鳞翅目夜蛾科昆虫幼虫上的子座及幼虫尸体的复合体。与正品冬虫夏草较相似，但虫体较粗，表面环纹较少，足不明显。

3. 亚香棒虫草　为亚香棒虫草 Cordyceps hawkesii Gray. 寄生在蝙蝠蛾科湖南棒蝙蛾等昆虫幼虫上的子座及幼虫尸体的复合体。颜色偏灰，在虫体上可见一些白斑，亚香棒虫草中部4对足没有冬虫夏草明显。断面亦无"U"字形结构。

4. 新疆虫草　为新疆虫草 Cordyceps sp. 寄生在鳞翅目昆虫阿尔泰蝙蛾幼虫上的子座及幼虫尸体的复合体。其子座细长，圆柱形，稍弯曲。表面棕褐色，有细皱纹。子座上部膨大呈圆珠状，深棕色。虫体似蚕。表面土黄色，棕褐色至深棕色，环纹 20~40 个，明显，头部红棕色，腹部有足 8 对，以中部 4 对较明显，质脆易断，断面黄白色。气微腥，味较苦。

5. 分枝虫草　为分枝虫草 Cordyceps ramosa Teng. 子座自头部 1~3 节颈间长出，逐渐延伸至头面部，呈 3~5 分枝。柄细长，多弯曲，稍扁，黑褐色。子座顶部稍膨大，断面外层黑色，中心黄白色，周边子囊壳埋于子座内，排列紧密，有时两层重叠。湿润后子座易与虫体剥离。虫体似蚕，表面黄绿色、黄褐色或黑褐色，体表粗糙，有环纹 25~35 个，腹部有足 8 对，以中部 4 对明显。质脆易断，断面淡黄白色。气微腥，味淡。

6. 地蚕　为地蚕 *Stachys geobombycis* C.Y.Wu. 和草石蚕 *Stachys sieboldii.* Miq. 的块茎。根茎呈纺锤形或长棱形，两端稍尖，略弯曲，形似虫体，有 3~15 个环节。外表淡黄色。质脆，断面类白色，可见淡棕色的形成层环。用水浸泡易膨胀，呈明显结节状。气微，味微甜，有黏性。

7. 伪制品压模"虫草"　在有些地区曾发现有用面粉、玉米粉、石膏、橡胶等材质加工后压模而成的伪制品，其外表面黄白色，虫体光滑，环纹明显，质坚实，断面整齐，粉白色，体重，无"人"字纹或"U"字纹。

8. 增重虫草　人为在虫草中心插入牙签、铁丝或铅丝等物增重。

9. 香棒虫草　为麦角菌科真菌香棒虫草菌 *Cordyceps barnesii* Thwaites 寄生在金龟子科直脊金龟子 *Holotrichia koraiensis* 的幼虫上的子座及幼虫尸体的复合体。虫体呈弯曲的扁肾形，短粗，长 1.5~2cm，直径 5~7mm。表面棕黄色，头较小，黄棕色，具一对螯牙，体部有密环纹，胸部有足 3 对。子座呈线状，长 2~11cm，直径 2mm，有细纵皱纹，棕褐色，质柔韧。

玄参

为玄参科植物玄参 *Scrophularia ningpoensis* Hemsl. 的干燥根。冬季茎叶枯萎时采挖，除去根茎、幼芽、须根及泥沙，晒或烘至半干，堆放 3~6d，反复数次至干燥。

【质量执行标准】《中华人民共和国药典》（2020 年版一部）。

【药材性状】本品呈类圆柱形，中间略粗或上粗下细，有的微弯曲，长 6~20cm，直径 1~3cm。表面灰黄色或灰褐色，有不规则的纵沟、横长皮孔样突起和稀疏的横裂纹和须根痕。质坚实，不易折断，断面黑色，微有光泽。气特异似焦糖，味甘、微苦。（见图 5-75）

【饮片性状】本品呈类圆形或椭圆形的薄片。外表皮灰黄色或灰褐色。切面黑色，微有光泽，有的具裂隙。气特异似焦糖，味甘、微苦。（见图 5-76）

【杨按】玄参药材以支条肥大、皮细而紧、质坚实、芦头去净、肉色乌黑者为佳。玄参饮片以片大、厚薄均匀、色黑、油润光泽者为佳。

劣品玄参饮片中常混有芦头片。芦头为非药用部位，在玄参饮片中有时可见将芦头切片混入的情况，芦头片质地疏松，常有裂隙，呈棕灰色。

"玄"者黑也；玄参者，黑参也。玄参饮片的切面和折断面均呈乌黑色，生地黄饮片也是黑色的，二者容易产生混淆；它们之间的区别点为：①外皮的颜色不同。玄参的外皮颜色发黄（灰黄或灰褐色），但生地黄没有发黄的外皮，生地黄

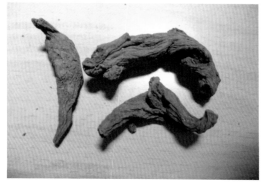

图 5-75　玄参药材

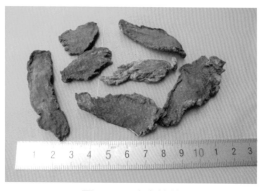

图 5-76　玄参饮片

的外皮多为灰色（浅棕黑色或棕灰色）。②味道不同。生地黄味甜，不苦；玄参味甜，微苦。玄参用水浸泡，其水溶液呈墨黑色。

老药工鉴别玄参时有顺口溜曰："黄皮、黑肉、焦糖气。"黄皮指玄参的外皮呈浅黄色，黑肉指玄参饮片呈乌黑色而柔韧，焦糖气指用鼻闻之玄参有焦糖样的特殊气味。

按照陶弘景、李时珍等古代医家的临床用药经验：本品见新不用陈，因为新品临床疗效优于陈品，如果选用道地药材则疗效更佳。玄参药材主产于浙江、四川、湖南、湖北，其中以浙江为道地产区。

【伪品及混淆品】

北玄参　为玄参科植物北玄参 *Scrophularia buergeriana* Miq. 的根作玄参使用。根呈圆柱形，较小，表面灰黑色，有细根及细根痕。

半枝莲

为唇形科植物半枝莲 *Scutellaria barbata* D.Don 的干燥全草。夏、秋二季茎叶茂盛时采挖，洗净，晒干。

【质量执行标准】《中华人民共和国药典》（2020年版一部）。

【药材性状】本品长15~35cm，无毛或花轴上疏被毛。根纤细。茎丛生，较细，方柱形；表面暗紫色或棕绿色。叶对生，有短柄；叶片多皱缩，展平后呈三角状卵形或披针形，长1.5~3cm，宽0.5~1cm；先端钝，基部宽楔形，全缘或有少数不明显的钝齿；上表面暗绿色，下表面灰绿色。花单生于茎枝上部叶腋，花萼裂片钝或较圆；花冠二唇形，棕黄色或浅蓝紫色，长约1.2cm，被毛。果实扁球形，浅棕色。气微，味微苦。（见图5-77）

【饮片性状】本品呈不规则的段。茎方柱形，中空，表面暗紫色或棕绿色。叶对生，多破碎，上表面暗绿色，下表面灰绿色。花萼下唇裂片钝或较圆；花冠唇形，棕黄色或浅蓝紫色，被毛。果实扁球形，浅棕色。气微，味微苦。（见图5-78）

【杨按】半枝莲药材以茎方柱形、色绿、干燥、无杂质者为佳。半枝莲饮片以段小均匀、色绿者为佳。

我们经验鉴别半枝莲，一看其茎秆要呈四棱形、棕绿色；二看其果实要呈扁球形、常裂为两半，上半部形如盖碗茶的茶盖。

按照中医临床用药经验：本品见新不用陈，因为新品临床疗效优于陈品，如果选用道地药材则疗效更佳。半枝莲药材分布于华北、华南、西南等地。

【伪品及混淆品】

拉拉藤　为茜草科植物拉拉藤 *Galium aparine* L. 的全草。

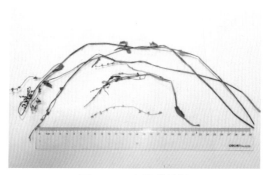

图5-77　半枝莲药材

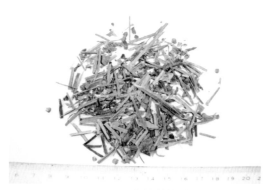

图5-78　半枝莲饮片

切片长约 2cm，黄绿色，茎四方形，上生有倒生小刺，手触之有粗糙感。叶 6~8 枚轮生，无柄，线状披针形或椭圆状披针形，全缘，先端具针状尖头，果实脱落后的果柄伞形排列。

半夏

为天南星科植物半夏 *Pinellia ternata*（Thunb.）Breit. 的干燥块茎。夏、秋二季采挖，洗净，除去外皮和须根，晒干。

【质量执行标准】《中华人民共和国药典》（2020 年版一部）。

【药材性状】本品呈类球形，有的稍偏斜，直径 0.7~1.6cm。表面白色或浅黄色，顶端有凹陷的茎痕，周围密布麻点状根痕；下面钝圆，较光滑。质坚实，断面洁白，富粉性。气微，味辛辣、麻舌而刺喉。（见图 5-79）

【饮片性状】

生半夏　同药材。

清半夏　本品呈椭圆形、类圆形或不规则的片。切面淡灰色至灰白色或黄白色至黄棕色，可见灰白色点状或短线状维管束迹，有的残留栓皮处下方显淡紫红色斑纹。质脆，易折断，断面略呈粉性或角质样。气微，味微涩、微有麻舌感。（见图 5-80）

姜半夏　本品呈片状、不规则颗粒状或类球形。表面棕色至棕褐色。质硬脆，断面淡黄棕色，常具角质样光泽。气微香，味淡、微有麻舌感，嚼之略黏牙。（见图 5-81）

法半夏　本品呈类球形或破碎成不规则颗粒状。表面淡黄白色、黄色或棕黄色。质较松脆或硬脆，断面黄色或淡黄色，颗粒者质稍硬脆。气微，味淡略甘、微有麻舌感。（见图 5-82）

【杨按】半夏药材以个大、质坚实、色白、粉性足者为佳。

生半夏药材呈类球形，其状如缩小版的白馒头；表面白色或浅黄色，顶端有凹陷的茎痕，周围密布麻点状根痕；下面钝圆，较光滑。质坚实，断面洁白，富粉性。味辛辣、麻舌而刺喉。

清半夏（饮片）呈类圆形薄片，切面呈类白色，周边显浅棕色，半透

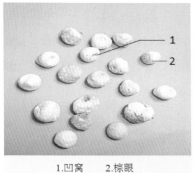

1.凹窝　　2.棕眼

图 5-79　半夏药材

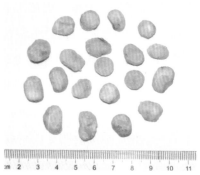

图 5-80　清半夏饮片

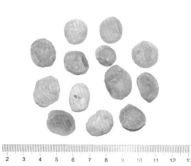

图 5-81　姜半夏饮片

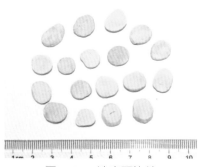

图 5-82　法半夏饮片

明，可见点状或线状"筋脉点"散在。质硬而脆。口尝稍有麻舌感。

依照中医传统经验：本品属于六陈药，陈旧之品的临床疗效会更好。当前的半夏药材主要以家种品为主，以前均来自于野生，我国民间有谚语曰："半夏南星溪边长，车前葶苈路边找。"

半夏药材主产于四川、河南、湖北、贵州、甘肃等地，其中以四川、甘肃为道地产区，"中国半夏之乡"当前花落甘肃西和县。

【经验鉴别术语释义】筋脉点：指药材横切面上棕色或灰白色点状的维管束（主要是散在外韧维管束或周木维管束，多见于单子叶植物的根茎），如姜、射干、石菖蒲、半夏的断面上可以见到筋脉点。

【伪品及混淆品】

1. 同科犁头尖属（Typhonium）植物的块茎作半夏使用。

（1）鞭檐犁头尖 *T.flagelliforme*（Lodd.）Blume. 的块茎，别名：水半夏、半夏、土半夏。主产于广西，作为半夏的代用品在全国部分地区使用。现代药理研究证实水半夏无降逆止呕作用，应区别使用。块茎略呈椭圆形、圆锥形或半圆形，直径 0.5~1.5cm，高 0.8~3cm。表面类白色或淡黄色，略有皱纹，并有多数隐约可见的细小根痕，上端有凸起的黄棕色叶痕或芽痕。质坚实，断面白色，粉性。气微，味辣，麻舌而刺喉。

（2）犁头尖 *T.divaricatum*（L.）Decne. 的块茎，别名土半夏、芋叶半夏。在福建、广东、广西等地曾作土半夏使用。

（3）三叶犁头尖 *T.trifoliatum* Wang.et Lo ex H.Li et al. 别名范半夏、代半夏，在山西曾作为半夏使用。

（4）马蹄犁头尖 *T.trilotatum*（L.）Schott，别名山半夏。在云南个别地区曾作半夏使用。

2. 虎掌　为天南星科植物虎掌 *Pinellia pedatisecta* Schott. 的小块茎。别名掌叶半夏、狗爪半夏，主产于河南、河北、山东、安徽等省，在江苏、河北、四川等省个别地区用其小块茎作为半夏使用。药材块茎扁圆形或不规则，直径 1.5~2cm，高约 1cm，周围常附着 2~5 小块茎或小茎痕，上端平，中间有一深陷的圆形残痕，残痕直径约为块茎直径的 1/2，周围密布麻点，下部钝圆。

3. 以天南星属（Arisaema）植物的小块茎误用或混用。

（1）山珠南星 *A.yunnanensis* Buchet。别名山珠半夏。在云南省作半夏使用。块茎圆球形或类圆球形，直径 1~3cm，顶部有明显的环纹。

（2）天南星 *Arisaema erubescens*（Wall.）Schott、异叶天南星 *Arisaema heterophyllum* Blume. 的小块茎，为天南星的主要来源，不应作半夏使用。

地龙

为钜蚓科动物参环毛蚓 *Pheretima aspergillum*（E.Perrier）、通俗环毛蚓 *Pheretima vulgaris* Chen、威廉环毛蚓 *Pheretima guillelmi*（Michaelsen）或栉盲环毛蚓 *Pheretima pectinifera* Michaelsen 的干燥体。前一种习称"广地龙"，后三种习称"沪地龙"。广地龙春季至秋季捕捉，沪地龙夏季捕捉，及时剖开腹部，除去内脏和泥沙，洗净，晒干或低温干燥。

【质量执行标准】《中华人民共和国药典》（2020 年版一部）。

【药材性状】

广地龙　呈长条状薄片，弯曲，边缘略卷，长 15~20cm，宽 1~2cm。全体具环节，背部棕褐色至紫灰色，腹部浅黄棕色；第 14~16 环节为生殖带，习称"白颈"，较光亮。体前端稍尖，尾端钝圆，刚毛圈粗糙而硬，色稍浅。雄生殖孔在第 18 环节腹侧刚毛圈一小孔突上，外缘有数环绕的浅皮褶，内侧刚毛圈隆起，前面两边有横排（一排或二排）小乳突，每边 10~20 个不等。受精囊孔 2 对，位于 7/8 至 8/9 环节间一椭圆形突起上，约占节周 5/11。体轻，略呈革质，不易折断。气腥，味微咸。（见图 6-1）

沪地龙　长 8~15cm，宽 0.5~1.5cm。全体具环节，背部棕褐色至黄褐色，腹部浅黄棕色；第 14~16 环节为生殖带，较光亮。第 18 环节有一对雄生殖孔。通俗环毛蚓的雄交配腔能全部翻出，呈花菜状或阴茎状；威廉环毛蚓的雄交配腔孔呈纵向裂缝状；栉盲环毛蚓的雄生殖孔内侧有 1 个或多个小乳突。受精囊孔 3 对，在 6/7 至 8/9 环节间。（见图 6-2）

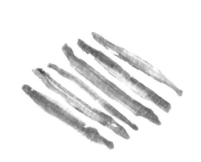

图 6-1　地龙药材（广地龙）

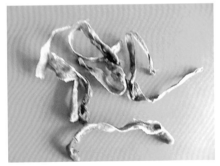

图 6-2　地龙药材（沪地龙）

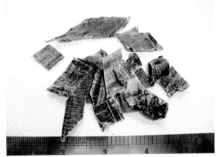

图 6-3　地龙饮片

【饮片性状】

广地龙　为薄片状小段，边缘略卷，宽 10~20mm；具环节，背部棕褐色至紫灰色，腹部浅黄棕色，生殖环带较光亮；体前端稍尖，尾端钝圆，刚毛圈粗糙而硬；色较浅，体轻，略呈革质，不易折断；气腥，味微咸。（见图 6-3）

沪地龙　为不规则碎段，表面灰褐色或灰棕色，多皱缩不平，生殖环带多不明显；体轻脆，易折断，肉薄。

酒地龙　形如广地龙或沪地龙小段，表面颜色加深，具焦斑，略有酒气。

【杨按】地龙药材以虫体肥大，去净泥土者为佳。饮片以均匀、光亮、肉厚、无杂质者为佳。

地龙属多基原的中药，钜蚓科动物参环毛蚓的干燥体其药材商品习称"广地龙"；钜蚓科动物通俗环毛蚓、威廉环毛蚓和栉盲环毛蚓的干燥体这三种习称"沪地龙"。广地龙药材的体型比沪地龙药材大，当前地龙存在的质量问题主要为灰分超标，其次是黄曲霉菌超标和重金属超标，其饮片入库时重点要检查其纯净度，不能包裹有泥土等杂质。

中医传统认为沪地龙以上海产者为道地药材，广地龙以广东、广西产者为道地药材。广地龙主产于广东、广西、福建，沪地龙主产于上海、江苏等地，一般以广地龙质量为优，为"十大广药"之一。

【伪品及混淆品】

1. 大腔蚓　呈弯曲的圆柱形，长 5~10cm，体表灰棕色，质轻而脆，易折断，断面呈土色。气腥，味微咸。

2. 土地龙　呈弯曲的圆柱形，长 5~10cm，体表灰棕色，质轻而脆，易折断，断面呈土色。气腥，味微咸。

3. 掺泥沙增重　市场上地龙最大的问题就是体内多有泥沙，按照国家规定，地龙要清除掉泥沙才能入药，但是市场上出现的部分劣制品仅仅清除掉剖开后蚯蚓腹中的泥沙，在头尾却用针管注入泥浆人为加重，一根含泥沙地龙的重量要比干净的重几倍。

地肤子

为藜科植物地肤 *Kochia scoparia*（L.）Schrad. 的干燥成熟果实。秋季果实成熟时采收植株，晒干，打下果实，除去杂质。

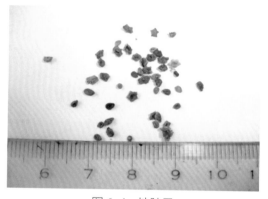

图 6-4　地肤子

【质量执行标准】《中华人民共和国药典》（2020 年版一部）。

【药材性状】本品呈扁球状五角星形，直径 1~3mm。外被宿存花被，表面灰绿色或浅棕色，周围具膜质小翅 5 枚，背面中心有微突起的点状果梗痕及放射状脉纹 5~10 条；剥离花被，可见膜质果皮，半透明。种子扁卵形，长约 1mm，黑色。气微，味微苦。（见图 6-4）

【饮片性状】地肤子同药材。

【杨按】地肤子药材以身干、绿灰色、饱满、无杂质为佳。

地肤子的种子比芝麻略小，常有半透明状果皮包裹，果实周围具五枚膜质小翅，排列成五角星形。口嚼其种子，先微咸而后苦酸，并有明显的麻喉感。我们将鉴别地肤子的经验概括为一句顺口溜："胞果有翅五星形，口嚼之有麻喉感"。

地肤子的常见伪品有草木樨的种子，其荚果扁平倒卵形，顶端尖，呈鸟嘴状，没有五角星形的翅膜，鼻闻有特异香气，容易识别。

按照陶弘景、李时珍等古代医家的临床用药经验：本品见新不用陈，因为新品的疗效要好于陈旧之品。地肤子全国各地均有分布，主产于华北、西北及山东、河南等地。

【伪品及混淆品】

1. 灰菜子　为藜科植物藜 *Chenopodium album* Linn. 的胞果。胞果扁平五角形，宿存花被黄绿色或褐绿色，紧包果实。顶端五裂，裂片近三角形，边缘稍向外反卷，基部中央有果梗痕，可见棱线 5 条，呈放射状排列，无翅，内有果实 1 枚，果皮薄膜状半透明，易剥离。种子半圆球形，黑色，有光泽，具放射形点状纹理。内有环状弯曲的胚，黄白色，包围着胚乳。气微弱，味稍苦。

2. 土荆芥　为藜科植物土荆芥 *Chenopodium ambrosioides* L 的果实。果实呈扁球状五角形，表面灰绿色或灰黄色，无五角形小翅；顶面中央无柱头残留，基部不具微凸起的果柄痕及 5 条左右放射状棱线。果皮无点状花纹。种子黑褐色，扁椭圆形，表面光滑，搓之有异香气。

地骨皮

为茄科植物枸杞 *Lycium chinense* Mill. 或宁夏枸杞 *Lycium barbarum* L. 的干燥根皮。春初或秋后采挖根部，洗净，剥取根皮，晒干。

【质量执行标准】《中华人民共和国药典》（2020 年版一部）。

【药材性状】本品呈筒状或槽状，长 3~10cm，宽 0.5~1.5cm，厚 0.1~0.3cm。外表面灰黄色至棕黄色，粗糙，有不规则纵裂纹，易呈鳞片状剥落。内表面黄白色至灰黄色，较平坦，有细纵纹。体轻，质脆，易折断，断面不平坦，外层黄棕色，内层灰白色。气微，味微甘而后苦。（见图 6-5）

【饮片性状】本品呈筒状或槽状，长短不一。外表面灰黄色至棕黄色，粗糙，有不规则纵裂纹，易成鳞片状剥落。内表面黄白色至灰黄色，较平坦，有细纵纹。体轻，质脆，易折断，断面不平坦，外层黄棕色，内层灰白色。气微，味微甘而后苦。（见图 6-6）

【杨按】地骨皮药材以条长、皮厚、无木心，有"糟皮、里白、无香气"特征者为佳。地骨皮饮片以块片匀称、肥厚、糟皮、白里、无枝皮者为佳。

混有茎秆皮（地上部分）的地骨皮为劣药。地骨皮的药用部位为根皮，枝干皮为非药用部位。地骨皮的枝皮比根皮薄，多破碎，无"里白"的性状特征。

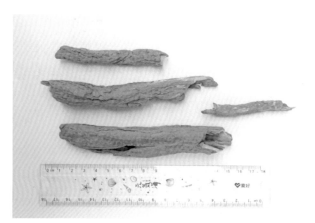

图 6-5　地骨皮药材

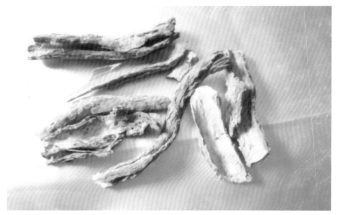

图 6-6　地骨皮饮片

地骨皮的外表面粗糙，灰黄色，易成鳞片状剥落；内表面黄白色，较平坦，有细纵纹。口尝有点像甘草的味道（先甜，而后又出现稍苦的味道）。我们有一首经验鉴别顺口溜："糟皮、里白、无香气，口尝类似甘草味。"

按照陶弘景、李时珍等古代医家的临床用药经验：本品见新不用陈，因为新品临床疗效优于陈品，如果选用道地药材则疗效更佳。地骨皮药材全国大部分地区均有野生，主产于河北、山西、内蒙古、宁夏、河南、甘肃、山东、东北、江苏、浙江等地，其中以江苏、浙江（"习称南地骨皮"）为道地产区。

【伪品及混淆品】

1. 香加皮　为萝藦科植物杠柳 *Periploca sepium* Bge. 的干燥根皮。地骨皮药材与香加皮外形虽相似，但香加皮内表面为淡黄色且香气浓郁，而地骨皮无香气，据此可以区别开来。

2. 黑果枸杞根皮　为茄科同属植物黑果枸杞 *Lyciumruthenicum* Murray. 的干燥根皮。外表面灰黄白色至土黄色，粗糙，有不规则裂纹。栓皮易脱落，剥落处呈黄棕色。内表面灰白色至淡黄褐色，有细纵纹。体轻，易折断，断面不平坦。气特异，味咸而后苦，无甘味。

地黄

为玄参科植物地黄 *Rehmannia glutinosa* Libosch. 的新鲜或干燥块根。秋季采挖，除去芦头、须根及泥沙，鲜用；或将地黄缓缓烘焙至约八成干。前者习称"鲜地黄"，后者习称"生地黄"。

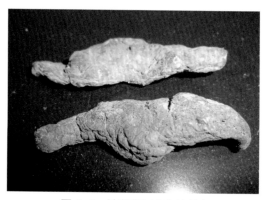

图 6-7　地黄药材（生地黄）

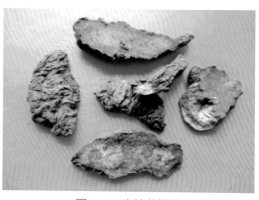

图 6-8　生地黄饮片

【质量执行标准】《中华人民共和国药典》（2020 年版一部）。

【药材性状】

鲜地黄　呈纺锤形或条状，长 8~24cm，直径 2~9cm。外皮薄，表面浅红黄色，具弯曲的纵皱纹、芽痕、横长皮孔样突起及不规则疤痕。肉质，易断，断面皮部淡黄白色，可见橘红色油点，木部黄白色，导管呈放射状排列。气微，味微甜、微苦。

生地黄　多呈不规则的团块状或长圆形，中间膨大，两端稍细，有的细小，长条状，稍扁而扭曲，长 6~12cm，直径2~6cm。表面棕黑色或棕灰色，极皱缩，具不规则的横曲纹。体重，质较软而韧，不易折断，断面棕黄色至黑色或乌黑色，有光泽，具黏性。气微，味微甜。（见图 6-7）

【饮片性状】

鲜地黄　为小段或厚片，表面浅红黄色，具纵直弯曲的皱纹、横长皮孔及不规则的疤痕。肉质，易断，断面皮部淡黄白色，可见橘红色油点，木部黄白色，导管呈放射状排列。气微，味微甜、微苦。

生地黄　本品呈类圆形或不规则的厚片。外表皮棕黑色或棕灰色，极皱缩，具不规则的横曲纹。切面棕黄色至黑色或乌黑色，有光泽，具黏性。气微，味微甜。（见图6-8）

生地炭　本品形如生地黄，表面焦黑色，中心棕黑色，并有蜂窝状裂隙；质轻鼓眼，外皮焦脆，有焦苦味。

熟地黄　本品为不规则的块片、碎块，大小、厚薄不一。表面乌黑色，有光泽，黏性大。质柔软而带韧性，不易折断，断面乌黑色，有光泽。气微，味甜。

【杨按】生地黄药材以块根肥大、体重、断面乌黑油润、味甜者为佳。生地黄饮片以片大、肉质壮实、色泽油亮、嚼之无渣或少渣、味甜者为佳。

地黄伪品未见有报道，只是质量优劣有讲究。过去老药工将生地黄统货用浮水法进行挑选，浮于水面的地黄称"天黄"；半浮半沉者叫"人黄"；沉于水下者叫"地黄"。三者中以"地黄"质佳，药力足。"天黄"为瘦小干瘪，柴性无肉的次品，药力很差，不可药用。所以老中医处方时常写"大生地"、"肥熟地"等，是对其质量有要求。

熟地黄是生地黄用黄酒浸润后蒸制之品。按传统习惯，三蒸三晒者为熟地黄；九蒸九晒者称九地。老药工对熟地黄的质量讲究要"黑如漆，甜如蜜"。个头瘦小、无油润光泽和内有黄心者都是熟地黄中的次品。

干地黄药材的经验鉴别：药材呈不规则的团块状或长圆形，中间膨大，两端稍细。表面棕灰色或棕黑色，极皱缩，具不规则的横曲纹。体重，质较软而韧，不易折断，断面或黄褐色至棕黑色或乌黑色，有光泽，具黏性。气微，味微甜。干地黄以肥壮、体重、皮细、身圆、质柔软、断面致密而油润、味道甜者为质佳。

生地黄饮片的经验鉴别：为类圆形或不规则的厚片。外表皮棕黑色或棕灰色，极皱缩，具不规则的横曲纹。切面棕黄色至黑色或乌黑色，有光泽，具黏性。气微，味微甜。

熟地黄饮片的经验鉴别：熟地黄以"黑如漆，甜如蜜，有焦糖气"者为质优。

按照陶弘景、李时珍等古代医家的临床用药经验：本品见新不用陈，因为新品临床疗效优于陈品，如果选用道地药材则疗效更佳。中医在临床上有时会用到鲜地黄，鲜地黄的清热生津作用要更优于干品。地黄药材主产于河南、山西、山东、陕西等地，其中以河南温县、博爱、武陟、孟县为道地产区，地黄是闻名全国的河南"四大怀药"之一。

【经验鉴别术语释义】

天黄：将生地黄统货用浮水法进行挑选，浮于水面的地黄称"天黄"；"天黄"为瘦小干瘪，柴性无肉的次品，药力很差，不可药用。

人黄：将生地黄统货用浮水法进行挑选，半浮半沉者叫"人黄"；"人黄"质量次于"地黄"。

地黄：将生地黄统货用浮水法进行挑选，沉于水下者才可称为"地黄"，"地黄"是生地黄中的佳品。

【伪品及混淆品】地黄伪品未见有报道，只是质量有优劣之分。通常劣品生地黄是取地黄下脚料水煮烂，加黏性泥土一起煮制后塑形、切片而成。这种做假的伪品外形上十分具有迷惑性，但通过简单的水试和口尝的方法就能够作出判断。

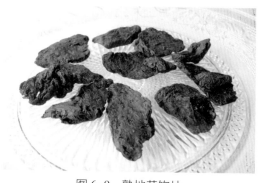

图6-9 熟地黄饮片

附：熟地黄

本品为生地黄的炮制加工品。

【质量执行标准】《中华人民共和国药典》（2020年版一部）。

【饮片性状】本品为不规则的块片、碎块，大小、厚薄不一。表面乌黑色，有光泽，黏性大。质柔软而带韧性，不易折断，断面乌黑色，有光泽。气微香，味甜。（见图6-9）

【杨按】熟地黄以个头肥大、断面油润有光泽，口尝味道甜如蜂蜜者为质佳。凡个头瘦小、无油润光泽或内有黄色夹心都说明是熟地黄中的次品。

熟地黄是生地黄用黄酒浸润后的蒸制之品，按中医的传统习惯，经三蒸三晒者称为熟地黄；经九蒸九晒者称为"九地"。老药工在蒸制熟地黄时有讲究，一定要达到"黑如漆，甜如蜜"的程度。

【经验鉴别术语释义】九地：指生地黄用黄酒浸润后，经过九次蒸制和九次晒干的复杂工序之后，会转变成"黑如漆，甜如蜜"的另一味中药。

【伪品及混淆品】

伪品通常是取地黄下脚料用水煮烂，加黏性泥土一起煮制后塑形、切片而成。这种做假的伪品外形上十分具有迷惑性，但通过简单的水试和口尝的方法就能够作出判断，十分适合在基层单位使用，具有快捷简便的特点。

伪品熟地黄用冷水浸泡两分钟后水洗，表面出现大量洗脱物，水黑而浑浊；放置30min后，水洗液有大量沉淀物。口尝有类似地黄的味道，但极碜口，且漱口不易漱干净。

地榆

为蔷薇科植物地榆 *Sanguisorba officinalis* L. 或长叶地榆 *Sanguisorba officinalis* L.var.longifolia（Bert.）Yüet Li 的干燥根。后者习称"绵地榆"。春季将发芽时或秋季植株枯萎后采挖，除去须根，洗净，干燥，或趁鲜切片，干燥。

【质量执行标准】《中华人民共和国药典》（2020年版一部）。

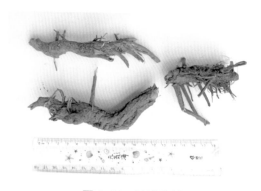

图6-10 地榆药材

【药材性状】

地榆　本品呈不规则纺锤形或圆柱形，稍弯曲，长5~25cm，直径0.5~2cm。表面灰褐色至暗棕色，粗糙，有纵纹。质硬，断面较平坦，粉红色或淡黄色，木部略呈放射状排列。气微，味微苦涩。（见图6-10）

绵地榆　本品呈长圆柱形，稍弯曲，着生于短粗的根茎上；表面红棕色或棕紫色，有细纵纹。质坚韧，断面黄棕色或红棕色，皮部有多数黄白色或黄棕色绵状纤维。气微，味微苦涩。

【饮片性状】

地榆 本品呈不规则的类圆形片或斜切片。外表皮灰褐色至深褐色。切面较平坦，粉红色、淡黄色或黄棕色，木部略呈放射状排列；或皮部有多数黄棕色绵状纤维。气微，味微苦涩。（见图6-11）

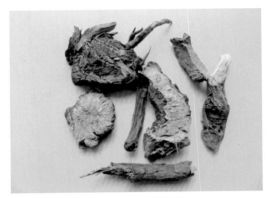

图 6-11　地榆饮片

地榆炭 本品形如地榆片，表面焦黑色，内部棕褐色。具焦香气，味微苦涩。（见图6-12）

【杨按】地榆药材以条粗、质硬、断面红色为佳。地榆饮片以片大、均匀、坚实、色红者为佳。

地榆饮片呈不规则或类圆形的厚片，表面淡褐色或暗紫红色。切面紫红色或棕红色，有的皮部呈纤维绒状，中心有不明显的菊花纹。鼻闻之微有玫瑰花样的香气，我们称之为"玫瑰香"，口尝味苦微涩。

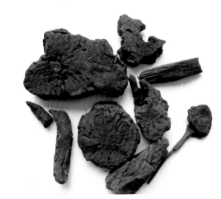

图 6-12　地榆炭饮片

地榆药材的来源广泛，价格十分便宜，却是一味疗效很好的中药；李时珍在《本草纲目》中赞美曰："宁得一把五加，不用金玉满车。宁得一斤地榆，不用明月宝珠。"在我国民间亦有谚语云："家里有地榆，不怕烫掉皮。地榆烧成炭，不怕皮烧烂。"

按照陶弘景、李时珍等古代医家的临床用药经验：本品见新不用陈，因为新品临床疗效优于陈品，如果选用道地药材则疗效更佳。地榆药材全国各地有产，其中华北、东北地区为地道产区。

【经验鉴别术语释义】玫瑰香：指地榆饮片（新货）鼻闻之微有玫瑰花样的香气，老药工习称为"玫瑰香"。

【伪品及混淆品】

紫地榆 为牻牛儿苗科老鹳草属植物紫地榆 *Geranium strictipes* R.Knuth 的干燥根。呈不规则的切片。外表皮暗褐色，内皮紫色，多具皱缩纹理，可见须根痕。切面黄棕色，木部与皮部常分离，木部颜色较深，易折断，断面不规则，粉质。气微，味苦。

芒硝

为硫酸盐类矿物芒硝族芒硝，经加工精制而成的结晶体。主含含水硫酸钠（$Na_2SO_4 \cdot 10H_2O$）。

【质量执行标准】《中华人民共和国药典》（2020 年版一部）。

【药材性状】本品为棱柱状、长方形或不规则块状及颗粒状。无色透明或类白色半透明。质脆、易碎，断面呈玻璃样光泽。（见图6-13）

【饮片性状】同药材。

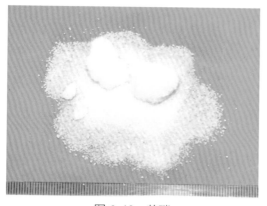

图 6-13　芒硝

【杨按】芒硝易与石膏、白矾等白色矿物类药物相混淆。芒硝与石膏有一个简单易行的经验鉴别方法，将石膏与芒硝分别用手指揉搓，芒硝揉搓后有水渗出，手指被润湿，而石膏没有水分渗出。

按照陶弘景、李时珍等古代医家的临床用药经验：本品见新不用陈，因为新品临床疗效优于陈品，如果选用道地药材则疗效更佳。芒硝药材主产于青海、四川、新疆等地，其中以青海产量最大。芒硝保存不当或存放日久会逐渐脱水变为白色粉末，其泻下作用也会相应减弱。风化后的芒硝叫玄明粉，成为了另一味中药。

【伪品及混淆品】

1.工业元明粉的加工物利用工业元明粉再加工生产，即将从市场上购买的元明粉溶于水，再过滤、冷却、结晶。由于工业芒硝在生产过程中添加了纯碱、烧碱等化工原料，产品污染严重，没有按药典炮制方法炮制，因此不能入药用。

2、假芒硝（如工业用亚硝酸钠，属混用）亚硝酸钠是一种食品工业用盐。由于它可与血红蛋白形成高铁血红蛋白具有护色作用，在食品中可用于肉制品、禽肉类罐头的发色剂。但亚硝酸钠对人体有害，可使血液中的低铁血红蛋白氧化成高铁血红蛋白，失去运输氧的能力而引起组织缺氧性损害，摄入 0.2~0.5g 即可引起食物中毒，3g 可致死。国家标准中对其使用量有严格的限制。

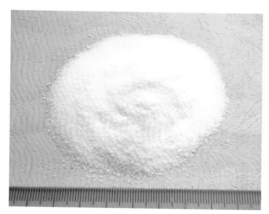

图 6-14　玄明粉

附：玄明粉

为芒硝经风化干燥制得。主含硫酸钠（Na_2SO_4）；其饮片性状为白色粉末，用手搓之，微有涩感，有吸湿性，无臭，味咸而微苦。（见图 6-14）

西红花

为鸢尾科植物番红花 *Crocus sativus* L. 的干燥柱头。

【质量执行标准】《中华人民共和国药典》（2020 年版一部）。

【药材性状】本品呈线形，三分枝，长约 3cm。暗红色，上部较宽而略扁平，顶端边缘显不整齐的齿状，内侧有一短裂隙，下端有时残留一小段黄色花柱。体轻、质松软，无油润光泽，干燥后质脆易断。气特异，微有刺激性，味微苦。（见图 6-15）

【饮片性状】同药材。

【杨按】西红花药材以色紫红、油润、有特殊香气者为佳。

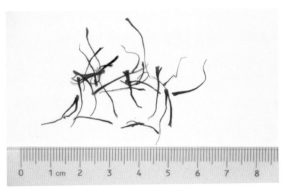

图 6-15　西红花

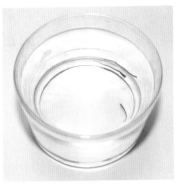

图 6-16　西红花水试

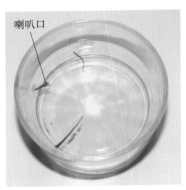

图 6-17　西红花水浸液

以前，曾有不法商贩以红花冒充西红花。红花与西红花的简易鉴别方法为：西红花少许浸入水中能散出橙黄色色素呈线状下沉，入水后柱头膨胀，呈长喇叭状（见图6-16）。西红花浸入水中几分钟后，水被染成黄色（见图6-17）。

西红花为价格昂贵的进口中药材，过去多为印度商人经营，经加工改制成象牌、美女牌（俗称人头牌），经西藏进入我

国内地，所以也称番红花。西红花市场上掺伪品很多，有羊肠衣丝和白萝卜丝或掺杂其他类似花丝、花冠狭条染色后的伪充品，所以认真鉴别非常必要。商品分干红花（生晒红花）和湿红花（加入油润剂）两种，其鉴别方法相同，经验鉴别西红花的方法具体如下：

①眼看：西红花为鸢尾科植物番红花的干燥柱头，药材弯曲细线状，上部较宽像喇叭形，下端残留一小段黄色花柱、较细，老药工将此性状称之为"凤头龙尾"。

②水试：取西红花少许浸入水中，水面不能有油状漂浮物，也无沉淀物。浸泡几分钟后，柱头膨胀呈喇叭状并向水面开口，顶端边缘有细齿，一侧有一裂隙。下端渐细呈线形向下垂立，不具备以上特征即为伪品。用小木棒在水中搅动，不易碎断，水被染成黄色，但不显红色，否则即是伪品。

③取碘酒滴在西红花上，真品不变色，若变蓝色、黑色或紫色，则为伪品。

④取浓硫酸一小试杯，将西红花正品的粉末少许撒于硫酸表面，正品的粉末能使浓硫酸先显蓝色，不久变紫色，最后呈红棕色。否则即为伪品。

⑤口尝：正品口尝味微苦而后凉，鼻闻有香气，微有刺激性。

以上几项鉴别方法，宜综合应用，即能准确鉴别其真伪。

老药工将鉴别西红花的经验总结成朗朗上口的诗歌一首："柱头如线番红花，入水膨胀似喇叭；气香味苦红棕色，染水发黄不会假。"

按照陶弘景、李时珍等古代医家的临床用药经验：本品见新不用陈，因为新品临床疗效优于陈品，如果选用道地药材则疗效更佳。西红花药材主产于西班牙、希腊、法国和伊朗等国，现今我国浙江、江苏、上海等地已栽培成功。

【经验鉴别术语释义】

喇叭口：西红花在水中浸泡几分钟后，柱头膨胀呈喇叭状向水面开口，顶端边缘有细齿，一侧有一

裂隙。老药工习惯将西红花的这一特征称之为"喇叭口"。

凤头龙尾：西红花的药用部位为干燥的柱头，药材弯曲细线状，上部较宽，像喇叭形，顶端边缘为不整齐的齿状，下端残留一小段黄色花柱、较细，老药工将此特征称之为"凤头龙尾"。

【伪品及混淆品】

以前的西红花均是进口货，现在已有了国产货，我国在上海的崇明岛、云南等地已有大棚栽培。以前在完全依赖进口时西红花的伪品较多，常见的有以下几种：

1. 伪品和掺伪　如以其他植物花丝、花冠狭条或纸浆做成丝状物等染色后伪充，可于显微镜下检识。若掺有合成染料或其他色素，则水溶液常呈红色或橙黄色，而非黄色；淀粉及糊精等的掺伪，可用碘试液呈现蓝色或紫红色；若有矿物油或植物油掺杂，纸上挤压后，则在纸上留有油迹；若有甘油、硝酸铵等水溶性物质掺杂，则水溶性浸出物含量增高；若掺杂不挥发性盐类，则灰分含量增加。所有伪品入水后，全形均显著不同于正品。

2. 掺入了雄蕊的西红花掺伪品　将番红花的雄蕊经染色后掺入到西红花中。该掺伪品的雄蕊长约1cm，暗红色。常对折搓制而成，展开后，药室螺旋状扭曲，药室末端箭形，花丝线状，置水中浸泡后顶端不呈喇叭状。

3. 莲须的染色品　该伪品呈线形，常扭转，纵裂，棕黄色或红棕色，先端具棒状药隔附属物，置水中浸泡后顶端不呈喇叭状。

4. 玉蜀黍须染色品　该伪品呈线状，表面砖红色，略扁平，边缘具稀疏的毛。置水中浸泡后顶端不呈喇叭状。

5. 菊花舌状花染色品　该伪品呈线状，表面暗红色，花冠上端平展成扁舌状，基部短筒状，内藏先端2裂的柱头，置水中浸泡后顶端不呈喇叭状。

6. 用纸浆做成的伪制品　该伪品是用纸浆、染料和油性物质加工的仿真品，多呈丝状，置水中浸泡后边缘不整齐，顶端不呈喇叭状。

西青果

为使君子科植物诃子 *Terminalia chebula* Retz. 的干燥幼果。

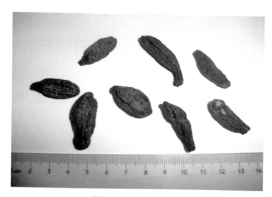

图6-18　西青果

【质量执行标准】《中华人民共和国药典》（2020年版一部）。

【药材性状】本品呈长卵形，略扁，长1.5~3cm，直径0.5~1.2cm。表面黑褐色，具有明显的纵皱纹，一端较大，另一端略小，钝尖，下部有果梗痕。质坚硬。断面褐色，有胶质样光泽，果核不明显，常有空心，小者黑褐色，无空心。气微，味苦涩，微甘。（见图6-18）

【饮片性状】本品完整者形如药材。破碎、切碎者呈不规则片或块状。表面黄褐色至黑褐色，具明显纵皱纹。断面黄色、褐色或黑褐色，有胶质样光泽。质坚硬，气微，味苦涩，微甘。

【杨按】西青果药材以干燥、个均匀、质坚实、断面无空心者为佳。

西青果是使君子科植物诃子的干燥幼果，又称"藏青果"，有些地区的中医习惯将西青果作为青果来使用（因为二者的功效基本一致）。青果也叫橄榄，为橄榄科植物橄榄的干燥成熟果实；西青果与青果均收载于中国药典之中，是按两种药来对待的，因此不可混淆。区别二者的最简单办法是

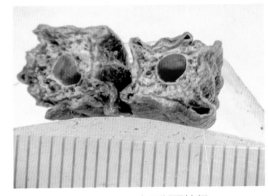

图 6-19 西青果断面特征

看其横断面：西青果的横断面中央只有一个圆形的孔洞（见图 6-19）；而青果的横断面上有三个扁圆形的孔洞，老药工按形象将其特征总结为："青果有三只眼，西青果有一个洞"。

按照陶弘景、李时珍等古代医家的临床用药经验：本品见新不用陈，因为新品临床疗效优于陈品，如果选用道地药材则疗效更佳。西青果主要以进口为主，国内西青果主要分布于广西、云南等地。

【伪品及混淆品】

青果　为橄榄科植物橄榄 *Canarium album* Raeusch. 的干燥成熟果实。本品呈纺锤形，两端钝尖，长 2.5~4cm，直径 1~1.5cm。表面棕黄色或黑褐色，有不规则皱纹。果肉灰棕色或棕褐色，质硬。果核梭形，暗红棕色，具纵棱；内分 3 室，各有种子 1 粒。气微，果肉味涩，久嚼微甜。

附：青果

为橄榄科植物橄榄 *Canarium album* Raeusch. 的干燥成熟果实。秋季果实成熟时采收，干燥。

【质量执行标准】《中华人民共和国药典》（2020 年版一部）。

【药材性状】本品呈纺锤形，两端钝尖，长 2.5~4cm，直径 1~1.5cm。表面棕黄色或黑褐色，有不规则皱纹。果肉灰棕色或棕褐色，质硬。果核梭形，暗红棕色，具纵棱；内分 3 室，各有种子 1 粒。气微，果肉味涩，久嚼微甜。（见图 6-20）

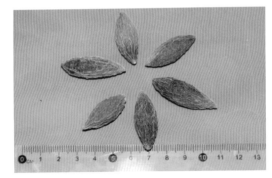

图 6-20 青果

【饮片性状】同药材，或用时打碎。

【杨按】青果药材以个大、坚实、肉厚、整齐、灰绿色、味先涩后甜者为佳。

有些地区的中医习惯将西青果作为青果来使用（因为二者的功效基本一致）。西青果为使君子科植物诃子的干燥幼果，又称"藏青果"，西青果与青果均收载于中国药典之中，是按两种药来对待的，因此不可混淆。区别二者的最简单办法是看其横断面：青果的横断面上有三个扁圆形的孔洞（见图6-21），而西青果的横断面中央只有一个圆形的孔洞；老药工

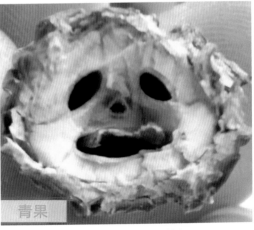

图 6-21　青果断面特征

按形象将其特征总结为："青果有三只眼，西青果有一个洞"。

按照陶弘景、李时珍等古代医家的临床用药经验：本品见新不用陈，因为新品临床疗效优于陈品，如果选用道地药材则疗效更佳。西青果主要分布于广西、云南等地，西青果主要以进口为主。

【伪品及混淆品】

西青果　为使君子科植物诃子 *Terminalia chebula* Retz. 的干燥幼果。本品呈长卵形，略扁，长1.5~3cm，直径 0.5~1.2cm。表面黑褐色，具有明显的纵皱纹，一端较大，另一端略小，钝尖，下部有果梗痕。质坚硬。断面褐色，有胶质样光泽，果核不明显，常有空心，小者黑褐色，无空心。气微，味苦涩，微甘。

西洋参

为五加科植物西洋参 *Panax quinquefolium* L. 的干燥根。均系栽培品，秋季采挖，洗净，晒干或低温干燥。

【质量执行标准】《中华人民共和国药典》（2020 年版一部）。

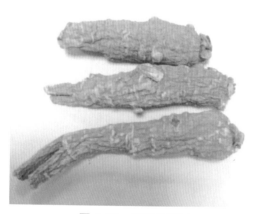

图 6-22　西洋参药材

【药材性状】本品呈纺锤形、圆柱形或圆锥形，长3~12cm，直径 0.8~2cm。表面浅黄褐色或黄白色，可见横向环纹和线形皮孔状突起，并有细密浅纵皱纹和须根痕。主根中下部有一至数条侧根，多已折断。有的上端有根茎（芦头），环节明显，茎痕（芦碗）圆形或半圆形，具不定根（艼）或已折断。体重，质坚实，不易折断，断面平坦，浅黄白色，略显粉性，皮部可见黄棕色点状树脂道，形成层环纹棕黄色，木部略呈放射状纹理。气微而特异，味微苦、甘。（见图 6-22）

【饮片性状】本品呈长圆形或类圆形薄片。外表皮浅黄褐色。切面淡黄白至黄白色，形成层环棕黄色，皮部有黄棕色点状树脂道，近形成层环处较多而明显，木部略呈放射状纹理。气微而特异，味微苦、甘。

【杨按】西洋参药材以根条均匀、横纹紧密、体重坚实、气清香，味浓者为佳。西洋参饮片以片大而薄、点状树脂道多而明显、色黄白、气清香，味浓者为佳。

本品原产于美国、加拿大，故名西洋参，又名花旗参。原药材在产地采收后去芦、须，晒干者习称"原皮参"或"面参"。如再经湿润撞去外皮，用硫黄熏后晒干，称"去皮参"或"粉光参"。近年来西洋参在我国吉林、河北等地引种成功，其商品名又称为"种洋参""国产洋参"。

西洋参的主体略似国产白干参，大者如指，小者如蚕蛾。无芦，无须。表皮黄褐色，有紧密的环纹。质硬，体略疏松。断面黄白色，形成层环纹明显，韧皮部有许多棕红色树脂管。微有特异香气，味清苦微甘。

西洋参的性状鉴别特征老药工口语称之为"螺丝纹，菊花心"。西洋参横环纹比纵皱纹更明显，尤其是上部可见密集的横环纹，好似螺丝钉一般。折断面平坦致密，淡黄白色。形成层环附近颜色较深，并散有多数红棕色树脂管，好似菊花图案。而生晒参以纵皱纹明显，伪充品有的可见上部有线扎过的痕迹，环纹不自然；断面有一棕黄色环（形成层），明显而狭窄。另外西洋参侧根和须根痕很少，而生晒参相对较多。（见图6-23）

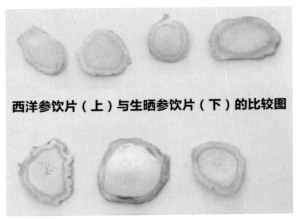

图 6-23 西洋参与生晒参饮片比较图

西洋参饮片与人参饮片的区别特征：对着太阳光透视时，西洋参饮片可见明显的亮光环，而人参饮片则无亮光环。（见图6-24）

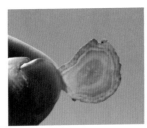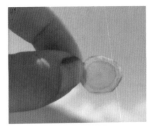

图 6-24 西洋参与生晒参饮片光视图

西洋参的主根略似国产白人参，大者如指，小者如蚕蛾。无芦，无须。表皮黄褐色，有紧密的环纹。质硬，体略疏松。断面黄白色，形成层环纹明显，韧皮部有许多棕红色树脂管。微有特异香气，味清苦微甘。

西洋参饮片的经验鉴别特征：质坚瓷、切面较平坦，皮部有较多细小的"朱砂点"，味微苦而甘。用显微镜观察：西洋参的草酸钙簇晶的晶瓣大多数短、钝。西洋参呈纺锤形，无芦质结有横纹，外表淡棕类白色，断面黄白有环纹。

老药工鉴别西洋参时有诗曰："西洋参呈纺锤形，芦下密密横环纹，外表淡棕类白色，断面黄白菊花心。"老百姓识别西洋参时有顺口溜曰："粗皮横纹菊花心，不问就是西洋参。"

按照陶弘景、李时珍等古代医家的临床用药观点：本品见新不用陈，因为新品临床疗效优于陈品，如果选用道地药材则疗效更佳。国产的西洋参药材以东北三省及山东为主产区。进口西洋参以加拿大和美国为其地道产区。

【经验鉴别术语释义】

螺丝纹：西洋参上部可见密集的横环纹，好似螺丝钉一般，故老药工习称"螺丝纹"。

菊花心：西洋参折断面平坦致密，淡黄白色；形成层环附近颜色较深，并散有多数红棕色树脂管，好似菊花图案，故老药工习称"菊花心"。

亮光环：西洋参饮片与人参饮片的区别特征：对着太阳光透视时，西洋参饮片可见明显的亮光环，而人参饮片则无亮光环。

【伪品及混淆品】

西洋参的伪充品多为生晒参及其加工品。白人参的切片多具放射状裂隙，皮部偶见细小的"朱砂点"，嚼之微有黏牙感、味苦；而西洋参的质地坚瓷、切面较平坦，皮部有很多细小的"朱砂点"，味微苦而回甜。

栽培西洋参与栽培生晒参均属五加科人参属植物，二者外形相似，但药效和价格差异较大，所以药材市场上以生晒参冒充西洋参者时有发生，应注意区别。

栽培西洋参与栽培生晒参性状区别

品名	西洋参	生晒参
根茎	稍短	稍长
主根	稍短	稍长
须根	须根少，而且短	须根多，而且长
外皮	上端横纹较细，纵纹细密，光滑，皮孔样疤痕疙瘩较多	上端横纹较粗，纵纹深，粗糙，皮孔样疤痕疙瘩较少
断面	黄白色，树脂道色深，形成层明显，呈菊花纹	白色，树脂道色浅，具较细的菊花纹
质地	较坚实、较重	较轻泡、较轻
气味	气清香，浓郁，味微苦，回甜	气香，味微苦甜，较淡
光视	可见明显的亮光环	无亮光环

百合

为百合科植物卷丹 *Lilium lancifolium* Thunb.、百合 *Lilium brownii* F. E .Brown var. *viridulum* Baker 或细叶百合 *Lilium pumilum* DC. 的干燥肉质鳞叶。秋季采挖，洗净，剥取鳞叶，置沸水中略烫，干燥。

【质量执行标准】《中华人民共和国药典》（2020 年版一部）。

【药材性状】本品呈长椭圆形，长 2~5cm，宽 1~2cm，中部厚 1 .3~4mm。表面黄白色至淡棕黄色，有的微带紫色，有数条纵直平行的白色维管束。顶端稍尖，基部较宽，边缘薄，微波状，略向内弯曲。质硬而脆，断面较平坦，角质样。气微，味微苦。（见图 6-25）

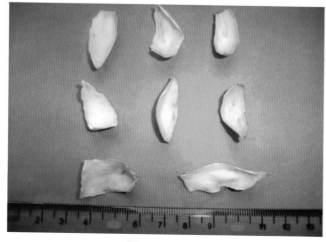

图 6-25 百合

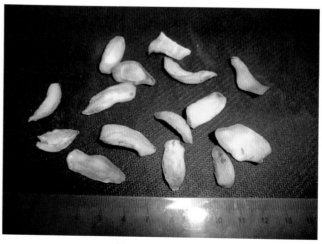

图 6-26 蜜百合

【饮片性状】

百合　同药材。

蜜百合　本品形如百合，表面棕黄色，偶见焦斑，略带黏性。味甜。（见图6-26）

【杨按】 百合药材以味较苦、瓣匀肉厚、色黄白、质坚、筋少者为佳。

百合为我国传统的药食两用品，兰州百合、龙牙百合作为蔬菜在我国食用的历史悠久，民间俗称为"甜百合"或"菜百合"。中国药典收载的百合为百合科植物卷丹、百合或细叶百合的干燥肉质鳞叶，因其味苦不适宜食用仅供药用，民间俗称为"苦百合"或"药百合"。我们经验鉴别百合时一是用口尝：口尝时如果味甜不苦的就不是药典品；二是用鼻闻：百合药材一般无明显气味，如果鼻闻时有刺鼻气味、口尝有酸味时，即表示是用硫黄熏制过的百合。

按照陶弘景、李时珍等古代医家的临床用药经验：本品见新不用陈，因为新品临床疗效优于陈品，如果选用道地药材则疗效更佳。百合药材主产于湖南、四川、江苏、浙江等地。

【伪品及混淆品】

1. 兰州百合　为百合科植物兰州百合 *Lilium daridii Duchartre var. unicolor* Cotton. 的干燥肉质鳞叶。呈长椭圆形、卵圆形的片。表面黄白色或略显淡棕黄色，有的微带紫色，有数条纵直平行的维管束。顶端稍尖，基部较宽，边缘薄，微波状，略向内弯曲。质硬而脆。断面较平坦，角质样。气微，味甜。本品为《甘肃中药炮制规范》（2022年版）收载品种，为地方习用品。

2. 隆回龙牙百合　为百合科植物百合 *Lilium brownii* F. E. Brown var. *viridulum* Baker 的干燥肉质鳞叶。湖南省隆回县特产，中国国家地理标志产品。邵阳乡土志载称，"百合邵阳出者，特大而肥美"。隆回龙牙百合以其干品瓣形肥大微弯，色泽洁白至宝黄，形似龙牙而著称。隆回龙牙百合是百合中的精品，其片呈微波状，略向内弯曲，侧看似弯月，正看似龙牙，故称"龙牙百合"，本品又俗称"菜百合"。

百部

为百部科植物直立百部 *Stemona sessilifolia*（Miq.）Miq.、蔓生百部 *Stemona japonica*（Bl.）Miq. 或对叶百部 *Stemona tuberosa* Lour. 的干燥块根。春、秋二季采挖，除去须根，洗净，置沸水中略烫或蒸至无白心，取出，晒干。

【质量执行标准】《中华人民共和国药典》（2020年版一部）。

【药材性状】

直立百部　呈纺锤形，上端较细长，皱缩弯曲，长5~12cm，直径0.5~1cm。表面黄白色或淡棕黄色，有不规则深纵沟，间或有横皱纹。质脆，易折断，断面平坦，角质样，淡黄棕色或黄白色，皮部较宽，中柱扁缩。气微，味甘、苦。（见图6-27）

蔓生百部　两端稍狭细，表面多不规则皱褶和横皱纹。

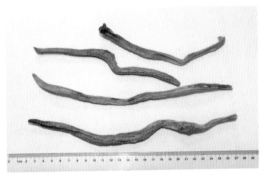

图6-27　百部药材（直立百部）

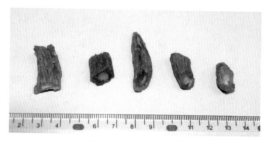

图 6-28　百部饮片

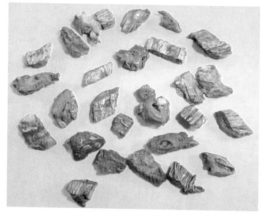

图 6-29　蜜百部饮片

对叶百部　呈长纺锤形或长条形，长 8~24cm，直径 0.8~2cm。表面浅黄棕色至灰棕色，具浅纵皱纹或不规则纵槽。质坚实，断面黄白色至暗棕色，中柱较大，髓部类白色。

【饮片性状】

百部　本品呈不规则厚片或不规则条形斜片；表面灰白色、棕黄色，有深纵皱纹；切面灰白色、淡黄棕色或黄白色，角质样；皮部较厚，中柱扁缩。质韧软。气微，味甘、苦。（见图 6-28）

蜜百部　本品形同百部片，表面棕黄色或褐棕色，略带焦斑，稍有黏性。（见图 6-29）

【杨按】百部药材均以根粗壮均匀，肉质饱满、质坚实、内碴角质光亮，不带根茎者为佳。

当前药材市场上百部的主流商品是对叶百部的根，习称大百部，其鉴别要点为：①外皮有深纵沟，切面外缘起伏较大；②中柱外缘有较硬的白圈，圈内白色或空心；③味初嚼略甜或不甜，苦味明显。

直立百部的根和蔓生百部的根统称"小百部"，目前在药材市场上较少见。

小百部：块根略呈纺锤形，多干缩弯曲，长约 4~18cm，直径约 1cm。表面土黄色或淡黄白色，极皱缩，具不规则的纵皱沟棱，质硬易折断。断面显角质，微有光亮，中心的木质心多扁缩。气微，味先甜后苦。

大百部：块根较粗长，长约 12~25cm，直径约 1~2cm，余与小百部相同。

当前中医习用的百部饮片主要为百部（生品）和蜜百部，其主要鉴别特征同药材。

按照陶弘景、李时珍等古代医家的临床用药经验：本品见新不用陈，因为新品的疗效要好于陈旧之品，如果选用道地药材则疗效更佳。直立百部和蔓生百部均主产于安徽、江苏、浙江、湖北等地；对叶百部主产于四川、重庆、贵州、广西等地。

【伪品及混淆品】

羊齿天门冬　为百合科植物羊齿天门冬 *Aspar-gus filicnus* Ham.ex D.Don. 的干燥块根。呈纺锤形，外表皱缩，呈灰棕色或棕褐色，有时呈空壳状。质坚韧而脆，易折断。气微、味略麻。

当归

为伞形科植物当归 *Angelica sinensis*（Oliv.）Diels 的干燥根。秋末采挖，除去须根和泥沙，待水分稍蒸发后，捆成小把，上棚，用烟火慢慢熏干。

【质量执行标准】《中华人民共和国药典》（2020 年版一部）。

【**药材性状**】本品略呈圆柱形，下部有支根 3~5 条或更多，长 15~25cm。表面浅棕色至棕褐色，具纵皱纹和横长皮孔样突起。根头（归头）直径 1.5~4cm，具环纹，上端圆钝，或具数个明显突出的根茎痕，有紫色或黄绿色的茎和叶鞘的残基；主根（归身）表面凹凸不平；支根（归尾）直径 0.3~1cm，上粗下细，多扭曲，有少数须根痕。质柔韧，断面黄白色或淡黄棕色，皮部厚，有裂隙和多数棕色点状分泌腔，木部色较淡，形成层环黄棕色。有浓郁的香气，味甘、辛、微苦。（见图 6-30）

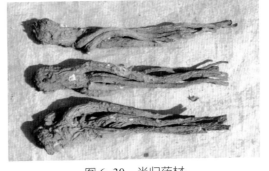

图 6-30　当归药材

柴性大、干枯无油或断面呈绿褐色者不可供药用。

【**饮片性状**】

当归　本品呈类圆形、椭圆形或不规则薄片。外表皮浅棕色至棕褐色。切面浅棕黄色或黄白色，平坦，有裂隙，中间有浅棕色的形成层环，并有多数棕色的油点，香气浓郁，味甘、辛、微苦。（见图 6-31）

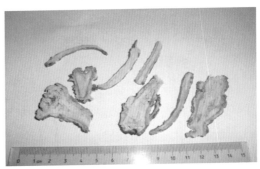

图 6-31　当归饮片

酒当归　本品形如当归片。切面深黄色或浅棕黄色，略有焦斑。香气浓郁，并略有酒香气。（见图 6-32）

土炒当归　本品形如当归片。表面深黄色（挂土色），有香气。

当归炭　本品形如当归片，表面黑褐色，断面灰棕色。

【**杨按**】当归药材以身干、粗大、身长腿少、质坚、断面黄白色、香气浓郁、味甘者为佳。

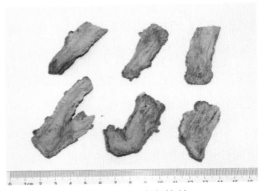

图 6-32　酒当归饮片

老药工有鉴别当归药材的顺口溜曰："当归主根圆柱形，质地滋润色黄棕，断面黄白显油性，裂隙油点为特征。"当归饮片以片大肥厚、体重、香气浓、油性大者为佳。柴性大、干枯无油或断面呈绿褐色者不可供药用。

当归饮片的经验鉴别：全当归饮片为类圆形、椭圆形、长条形或不规则的薄片。切面黄白色或浅棕黄色，皮部色较深，木部色较浅，多有裂隙（习称：茬口白、菊花心），可见点状的棕色油室；形成层环浅棕色；质柔韧（习称：有油性）；口尝其味先甜而后微苦、辛。鼻闻有特异香气。以片形整齐无药屑、味道香甜、香气浓郁者为佳。

从古到今，中医都认为当归的道地药材产于岷县，简称"岷当归"。李时珍在《本草纲目》中说："以秦归头圆、尾多色紫、气香肥润者名马尾归，最胜他处"；李时珍所说的"秦归"就是现今的"岷当归"。杨锡仓鉴别岷当归有顺口溜一首曰："岷当归，质柔润；寸身长，股杈胖；皮细嫩，色淡黄；茬口白，菊花样；味道甜，气很香。"（注：岷县药农把当归根头部不长侧根的一段习称之为"寸身"，将较粗的侧根称之为"股杈"）

当前，当归饮片的掺伪品主要来源于同科同属而不同种的欧当归，区别当归与欧当归切片的经验如下：

当归：①外表皮的颜色为黄棕色至棕褐色；②皮部较厚、黄白色或淡棕黄色，平坦，有裂隙；③木部色较淡；④皮部与木部之间的形成层环为浅棕色，有棕色的油点；⑤香气浓郁；味甜香、微带辛、苦味。

欧当归：①黄棕色的形成层环特别明显，有多数棕色的油点；②木部黄色，有裂隙；③香气较淡，味甜微苦，以甜味为主，兼有胡萝卜样的气味。

按照陶弘景、李时珍等古代医家的临床用药经验：本品见新不用陈，因为新品临床疗效优于陈品，如果选用道地药材则疗效更佳。当归药材主产于甘肃、云南、四川，其中以甘肃岷县为道地产区，岷县被命名为"中国当归之乡"，享有"岷县当归甲天下"之美誉。

【经验鉴别术语释义】油性：指药材质地油润柔软，断面常带棕黄色油点并有芳香气味。如当归、独活等。

【伪品及混淆品】

1. 云南野当归　为伞形科植物云南野当归 *Angelica* sp. 的根。根呈圆锥形，常有数个分枝，以二歧呈"人"字形张开，根头部具横纹，顶端有茎痕或短鳞片残茎。表面棕色或黑褐色，具明显的抽沟或纵皱纹，侧根多切除。质坚硬，粗者不易折断，断面黄白色，有棕色油点，具类似当归的香气，味微苦而辛。

2. 东当归　为伞形科植物 *Angelica acutiloba*（Sieb.et Zucc.）Kitag. 的根。根肥大而柔软，分枝较多，亦呈马尾状，且有特异香气，从外观看油性较少，质干而脆。

3. 欧当归　为伞形科植物欧当归 *Levisticum officinale* Koch. 的根。根呈圆锥形，主根粗长，有的有分枝，长短不等。表面灰棕色或灰黄色，有皱纹及横长皮孔状疤痕。根头部有明显的 2 个以上茎叶残基。质柔软，折断面呈颗粒性，质疏松呈海绵状。气微香，味微甜而麻舌。

4. 独活　为伞形科植物重齿毛当归 *Angelica pubescens* Maxim.f. biserrata Shan et Yuan 的干燥根。根略呈圆柱形，表面灰褐色或棕褐色。质较硬，受潮则变软。有特异香气，味苦、辛、微麻舌。

肉苁蓉

为列当科植物肉苁蓉 *Cistanche deserticola* Y.C.Ma 或管花肉苁蓉 *Cistanche tubulosa*（Schenk）Wight 的干燥带鳞叶的肉质茎。春季苗刚出土时或秋季冻土之前采挖，除去茎尖。切段，晒干。

【质量执行标准】《中华人民共和国药典》（2020 年版一部）。

【药材性状】

肉苁蓉　呈扁圆柱形，稍弯曲，长 3~15cm，直径 2~8cm。表面棕褐色或灰棕色，密被覆瓦状排列的肉质鳞叶，通常鳞叶先端已断。体重，质硬，微有柔性，不易折断，断面棕褐色，有淡棕色点状维管束，排列成波状环纹。气微、味甜、微苦。（见图 6-33）

管花肉苁蓉　呈类纺锤形、扁纺锤形或扁柱形，稍弯曲，长 5~25cm，直径 2.5~9cm。表面棕褐色至黑褐色。断面颗粒状，灰棕色至灰褐色，散生点状维管束。（见图 6-34）

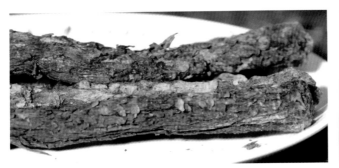

图 6-33 肉苁蓉药材（肉苁蓉）

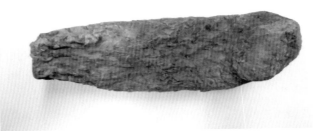

图 6-34 肉苁蓉药材（管花肉苁蓉）

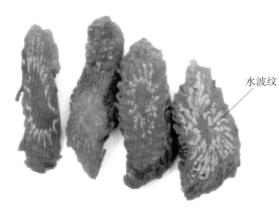

水波纹

图 6-35 肉苁蓉饮片（肉苁蓉片）

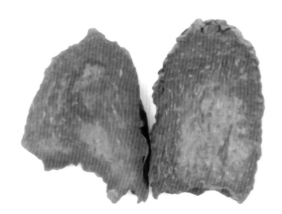

图 6-36 肉苁蓉饮片（管花肉苁蓉片）

【饮片性状】

肉苁蓉　呈不规则形的厚片。表面棕褐色或灰棕色。有的可见肉质鳞叶。切面有淡棕色或棕黄色点状维束，排列成波状环纹。气微，味甜、微苦。（见图6-35）

管花肉苁蓉　切面散生点状维管束。（见图6-36）

酒苁蓉　形如肉苁蓉片。表面黑棕色，切面点状维管束，排列成波状环纹。质柔润。略有酒香气，味甜，微苦。

酒管花肉苁蓉　切面散生点状维管束。

【杨按】肉苁蓉药材以条粗壮，密被鳞片，色棕褐，质柔润者为佳。

近年来，肉苁蓉的货源少，市场价格高，掺伪情况多见。伪品主要为同科植物锁阳。锁阳切片经蒸制后色泽由红棕色变为棕黑色，掺于肉苁蓉饮片中难以分辨。我们的经验鉴别方法为：

①肉苁蓉的饮片呈肉质，带油性，柔软而不易折断，能折弯曲。锁阳虽是肉质，但呈粉性，断面显颗粒性，质硬而脆，一折即断。

②肉苁蓉的横切面有放射状花纹，周边显水波纹，有木心（圆形）。锁阳的横断面有三角形筋脉点，无圆形木心。

③肉苁蓉味的味道甜（盐肉苁蓉味咸），锁阳的味道涩。

按照陶弘景、李时珍等古代医家的临床用药经验：本品见新不用陈，因为新品临床疗效优于陈品，如果选用道地药材则疗效更佳。肉苁蓉为中国西北地区特有的草本寄生药材，主产于内蒙古、甘肃；管花肉苁蓉为新疆地区特有品种。

【经验鉴别术语释义】水波纹：指肉苁蓉药材横切面上由维管束形成的波状环纹，是鉴别肉苁蓉的重要依据之一。

【伪品及混淆品】

1. 沙苁蓉　为列当科植物沙苁蓉 *Cistanche sinensis* G.Beck 带鳞叶的干燥肉质茎。圆柱形或扁圆柱形。表面密生鳞叶，鳞叶窄短，每环鳞叶 4~6 片，有明显光泽。断面维管束呈星状圆环。

2. 草苁蓉　为列当科植物列当 *Boschniakia rossica*（Cham. et Schlecht.）Fedtsch. 的干燥全草。茎呈圆柱形。表面棕褐色或褐色，具纵向沟纹，疏被白色茸毛，肥壮，肉质。鳞叶互生，卵状披针形，呈黄棕色。花序黄褐色，花淡紫色或蓝紫色。质硬而脆或柔韧，气微，味微苦。

3. 锁阳　为锁阳科植物锁阳 *Cynomorium songaricum* Rupr. 的干燥肉质茎。经酒蒸后用来冒充酒苁蓉片。酒制后的锁阳呈扁圆柱形，微弯曲，表面棕褐色，粗糙。体重，质硬，难折断，断面有三角形的筋脉点，气微，味甘而涩。

肉豆蔻

为肉豆蔻科植物肉豆蔻 *Myristica fragrans* Houtt. 的干燥种仁。

【质量执行标准】《中华人民共和国药典》（2020 年版一部）。

【药材性状】本品呈卵圆形或椭圆形，长 2~3cm，直径 1.5~2.5cm。表面灰棕色或灰黄色，有时外被白粉（石灰粉末）。全体有浅色纵行沟纹和不规则网状沟纹。种脐位于宽端，呈浅色圆形突起，合点呈暗凹陷。种脊呈纵沟状，连接两端。质坚，断面呈棕黄色相杂的大理石花纹，宽端可见干燥皱缩的胚，富油性。气香浓烈，味辛。（见图 6-37）

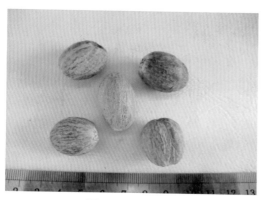

图 6-37　肉豆蔻

【饮片性状】

肉豆蔻　同药材。

麸煨肉豆蔻　本品形如肉豆蔻，表面为棕褐色，有裂隙。气香，味辛。（见图 6-38）

【杨按】肉豆蔻药材以个大、体重、坚实、表面光滑、油性足、香气浓烈者为佳。麸煨肉豆蔻以质地酥脆、打碎后无明显油迹者为质佳。

肉豆蔻属于药食两用品，加工火腿肠等肉类食品时厂商常常将它作为调料使用。中医常将肉豆蔻作为温中止泻药来使用，使用时需煨制去油，处方名为"麸煨肉豆蔻"。肉豆蔻药材原产于马来西亚、印度尼西亚、西印度群岛及巴西、非洲等地，当前在中国广东、云南等省亦有栽培。

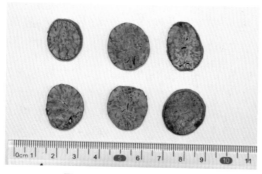

图 6-38　麸煨肉豆蔻饮片

【伪品及混淆品】

长形肉豆蔻　长形肉豆蔻为 *Myristica argentea* Warburg 的干燥种仁，产于印度尼西亚的西伊里安。较正品狭长，表面均为棕色，全体有浅色纵沟纹及不规则网纹。原种脐部位于宽端，呈浅色圆形突起。合点部位略凹陷，种脊部位呈纵沟状，连接两端。质坚硬，断面呈棕黄色与类白色相杂的大理石样花纹，纵切面宽端可见干燥皱缩的胚，富油性。气香浓烈，味辛。

肉桂

为樟科植物肉桂 *Cinnamomum cassia* Presl 的干燥树皮。多于秋季剥取，阴干。

【质量执行标准】《中华人民共和国药典》（2020 年版一部）。

【药材性状】本品呈槽状或卷筒状，长 30~40cm，宽或直径 3~10cm，厚 0.2~0.8cm。外表面灰棕色，稍粗糙，有不规则的细皱纹和横向突起的皮孔，有的可见灰白色的斑纹；内表面红棕色，略平坦，有细纵纹，划之显油痕。质硬而脆，易折断，断面不平坦，外层棕色而较粗糙，内层红棕色而油润，两层间有一条黄棕色的线纹。气香浓烈，味甜、辣。（见图 6-39）

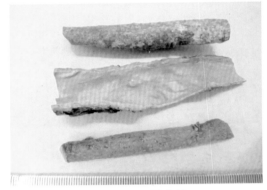

图 6-39　肉桂药材

【饮片性状】本品多为卷曲状的片或丝，外表面灰棕色，稍粗糙柔韧，内表面红棕色，平滑，用指甲刻划可见油痕，质硬而脆，香气浓烈，味先甜后辣。（见图 6-40）

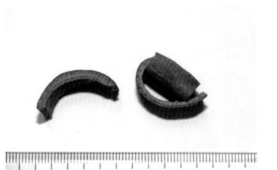

图 6-40　肉桂饮片

【杨按】肉桂药材以皮厚、体重、表面细致、含油量高、香气浓、甜味重而微辛者为佳。肉桂饮片以丝条均匀、外皮细、肉厚、体重、断面色紫、油性大、气香浓烈、味甜辣、嚼之少渣者为佳。

肉桂质硬而脆，折断面现"颗粒性"，棕黄或棕红色，内外层之间有一条明显的黄棕色环带（石细胞层）；内表面红色而油润，划之现油痕。气芳香、浓烈，味甜、辣，嚼之渣少。

按照陶弘景、李时珍等古代医家的临床用药经验：本品见新不用陈，因为新品临床疗效优于陈品，如果选用道地药材则疗效更佳。肉桂药材原产于越南，有"交趾肉桂"之称，现主产于广西、广东、福建、云南。

【伪品及混淆品】

1. 桂皮（调料）　为樟科植物阴香 *Cinnamomum burmannii* (Nees).、细叶香桂 *Cinnamomum chigii* Metcalf.、川桂 *Cinnamomum wilsonii* Gamble.、天竺桂 *Cinnamomum japonicum* Sieb. 的干燥树皮。呈筒状或不规则的块状。外皮灰褐色，密生不明显的小皮孔或灰白色花斑，内表面红棕色或灰棕色，光滑，有不明显的细纵纹，指划之微有油痕。质硬而脆，易折断，断面不整齐，气清香，略有樟脑气，味微甜、辛。

2. 锡兰肉桂　为樟科植物锡兰肉桂 *Cinnamomum zeylanicum* Bl. 的树皮。本品呈卷筒状或槽状，厚约5mm，外表面棕色，有不规则的细纵皱及突起的皮孔；内表面棕色，平坦，划之显油痕。质脆，易折断，断面不平坦。气香，味微辣。

3. 清化桂　为樟科植物大叶清化桂 *Cinnamomum cassia* Presl var.*macrophyllum* Chu 的干燥树皮。本品呈双卷筒状或呈块片状，长约30cm，宽2.5~4cm，厚0.5~4mm。表面灰褐色或灰棕色，有细皱纹及皮孔，内表面红棕色，有微细的纵纹。质硬而脆。气香，味甜、微辛辣。

朱砂

为硫化物类矿物辰砂族辰砂，主含硫化汞（HgS）。采挖后，选取纯净者，用磁铁吸净含铁的杂质，再用水淘去杂石和泥沙。

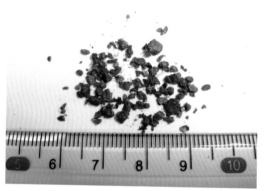

图6-41　朱砂

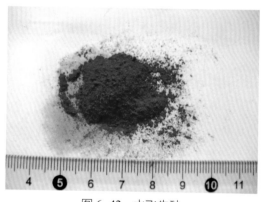

图6-42　水飞朱砂

【质量执行标准】《中华人民共和国药典》（2020年版一部）。

【药材性状】本品为粒状或块状集合体，呈颗粒状或块片状。鲜红色或暗红色，条痕红色至褐红色，具光泽。体重，质脆，片状者易破碎，粉末状者有闪烁的光泽。气微，味淡。（见图6-41）

【饮片性状】本品为朱红色极细粉末，体轻，以手指搓之无粒状物，以磁铁吸之，无铁末。气微，味淡。（见图6-42）

【杨按】朱砂药材以色红、鲜艳、有光泽、体重、质脆者为佳。

朱砂药材因天然矿石的形状不同，其商品分为豆砂、片砂和朱砂三种。

豆砂　呈大小不等的块状，形如豆瓣，亦有呈六角棱块状者。鲜红色和紫红色。有光泽，半透明。外表面多带有因相互摩擦产生的细粉尘，手触之稍染手。体重，质脆，易砸碎或层层刻裂。新鲜断面平滑明亮、晶莹夺目，有闪烁的光泽。气无，味淡。

片砂　呈不规则的薄片状，厚约1mm，长、宽约0.5~1.5cm，其余特征同豆砂。

朱砂　呈粉末状或细小颗粒状，微有闪烁的光泽。其余特征同上。

朱砂的三种药材商品均以色红鲜艳，不含白岩者为佳，其中以豆沙最优。当前，药材市场还有一种人工朱砂，人工朱砂别名神砂、辰砂，是用硫黄和水银经人工合成的化工产品。人工朱砂（药材）的一面带有容器的光滑面，断面有密集的纵棱（老药工习称"马牙柱"），颜色不是朱红色而是紫红色。许多药商将其粉碎后冒充天然朱砂以提高其售价。人工朱砂中常含有游离汞，对人体有害，药用以天然朱砂为佳。

市场上常见的朱砂掺伪物有赭石粉和染红的小石粒。老药工用研试法可快速区别真伪。其方法是：①取样品少许放入碗背面的凹窝内研磨，正品朱砂磨至极细时仍为朱红色，色泽不变；掺伪品越细色泽越淡，研至极细时呈土红色或淡橘黄色；②取样品少许放在一枚镍币（菊花图案的一角硬币）上面，用手指压住用力研磨至烫手时观察镍币，如镍币上慢慢泛出白毛状结晶物（见图6-43），即说明是正品，无白毛出现者即可断定是伪品。人工朱砂和轻粉也可用此法来鉴别其真伪（此方法的原理叫铝汞齐，属于合金反应现象）。

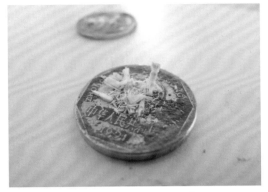

图6-43　朱砂镍币反应

除了上述的研磨法，还可用以下的方法来鉴别：

①水试：药典品朱砂指的是天然朱砂，用水试能全部沉水，如漂在水面上即说明有掺假物；朱砂不溶于水，故正品不染水，若将水染红肯定不是朱砂。

②手摸：正品朱砂不扎手，朱砂无论多大都由多个平面合成，各平面相交处是棱线，若有尖锐刺手即说明有假。

③化学实验：朱砂加少量铁粉置试管中加热，则管壁有汞珠或汞镜生成。

按照陶弘景、李时珍等古代医家的临床用药经验：本品选用道地药材则疗效会更好。朱砂药材主产于湖南、贵州等地，其中以湖南新晃、沅陵县为道地产区。

【经验鉴别术语释义】马牙柱：人工朱砂（药材）的一面带有容器的光滑面，断面有密集的纵棱，老药工习称"马牙柱"。

【伪品及混淆品】

1. 赭石　为氧化物类矿石赤铁矿。多粉碎成不规则小块或粉末，呈暗红棕色至棕红色，金属光泽不明显，质硬，比重较正品小，条痕樱红色。赭石主要含三氧化二铁。

2. 矿渣、沙粒染色品　其与正品朱砂的主要区别为呈暗红色，质轻，水洗可使水染色，而矿渣、沙粒的红色变浅或褪去，无金属光泽。理化鉴别呈阴性。

3. 一种暗红色矿石（品种待定）　呈不规则块状，暗红色，略有光泽，比重较正品小，断面略呈纤维状，较正品易碎，不溶于水，部分能溶于强酸。理化鉴别呈阴性。

4. 掺伪品　朱砂的掺伪品主要有两类：一类是掺有赭石、红土或染色矿渣，一般色泽不均匀，水洗去色，颗粒间比重差异大；另一类中掺有铁等金属异物粉粒，可用磁铁吸附，加稀酸有气体产生。

延胡索

为罂粟科植物延胡索 Corydalis yanhusuo W.T.Wang 的干燥块茎。夏初茎叶枯萎时采挖，除去须根，洗净，置沸水中煮至恰无白心时，取出，晒干。

【质量执行标准】《中华人民共和国药典》（2020 年版一部）。

【药材性状】本品呈不规则的扁球形，直径 0.5~1.5cm。表面黄色或黄褐色，有不规则网状皱纹。顶端有略凹陷的茎痕，底部常有疙瘩状突起。质硬而脆，断面黄色，角质样，有蜡样光泽。气微，味苦。（见图 6-44）

【饮片性状】

延胡索　本品呈不规则的圆形厚片。外表皮黄色或黄褐色，有不规则细皱纹。切面或断面黄色，角质样，具蜡样光泽。气微，味苦。（见图 6-45）

醋延胡索　本品形如延胡索片，表面和切面黄褐色，质较硬。微具醋香气。（见图 6-46）

酒延胡索　本品形如延胡索片，深黄色或黄棕色，略有酒气。

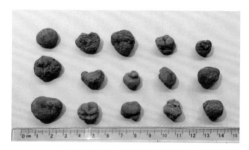
图 6-44　延胡索药材

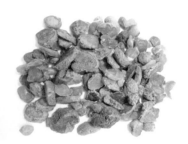
图 6-45　延胡索饮片（生品）

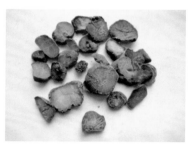
图 6-46　醋延胡索饮片

【杨按】延胡索药材以个大、饱满、质坚实、断面色黄、味苦者为佳。

延胡索药材及饮片的折断面有"玻璃碴"，色深黄，口尝味很苦。我们以前曾遇到两个批次的伪劣延胡索，一批为人工染黄的山药苓子，纯属假药；另一批为掺伪延胡索，是将提取过的延胡索药渣经醋炙之后掺入正品中进行销售。掺伪品的颜色乌黑，口尝没有苦味，与正品有显著区别。

中医临床应用本品时多选用醋延胡索，其行气活血止痛之作用较生品更佳。李时珍曰：心痛欲死，速觅延胡。民间也流传有谚语云：不怕到处痛得凶，吃了延胡就轻松。

按照陶弘景、李时珍等古代医家的临床用药经验：本品见新不用陈，因为新品临床疗效优于陈品，如果选用道地药材则疗效更佳。延胡索药材以浙江东阳、缙云、永康为道地产区（为"浙八味"之一）。

【经验鉴别术语释义】玻璃碴：指延胡索的断面黄色，致密而瓷实，呈角质样，有蜡样光泽，老药工形象地称之为玻璃碴。

【伪品及混淆品】

1. 山药苓子染黄的伪制品　为薯蓣科植物薯蓣 Dioscorea opposita Thunb. 的珠芽，俗称零余子或山药蛋，经人工蒸煮染色后用来冒充延胡索，其特点是：表面有许多略突起的小圆圈状根痕，水浸液黄色，断面多为黑褐色，没有黄色蜡样光泽的玻璃碴，口尝没有苦味。

2. 延胡索药渣的醋炙品　形如延胡索碎块，表面和断面均呈黑褐色，质较硬，无光泽。口尝不苦或微苦。

3. 水半夏　为天南星科植物鞭檐犁头尖 Typhonium flagelliforme（Lodd.）Bl. 的干燥块茎经黄色染料染色而成。

自然铜

为硫化物类矿物黄铁矿族黄铁矿，主含二硫化铁（FeS_2）。采挖后，除去杂石。

【质量执行标准】《中华人民共和国药典》（2020 年版一部）。

【药材性状】本品晶形多为立方体，集合体呈致密块状。表面亮淡黄色，有金属光泽；有的黄棕色或棕褐色，无金属光泽。具条纹，条纹绿黑色或棕红色。体重，质坚硬或稍脆，易砸碎，断面黄白色，有金属光泽；或断面棕褐色，可见银白色亮星。（见图 6-47）

【饮片性状】

自然铜　同药材。

煅自然铜　本品为小立方体或不规则的碎粒或粉末状，呈黑褐色或黑色，无金属样光泽。质地酥脆，略具醋酸气。（见图 6-48）

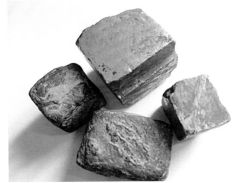

图 6-47　自然铜药材

【杨按】自然铜药材以有金属样光泽、体重、有银白色亮星、无杂石者为佳。自然铜饮片以片块整齐、色黄而光亮、断面有金属光泽者为佳。煅自然铜以色黑、无金属样光泽、质地酥脆，略具醋香气者为佳。

自然铜在白墙上可以画出绿黑色或棕红色的条痕。按照陶弘景、李时珍等古代医家的临床用药经验，本品如果选用道地药材则疗效会更好。自然铜的主产区为四川、广东、云南。

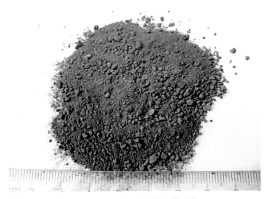

图 6-48　煅自然铜饮片

【伪品及混淆品】

黄铜矿　呈不规则致密块集合体，表面黄铜色，易风化呈蓝、紫、褐等混杂的斑状色，中间夹杂有条痕为绿黑色，有金属光泽，不透明，断口参差不齐，性脆，易碎，气微，味淡。

血竭

为棕榈科植物麒麟竭 *Daemonorops draco* BL 果实渗出的树脂经加工制成。

【质量执行标准】《中华人民共和国药典》（2020 年版一部）。

【药材性状】本品略呈类圆四方形或方砖形，表面暗红，有光泽，附有因摩擦而成的红粉。质硬而脆，破碎面红色，研粉为砖红色。气微，味淡。在水中不溶，在热水中软化。（见图 6-49）

【饮片性状】本品为不规则形的小块，长 0.5~1cm，表面暗红色至黑红色，微显光泽，手触之易沾染。质坚脆。气微，味淡。或研成细粉，呈红色。（见图 6-50）

【杨按】我们将鉴别血竭药材的经验总结为一句顺口溜："整个黑似铁，研细红似血，隔纸烘烤即熔化，

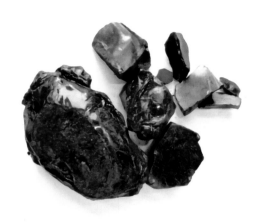

图 6-49　血竭药材

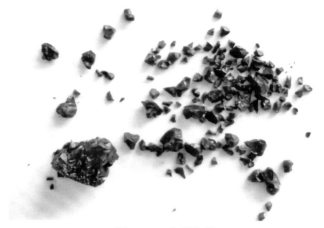

图 6-50　血竭饮片

对光透视红如血。"

　　老药工鉴别血竭真伪的常用方法为：取样品粉末少许置白纸上，下面用微火轻轻烘烤（火焰要远离白纸约一二寸许），白纸上面的粉末会迅速融化，然后将纸对光透视：如果全部融化、融化物为透亮的血红色，周围无扩散的油迹说明是血竭的正品；如果样品不能全部融化、对光透视时有不透光的黑色斑块或者周围有扩散的油迹，均说明是其伪制品。

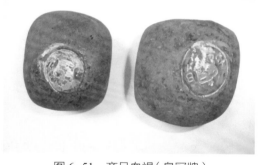

图 6-51　商品血竭（皇冠牌）

　　血竭药材产于印度尼西亚的加里曼丹、苏门答腊及马来西亚等地。从前进口的著名商标有皇冠牌、手牌。（见图 6-51）

【伪品及混淆品】

　　1. 龙血竭　为百合科剑叶龙血树 *D.cochinchinensis*（Lour.）S.C.Chen 的树脂，药材为不规则块片，表面红棕色至黑棕色，有光泽，有的附有少量红棕色粉末。质地脆而有空隙。气特异，微有清香，味淡、微涩，嚼之有炭粒感并微黏牙。本品为《贵州省中药材民族药材质量标准》（2003 年版）收载品种，为地习用品。

　　2. 人工伪制品血竭　为松香、泥土、颜料等物质加工制成的血竭状物。表面暗红色，质坚硬而重，断面棕红色，研成粉末不呈血红色，火烧冒黑烟，有松香气。用火隔纸烘烤可见明显扩散的油迹。取血竭粉末少许置白纸上烤烘即熔化，但无扩散油迹，对光透视显鲜艳血红色；若混有其他树脂，即出现油迹扩散现象。

全蝎

　　为钳蝎科动物东亚钳蝎 *Buthus martensii* Karsch 的干燥体。春末至秋初捕捉，除去泥沙，置沸水或沸盐水中煮至全身僵硬，捞出，置通风处，阴干。

　　【质量执行标准】《中华人民共和国药典》（2020 年版一部）。

【药材性状】本品头胸部与前腹部呈扁平长椭圆形，后腹部呈尾状，皱缩弯曲，完整者体长约 6cm。头胸部呈绿褐色，前面有 1 对短小的螯肢和 1 对较长大的钳状脚须，形似蟹螯，背面覆有梯形背甲，腹面有足 4 对，均为 7 节，末端各具 2 爪钩；前腹部由 7 节组成，第 7 节色深，背甲上有 5 条隆脊线。背面绿褐色，后腹部棕黄色，6 节，节上均有纵沟，末节有锐钩状毒刺，毒刺下方无距。气微腥，味咸。（见图 6-52）

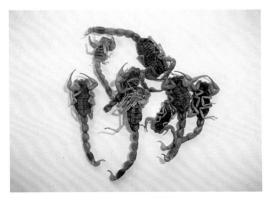

图 6-52　全蝎

【饮片性状】同药材。

【杨按】全蝎药材以身干、色黄、完整、腹中无杂质者为佳。

按照陶弘景、李时珍等古代医家的临床用药经验：本品见新不用陈，因为新品临床疗效优于陈品，如果选用道地药材则疗效更佳。全蝎主产于河南、山东等地，其中以山东产量最大，以河南禹州、鹿邑及山东益都为道地产区。

【伪品及混淆品】

1. 增重全蝎（劣药）　本品掰开后可见虫体腹中有大量泥土样填充物，灰分检查常超标。
2. 油蝎子　为用油拌过的蝎子干燥体，有明显的油脂样光泽。

合欢皮

为豆科植物合欢 *Albizia julibrissin* Durazz. 的干燥树皮。夏、秋二季剥取，晒干。

【质量执行标准】《中华人民共和国药典》（2020 年版一部）。

【药材性状】本品呈卷曲筒状或半筒状，长 40~80cm，厚 0.1~0.3cm。外表面灰棕色至灰褐色，稍有纵皱纹，有的成浅裂纹，密生明显的椭圆形横向皮孔，棕色或棕红色，偶有突起的横棱或较大的圆形枝痕，常附有地衣斑；内表面淡黄棕色或黄白色，平滑，有细密纵纹。质硬而脆，易折断，断面呈纤维性片状，淡黄棕色或黄白色。气微香，味淡、微涩、稍刺舌，而后喉头有不适感。（见图 6-53）

【饮片性状】本品呈弯曲的丝或块片状。外表面灰棕色至灰褐色，稍有纵皱纹，密生明显的椭圆形横向皮孔，棕色或棕红色。内表面淡黄棕色或黄白色，平滑，具细密纵纹。切面呈纤维性片状，淡黄棕色或黄白色。气微香，味淡、微涩、稍刺舌，而后喉头有不适感。（见图 6-54）

【杨按】老药工传统经验认为：合欢皮以薄而嫩的枝干皮为质佳，树干老皮质次。

我们经验鉴别合欢皮时一是看其有无砖红色的椭圆形横向皮孔，二是闻其有无败油样的气味，如果二者均有则为正品。合欢皮口尝时味涩而刺舌，喉咙会有不适感。王满恩先

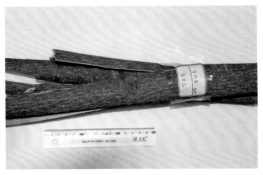

图 6-53　合欢皮药材

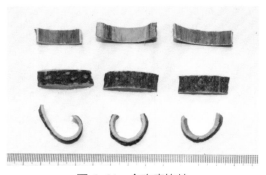

图 6-54 合欢皮饮片

生在《中药饮片验收经验》一书中介绍说："将合欢皮饮片的切面用湿布擦一下（或蘸一下水），马上颜色外浅内深。这也是其他皮类药材没见过的特征"。经我们验证，此方法简单可靠，可以作为经验鉴别合欢皮的依据之一。

按照陶弘景、李时珍等古代医家的临床用药经验：本品见新不用陈，因为新品临床疗效优于陈品。合欢皮药材全国大部分地区均产。

【伪品及混淆品】

山合欢皮　为同科植物山合欢 *Albizzia Kalkora*（Roxb.）的干燥树皮。树皮粗糙，有纵裂隙。木栓层厚，易剥落，灰褐色、棕褐色、灰黑色相间，老皮有明显纵棱线，嫩树皮上有皮孔，老树皮上不易见。味淡，嚼之稍有刺舌感。

合欢花

为豆科植物合欢 *Albizia julibrissin* Durazz. 的干燥花序或花蕾。夏季花开放时择晴天采收或花蕾形成时采收，及时晒干。前者习称"合欢花"，后者习称"合欢米"。

【质量执行标准】《中华人民共和国药典》（2020 年版一部）。

【药材性状】

合欢花　头状花序，皱缩成团。总花梗长 3~4cm，有时与花序脱离，黄绿色，有纵纹，被稀疏毛茸。花全体密被茸毛，细长而弯曲，长 0.7~1cm，淡黄色或黄褐色，无花梗或几无花梗。花萼筒状，先端有 5 小齿；花冠筒长约为萼筒的 2 倍，先端 5 裂，裂片披针形；雄蕊多数，花丝细长，黄棕色至黄褐色，下部合生，上部分离，伸出花冠筒外。气微香，味淡。（见图 6-55）

合欢米　呈棒槌状，长 2~6mm，膨大部分直径约 2mm，淡黄色至黄褐色，全体被茸毛，花梗极短或无。花萼筒状，先端有 5 小齿；花冠未开放；雄蕊多数，细长并弯曲，基部连合，包于花冠内。气微香，味淡。

【饮片性状】同药材。（见图 6-56）

【杨按】合欢花以色黄绿、梗少、杂质少者为佳。合欢米以色绿、粒大、杂质少者为佳。

合欢花为合欢树的干燥花序，俗名马缨花、绒线花，其药材细长而弯曲，常皱缩成黄褐色的团块。我们遇到的合欢花质量问题主要为杂质超标，杂质有土块、花梗、头发和树叶等，如果杂质超过 2% 我们就判定为不合格品。

按照陶弘景、李时珍等古代医家的

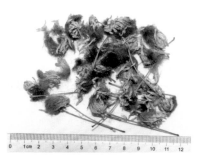

图 6-55 合欢花药材

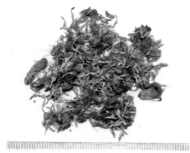

图 6-56 合欢花饮片

临床用药经验：本品见新不用陈，因为新品临床疗效优于陈品。合欢花药材全国大部分地区均产。

【伪品及混淆品】

1. 广东合欢花　为木兰科植物夜香木兰 *Magnolia coco*（Lour.）DC. 的干燥花。本品略呈伞形、倒挂钟形或不规则的球形，长 2~3cm，直径 1~2cm。表面棕色至黑褐色。花被易脱落，完整者为 9 片，分 3 轮，单瓣呈倒卵形，长 2~3cm，花瓣较厚，卷缩，质坚脆。雄蕊多数，黄色，螺旋状排列，呈莲座状。雌蕊心皮约 10 枚，离生，心皮狭长棱状，黄棕色至黑褐色，有小瘤状体。存留的花柄黑褐色。气极芳香，味淡。

2. 北合欢花　华北与东北地区曾以卫矛科植物南蛇藤 *Celastrus orbiculatus* Thunb. 的果实作合欢花使用。其性状为：蒴果圆球形或呈三瓣裂散成片状。完整的果实直径约 1cm。基部有时可见带有细小果柄的宿存花萼。表面橙黄色或黄绿色，果皮革质，每瓣内有种子 1~2 枚。种子卵形或椭圆形，表面光滑，棕褐色，外面包有红褐色膜质的假种皮。气清香，味微苦。

3. 合冠花　中华人民共和国成立之前，在北京地区（包括河北、东北）大多数的中药店曾使用卫矛科植物南蛇藤 *Celastrus orbiculatus* Thunb. 的果荚作为合欢花来药用。该品果实呈扁球形，果壳鲜黄色或橙色，干后为瓣，种子长卵形，6 枚，被红色肉质假种皮包裹，集成圆球形，气微香，味酸、甘、辛。

4. 白杜　为卫矛科植物白杜 *Euonymus bungeanus* Maxim. 的果实。本品蒴果深裂成四棱形，直径约 1cm。表面淡黄色，每室含种子 1 枚，成熟者常自顶部开裂，露出种子，种子椭圆形，红棕色，表面常包被黄色的假种皮。气无，味淡。

决 明 子

为豆科植物钝叶决明 *Cassia obtusifolia* L. 或决明（小决明）*Cassia tora* L. 的干燥成熟种子。秋季采收成熟果实，晒干，打下种子，除去杂质。

【质量执行标准】《中华人民共和国药典》（2020 年版一部）。

【药材性状】

决明　略呈菱方形或短圆柱形，两端平行倾斜，长 3~7mm，宽 2~4mm。表面绿棕色或暗棕色，平滑有光泽。一端较平坦，另一端斜尖，背腹面各有 1 条突起的棱线，棱线两侧各有 1 条斜向对称而色较浅的线形凹纹。质坚硬，不易破碎。种皮薄，子叶 2，黄色，呈"S"形折曲并重叠。气微，味微苦。（见图 6-57）

小决明　呈短圆柱形，较小，长 3~5mm，宽 2~3mm。表面棱线两侧各有 1 片宽广的浅黄棕色带。

【饮片性状】

决明子　同药材。

炒决明子　本品形如决明子，微鼓起，表面绿褐色或暗

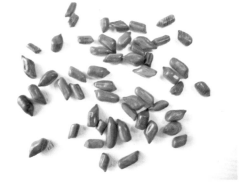

图 6-57　决明子

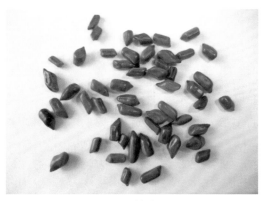

图 6-58 炒决明子

棕色，偶见焦斑。微有香气。（见图 6-58）

【杨按】决明子药材以身干，颗粒均匀、饱满、绿棕色者为佳。炒决明子以焦斑均匀、鼓起、有香气者为佳。

决明子有个别名叫"马蹄决明"，这是以其形状取的名字。决明子药材呈菱方形，两端平行倾斜，形如马蹄，这是其主要鉴别特征之一；口尝时有豆腥味而微苦。

按照陶弘景、李时珍等古代医家的临床用药经验：本品见新不用陈，因为新品临床疗效优于陈品，如果选用道地药材则疗效更佳。决明子药材主产于安徽、广西、四川、浙江、广东、江西等地。

【伪品及混淆品】

1. 江南子　为豆科植物望江南 Cassia occidentalis L. 的干燥成熟种子，呈扁平状，本品又称圆决明，在药品市场混淆使用，其苯抽出物含有毒蛋白和柯亚素两种有毒物质，对动物肝肾均有损害。产于我国东南部、南部及西南部各省区。质坚硬，不易破碎。气微，味淡。

2. 刺田青种子　为豆科植物刺田青 Sesbania aculata（Willd.）Pers. 的种子，呈短圆柱形，长 2~4mm，宽 1~2mm。它整体上比真的小，外观为黄棕色至深绿色棕色，表面光滑，但两端钝，中间稍有收缩。种脐位于腹侧中部，呈白色，圆形，浸水后无肿胀和破裂，气味微弱。

冰片

为樟科植物樟 Cimiamomum camphora（L.）Presl 的新鲜枝、叶经提取加工制成。

【质量执行标准】《中华人民共和国药典》（2020 年版一部）。

【药材性状】本品为无色透明或白色半透明的片状松脆结晶；气清香，味辛、凉；具挥发性，点燃发生浓烟，并有带光的火焰。（见图 6-59）

本品在乙醇、三氯甲烷或乙醚中易溶，在水中几乎不溶。

熔点应为 205℃ ~210℃（通则 0612）。

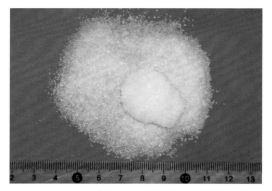

图 6-59 冰片

【杨按】冰片以片大而薄、整齐、洁白、松脆、清香气浓者为佳。

从前，冰片有艾片和机片之分。艾片为菊科（Compositae）植物艾纳香 Blumea balsamifera DC. 的叶片经蒸馏提取的结晶物。艾片片型较大，大如豆瓣，洁白，无层纹，手捻不易碎，气清香而浓烈。现在艾片在中国药典中以天然冰片之药名收载。机片是人工合成的冰片，大小如大米粒，半透明状结晶，有层纹，可层层剥裂，手捻即成粉末，气清凉。现在中国药典将机片以冰片之药名收载。

以上两种冰片，用火试法都易燃烧，烧时冒黑烟，无残留物。习惯认为艾片质优。近年来在亳州、郑州、西安、兰州的药材市场均发现掺伪冰片，其掺伪物主要为樟脑或白矾的碎颗粒。

正品冰片手捻有松散感，有薄片样手感；如掺入了樟脑则有黏结感或粉末感；如掺入白矾则有块状物的顶手感、棱角感。用火试：凡掺假，烧后均留有残留物。

冰片主产于上海、天津、广东。

【伪品及混淆品】

伪品冰片　本品来源待考，为半透明细颗粒、片或不规则块，大小不一，有玻璃样光泽，气淡，味辛凉，有酸涩感。鉴别本品的方法如下：

1. 将正品冰片放入蒸馏水中搅拌，几乎不溶解；而将伪品冰片放入蒸馏水中搅拌，则会溶解。

2. 可在加热后进行不挥发物测定。根据相关规定，正品冰片经水溶加热挥发后，干燥残渣不得超过3.5mg，而伪品冰片则严重超标。

3. 在显微镜下观察，正品冰片结晶为棒状或多角形；伪品冰片呈草状、柱形个体、束簇状集合体。

4. 将正品冰片与伪品冰片放进坩埚内加热，正品冰片几乎不留残渣，而伪品冰片则留有较多残渣。

关黄柏

为芸香科植物黄檗 *Phellodendron amurense* Rupr. 的干燥树皮。剥取树皮，除去粗皮，晒干。

【质量执行标准】《中华人民共和国药典》（2020 年版一部）。

【药材性状】本品呈板片状或浅槽状，长宽不一，厚2~4mm。外表面黄绿色或淡棕黄色，较平坦，有不规则的纵裂纹，皮孔痕小而少见，偶有灰白色的粗皮残留；内表面黄色或黄棕色。体轻，质较硬，断面纤维性，有的呈裂片状分层，鲜黄色或黄绿色。气微，味极苦，嚼之有黏性。（见图6-60）

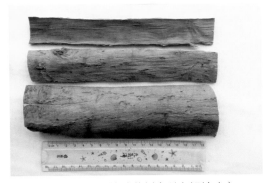

图 6-60　关黄柏药材（刮去粗栓皮）

【饮片性状】

关黄柏　本品呈丝状。外表面黄绿色或淡棕黄色，较平坦。内表面黄色或黄棕色。切面鲜黄色或黄绿色，有的呈片状分层。气微，味极苦。（见图6-61）

盐关黄柏　本品形如关黄柏丝，深黄色，偶有焦斑。略具咸味。

关黄柏炭　本品形如关黄柏丝，表面焦黑色，断面焦褐

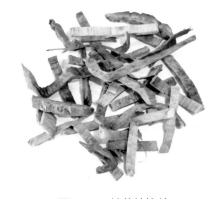

图 6-61　关黄柏饮片

色。质轻而脆。味微苦、涩。

【**杨按**】关黄柏药材以皮厚、刮净粗栓皮、断面鲜黄、无栓皮者为佳。关黄柏饮片以丝细、肉厚、色鲜黄、味苦、刮去外皮者为佳。盐关黄柏炒至外黄内酥者为佳。关黄柏炭以断面焦褐色，仅部分炭化，质轻而脆，味微苦、涩。

我们鉴别关黄柏饮片的经验：切片浅黄色，偶见有灰白色的粗栓皮残留，粗栓皮松软富有弹性。

按照陶弘景、李时珍等古代医家的临床用药经验：本品见新不用陈，因为新品临床疗效优于陈品，如果选用道地药材则疗效更佳。关黄柏药材主产于东北三省及内蒙古、河北等地，其中以东北三省为道地产区。

【伪品及混淆品】

木蝴蝶树的干燥树皮　为紫葳科植物木蝴蝶 *Oroxylum indicum*（L.）Vent. 的干燥树皮。卷筒状或不规则片状，厚 3~11mm，外表面灰黄白色或灰棕黄色，栓皮甚厚，粗糙，有的呈鳞片状；内表面淡黄或红棕色。质稍轻，断面淡黄或暗棕黄色。气微，味微苦涩，嚼之渣甚多。

灯心草

为灯心草科植物灯心草 *Juncus effusus* L. 的干燥茎髓。夏末至秋季割取茎，晒干，取出茎髓，理直，扎成小把。

【**质量执行标准**】《中华人民共和国药典》（2020 年版一部）。

【**药材性状**】本品呈细圆柱形，长达 90cm，直径 0.1~0.3cm。表面白色或淡黄白色，有细纵纹。体轻，质软，略有弹性，易拉断，断面白色。气微，味淡。（见图 6-62）

【**饮片性状**】

灯心草　本品形如药材，呈段状，约 2~5cm。体轻，质软，断面白色。气微，味淡。（见图 6-63）

灯心炭　本品呈细圆柱形的段。表面黑色。体轻，质松脆，易碎。气微，味微涩。

【**杨按**】灯心草药材以洁白、粗细均匀、干燥、无杂质者为佳。

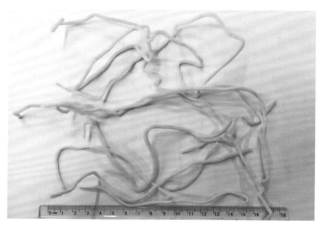

图 6-62　灯心草药材

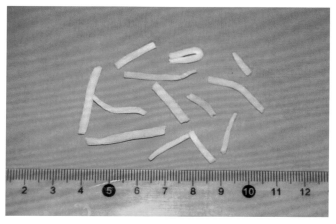

图 6-63　灯心草饮片

灯心草为灯心草科植物灯心草的干燥茎髓，呈细圆柱形，白色或淡黄白色，形状如粉条，体轻而质软，入水不沉，略有弹性，易拉断，断面白色、肉眼看不到空隙。气微，味淡。我们以前曾遇到过一种增重的劣质灯心草，质硬没有弹性，口尝味涩；后来经调查得知，这是用白矾水浸泡过的灯心草。

按照陶弘景、李时珍等古代医家的临床用药经验：本品见新不用陈，因为新品临床疗效优于陈品，如果选用道地药材则疗效更佳。灯心草药材主产于江苏、四川，其中以江苏为道地产区。

【伪品及混淆品】

增重灯心草　一些不法商贩在加工灯心草时使用重金属粉、白矾水、铝盐或镁盐进行浸泡，为使灯心草加重。药材性状为表面白色，上有一层结晶状白色粉霜，手感较硬脆。鉴别时应特别注意，添加金属粉的灯心草不能药用。

防己

为防己科植物粉防己 *Stephania tetrandra* S.Moore 的干燥根。秋季采挖，洗净，除去粗皮，晒至半干，切段，个大者再纵切，干燥。

【质量执行标准】《中华人民共和国药典》（2020 年版一部）。

【药材性状】本品呈不规则圆柱形、半圆柱形或块状，多弯曲，长 5~10cm，直径 1~5cm。表面淡灰黄色，在弯曲处常有深陷横沟而成结节状的瘤块样。体重，质坚实，断面平坦，灰白色，富粉性，有排列较稀疏的放射状纹理。气微，味苦。（见图 6-64）

【饮片性状】本品呈类圆形或半圆形的厚片。外表皮淡灰黄色。切面灰白色，粉性，有稀疏的放射状纹理。气微，味苦。（见图 6-65）

【杨按】防己药材以身干、质坚实、粉性大者为佳。防己饮片以片大、匀称、光滑、粉性足者为佳。

防己药材呈不规则圆柱形，多弯曲，在弯曲处常有深陷横沟而成结节状的瘤块样，老药工形象地称此特征为"形如猪大肠"。

防己饮片为类圆形厚片，周边色较深，切面灰白色，具粉性，有稀疏的不规则放射状的"经脉纹"从中心发出向周围散射。味苦。

按照陶弘景、李时珍等古代医家的临床用药经验：本品见新不用陈，因为新品临床疗效优于陈品，如果选用道地药材则疗效更佳。防己药材以浙江、江西、安徽安庆和徽州为道地产区。

【经验鉴别术语释义】经脉纹：又称筋脉纹、筋脉花纹，

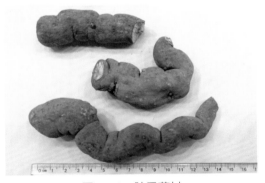

图 6-64　防己药材

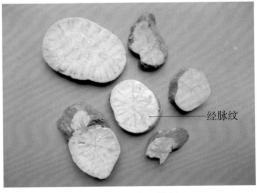

经脉纹

图 6-65　防己饮片

指药材剖面上的维管束纹理，老药工习称"经脉纹"。

【伪品及混淆品】

1. 华防己　为防己科植物称钩风 *Diploclisia chinensis* Merr. 的藤茎。老茎表面有不规则的纵裂纹，表面灰棕色，有明显横向皮孔。体重，质坚硬。横切面的木质部做放射状，具细小孔，且显 2~7 圈清晰的环纹，偏心性。味微苦。

2. 小果微花藤　为茶茱萸科植物小果微花藤 *Iodes vitiginea*（Hance）.Hemsl. 的根。藤茎呈不规则圆柱形，有的稍弯曲，多剖成不规则小块片。表面淡黄棕色或浅红黄色，未除去栓皮的呈浅棕色或灰褐色，具不规则纵皱或纵沟，常有凹陷的横沟或裂口。体重，质坚实，不易折断，断面富粉性。气微，味淡。

3. 瘤枝微花藤　为茶茱萸科植物瘤枝微花藤 *Iodes seguini*（Levl.）Rehd. 的根。断面黄色，粉性差，皮部密布点状棕色石细胞；木部呈放射状排列。

4. 广防己　为马兜铃科植物广防己 *Aristolochia fangchi* Y.C.Wu ex L.D.Chou et S.M. Hwang 的干燥根。根呈圆柱形，商品多切成横切片或纵切片，直径 1.5~4.5cm，厚 3~5mm。表面灰棕色，粗糙，粗皮脱落后呈淡黄色，体重，质坚实，断面粉性，有灰棕色与类白色相间排列的放射状纹理，导管束向外呈 2~3 叉分歧。气微，味苦。

5. 木防己　为防己科植物木防己 *Cocculus orbiculatus*（L.）DC. 的干燥根。呈圆柱形，波状弯曲，直径 1~2.5cm。表面黑褐色，有深陷而扭曲的沟纹，质坚硬，不易折断，断面黄白色，皮部极薄，木部宽，有放射状纹理。气微，味微苦。

6. 北豆根　为防己科植物蝙蝠葛 *Menispermum dauricum* DC. 的干燥根茎。

防风

为伞形科植物防风 *Saposhnikovia divaricata*（Turcz.）Schischk. 的干燥根。春、秋二季采挖未抽花茎植株的根，除去须根和泥沙，晒干。

【质量执行标准】《中华人民共和国药典》（2020 年版一部）。

【药材性状】本品呈长圆锥形或长圆柱形，下部渐细，有的略弯曲，长 15~30cm，直径 0.5~2cm。表面灰棕色或棕褐色，粗糙，有纵皱纹、多数横长皮孔样突起及点状的细根痕。根头部有明显密集的环纹，有的环纹上残存棕褐色毛状叶基。体轻，质松，易折断，断面不平坦，皮部棕黄色至棕色，有裂隙，木部黄色。气特异，味微甘。（见图 6-66）

【饮片性状】本品为圆形或椭圆形的厚片。外表皮灰棕色或棕褐色，有纵皱纹，有的可见横长皮孔样突起、密集的环纹或残存的毛状叶基。切面皮部棕黄色至棕色，有裂隙，木部黄色，具放射状纹理。气特异，味微甘。（见图 6-67）

【杨按】防风药材以根茎粗长、无分枝、断面皮部浅棕色、木部浅黄色者为佳。防风饮片以片大、质松、"凤眼圈"明显、味甜、香气浓者为佳。

防风切片后极易与党参饮片混淆。但细辨认党参外皮多灰白色，防风为灰黄色。二者横切断面都带

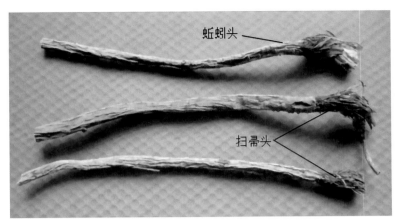

图 6-66　防风药材

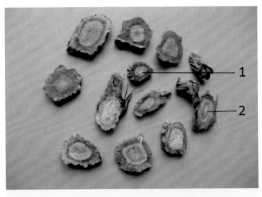

1.菊花心　　2.风眼圈

图 6-67　防风饮片

菊花心，但党参的形成层为淡黄色环，防风的形成层为棕黄色环。党参味甘甜，嚼之无渣。防风味先甜后带苦麻味，嚼之柴性。

识别防风饮片真伪先要看有无"凤眼"的特征。所谓凤眼，是指其断面的皮部较宽，呈黄棕色，有裂隙；木部黄色、从中心发出致密的放射状纹理，其饮片的形状犹如凤凰的眼睛一样美丽。其次要尝其味道，正品防风味甜，久嚼后微有麻舌感。

药典品防风的根头部具密集的细环纹，老药工习称"蚯蚓头"或"旗杆顶"，顶部残留有叶鞘腐烂后的毛状纤维，老药工习称其为"扫帚头"。饮片切面不平坦，皮部呈浅棕色，疏松，有裂隙，木质部为浅黄色，有放射状纹理，老药工习称"凤眼圈"；鼻闻之有一种胡萝卜样的特异气味，口尝味微甜。"凤眼圈"特征在验收防风饮片时是其鉴别要点。

防风药材以开春之时采挖的疗效最好。采药人有经验谚语云："春采防风秋采蒿，独活开花质量高。"

按照陶弘景、李时珍等古代医家的临床用药经验：本品见新不用陈，因为新品临床疗效优于陈品，如果选用道地药材则疗效更佳。防风药材主产于东北三省、内蒙古、河北等地，其中以黑龙江、吉林、辽宁为道地产区，习称"关防风""东防风"。

【经验鉴别术语释义】

扫帚头：指根茎类药材顶端有纤维状的毛，形如小扫帚，多由残茎基及残留的叶基维管束组成，如防风、山秦艽、漏芦等。

凤眼圈：指饮片切面不平坦，皮部呈浅棕色，疏松，有裂隙，木质部为浅黄色，有放射状纹理的特征。

蚯蚓头：指的是防风的根头部具密集的细环纹的特征。

【伪品及混淆品】

1.贡蒿　为伞形科植物贡蒿 Carum carvi L. 的根。呈圆柱形，稍弯曲，多已折断。根头及根上部密集细环纹，顶端残留有灰黄色或淡棕色纤维状叶基。表面灰褐色，有的微显光泽，有细环纹及须根痕。质松，皮易与肉分离，折断面皮部与木部间有大空隙，中央有黄色菊花心。气香，味淡微甜。

2.野胡萝卜　为伞形科植物野葫萝卜 Daucus carota L. 的根。呈圆锥形，稍扭曲，长短不等。根头上端有木质性的茎基残留。外表面淡黄色至淡黄棕色，有细纵皱纹及须根痕。质硬，断面纤维性，皮部黄白色或淡褐色，木部黄色至淡棕色。

3. 硬阿魏　为伞形科植物硬阿魏 *Ferula bungeana* Kitag. 的根，又称"白蟒肉""刚前胡"。根呈长圆柱形，质柔。有胡萝卜气。

4. 田葛缕子　为伞形科植物田葛缕子 *Carum buriaticum* Turcz. 的根。呈圆柱形或圆锥形，长 8~19cm，直径 0.5~1.2cm。外皮灰棕色或灰褐色，栓皮厚，外层崩裂，有的表面稍光亮，上被疙瘩状侧根痕，顶端有的残存叶鞘腐烂后残留的棕褐色毛状叶基。质松脆，断面木部黄白色。

红花

为菊科植物红花 *Carthamus tinctorius* L. 的干燥花。夏季花由黄变红时采摘，阴干或晒干。

【质量执行标准】《中华人民共和国药典》（2020 年版一部）。

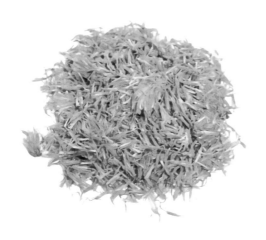

图 6-68　红花

【药材性状】本品为不带子房的管状花，长 1~2cm。表面红黄色或红色。花冠筒细长，先端 5 裂，裂片呈狭条形，长 5~8mm；雄蕊 5，花药聚合成筒状，黄白色；柱头长圆柱形，顶端微分叉。质柔软。气微香，味微苦。（见图 6-68）

【饮片性状】同药材。

【杨按】红花药材以花细、色红而鲜艳、无枝刺、质柔润、手握软如毛茸、鼻闻之香气明显者为佳。

按照陶弘景、李时珍等古代医家的临床用药经验：本品见新不用陈，因为新品临床疗效优于陈品，如果选用道地药材则疗效更佳。红花药材主产于河南、四川、浙江、云南、新疆等地，其中以河南、新疆为道地产区。

【伪品及混淆品】

1. 伪品红花　将提取后的红花，用工业染料染色后，冒充红花销售。

2. 掺伪增重红花　在正品红花中拌入细沙、滑石粉、玉米糖稀、红色及杏黄色染料加工而成，应注意鉴别。

麦冬

　　为百合科植物麦冬 *Ophiopogon japonicus*（L.f.）Ker-Gawl. 的干燥块根。夏季采挖，洗净，反复暴晒、堆置，至七八成干，除去须根，干燥。

　　【质量执行标准】《中华人民共和国药典》（2020 年版一部）。

　　【药材性状】本品呈纺锤形，两端略尖，长 1.5~3cm，直径 0.3~0.6cm。表面淡黄色或灰黄色，有细纵纹。质柔韧，断面黄白色，半透明，中柱细小。气微香，味甘、微苦。（见图 7-1）

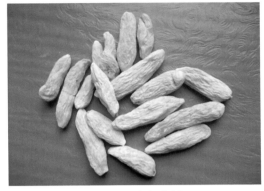

图 7-1　麦冬药材

　　【饮片性状】本品形如麦冬，或为轧扁的纺锤形块片。表面淡黄色或灰黄色，有细纵纹。质柔韧，断面黄白色，半透明，中柱细小。气微香，味甘、微苦。（见图 7-2）

　　【杨按】麦冬药材以条长、粗大、粗细均匀、质坚实、空心少、色黄者为佳。

　　在当前，麦冬药材一般均作为饮片直接药用，但按传统炮制方法，麦冬需要抽去木心。现版的中国药典收载的麦冬炮制方法为轧扁。从前，老中医处方时喜欢将麦冬写作"寸冬"或"寸麦冬"，因为正品麦冬的长度大约为一寸，一般不会超过一寸，如果超过一寸可能就是山麦冬或其他的伪混品。麦冬因产地不同有浙麦冬和川麦冬之分。

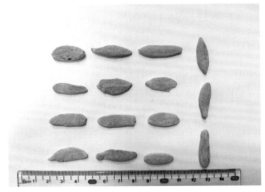

图 7-2　麦冬饮片

　　浙麦冬纺锤形，长度不超过一寸，半透明，表面黄白色；质柔韧，断面牙白色，有木质心。气微香，味微甜，口嚼之发黏。

　　川麦冬比浙麦冬短而粗，其余形状与浙麦冬相似，一般货长度小于一寸，表面乳白色，有光泽。质较坚硬，香气较小，口嚼不发黏。甜度小，味较淡。

　　按照陶弘景、李时珍等古代医家的临床用药经验：本品见新不用陈，因为新品临床疗效优于陈品，如果选用道地药材则疗效更佳。中医传统经验认为浙麦冬为道地药材，其品质最佳；但在当前，川麦冬的产量要大于浙麦冬。浙麦冬以浙江及江苏为道地产区，川麦冬以四川绵阳地区为道地产区。

　　【经验鉴别术语释义】寸冬：指道地药材浙麦冬，其长度约为一寸，一般不会超过一寸，故老中医用"寸冬"之名指代。

　　【伪品及混淆品】

　　1. 山麦冬　为百合科植物湖北麦冬 *Liriope spicata*（Thunb.）Lour. var. prolifera Y.T.Ma 或短葶山麦冬 *Liriope muscari*（Decne.）Baily 的干燥块根，《中华人民共和国药典》（2020 年版一部）将麦冬与山麦冬分开收载。饮片呈纺锤形，两端略尖，长 1.2~3cm，表面淡黄色至棕黄色，质柔韧，干后质硬脆，易折断，断面淡黄色至棕黄色，角质样，中柱细小。气微，味甜，嚼之发黏。

2. 短葶山麦冬　为百合科植物短葶山麦冬 *Liriope muscari*（Decne.）Baily 的干燥块根稍扁，长度多超过一寸，具粗纵纹。味甘、微苦。

3. 禾叶麦冬　为天门冬科植物禾叶麦冬 *Liriope graminifolia*（L.）Baker 的干燥块根呈细长而瘦小的纺锤形，略弯曲。长 2~4.5cm，表面黄白色，质坚硬，不易折断，断面平坦，角质样或粉质，中央具细木质心，味淡。

4. 竹叶麦冬（淡竹叶根）　为禾本科植物淡竹叶 *Lophatherum gracile* 的根，膨大呈纺锤形，类似麦冬，但较细长，没有木质心，质地较硬，干品皱缩很厉害。

麦芽

为禾本科植物大麦 *Hordeum vulgare* L. 的成熟果实经发芽干燥的炮制加工品。将麦粒用水浸泡后，保持适宜温、湿度，待幼芽长至约 5mm 时，晒干或低温干燥。

【质量执行标准】《中华人民共和国药典》（2020 年版一部）。

【药材性状】本品呈梭形，长 8~12mm，直径 3~4mm。表面淡黄色，背面为外稃包围，具 5 脉；腹面为内稃包围。除去内外稃后，腹面有 1 条纵沟；基部胚根处生出幼芽和须根，幼芽长披针状条形，长约 5mm。须根数条，纤细而弯曲。质硬，断面白色，粉性。气微，味微甘。（见图 7-3）

【饮片性状】

麦芽　同药材。

炒麦芽　本品形如麦芽，表面棕黄色，偶有焦斑。有香气，味微苦。（见图 7-4）

焦麦芽　本品形如麦芽，表面焦褐色，有焦斑。有焦香气，味微苦。（见图 7-5）

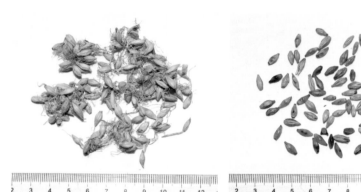
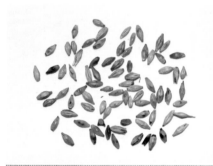
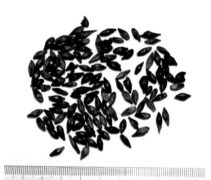

图 7-3　麦芽　　　　　　图 7-4　炒麦芽　　　　　　图 7-5　焦麦芽

【杨按】麦芽药材以色淡黄、胚芽完整者为佳。

麦芽的伪品我们遇到过一次，是用黑大麦制作成的麦芽，因其基源及性状与中国药典的规定不相符，我们以假药拒收。麦芽常见的质量问题是出芽率不合格，中国药典规定本品的出芽率不能小于85%，其叶芽的长度要达到约 5mm。许多的来货都是只见其根芽，没有长出叶芽来，所以我们就判断为劣药而拒绝收货。中医临床所用的麦芽饮片规格有生麦芽、炒麦芽和焦麦芽三种，生麦芽长于疏肝行气，炒麦芽长于消食回乳，焦麦芽长于消食化滞。

按照陶弘景、李时珍等古代医家的临床用药经验：本品见新不用陈，因为新品的疗效要好于陈旧之品。麦芽药材中国北方各地均产。

【伪品及混淆品】

黑麦芽　为禾本科植物黑麦 *Secale cereale* L. 发芽制作的，黑大麦是大麦的一个改良品种，除外表颜色是紫黑色以外，其他特征与普通大麦相同，是制作黑啤的原料，以前从无中医药用的历史。

远志

为远志科植物远志 *Polygala tenuifolia* Willd. 或卵叶远志 *Polygala sibirica* L. 的干燥根。春、秋二季采挖，除去须根和泥沙，晒干或抽取木心晒干。

【质量执行标准】《中华人民共和国药典》（2020 年版一部）。

【药材性状】本品呈圆柱形，略弯曲，长 3~15cm，直径 0.2~1cm。表面灰黄色至灰棕色，有较密并深陷的横皱纹、纵皱纹及裂纹，老根的横皱纹较密且更深陷，略呈结节状。质硬而脆，易折断，断面皮部棕黄色，木部黄白色，皮部易与木部剥离，抽取木心者中空。气微，味苦、微辛，嚼之有刺喉感。（见图 7-6）

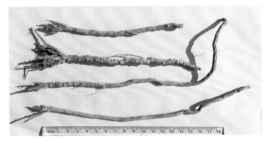

图 7-6　远志药材

【饮片性状】

远志　本品呈圆筒形的段。外表皮灰黄色至灰棕色，有横皱纹。切面棕黄色。气微，味苦、微辛，嚼之有刺喉感。（见图 7-7）

制远志　本品形如远志段，表面黄棕色。味微甜。

蜜远志　本品形如远志段，色泽加深，味甜。（见图 7-8）

【杨按】远志药材以身干、筒粗、色黄、肉厚、去净木心者为佳。远志饮片以段粗、色黄、肉厚、无木心者为佳。一般认为远志筒质量最佳，远志棍最次。

按照陶弘景、李时珍等古代医家的临床用药经验：本品见新不用陈，因为新品临床疗效优于陈品，如果选用道地药材则疗效更佳。远志药材东北、华北、西北和华中以及四川均有生产，其中以山西晋南地区为道地产区。

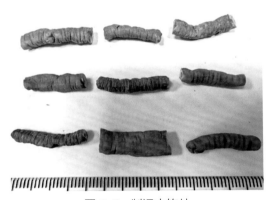

图 7-7　制远志饮片

【伪品及混淆品】

1. 野胡麻根　为玄参科植物野胡麻 *Dodartia orientalis* Linn. 的根。外表浅灰棕色，有纵皱纹，少有深陷的横皱纹和

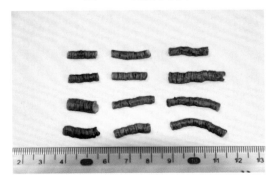

图 7-8　蜜远志饮片

支根疤痕。皮部较远志薄，而木质部特别发达。

2. 三叶香草根　为报春花科植物三叶香草 *Lysimachia insignis* Hemsl. 的根。根粗大分枝或缢缩成连珠状，根皮淡黄色。

3. 麦冬细根　为百合科植物麦冬 *Ophiopogon japonicas*（L.f）Ker-Gawl. 的干燥细根压扁而成。呈细长扁圆柱形。表面黄白色或淡黄色，有细皱纹。质柔韧，断面黄白色，中柱细小，多外露。气微，味甘、微苦。

赤石脂

为硅酸盐类矿物多水高岭石族多水高岭石，主含四水硅酸铝〔$Al_4(Si_4O_{10})(OH)_8 \cdot 4H_2O$〕。采挖后，除去杂石。

【质量执行标准】《中华人民共和国药典》（2020 年版一部）。

【药材性状】本品为单斜晶系。很少呈结晶状态，多数为胶凝体。白色通常染有浅红、浅褐、浅黄、浅蓝、浅绿等色。新鲜断面具蜡样光泽，疏松多孔的则呈土状光泽。有平坦的贝壳状断口。硬度 1~2。比重 2.0~2.2，随水分子的含量而有变化。性脆。可塑性强。有土样气味，致密块状者在干燥时可裂成碎块。（见图 7-9）

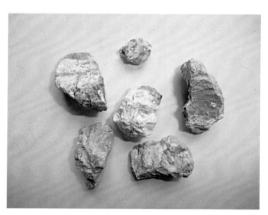

图 7-9　赤石脂药材

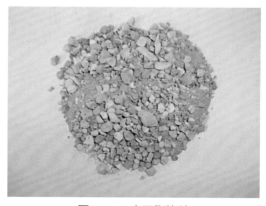

图 7-10　赤石脂饮片

【饮片性状】

赤石脂　本品为块状集合体，呈不规则的块状。粉红色、红色至紫红色，或有红白相间的花纹。质软，易碎，断面有的具蜡样光泽。吸水性强。具黏土气，味淡，嚼之无沙粒感。（见图 7-10）

煅赤石脂　本品形如赤石脂，煅后变为红色细粒或细粉，质酥松。

【杨按】赤石脂药材以色红、用手捻之易碎、光滑细腻如猪脂油、质软、口嚼之无沙粒感、味淡、黏舌性强者为佳。赤石脂饮片以块小均匀、色粉红、质软、具有蜡样光泽者为佳。

赤石脂的名称就含有其鉴别意义，赤石者，红色石头也；"脂"是言其有油脂样的特性也。

近年来，我们发现质量上乘的赤石脂越来越难找到，来货大多数是掺杂有杂质的多水高岭石。

按照陶弘景、李时珍等古代医家的临床用药经验：本品如果选用道地药材则纯度会更高，疗效会更好。赤石脂主产于福建永春、德山，河南禹县、济源，江苏无锡。

【伪品及混淆品】

伪赤石脂　本品为泥沙黏合体，形状与赤石脂近似。红色至紫红色或淡黄色。质松，手捻即散。有吸有性，但舔之不黏舌，具泥土气，嚼之有沙泥感。于乳钵中加水研磨不呈乳脂状。

赤芍

为毛茛科植物芍药 *Paeonia lactiflora* Pall. 或川赤芍 *Paeonia veitchii* Lynch 的干燥根。春、秋二季采挖，除去根茎、须根及泥沙，晒干。

【质量执行标准】《中华人民共和国药典》（2020 年版一部）。

【药材性状】本品呈圆柱形，稍弯曲，长 5~40cm，直径 0.5~3cm。表面棕褐色，粗糙，有纵沟及皱纹，并有须根痕和横长的皮孔样突起，有的外皮易脱落。质硬而脆，易折断，断面粉白色或粉红色，皮部窄，木部放射状纹理明显，有的有裂隙。气微香，味微苦、酸涩。（见图 7-11）

【饮片性状】

赤芍　本品为类圆形切片，外表皮棕褐色，直径 0.5~3cm，厚 0.3~0.5cm，切面粉白色或粉红色，皮部窄，木部放射状纹理明显，有的有裂隙。（见图 7-12）

酒赤芍　本品形如赤芍，表面微黄色，略有酒气。

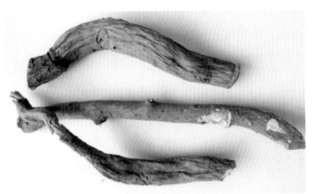

图 7-11　赤芍药材

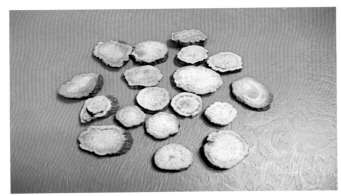

图 7-12　赤芍饮片

【杨按】赤芍以质轻，枝条粗长，"糟皮、粉碴、菊花心"特征明显者为质佳。川赤芍以枝条粗壮，内碴黄白色，香气浓郁者为质佳。

《中华人民共和国药典》（2020 年版一部）收载的赤芍为毛茛科植物芍药或川赤芍的干燥根。与药典品赤芍同科同属而不同种的草芍药、毛叶芍药和美丽芍药的干燥根在一些地区也供药用，其质量标准执行的是当地的中药材标准，与药典品的质量标准不同。这些地方习用品与药典品很容易发生混淆，应注意鉴别。

鉴别野生赤芍（芍药）时老药工有口诀云："糟皮、粉碴、菊花心"。赤芍的野生品质较轻松，容易折断。外皮粗糙，暗棕色，皮薄而疏松，易脱落，老药工称其为"糟皮"。折断面粉白色至淡棕色，现粉性，老药工称其为"粉碴"。断面木质部可见射线纹理及裂隙，老药工称其为"菊花心"。赤芍（芍药）的家种品外皮较紧密，一般不会脱落，其余特征与野生品略同。

川赤芍质地坚实，不易折断，断面显粉性，黄白色或带有紫色，有射线纹理但不甚明显，鼻闻之有明显香气。

按照陶弘景、李时珍等古代医家的临床用药经验：本品见新不用陈，因为新品临床疗效优于陈品，如果选用道地药材则疗效更佳。野生赤芍药材以内蒙古海拉尔、鄂伦春旗、牙克石市、多伦等地为道地产区；川赤芍药材以四川、甘肃为道地产区。

【经验鉴别术语释义】糟皮粉碴：赤芍野生品的药材外皮粗糙，暗棕色，皮薄而疏松，易脱落，老药工称其为"糟皮"；折断面粉白色至淡棕色，现粉性，老药工称其为"粉碴"。

【伪品及混淆品】

中国的芍药品种众多，例如：新疆芍药、块根芍药、草芍药、川赤芍、美丽芍药、多花芍药、白花芍药、拟草芍药、球花芍药、彩瓣芍药等，其中许多品种都作为赤芍的地方习用品而药用，我们应注意与药典品相区别，现举例来说明。《甘肃省中药材标准》2020 年版所载有"毛叶赤芍"，其来源为毛茛科植物毛叶川赤芍 *Paeonia veitchii* Lynch var.*woodwardii*（Stap ex Cox）Stern. 及毛叶草芍药 *Paeonia oborata*Maxim. var. *willmottiae*（Stapf）Stern. 的干燥根及根茎。性状鉴别如下：

1. 毛叶草芍药　根呈圆柱形或类圆锥形，略弯曲，多分枝。长 3~20cm，直径 0.5~2cm，根表面暗棕色、棕褐色，具较粗的纵向纹理或略平滑，可见根及皮孔。质硬而脆，断面略平坦，略显颗粒性，类白色或局部带浅紫红色。皮部狭窄，木质部广，有放射状纹理。气微香，味微苦涩。

2. 毛叶川赤芍　主要区别点在根表面棕红色、暗红色，少有分枝。根较长，可达 30cm。木栓有时易脱落。根茎较小。

芫花

为瑞香科植物芫花 *Daphne genkwa* Sieb.et Zucc. 的干燥花蕾。春季花未开放时采收，除去杂质，干燥。

【质量执行标准】《中华人民共和国药典》（2020 年版一部）。

【药材性状】本品常 3~7 朵簇生于短花轴上，基部有苞片 1~2 片，多脱落为单朵。单朵呈棒槌状，多弯曲，长 1~1.7cm，直径约 1.5mm；花被筒表面淡紫色或灰绿色，密被短柔毛，先端 4 裂，裂片淡紫色或黄棕色。质软。气微，味甘、微辛。

【饮片性状】

芫花　同药材。

醋芫花　本品形如芫花，表面微黄色。微有醋香气。（见图 7-13）

【杨按】芫花药材以花蕾多而整齐、干燥、色淡紫、无杂质者为佳。

芫花之药名即含有其鉴别意义，芫为形声字，由"艹"与

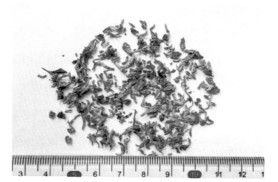

图 7-13　醋芫花饮片

"元"两字组合而成,"艹"为形符,表示为草木类;"元"为声符兼表义,元者"首"也,首者头也,表示与头有关。鼻闻芫花有青辣臭味及刺鼻的灼热感,闻的时间长了会让人产生头闷头痛的感觉,故药名曰"芫花"。芫花药材灰绿色或显淡紫色,单个的花朵呈筒状,先端四裂,密被茸毛。

按照陶弘景、李时珍等古代医家的临床用药经验:本品宜用陈旧之品,因为陈旧之品的疗效要好于新品,内服时宜用醋炙以解其毒。芫花药材主产于安徽、江苏、湖北、浙江、四川、山东等地。

【伪品及混淆品】

黄芫花(北芫花) 为瑞香科植物黄芫花 *Wikstroemia chamaedaphne* Meisn. 的干燥花蕾。花散在,两性,花被圆筒状而细,弯曲或不弯曲,长 4~8mm,表面浅灰绿色或灰黄色,密被短柔毛,先端裂片 4 枚,卵圆形,雄蕊 8 枚,排成 2 轮,着生于花被筒内,不具花丝;雌蕊 1 枚。

苍术

为菊科植物茅苍术 *Atractylodes lancea*(Thunb.)DC. 或北苍术 *Atractylodes chinensis*(DC.)Koidz. 的干燥根茎。春、秋二季采挖,除去泥沙,晒干,撞去须根。

【质量执行标准】《中华人民共和国药典》(2020 年版一部)。

【药材性状】

茅苍术 呈不规则连珠状或结节状圆柱形,略弯曲,偶有分枝,长 3~10cm,直径 1~2cm。表面灰棕色,有皱纹、横曲纹及残留须根,顶端具茎痕或残留茎基。质坚实,断面黄白色或灰白色,散有多数橙黄色或棕红色油室,暴露稍久,可析出白色细针状结晶。气香特异,味微甘、辛、苦。(见图 7-14)

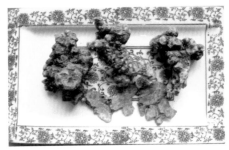

图 7-14 苍术药材(茅苍术)

北苍术 呈疙瘩块状或结节状圆柱形,长 4~9cm,直径 1~4cm。表面黑棕色,除去外皮者黄棕色。质较疏松,断面散有黄棕色油室。香气较淡,味辛、苦。

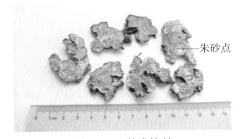

——朱砂点

图 7-15 苍术饮片

【饮片性状】

苍术 本品呈不规则类圆形或条形厚片。外表皮灰棕色至黄棕色,有皱纹,有时可见根痕。切面黄白色或灰白色,散有多数橙黄色或棕红色油室,有的可析出白色细针状结晶。气香特异,味微甘、辛、苦。(见图 7-15)

麸炒苍术 本品形如苍术片,表面深黄色,散有多数棕褐色油室。有焦香气。(见图 7-16)

制苍术(米泔水制) 本品形如苍术片,表面黄色或土黄色。

【杨按】苍术药材以质坚实、断面朱砂点多、香气浓者为佳。

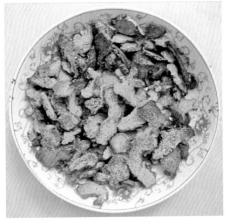

图 7-16 麸炒苍术

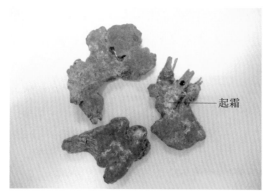

图 7-17　茅苍术起霜（析晶）图片

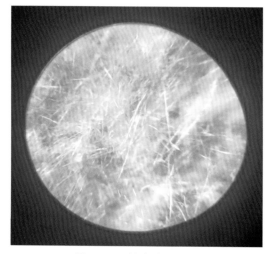

图 7-18　苍术醇显微图

苍术药材商品分两类，产于南方者（以江苏茅山地区产量大）水湿切片后能析出白毛状的苍术醇，称之为茅苍术，质最优。产于北方者切片后不能生出"白毛"，称为山苍术，质次。鉴别苍术主要有两点经验。一是断面看"朱砂点"。苍术不论茅苍术还是山苍术，断面为黄白色，均有明显的棕红色油腺散在，如朱砂之颗粒状，老药工习称"朱砂点"。二是闻气味，苍术两个品种都具"香草气"。苍术的气味浓烈而特异，民间习俗端午节做荷包，碾香草，苍术是其主要原料。这一香味，人人熟悉，故老药工称苍术的这一香味为"香草气"，只是山苍术气味稍弱。

苍术之药名是从古代传下来的，"术（zhú）"与"珠"字因其同音而相互通假。苍术的药材商品有南北之分，其中：南苍术（茅苍术）呈不规则连珠状或结节状圆柱形，略弯曲，表面呈灰棕色。北苍术呈疙瘩块状或结节状圆柱形，表面黑棕色。因南北苍术药材的颜色总体上呈现"苍茫之色"，其药材又有不规则连珠状和圆疙瘩结节柱状的特征，所以古人以其形象取名叫"苍术"。

南苍术（茅苍术）饮片经米泔水制后表面就会生出许多白毛来，这是苍术醇析出表面所形成的结晶（见图7-17），显微镜下结晶清晰可见（见图7-18），是质量好的标志，许多不懂行的人会误认为是发霉变质了，往往会将其倒掉，实在可惜。南苍术和北苍术，其饮片都带有"朱砂点"以及香气浓郁的特征。

近年来发现市场上有流通的假苍术，据说为朝鲜苍术或东北苍术。伪品苍术的朱砂点（黄棕色的油室）稀少，嗅之香气也不明显，但个头较大，切片的颜色偏白；正品苍术的朱砂点明显，嗅之香气明显，切片的呈黄白色，片型较小。

药农有谚语云："棒打苍术，火烧升麻"，是言苍术在药材产地的加工方法。苍术药材呈疙瘩状，其缝隙中常夹杂有大量的泥沙，因此在切片前需要净选处理，未经净选处理的苍术，灰分会超出药典的规定。

按照陶弘景、李时珍等古代医家的临床用药经验：本品见新不用陈，因为新品临床疗效优于陈品，如果选用道地药材则疗效更佳。南苍术主产于江苏、河南、湖北等地，其中以江苏句容（茅山地区）为道地产区；北苍术主产于河北、山西。

【经验鉴别术语释义】

朱砂点：指药材横切面上不规则分布的棕红色斑点，形如颗粒朱砂的图形，故名。如苍术、白芷、云木香等。朱砂点主要是油室及其分泌物。

吐脂：又称起霜。指茅苍术饮片暴露稍久，特别是在潮湿环境下，表面会有白毛状结晶析出（为茅苍术醇结晶）。"起霜"是苍术质量上乘的标志之一。

【伪品及混淆品】

近年来，我们在验收中药饮片过程中发现了在几批次苍术饮片中掺杂有一种片面颜色偏白、香气很微弱的不明物，后经过查对文献资料和请教有关专家后得知这是掺杂了朝鲜苍术。

1. 朝鲜苍术　为菊科植物朝鲜苍术 Atractylodes coreana（Nakai）Kitam. 的干燥根茎。主要分布于中国辽宁、山东和朝鲜。

2. 关苍术　为同属植物关苍术 Atractulodes japonica Koidz et Kitam. 的根茎在东北地区亦作苍术入药。主产于黑龙江、吉林、辽宁、内蒙古等地。多自产自销。根茎呈结节状圆柱形，长 4~12cm，直径 1~6cm，表面深褐色，质较轻，质松，断面黄白色，纤维性。气特异。味辛微苦。

朝鲜苍术和关苍术的根茎在吉林、辽宁作为地习用品使用，其生药的外形与苍术较相似，但苍术的朱砂点（油室）密布，色深且明显，香气浓，纤维性弱，含有苍术素；而关苍术和朝鲜苍术的朱砂点（油室）稀少，色淡，不明显，香气弱，纤维性强，不含或仅含有微量的苍术素。由于关苍术和朝鲜苍术所含的成分及气味、性状与苍术均存在着显著差异，故我们认为应区别开来药用，不能用它来替代药典品的苍术。

苍耳子

为菊科植物苍耳 Xanthium sibiricum Patr. 的干燥成熟带总苞的果实。秋季果实成熟时采收，干燥，除去梗、叶等杂质。

【质量执行标准】《中华人民共和国药典》（2020 年版一部）。

【药材性状】本品呈纺锤形或卵圆形，长 1~1.5cm，直径 0.4~0.7cm。表面黄棕色或黄绿色，全体有钩刺，顶端有 2 枚较粗的刺，分离或相连，基部有果梗痕。质硬而韧，横切面中央有纵隔膜，2 室，各有 1 枚瘦果。瘦果略呈纺锤形，一面较平坦，顶端具 1 突起的花柱基，果皮薄，灰黑色，具纵纹。种皮膜质，浅灰色，子叶 2，有油性。气微，味微苦。（见图7-19）

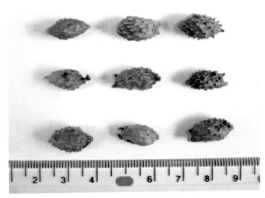

图 7-19　苍耳子

【饮片性状】

苍耳子　同药材。

炒苍耳子　本品形如苍耳子，表面黄褐色，有刺痕。微有香气。

【杨按】苍耳子药材以子大、饱满、黄绿色者为佳。

苍耳子之药名就含有该药材的鉴别意义。"苍"指其色，言苍耳子的外表是"苍茫"之色；"耳"指其形，言苍耳子的形状像个耳坠；"子"言其是植物的子实。苍耳子药材呈纺锤形，新货现黄绿色，陈货则呈黄棕色至黑灰色；表面带有钩刺，顶端有 2 枚较粗的刺，分离或相连。苍耳子的果实质硬而韧，用力砸时能挤出像猪油样的白色种仁，口尝味微苦。

按照陶弘景、李时珍等古代医家的临床用药经验：本品见新不用陈，因为新品临床疗效优于陈品，如果选用道地药材则疗效更佳。苍耳子药材主产于中国东北、华北和西北地区。

【伪品及混淆品】

1. 东北苍耳子　为菊科植物东北苍耳 *Xanthium mongolicum* Kitag. 的干燥总苞的果实。呈椭圆形，长1.8~2cm，直径 0.7~1.2cm。总苞表面黄棕色、棕色或黑棕色，着生多数钩刺，长 0.3~0.55cm，基部增粗；一端具 2 枚粗的喙状刺，长 0.3~0.6cm。总苞质坚硬而韧，中间有一隔膜分为 2 腔。每腔有一瘦果，瘦果长椭圆形，果皮灰褐色。种子外面具浅灰色膜质种皮，子叶 2 枚，胚根位于一端。气微，味微苦。

2. 刺苍耳子　为菊科植物刺苍耳 *Xanthium spinosum* Linn 的干燥带总苞的果实。呈椭圆形，长0.9~1.1cm，直径 0.4~0.5cm。表面黄绿色或黄棕色，着生多数钩状刺，刺长 0.2~0.25cm，基部稍膨大；一端具 2 枚粗的喙状刺，长约 0.2cm，分离。总苞厚，质坚硬而韧，中间有一隔膜分为 2 腔。每腔有一小瘦果，瘦果呈长圆锥形，外有灰褐色果皮，一侧凸起，一侧扁平。种子外面有浅灰色膜质种皮，除去种皮为两片子叶，显油性；胚根位于一端。气微，味微苦。

芦荟

为百合科植物库拉索芦荟 *Aloe barbadensis* Miller、好望角芦荟 *Aloe ferox* Miller 或其他同属近缘植物叶的汁液浓缩干燥物。前者习称"老芦荟"，后者习称"新芦荟"。

【质量执行标准】《中华人民共和国药典》（2020 年版一部）。

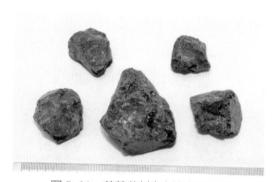

图 7-20　芦荟药材（库拉索芦荟）

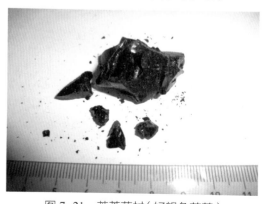

图 7-21　芦荟药材（好望角芦荟）

【药材性状】

库拉索芦荟　呈不规则块状，常破裂为多角形，大小不一。表面呈暗红褐色或深褐色，无光泽。体轻，质硬，不易破碎，断面粗糙或显麻纹。富吸湿性。有特殊臭气，味极苦。（见图 7-20）

好望角芦荟　表面呈暗褐色，略显绿色，有光泽。体轻，质松，易碎，断面玻璃样而有层纹。（见图 7-21）

【饮片性状】同药材。

【杨按】芦荟药材色墨绿、质脆、有光泽、气味俱浓、溶后无杂质者为佳。

老芦荟（库拉索芦荟）：常破碎为不规则的块状，呈多角形，大小不等。暗红棕色或咖啡棕色，次品显棕黑色；质硬，不易碎断；断面平坦，蜡样，无光泽；热天不溶化；具不愉快的臭气，味极苦。

新芦荟（进口芦荟、好望角芦荟）：棕褐色而发绿；体质酥脆，易碎破；断面平滑而具玻璃样光泽；有酸气，热天易溶化成流质；其余与老芦荟同；以气味浓，溶于水后无杂质及泥沙者为佳。

芦荟在福建、台湾、广东、广西、云南和四川等地都有栽培。在云南元江地区、海南岛和雷州半岛还有野生状态的中国芦荟分布。中国芦荟和库拉索芦荟十分相似，有报道认为，中国芦荟是芦荟传入中国南方以后，经过长期的自然选择而形成的一个变种，对我国南方的气候条件具有很强的适应性，不过，中国芦荟产量低，主要用于美容和食用，尚未提供中药材商品。当前的芦荟药材商品均来源于进口。

按照陶弘景、李时珍等古代医家的临床用药经验：本品见新不用陈，因为新品临床疗效优于陈品，如果选用道地药材则疗效更佳。中医传统认为老芦荟比新芦荟质优。老芦荟药材主产于库拉索、阿律巴。

【伪品及混淆品】

儿茶 为豆科植物儿茶 *Acacia catechu* (L.f.) Willd. 的去皮枝、干的干燥煎膏。芦荟易与儿茶相混淆，二者外形较相似，但口尝时芦荟味极苦，儿茶味涩。

芦根

为禾本科植物芦苇 *Phragmites communis* Trin. 的新鲜或干燥根茎。全年均可采挖，除去芽、须根及膜状叶，鲜用或晒干。

【质量执行标准】《中华人民共和国药典》（2020 年版一部）。

【药材性状】

鲜芦根 呈长圆柱形，有的略扁，长短不一，直径 1~2cm。表面黄白色，有光泽，外皮疏松可剥离，节呈环状，有残根和芽痕。体轻，质韧，不易折断。切断面黄白色，中空，壁厚 1~2mm，有小孔排列成环。气微，味甘。

芦根 呈扁圆柱形。节处较硬，节间有纵皱纹。（见图 7-22）

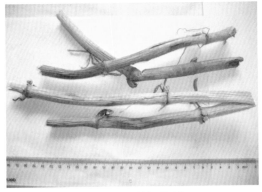

图 7-22 芦根药材

【饮片性状】

鲜芦根 本品呈圆柱形段。表面黄白色，有光泽，节呈环状。切面黄白色，中空，有小孔排列成环。气微，味甘。

芦根 本品呈扁圆柱形段。表面黄白色，节间有纵皱纹。切面中空，有小孔排列成环。（见图 7-23）

【杨按】芦根药材均以条粗壮、黄白色、有光泽、无须根、质嫩者为佳。芦根饮片以切段整齐、色黄白、直径 1cm 以上者为佳。

芦根药材全国各地均有分布，生长于池塘沟渠沿岸和低湿地、江河湖泽。

依照中医传统经验：本品见新不用陈，新品疗效更好，

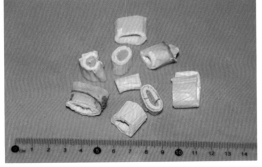

图 7-23 芦根饮片

在治疗有些发热性病症时，中医还要用到鲜芦根，鲜品的药效更优。

【伪品及混淆品】

茭白根为禾本科植物菰 Zizania latifolia（Griseb.）Stapf（Gramineae）的花茎经茭白黑粉的刺激而形成的纺锤形肥大的菌瘿，芦根最常见的伪品就是茭白根，它跟正品芦根的主要区别就是切断面没有环状小孔，而且口尝味淡、无甜味，很容易识别。芦竹根这种伪品并不常见，但也很容易识别出来，因为芦竹根无中空，无环状小孔，而且口尝有苦味。

苏木

为豆科植物苏木 Caesalpinia sappan L. 的干燥心材。多于秋季采伐，除去白色边材，干燥。

【质量执行标准】《中华人民共和国药典》（2020 年版一部）。

【药材性状】本品呈长圆柱形或对剖半圆柱形，长 10~100cm，直径 3~12cm。表面黄红色至棕红色，具刀削痕，常见纵向裂缝。质坚硬。断面略具光泽，年轮明显，有的可见暗棕色、质松、带亮星的髓部。气微，味微涩。（见图 7-24）

【饮片性状】本品呈细条状、不规则片状，或为粗粉。片、条表面黄红色至棕红色，常见纵向纹理。质坚硬。有的可见暗棕色、质松、带亮星的髓部。气微，味微涩。（见图 7-25）

【杨按】苏木药材以粗大、质坚、色黄红者为佳。

中国药典对苏木的药材来源有规定："本品为豆科植物苏木的干燥心材。"苏木药材为红棕色或橙黄色的圆柱形心材，易于和降香相混淆，因为同是木材类药材，又都带红色，在分辨不清时，可用水试法和火试法来鉴别。

①水试法：苏木投入热水中，水能染成鲜艳的桃红色，在阳光下闪桃红色荧光，颜色很美丽。如加入醋则变为黄色，再加入食用碱又可转为红色。降香的水浸液则显淡棕褐色，晦暗而不鲜明，无荧光。对酸碱无反应。（见图 7-26）

②火试法：苏木无油性，不易点燃，燃烧时与杨、柳等木材无异。降香有油性，易点燃，燃烧时有黑烟及油泡冒出，并产生浓郁的香气。

本品当前常见的质量问题是入药部位不符合药典规定，在其饮片中常常掺入了边材，苏木的心材为黄红色至棕红色，其边材为白黄色至浅红色，只要仔细观察，不难区别。

按照陶弘景、李时珍等古代医家的临床用药经验：本品

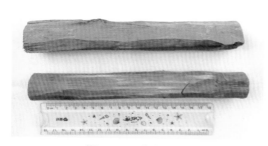

图 7-24 苏木药材

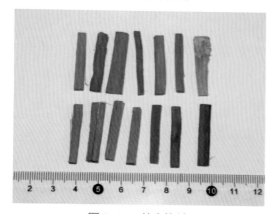

图 7-25 苏木饮片

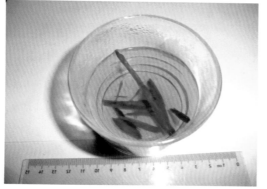

图 7-26 苏木水试

见新不用陈，因为新品临床疗效优于陈品，如果选用道地药材则疗效更佳。苏木药材原产于苏方国（现今的印度尼西亚），现今中国的云南、广西、广东等地有栽培。

【伪品及混淆品】

小叶红豆　为豆科植物小叶红豆 *Ormosia microphylla* Merr.et L.Chen 的心材。本品多劈成不规则条块状或削成不规则圆柱形，大小不一，表面棕红色、紫红色或棕褐色，可见刀削痕，无髓部。质坚硬。气微弱，味淡。

杜仲

为杜仲科植物杜仲 *Eucommia ulmoides* Oliv. 的干燥树皮。4~6 月剥取，刮去粗皮，堆置"发汗"至内皮呈紫褐色，晒干。

【质量执行标准】《中华人民共和国药典》（2020 年版一部）。

【药材性状】本品呈板片状或两边稍向内卷，大小不一，厚 3~7mm。外表面淡棕色或灰褐色，有明显的皱纹或纵裂槽纹，有的树皮较薄，未去粗皮，可见明显的皮孔。内表面暗紫色，光滑。质脆，易折断，断面有细密、银白色、富弹性的橡胶丝相连。气微，味稍苦。（见图 7-27）

【饮片性状】

杜仲　呈小方块或丝状。外表面淡棕色或灰褐色，有明显的皱纹。内表面暗紫色，光滑。断面有细密、银白色、富弹性的橡胶丝相连。气微，味稍苦。（见图 7-28）

盐杜仲　形如杜仲块或丝，表面黑褐色，内表面褐色，折断时胶丝弹性较差。味微咸。（见图 7-29）

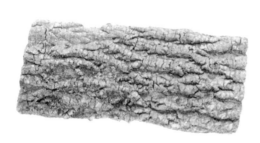

图 7-27　杜仲药材

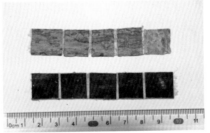

图 7-28　杜仲饮片（生品）

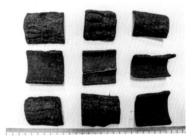

图 7-29　盐杜仲饮片

【杨按】过去老药工认为杜仲药材以树干靠近根部的"开花皮（老树皮）"为佳；杜仲药材的干皮以身干、皮厚、无粗皮、断面白色橡胶丝多、内表面暗紫色者为佳；杜仲饮片以丝块大小均匀一致、皮厚、无粗皮、断面白色橡胶丝多者为佳。盐杜仲以炒至表面黑褐色，内表面褐色，胶丝易断裂，味微咸者为佳。

相传在古时候有一个姓"杜"名"仲"的人服此物而得道成仙，故将此药以人名而命之。杜仲商品药材呈卷筒状或板状，外表棕褐色，较粗糙，具不规则纵纹，内面黑褐色较光滑。质脆易断，断面有银白色细丝相连，有弹性。味辛甘。嚼之开始有颗粒感，然后有棉花感。杜仲药材以近根部的树干皮为上等货，俗称开花皮；树干皮为中等货；细树枝的皮为下等货。老药工鉴别杜仲有顺口溜一首："杜仲板片或内卷，嚼有残存韧胶物，外表灰褐槽纹多，内表光滑暗紫色；折断胶丝细而密，拉长一片银白色。"

按照陶弘景、李时珍等古代医家的临床用药经验：本品见新不用陈，因为新品的疗效要好于陈旧之品。杜仲药材主产于四川、湖北、陕西、河南、贵州、云南等省。

【经验鉴别术语释义】橡胶丝：指杜仲药材折断时有银白色的细丝相连，有弹性，老药工将此特征形象地称为"橡胶丝"。

【伪品与混淆品】

在杜仲药材货源紧缺时，不法商贩曾将丝棉木、毛杜仲藤等充当杜仲出售，给人民健康带来了危害。其伪品性状鉴别特征如下：

1. 丝棉木　为卫矛科植物丝棉木 *Euonymus maackii* Rupr. 的干燥树皮。呈卷筒状或板状。外表灰黄色，略粗糙，有明显气孔，质地较脆易断，断后只有短而少的银白色丝相连，无弹性。味苦，用嘴嚼之无颗粒感，更无棉花感。

2. 毛杜仲藤　为夹竹桃科植物毛杜仲藤 *Parabariumhuaitingii* Chun et Tsian 的干燥树皮。呈半筒状或板状，外表灰褐色细腻，内侧黄色，质坚不易断，断面仅有短而少的银白色丝相连，无弹性。味苦而涩，嚼之无颗粒感，亦无棉花感。

3. 红杜仲　为夹竹桃科植物杜仲藤 *Parabariummicranthum*（A.DC.）Pierre. 的干燥树皮。为卷筒状，长短不一，外表面灰棕色或灰褐色，可见横长皮孔。坚硬而脆，折断有白色胶丝相连，但弹性差，拉之即断，内表面红棕色，有细纵纹。味涩。

4. 土杜仲　为卫矛科植物白杜 *Euonymus bungeanus* Maxim 的树皮，其性状为板块状，外表面灰黄色，折断有白色胶丝，但拉之即断。

5. 花皮胶藤　为夹竹桃科植物花皮胶藤 *Ecdysantherautilis* Hay. et Kaw. 的茎皮。卷筒状或槽状，长短不一，厚 1~2mm。外表面棕褐色，粗糙，皮孔白色，密而明显，刮去栓皮呈棕黄色。内表面红棕色。质硬，折断面有稀疏的白色胶丝相连，胶丝弹性较差。气微，味微涩。

豆蔻

为姜科植物白豆蔻 *Amomum kravanh* Pierre ex Gagnep. 或爪哇白豆蔻 *Amomum compactum* Soland ex Maton 的干燥成熟果实。按产地不同分为原豆蔻和印尼白蔻。

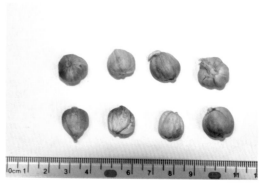

图 7-30　豆蔻

【质量执行标准】《中华人民共和国药典》（2020 年版一部）。

【药材性状】

原豆蔻　呈类球形，直径 1.2~1.8cm。表面黄白色至淡黄棕色，有 3 条较深的纵向槽纹，顶端有突起的柱基，基部有凹下的果柄痕，两端均具浅棕色茸毛。果皮体轻，质脆，易纵向裂开，内分 3 室，每室含种子约 10 粒；种子呈不规则多面体，背面略隆起，直径 3~4mm，表面暗棕色，有皱纹，并被有残留的假种皮。气芳香，味辛凉略似樟脑。（见图 7-30）

印尼白蔻　个略小。表面黄白色，有的微显紫棕色。果皮较薄，种子瘦瘪。气味较弱。

【饮片性状】同药材。

【杨按】豆蔻药材以个大饱满、果皮薄而完整、皮色洁白、气味浓厚者为佳。

按照陶弘景、李时珍等古代医家的临床用药经验：本品见新不用陈，因为新品临床疗效优于陈品，如果选用道地药材则疗效更佳。进口的豆蔻主产于越南、泰国、印尼等地；国产的白蔻主要来源于海南、云南等地的引种品。

【伪品及混淆品】

1. 小豆蔻　为同科植物小豆蔻 *Elettaria cardamomum*（L.）Maton. 的干燥果实。呈长卵圆形，具三钝棱。表面淡棕色至灰白色，有细密的纵纹，果皮质韧，不易开裂。顶端有突起的柱基，基部有凹入的果梗痕。气芳香，味辣微苦。种子长卵形或呈3~4面形。表面淡橙色或暗红棕色，背面微凸起，腹面有沟纹，外被无色薄膜状假种皮，断面白色。气芳香而峻烈，叶辣、微苦。

2. 增重豆蔻　用硫酸镁或硫酸钡溶液浸泡豆蔻后干燥，增加重量。质重，掰开果皮内层可见有白色盐霜析出。

连翘

为木犀科植物连翘 *Forsythia suspensa*（Thunb.）Vahl 的干燥果实。秋季果实初熟尚带绿色时采收，除去杂质，蒸熟，晒干，习称"青翘"；果实熟透时采收，晒干，除去杂质，习称"老翘"。

【质量执行标准】《中华人民共和国药典》（2020年版一部）。

【药材性状】本品呈长卵形至卵形，稍扁，长1.5~2.5cm，直径0.5~1.3cm。表面有不规则的纵皱纹和多数突起的小斑点，两面各有1条明显的纵沟。顶端锐尖，基部有小果梗或已脱落。青翘多不开裂，表面绿褐色，突起的灰白色小斑点较少；质硬；种子多数，黄绿色，细长，一侧有翅。老翘自顶端开裂或裂成两瓣，表面黄棕色或红棕色，内表面多为浅黄棕色，平滑，具一纵隔；质脆；种子棕色，多已脱落。气微香，味苦。(见图7-31)

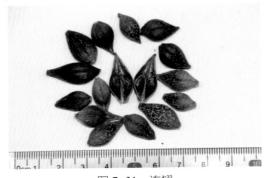

图 7-31　连翘

【饮片性状】同药材。

【杨按】青翘以色绿、不开壳者为佳；老翘以色较黄、瓣大、壳厚、无种子者为佳。

当前的连翘药材商品按采收时间不同分为青翘和黄翘（老翘），其果实呈长卵形，两面各有一条明显的纵沟，顶端锐尖，基部有小果柄。青翘多不开裂，里面包含有种子多枚。老翘开裂为两瓣，顶端锐尖的部分明显外翘，种子多已脱落。

按照中医用药的传统观点，连翘入药时必须去心（种子）。从前，中医药用的连翘都是老翘，是不带心的。古人观其连翘药材的形状是果壳分为两瓣，但下面却始终相连接，向上逐渐分开呈外翘状，因其

"连而翘之"的特征取名叫"连翘"。

我们曾发现过一种劣品连翘，颜色类似老翘呈黑褐色，质脆易碎，手握有刺手感，口尝味淡，后经调查，是连翘经过提取后的残渣，在用双氧水处理后上市销售。

老中医称连翘为"疮科圣药"，它有消肿散结、发散排脓的功用。从前中医传统使用的连翘以黄翘为其商品主流，是取其向外开裂之意。现今，因青翘的质量较重，价格较黄翘低，使青翘成为了商品主流。中医传统认为连翘入药需去心，"去心者免烦"，连翘去心就是指去除种子，所以连翘药材应该在阴历的十月完全成熟开裂以后采摘，民间有谚语云："九月中旬摘菊花，十月上山采连翘。"

按照陶弘景、李时珍等古代医家的临床用药经验：本品见新不用陈，因为新品临床疗效优于陈品，如果选用道地药材则疗效更佳。连翘药材主产于山西、陕西、河南、湖北、四川等地，其中以山西为道地产区。

【经验鉴别术语释义】青翘、黄翘：连翘的商品名。秋季当连翘的果实初熟、颜色尚绿时采收晒干，其药材商品即为青翘。青翘不开裂，包裹有种子多数，质较重。采收连翘熟透后的果实，因其成熟后会自然开裂为两瓣，种子多已自然脱落，果壳的表面显黄棕色，称黄翘或老翘。黄翘较青翘轻。

【伪品及混淆品】

1. 秦连翘　为木犀科植物秦连翘 *Forsythia giraldiana* Lingelsh. 的干燥成熟果实。呈卵圆形，较小。外表面浅棕色至浅褐色，从底部到顶端逐渐加深，有凸起纵皱纹。种子黄色。味微苦。

2. 紫丁香　为木犀科植物紫丁香 *Siringa oblate* Lindl. 的干燥成熟果实。较连翘廋小，为长卵形，稍扁。顶端锐尖，开裂，略向外反曲呈鸟嘴状。外表面黄棕色，有不规则纵皱纹，部分可见疣状突起。种子长线形，棕褐色，多已脱落。气微，味淡。

3. 伪品连翘　为连翘提取后残渣，呈黑褐色，用双氧水处理后，颜色类似老翘。质脆易碎，手握有刺手感，口尝气微淡。

吴茱萸

为芸香科植物吴茱萸 *Euodia rutaecarpa*（Juss.）Benth.、石虎 *Euodia rutaecarpa*（Juss.）Benth.var.*officinalis*（Dode）Huang 或疏毛吴茱萸 *Euodia rutaecarpa*（Juss.）Benth.var.*bodinieri*（Dode）Huang 的干燥近成熟果实。8~11 月果实尚未开裂时，剪下果枝，晒干或低温干燥，除去枝、叶、果梗等杂质。

【质量执行标准】《中华人民共和国药典》（2020 年版一部）。

【药材性状】本品呈球形或略呈五角状扁球形，直径 2~5mm。表面暗黄绿色至褐色，粗糙，有多数点状突起或凹下的油点。顶端有五角星状的裂隙，基部残留被有黄色茸毛的果梗。质硬而脆，横切面可见子房 5 室，每室有淡黄色种子 1 粒。气芳香浓郁，味辛辣而苦。（见图 7-32）

【饮片性状】

吴茱萸　同药材。

制吴茱萸　本品形如吴茱萸，表面棕褐色至暗褐色。（见图 7-33）

盐吴茱萸形如吴茱萸，表面焦黑色，香气浓郁，味辛辣。微苦咸。

【**杨按**】吴茱萸药材以饱满、色绿、香气浓郁者为佳。制吴茱萸以饱满、均匀而不开口，暗褐色，枝梗少，具甘草香气者为佳。

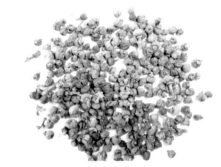

图7-32　吴茱萸

吴茱萸药材分为大花（大粒）吴茱萸和小花（小粒）吴茱萸两种商品，中医习惯认为大花吴茱萸质优。大粒统货的特征为：呈五棱扁球形，顶端具五瓣，多裂口，表面粗糙，黑褐色，香气浓烈刺鼻，口尝味辛辣而苦，加水浸润其果实有黏液渗出；小粒统货的特征为：果实圆球形，五裂瓣不明显，多闭口，表面灰绿色，气味较大粒淡薄，加水湿润也有黏液汁渗出。

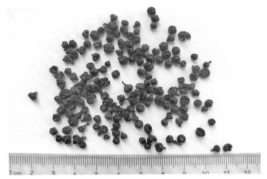

图7-33　制吴茱萸饮片

我们曾见过的吴茱萸伪品有臭辣树的果实（星状扁球形，由4~5枚中部以下离生的骨突果组成，气味很淡）和野花椒（黑色，两裂瓣，味麻舌），应认真鉴别其真伪。

吴茱萸之药名就是对其鲜药材形态的描述。"吴"指其产地，指古时候的吴、越之地；"茱"与"朱"互为通假字，朱指其红色；"萸"从草、从臼、从人，本意指古人头顶上用草编的发臼。吴茱萸的鲜药材形如草编的发臼，朱红色，干燥后会变为暗绿黄色或褐色。干燥的药材呈类球形或略呈五角状扁球形，表面暗绿黄色至褐色，粗糙，顶端有五角星状的裂隙、中间下陷，状如白窝；基部有花萼及果柄，被黄色茸毛。气芳香浓郁，味辛辣而苦。以饱满、色绿、香气浓郁者为佳。

按照陶弘景、李时珍等古代医家的临床用药经验：本品宜用陈旧之品，因为陈旧之品的疗效要好于新品，如果选用道地药材则疗效会更好。吴茱萸药材主产于贵州、四川、广西、陕西、湖南等地，其中以浙江、江苏、贵州、湖南为道地产区。

【伪品及混淆品】

1. 臭辣子　为芸香科植物臭辣树 *Evodia fargesii* Dode. 的果实。蓇葖果4~5个上部离生，常单个脱落。外表面红棕色至暗棕色，具众多突起的油点，内表面类白色，密被细毛。内果皮常与果皮分离脱出，呈翼状，黄白色。种子卵形，直径1~2mm，黑色有光泽。具不适臭气，味辛而麻。

2. 马桑子　为马桑科植物马桑 *Coriaria sinica* Maxim. 的近成熟果实。果实略呈球形或扁球形，棱角较明显，微皱缩。表面暗棕色、黄色或黑褐色，粗糙，有多数不规则条状突起或凹陷的纵沟。顶端有五角形星状的裂隙。基部残留黄绿色至黑褐色花萼和被有黄绿色细茸毛的果梗。质硬而脆，种仁黄色，富油性。气微或微有香气，味微甘、辛。有毒。

3. 劣品·掺蚕沙吴茱萸　掺入的是家蚕的干燥粪便。蚕沙为短圆柱状的小颗粒，表面灰黑色或灰绿色。有六条纵棱及横向环纹，两端钝，呈六棱形。有青草气，味淡。

4. 少果吴萸　为芸香科植物少果吴萸 *Evodia rutaecarpa*（Juss.）Benth.f.*meionocarpa*（Hand.–Mazz.）

Huang 干燥的果实。呈略扁的圆球形，大小不等，直径约 10mm。外果皮绿褐色或黑褐色，表面具散在突起腺点，分果瓣常 4~5（其中有未发育果瓣），从顶面观分果瓣多未裂至基部；内果皮淡黄色，光滑，由基部反卷与外果皮分离，每分果具 1 粒黑色种子，表面皱缩，多已脱落。味辛辣。

5. 香椒子　为芸香科植物香椒子 *Zanthoxylum schinifolium* Sieb.et Zucc. 的果实。多为 2~3 个分果瓣，外果皮黄棕色或黄绿色，粗糙，散生多数小凹点（油室），分果瓣顶端具短小喙状尖；内果皮淡黄色，光滑，由基部向上反卷与外果皮分离，每分果瓣中具一粒黑色具光泽的种子，种子多已脱落。

牡丹皮

为毛茛科植物牡丹 *Paeonia suffruticosa* Andr. 的干燥根皮。秋季采挖根部，除去细根和泥沙，剥取根皮，晒干；或刮去粗皮，除去木心，晒干。前者习称"连丹皮"，后者习称"刮丹皮"。

【质量执行标准】《中华人民共和国药典》（2020 年版一部）。

【药材性状】

连丹皮　呈筒状或半筒状，有纵剖开的裂缝，略向内卷曲或张开，长 5~20cm，直径 0.5~1.2cm，厚 0.1~0.4cm。外表面灰褐色或黄褐色，有多数横长皮孔样突起和细根痕，栓皮脱落处粉红色；内表面淡灰黄色或浅棕色，有明显的细纵纹，常见发亮的结晶。质硬而脆，易折断，断面较平坦，淡粉红色，粉性。气芳香，味微苦而涩。（见图 7-34）

刮丹皮　外表面有刮刀削痕，外表面红棕色或淡灰黄色，有时可见灰褐色斑点状残存外皮。

【饮片性状】本品呈圆形或卷曲形的薄片。连丹皮外表面灰褐色或黄褐色，栓皮脱落处粉红色；刮丹皮外表面红棕色或淡灰黄色。内表面有时可见发亮的结晶。切面淡粉红色，粉性。气芳香，味微苦而涩。（见图 7-35）

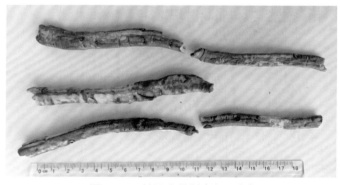
图 7-34　牡丹皮药材（连丹皮）

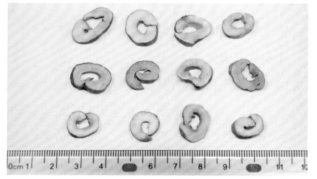
图 7-35　牡丹皮饮片

【杨按】牡丹皮药材以身干、无木心、无须根、条粗长、皮厚、断面粉白色、粉性足、香气浓、亮银星多者为佳。牡丹皮饮片以片大、肉厚、色白、粉性足、无木心、香气浓、亮银星多者为佳。

老药工有一首经验鉴别牡丹皮的顺口溜："'棕皮''白肉''筒筒身'，纵形开缝是刀痕，折断对光见亮星。"（按语："水选地黄、火烧升麻、棒打苍术、刀割牡丹"这四句话是老药工对中药材产地加工方法的经验性概括。"刀割牡丹"是指在采收牡丹皮时，先要用刀顺其根条割开一条裂缝，然后才能顺利地取出木心。）牡丹皮一般要刮去外表皮，内皮呈粉红色或淡棕色，折断面色洁白。药材呈圆筒状，有纵形裂缝一条，裂缝处牡丹皮向内卷曲或略张开，这是采收时抽取木心留下的刀痕。将牡丹皮折断，在阳光下观察，可见断面里层处有闪光的白色小亮星，此为丹皮酚的结晶，是鉴别要点之一。将牡丹皮泡于开水中，可闻到特殊而舒适的香味。味微苦而涩，微有麻舌感。

牡丹栽培3~5年后采收牡丹皮，于秋季采挖根部，将采挖后直接晒干者，习称连丹皮，又叫原丹皮；采收后趁鲜刮去粗皮者，习称刮丹皮，又叫粉丹皮，刮丹皮质优，其价格一般高于连丹皮。

在牡丹皮货源紧缺时，笔者曾见饮片掺假物多种：有山药片的碎渣、小白芍片、白鲜皮饮片等。

按照陶弘景、李时珍等古代医家的临床用药经验：本品见新不用陈，因为新品临床疗效优于陈品，如果选用道地药材则疗效更佳。牡丹皮药材主产于湖南、湖北、安徽、四川、甘肃、陕西、山东、贵州等地，其中山东菏泽享有"中国牡丹之乡"的美誉，河南洛阳享有"中国牡丹之都"之美誉，安徽铜陵凤凰山所产牡丹皮称为"凤丹皮"，安徽南陵所产称为"瑶丹皮"，湖南所产称为"湖丹皮"，以上地区所产的牡丹皮均为道地药材。

【经验鉴别术语释义】刀割牡丹：是指在采收牡丹皮时，先要用刀顺其根条割开一条裂缝，然后才能顺利地取出木心，所以牡丹皮的药材呈圆筒状，有纵形裂缝一条。

【伪品及混淆品】

在牡丹皮货源紧缺时。我们曾见过牡丹皮饮片的掺假物多种：有山药切片的碎渣、小白芍片、白鲜皮的切片等；但以芍药根皮来冒充的更常见。芍药根皮的外观虽也呈圆筒状，但长短粗细不一，厚度也比牡丹皮薄，外表面淡红棕色，栓皮残留部分呈黑褐色或灰褐色，较光滑，内表面粉红色，具深色细纵条纹，无明亮的结晶体；根皮虽亦质脆，但略带弹性，断面平坦，粉红色或白色；闻之气微，无牡丹皮的特殊香味，口尝味微酸而涩，无麻舌感。

牡蛎

为牡蛎科动物长牡蛎 *Ostrea gigas* Thunberg、大连湾牡蛎 *Ostrea talienwhanensis* Crosse 或近江牡蛎 *Ostrea rivularis* Gould 的贝壳。全年均可捕捞，去肉，洗净，晒干。

【质量执行标准】《中华人民共和国药典》（2020 年版一部）。

【药材性状】

长牡蛎　呈长片状，背腹缘几平行，长 10~50cm，高 4~15cm。右壳较小，鳞片坚厚，层状或层纹状排列。壳外面平坦或具数个凹陷，淡紫色、灰白色或黄褐色；内面瓷白色，壳顶二侧无小齿。左壳凹陷深，鳞片较右壳粗大，壳顶附着面小。质硬，断面层状，洁白。气微，味微咸。

大连湾牡蛎　呈类三角形，背腹缘呈"八"字形。右壳外面淡黄色，具疏松的同心鳞片，鳞片起伏成波浪状，内面白色。左壳同心鳞片坚厚，自壳顶部放射肋数个，明显，内面凹下呈盒状，饺合面小。（见图 7-36）

近江牡蛎　呈圆形、卵圆形或三角形等。右壳外面稍不平，有灰、紫、棕、黄等色，环生同心鳞片，

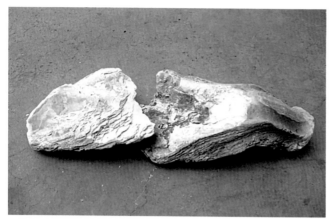

图 7-36　牡蛎药材（大连湾牡蛎）

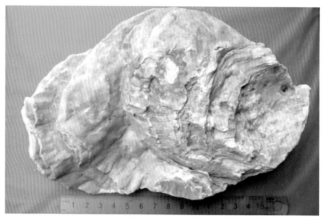

图 7-37　牡蛎药材（近江牡蛎）

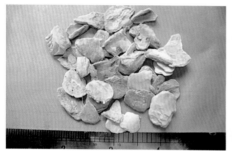

图 7-38　牡蛎饮片（大连湾牡蛎）

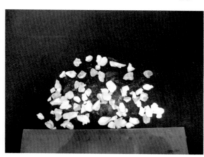

图 7-39　牡蛎饮片（近江牡蛎）

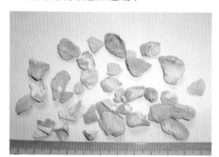

图 7-40　煅牡蛎饮片

幼体者鳞片薄而脆，多年生长后鳞片层层相叠，内面白色，边缘有的淡紫色。（见图7-37）

【饮片性状】

牡蛎　本品为不规则的碎块。白色。质硬，断面层状。气微，味微咸。（见图7-38、7-39）

煅牡蛎　本品为不规则的碎块或粗粉。灰白色。质酥脆，断面层状。（见图7-40）

【杨按】牡蛎药材以个大整齐、无杂质泥沙、洁净者为佳。牡蛎饮片以块匀、洁白、层状、无碎末及杂质者为佳。煅牡蛎以质酥脆，断面层状者为佳。

牡蛎主产于江苏、福建等沿海省份。

【伪品及混淆品】

褶牡蛎　为牡蛎科动物褶牡蛎 *Alectryonella plicatula*（Gmelin）的贝壳，外壳较小，一般壳长 3~6cm。体形多变化，呈不规则的长卵圆形或类三角形等，壳薄而脆。右壳平如盖，壳面有数层同心环状的鳞片，无放射肋；右壳深凹，成帽状，具有粗壮的放射肋，鳞片层数较少；壳面多为淡黄色，杂有紫褐色或黑色条纹，壳内面白色，微具光泽；闻之气微，口尝味淡微咸。

何首乌

为蓼科植物何首乌 *Polygonum multiflorum* Thunb. 的干燥块根。秋、冬二季叶枯萎时采挖，削去两端，洗净，个大的切成块，干燥。

【质量执行标准】《中华人民共和国药典》（2020年版一部）。

【药材性状】本品呈团块状或不规则纺锤形，长6~15cm，直径4~12cm。表面红棕色或红褐色，皱缩不平，有浅沟，并有横长皮孔样突起和细根痕。体重，质坚实，不易折断，断面浅黄棕色或浅红棕色，显粉性，皮部有4~11个类圆形异型维管束环列，形成云锦状花纹，中央木部较大，有的呈木心。气微，味微苦而甘涩。（见图7-41）

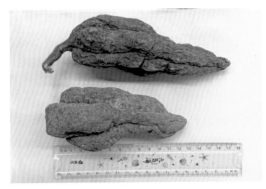

图7-41　何首乌药材

【饮片性状】

何首乌　本品呈不规则的厚片或块。外表皮红棕色或红褐色，皱缩不平，有浅沟，并有横长皮孔样突起及细根痕。切面浅黄棕色或浅红棕色，显粉性；横切面有的皮部可见云锦状花纹，中央木部较大，有的呈木心。气微，味微苦而甘涩。（见图7-42）

制何首乌　本品呈不规则皱缩状的块片，厚约1cm。表面黑褐色或棕褐色，凹凸不平。质坚硬，断面角质样，棕褐色或黑色。气微，味微甘而苦涩。（见图7-43）

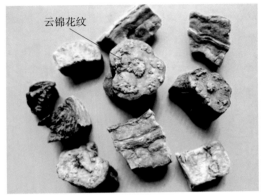

图7-42　何首乌饮片（生品）

【杨按】何首乌药材以皮色红、体重、质坚实、粉性足者为佳。制何首乌以色黑、体重、质坚实、断面角质样者为佳。

何首乌原药材呈团块状或不规则纺锤形，表面红棕或红褐色，有横长皮孔样突起及细根痕。体重，质坚实，断面现粉性，可见有类圆形异型维管束环列，形成云锦状花纹，老药工将此特征形象地称之为"云锦纹"或"五朵彩云"。中央木部较大，有的呈木心。生何首乌味微苦而甘涩。何首乌饮片（生品）在中医临床上使用少，其鉴别特征同药材。中医临床上最常使用的是制何首乌。

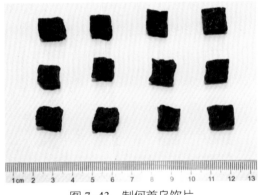

图7-43　制何首乌饮片

制何首乌为不规则皱缩状的块片，厚约1cm，表面黑褐色或棕褐色，凹凸不平。质坚硬，断面棕褐色或黑色，角质样，微现蜡样光泽，老药工将此特征称之为"玻璃碴"。有无玻璃碴，也是老药工判断制何首乌是否炮制到位的标志。制何首乌气微，味微甘而苦涩。

按照陶弘景、李时珍等古代医家的临床用药经验：本品见新不用陈，因为新品临床疗效优于陈品，如果选用道地药材则疗效更佳。何首乌药材产地分布于陕西南部、甘肃南部、华东、华中、华南、四川、云南及贵州等地，其中的江苏省滨海县和广东省德庆县是闻名全国的"何首乌之乡"。

【经验鉴别术语释义】

云锦花纹：又称五朵彩云、云纹。指药材横切面上的花纹如云朵状，为正常维管束和次生异常维管束交织而成。如何首乌切面的外侧皮部散列云锦花纹4~11个，而以5个最常见。

玻璃碴：制何首乌的质地坚硬，断面棕褐色或黑色、角质样，微现蜡样光泽，老药工将此特征称之为"玻璃碴"。有无玻璃碴，是老药工判断何首乌是否炮制合格的标志。

【伪品及混淆品】

1. 白首乌　为萝藦科植物耳叶牛皮消 *Cynanchum auriculatum* Royle ex Wight.、隔山牛皮消 *C. Wilfordi*（Maxim.）Hemsl. 和戟叶牛皮消 *C.bungei* Decne. 的干燥块根。秋、冬季采挖，去净泥土，晒干或切片后晒干。呈纺锤形或不规则的团块状，长 3~10cm，直径 1.5~4cm。表面类白色，多皱缩，凹凸不平，并有横向疤痕。体轻，切片大小不一，断面类白色，粉性，有辐射状纹理及裂隙。味微甜、苦。

2. 制首乌伪品　为旋花科植物番薯 *Ipomoea batatas*（L.）Lam. 的块根或薯蓣科植物黄独（黄药子）*Dioscorea bulbifera* Linn. 的块茎，切制成块后用黑豆或其他黑色物质共煮，伪充制首乌。与正品非常相似，应注意鉴别使用。

3. 翼蓼（红药子）　为蓼科植物翼蓼 *Pteroxygonum giraldii* Damm.et Diels 的块根。为类圆形团块，表面棕褐色或黑褐色，有多数须根和须根痕，常横切成圆形片，直径 3~7cm，厚 0.5~1.5cm。断面棕红或粉红色，带粉性。质脆，味苦，极涩。

皂角刺

为豆科植物皂荚 *Gleditsia sinensis* Lam. 的干燥棘刺。全年均可采收，干燥，或趁鲜切片，干燥。

【质量执行标准】《中华人民共和国药典》（2020 年版一部）。

【药材性状】本品为主刺和 1~2 次分枝的棘刺。主刺长圆锥形，长 3~15cm 或更长，直径 0.3~1cm；分枝刺长 1~6cm，刺端锐尖。表面紫棕色或棕褐色。体轻，质坚硬，不易折断。切片厚 0.1~0.3cm，常带有尖细的刺端；木部黄白色，髓部疏松，淡红棕色；质脆，易折断。气微，味淡。（见图 7-44）

【饮片性状】本品为不规则形厚片，其余特征同药材。（见图 7-45）

【杨按】皂角刺药材以皮色紫棕色者为佳。

皂角刺药材的特征是刺上再生刺，刺呈圆锥形，有明显的大小头，下粗上细的特征明显。表面紫棕

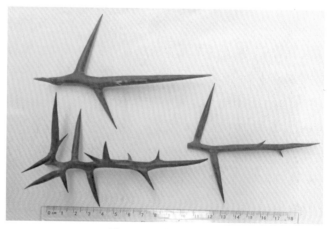

图 7-44　皂角刺药材

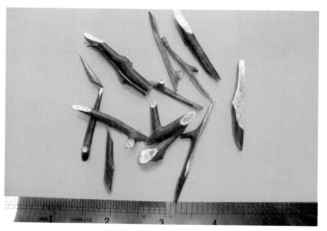

图 7-45　皂角刺饮片

色或棕褐色，微有光泽，体轻质坚硬，不易折断，折断后可见木部为黄白色，断面的中间有红棕色疏松的髓。皂角刺的饮片为厚片，一端粗而另一端细，大小头明显，常暴露出紫褐色的髓部，木部呈黄白色。

常见的几种皂角刺的伪品和掺伪品为野皂角刺、日本皂角刺和蔷薇科某种植物茎秆的切片。野皂角刺的特征是从茎枝上生刺，刺与茎枝之间形成直角，野皂角刺较正品要细小得多。日本皂角刺与正品最大的区别点在于其刺稍扁，为扁圆锥形，而正品皂角刺是圆锥形。皂角刺饮片的掺伪物为蔷薇科某植物茎秆的切片，其与正品最大的区别点在于饮片两端的粗细一致，而正品皂角刺饮片两端一头粗一头细。常见皂角刺伪品与掺伪品的性状特征详见后文。

按照陶弘景、李时珍等古代医家的临床用药经验：本品见新不用陈，因为新品临床疗效优于陈旧之品，如果选用道地药材则疗效更佳。皂角刺药材主产于江苏、湖北、河北、山西等地。

【伪品及混淆品】

1. 野皂角刺　为豆科植物野皂荚 *Gleditsia heterophylla* Bunge 带枝条的棘刺，1~3 个附于圆柱形的茎枝上，有一次分支或不分枝，全刺呈圆柱形，末端尖，分枝刺多两两相对排列于主刺两侧。紫红色光滑，木部黄白色，髓部疏松黄棕色，质坚硬，难折断，气无味淡。

2. 日本皂角刺　为豆科植物日本皂荚 *Gleditsia japonica* Miq. 的棘刺。圆锥形或扁圆柱形，有主刺及分支棘刺。主刺长 3.5~17cm，由基部向上渐细，末端锐尖。分枝刺大部分在主刺下部。全刺表面呈红棕色或紫棕色，略具光泽，体轻，质硬，易折断。

3. 蔷薇科植物的茎秆　为蔷薇科某种植物的茎秆，基原尚不明确，商品为斜切片，切片两头的粗细基本相等（正品皂角刺的切片是一端粗而另一端细），表面灰棕色或灰黑色，具纵向纹理，木部木质化，髓部灰褐色、疏松，气微，味淡。

佛手

为芸香科植物佛手 *Citrus medica* L.var.*sarcodactylis* Swingle 的干燥果实。秋季果实尚未变黄或变黄时采收，纵切成薄片，晒干或低温干燥。

【质量执行标准】《中华人民共和国药典》（2020 年版一部）。

【药材性状】本品为类椭圆形或卵圆形的薄片，常皱缩或卷曲，长 6~10cm，宽 3~7cm，厚 0.2~0.4cm。顶端稍宽，常有 3~5 个手指状的裂瓣，基部略窄，有的可见果梗痕。外皮黄绿色或橙黄色，有皱纹和油点。果肉浅黄白色或浅黄色，散有凹凸不平的线状或点状维管束。质硬而脆，受潮后柔韧。气香，味微甜后苦。

【饮片性状】本品为类椭圆形、卵圆形的薄片或不规则的丝条，常皱缩或卷曲。薄片长 6~10cm，宽 3~7cm，厚 0.2~0.4cm；顶端稍宽，常有 3~5 个手指状的裂瓣，基部略窄，有的可见果梗痕。丝长 0.4~10cm，宽 0.2~1cm，厚 0.2~0.4cm。外皮黄绿色或橙黄色，有皱纹和油点。果肉浅黄白色或浅黄色，散有凹凸不平的线状或点状维管束。质硬而脆，受潮后柔韧。气香，味微甜后苦。（见图 7-46、7-47）

【杨按】佛手饮片以片大而薄、手掌状、金边白肉、气香浓者为佳。

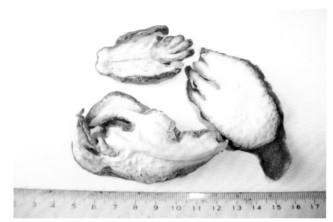

图 7-46　佛手饮片（川佛手）

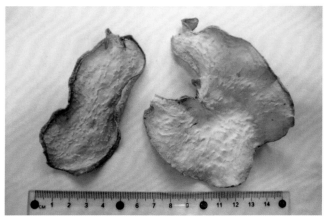

图 7-47　佛手饮片（广佛手）

　　佛手药材商品分为广佛手和川佛手两种，均为产地鲜加工片。由于川佛手的香气较广佛手更浓郁，故中医传统认为，川佛手品质优于广佛手。

　　掺入了增重粉的劣品佛手外表面可见白色粉霜、体较重、质硬。

　　按照陶弘景、李时珍等古代医家的临床用药经验：本品见新不用陈，因为新品临床疗效优于陈品，如果选用道地药材则疗效更佳。佛手药材主产于重庆（川佛手）和广东（广佛手），其中川佛手以重庆为道地产区。

【伪品及混淆品】

　　1. 枸橼　芸香科植物枸橼 *Citrus medica* L 的干燥成熟果实，完整果实呈长椭圆形或卵圆形，表面黄色或黄绿色，商品多横切成片。切片厚 2~3mm，直径 5~10cm。切面灰黄色，中央有瓤 12~16 室，室内有时残留种子 1~2 枚。质柔软，气芳香，味初甜而后酸苦。

　　2. 香圆　芸香科植物香圆 *Citrus wilsonii* Tanaka 的干燥成熟果实，果实呈球形。表面黄棕色或黄绿色，具黄白色斑块，顶端凹入，基部呈环状，横断面果皮呈黄白色，中央有瓤囊。气香，味酸而微苦。

　　3. 柚　芸香科植物柚 *Citrus maxima*（Burm.）Merr. 的干燥成熟果实，用成熟果实纵切片，呈不规则的长条状。外果皮黄棕色或红棕色，皱缩有许多突起或凹陷的油室，中果皮黄白色。质嫩，有香气，味苦。

　　4. 佛手瓜　为葫芦科植物佛手瓜 *Sechiium edule*（Jacq.）Swartz. 的果实（蔬菜）。纵切片晒干，伪充佛手。顶端浅裂，不呈指状分枝。外表面具不规则纵皱纹，无油点。质硬脆，粉性。气微，味微甘。

谷精草

　　为谷精草科植物谷精草 *Eriocaulon buergerianum* Koern. 的干燥带花茎的头状花序。秋季采收，将花序连同花茎拔出，晒干。

【质量执行标准】《中华人民共和国药典》（2020 年版一部）。

【药材性状】本品头状花序呈半球形，直径 4~5mm。底部有苞片层层紧密排列，苞片淡黄绿色，有光泽，上部边缘密生白色短毛；花序顶部灰白色。揉碎花序，可见多数黑色花药和细小黄绿色未成熟的果

实。花茎纤细，长短不一，直径不及1mm，淡黄绿色，有数条扭曲的棱线。质柔软。气微，味淡。（见图7-48）

【饮片性状】同药材。（见图7-49）

【杨按】谷精草药材以身干、珠大而紧密、色灰白、花茎短、无杂质者为佳。

我们以前在饮片入库验收中曾遇到过两种不合格的谷精草。一种为谷精草的全草，头状花序、叶和根全有，而中国药典规定谷精草的入药部位仅是干燥带花茎的头状花序，入药部位不符合规定。另一种为大谷精草（华南谷精草），入药部位虽然与中国药典规定一致，但基源不符合规定。华南谷精草的头状花序较大、较硬，用手捏之没有弹性。而正品谷精草的头状花序较小，用手捏之松软有弹性。民间草药使用本品的全草，药名叫谷精草；在药材市场交易时，药商们为了方便与药典品相区别开，将药典品谷精草习称为"谷精珠"。

按照陶弘景、李时珍等古代医家的临床用药经验：本品见新不用陈，因为新品临床疗效优于陈品，如果选用道地药材则疗效更佳。谷精草药材主产于安徽、江苏、湖北等地。

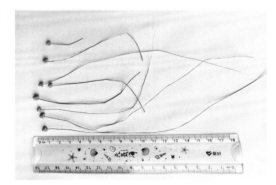

图7-48 谷精草药材

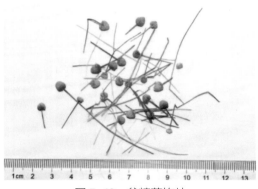

图7-49 谷精草饮片

【伪品及混淆品】

1. 华南谷精草（大谷精草） 谷精草科植物华南谷精草的 *Eriocaulon sexangulare* L. 干燥带花茎的头状花序。头状花序坚实，被白粉；雄花的萼片与雌花的形状相似，均3片，其中2片较大，呈舟状，背面有翅状的龙骨突起。叶长6.5~15cm，背面无毛；总花梗稍比叶长。

2. 蚤缀 为石竹科植物蚤缀 *Arenaria serpyllifolia* L. 的干燥全草。为细弱草本植物，茎呈圆柱形，直径约1mm，黄绿色或浅黄绿色，节稍膨大，节间长1~3.5cm，有分枝。叶对生，无柄，叶片卵圆形，长2~5mm，直径1.5~3mm。蒴果卵状圆锥形，长3~4mm，宽2~2.5mm，浅黄棕色，种子肾形，黑色，极小。

龟甲

为龟科动物乌龟 *Chinemys reevesii*（Gray）的背甲及腹甲。全年均可捕捉，以秋、冬二季为多，捕捉后杀死，或用沸水烫死，剥取背甲和腹甲，除去残肉，晒干。

【质量执行标准】《中华人民共和国药典》（2020年版一部）。

【药材性状】本品背甲及腹甲由甲桥相连，背甲稍长于腹甲，与腹甲常分离。背甲呈长椭圆形拱状，长7.5~22cm，宽6~18cm；外表面棕褐色或黑褐色，脊棱3条；颈盾1块，前窄后宽；椎盾5块，第1椎盾长大于宽或近相等，第2~4椎盾宽大于长；肋盾两侧对称，各4块；缘盾每侧11块；臀盾2块。腹甲

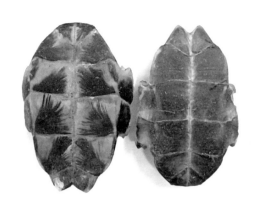

图 7-50　龟甲药材

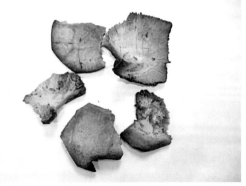

图 7-51　醋龟甲饮片

呈板片状，近长方椭圆形，长 6.4~21cm，宽 5.5~17cm；外表面淡黄棕色至棕黑色，盾片 12 块，每块常具紫褐色放射状纹理，腹盾、胸盾和股盾中缝均长，喉盾、肛盾次之，肱盾中缝最短；内表面黄白色至灰白色，有的略带血迹或残肉，除净后可见骨板 9 块，呈锯齿状嵌接；前端钝圆或平截，后端具三角形缺刻，两侧残存呈翼状向斜上方弯曲的甲桥。质坚硬。气微腥，味微咸。（见图 7-50）

【饮片性状】

龟甲　同药材。

醋龟甲　本品呈不规则的块状。背甲盾片略呈拱状隆起，腹甲盾片呈平板状，大小不一。表面黄色或棕褐色，有的可见深棕褐色斑点，有不规则纹理。内表面棕黄色或棕褐色，边缘有的呈锯齿状。断面不平整，有的有蜂窝状小孔。质松脆。气微腥，味微咸，微有醋香气。（见图 7-51）

【杨按】龟甲药材以血板身干、无腐肉者为佳。醋龟甲以片块大小均匀、色深黄、质酥脆、具醋香气者为佳。

龟甲药材包含了龟板（龟下甲）和龟壳（龟上甲），从前中医只习用龟板。近年来由于该药材资源紧缺，为了解决货源短缺问题，现今中国药典以龟甲为药名规定其上甲和下甲皆可药用。龟甲主产于浙江、安徽等省，但以长江中下游产量较多。

【伪品及混淆品】近年来，龟板（下甲）货源紧缺，市场上有很多混淆品种当龟板销售，如黄绿闭壳龟、平胸龟、黄喉水龟、缅甸陆龟、马来龟等。这些龟板的性状与正品龟板有明显区别，应用时注意鉴别。

辛夷

为木兰科植物望春花 *Magnolia biondii* Pamp.、玉兰 *Magnolia denudata* Desr. 或武当玉兰 *Magnolia sprengeri* Pamp. 的干燥花蕾。冬末春初花未开放时采收，除去枝梗，阴干。

【质量执行标准】《中华人民共和国药典》（2020 年版一部）。

【药材性状】

望春花　呈长卵形，似毛笔头，长 1.2~2.5cm，直径 0.8~1.5cm。基部常具短梗，长约 5mm，梗上有类白色点状皮孔。苞片 2~3 层，每层 2 片，两层苞片间有小鳞芽，苞片外表面密被灰白色或灰绿色茸毛，内表面类棕色，无毛。花被片 9，棕色，外轮花被片 3，条形，约为内两轮长的 1/4，呈萼片状，内两轮花被片 6，每轮 3，轮状排列。雄蕊和雌蕊多数，螺旋状排列。体轻，质脆。气芳香，味辛凉而稍苦。（见图 7-52）

玉兰　长 1.5~3cm，直径 1~1.5cm。基部枝梗较粗壮，皮孔浅棕色。苞片外表面密被灰白色或灰绿色茸毛。花被片 9，内外轮同型。

武当玉兰　长 2~4cm，直径 1~2cm。基部枝梗粗壮，皮孔红棕色。苞片外表面密被淡黄色或淡黄绿色茸毛，有的最外层苞片茸毛已脱落而呈黑褐色。花被片 10~15，内外轮无显著差异。

【饮片性状】同药材。临用捣碎。（见图 7-53）

【杨按】辛夷药材以内瓣紧密、香气浓、无枝梗者为佳。

我们在煎药时观察发现，其他药物在煎煮两遍后药渣都会煮透，而辛夷在经过两遍煎煮、砸开后内部仍然是干燥的，这说明药效并未煎出，是一种浪费现象。我们医院对辛夷的入煎方法已进行了改革，其新方法是将辛夷用粉碎机打碎，称量后布包入煎。

按照陶弘景、李时珍等古代医家的临床用药经验：本品见新不用陈，因为新品临床疗效优于陈品，如果选用道地药材则疗效更佳。望春花主产于河南、湖北；2000 年，中国经济林协会、国家林业和草原局授予河南省南召县"中国辛夷之乡"称号。玉兰主产于安徽安庆、桐城、怀宁，称"安春花"；武当玉兰主产于四川的北川、江油，陕西安康等地。

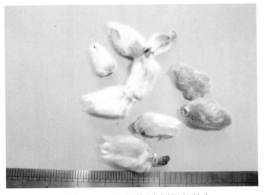

图 7-52　辛夷药材（望春花）

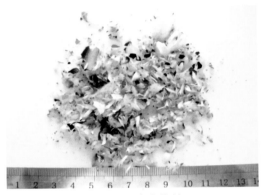

图 7-53　辛夷饮片

【伪品及混淆品】

1. 淡紫玉兰　为木兰科植物淡紫玉兰 *M. denudata* var *dilati-pur* purn-cens 的干燥花蕾。主产安徽、江苏、浙江，是玉兰的一个新品种。形状与玉兰很相似，唯本品花被片常呈淡紫色，内苞片的内面有数条较明显几近平行的脉纹。

2. 紫玉兰　为木兰科植物辛夷 *M. liliflora* Desr. 的干燥花蕾。主产长江流域诸省。多作观赏花卉，花蕾收购作药用甚少，有学者认为是辛夷正品，安徽已在积极发展。形状似毛笔头，长 1.6~3cm，花梗较白玉兰细。表面呈棕红色，苞片多为两层，外面毛茸黄绿色，苞片基部具腋芽。花被片常 3 轮，深紫色，外轮花被片小，呈花萼状，长三角形或条形。

3. 大花玉兰　为木兰科植物大花玉兰 *M. dava* Slapf 的干燥花蕾，又名应春花。分布于陕西、湖北、四川、云南等省。四川川东销用。花蕾较大，长 3~4cm，直径 1.5~2cm。花被片 12，内外轮基本同型，倒卵形或匙形，浅红色。

4. 椭叶木兰　为木兰科植物椭叶木兰 *M. elliptilimba* Law et Gao. 的干燥花蕾。主产河南。常与望春花一同效用。产量占河南辛夷的 40% ~45%。长卵形，长 2.3~4.1cm，直径 1.5~2.6cm，基部具木质短梗。苞片 2~3 层，每层一片，两层苞片之间有一小鳞芽，苞片外面密被黄绿色柔毛，有光泽，内表面棕色或褐色，无毛，剥去苞片可见 9~12 枚，3~4 轮花被片，花被片大小近似，除去花被片，内有多数棕黄色雄蕊和雌蕊，掐之出油。气芳香，味辛微苦。

5. 滇藏玉兰　为木兰科植物滇藏玉兰 *M. campbellii Hook. f et* Thoms. 的干燥花蕾。分布于云南及西藏东南部。西藏地区习用。系大型花蕾，形状似武当玉兰。

6. 黄山木兰　为木兰科植物黄山木兰 *M. cylindrica* Wils. 的干燥花蕾。主产安徽，当地习惯以辛夷入药，花蕾较玉兰小，顶端尖，长 1.5~2.2cm，直径 0.8~1cm。苞片多为 3 轮，毛茸黄棕色，花被片 3 轮，外轮花被片小，呈萼片状，三角形或条形。

7. 天目木兰　为木兰科植物天目木兰 *M. amoena* Cheng 的干燥花蕾。主产安徽。花蕾较玉兰稍小，长 1.5~2.5cm，直径 0.7~1.2cm，花梗细。表面多为黄色，少数上端呈紫黑色，苞片 2~3 层，外表面毛茸黄白色或灰白色，花被片 3 轮，形状相同，黄色或黄白色。

8. 凹叶玉兰　为木兰科植物凹叶玉兰 *Magnolia sargentiana Rehd.* et Wils. 的花蕾。产于四川马边、峨嵋。在四川乐山、凉山地区当辛夷习用。

9. 罗田玉兰　为木兰科植物罗田玉兰 *Magnolia pilocarpa Z. Z. Zhao et Z. W. Xie* 的花蕾。产于湖北罗田，在湖北武汉习用。

羌活

为伞形科植物羌活 *Notopterygium incisum* Ting ex H. T. Chang 或宽叶羌活 *Notopterygium franchetii* H. de Boiss. 的干燥根茎和根。春、秋二季采挖，除去须根及泥沙，晒干。

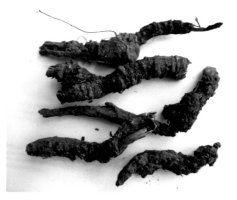

图 7-54　羌活药材

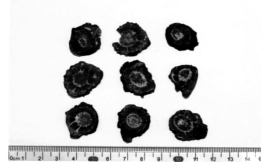

图 7-55　羌活饮片

【质量执行标准】《中华人民共和国药典》（2020 年版一部）。

【药材性状】

羌活　为圆柱状略弯曲的根茎，长 4~13cm，直径 0.6~2.5cm，顶端具茎痕。表面棕褐色至黑褐色，外皮脱落处呈黄色。节间缩短，呈紧密隆起的环状，形似蚕，习称"蚕羌"；节间延长，形如竹节状，习称"竹节羌"。节上有多数点状或瘤状突起的根痕及棕色破碎鳞片。体轻，质脆，易折断，断面不平整，有多数裂隙，皮部黄棕色至暗棕色，油润，有棕色油点，木部黄白色，射线明显，髓部黄色至黄棕色。气香，味微苦而辛。（见图 7-54）

宽叶羌活　为根茎和根。根茎类圆柱形，顶端具茎和叶鞘残基，根类圆锥形，有纵皱纹和皮孔；表面棕褐色，近根茎处有较密的环纹，长 8~15cm，直径 1~3cm，习称"条羌"。有的根茎粗大，不规则结节状，顶部具数个茎基，根较细，习称"大头羌"。质松脆，易折断，断面略平坦，皮部浅棕色，木部黄白色。气味较淡。

【饮片性状】本品呈类圆形、不规则形横切或斜切片，表皮棕褐色至黑褐色，切面外侧棕褐色，木部黄白色，有的可见放射状纹理。体轻，质脆。气香，味微苦而辛。（见图7-55）

【杨按】羌活药材以条粗、外皮棕褐色、断面朱砂点多、香气浓郁者为佳。

羌活药材以甘肃、青海的产量大，药材行业习惯以不同的药材形态来分等命名。团块状的叫鸡头羌和疙瘩羌，环节密集、形如蚕状的名蚕羌，形如猪尾的名条羌，分段生有环节的名竹节羌。老药工传统习惯认为蚕羌质量最优，竹节羌稍次，条羌等级最低。羌活药材虽形状各异，但均有浓郁的香气，口尝味甘苦而辣，有胡萝卜样气味，外表棕黑或棕褐色，故俗称其为"黑药"，质泡松，易折断，断面组织疏松，放射状裂隙明显。

羌活药材主要来源于野生资源，生长在海拔2000~4000m的山脊林缘及灌丛内，故甘肃民间有谚语曰："羌活不下山，独活不出沟"。

按照陶弘景、李时珍等古代医家的临床用药经验：本品见新不用陈，因为新品临床疗效优于陈品，如果选用道地药材则疗效更佳。羌活药材主产于甘肃、青海、陕西、四川等地。

【伪品及混淆品】

1. 地榆　为蔷薇科植物地榆 *Sanguisorba officinalis* L. 或长叶地榆 *Sanguisorba officinalis* L. var. *longifolia*（Bert.）Yü et Li 的干燥根。地榆饮片的陈货与羌活饮片形状和颜色相近，容易发生混淆，地榆饮片的切面呈灰棕色，横切面可见细密放射纹理，纵切面可见"筋脉"条纹，无羌活的断面特征；闻之气微，无特殊香气，口尝味苦涩，无麻舌感。

2. 云南羌活　为伞形科植物心叶棱子芹 *Pleurospermum rivulorum* K.T.Fu et Y.C.Ho 的根及根茎。此品种常分为龙头羌与蛇头羌，是当地民间草药医的习用品。

龙头羌　呈类圆锥形或圆柱形。长15~80cm，直径1~5cm。表面灰褐色至黑褐色。根茎上端常有分枝，其顶端有残留茎基，根茎具密集的环节。根有纵沟、疣状突起的根痕及横长皮孔。质松脆易折断，断面具放射纹理，皮部类白色。木部淡黄色，其外侧有淡棕色的环状纹理。气香，特异，味微甜而辛。

蛇头羌　性状与龙头羌类似，唯根茎分枝少而小。

3. 新疆羌活　为伞形科植物新疆羌活 *Angelica silvestris* L. 的根和根茎。为地方用品。本品呈圆柱形和圆锥形。长15~47cm，直径2.2~8cm。表面呈黑褐色至棕褐色。根茎有分支，每一分支顶部有数条类圆形或新月形凹陷的茎痕，并有密集而隆起的环节，节上有疣状突起及须根痕，根部有稀疏的环纹及纵沟。体轻，质脆，断面有放射状纹及裂隙。皮部窄，木部呈淡黄白色，气特异，味微苦而后辛。

4. 牛尾独活　为伞形科植物狭翅独活 *Heracleum stenopterum* Diels 的根，牛尾独活根头部膨大，直径1~3cm，顶端有残留的棕黄色叶鞘，周围有密集而粗糙的五状叶痕及环纹，表面灰黄色至棕色。根多分枝或者是单一，中下部有不规则的皱缩沟纹，折断面皮部黄白色，略显粉性，散在棕黄色油点，有裂隙，形成层环呈棕色，木质部淡黄色，显菊花纹理。质地坚韧。香气特异，味微苦麻。本品收载于《甘肃中药炮制规范》（2022年版），是独活的地方习用品，因形状和气味与条羌相近，容易混淆，应注意其鉴别。

沙苑子

为豆科植物扁茎黄芪 *Astragalus complanatus* R.Br. 的干燥成熟种子。秋末冬初果实成熟尚未开裂时采割植株，晒干，打下种子，除去杂质，晒干。

【质量执行标准】《中华人民共和国药典》（2020 年版一部）。

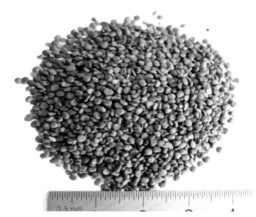

图 7-56 沙苑子

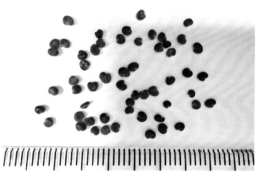

图 7-57 盐沙苑子

【药材性状】本品略呈肾形而稍扁，长 2~2.5mm，宽 1.5~2mm，厚约 1mm。表面光滑，褐绿色或灰褐色，边缘一侧微凹处具圆形种脐。质坚硬，不易破碎。子叶 2，淡黄色，胚根弯曲，长约 1mm。气微，味淡，嚼之有豆腥味。（见图 7-56）

【饮片性状】

沙苑子　同药材。

盐沙苑子　本品形如沙苑子，表面鼓起，深褐绿色或深灰褐色。气微，味微咸，嚼之有豆腥味。（见图 7-57）

【杨按】沙苑子药材以粒大饱满、绿褐色者为佳。盐沙苑子以粒大饱满、表面鼓起，深褐绿色者为佳。

我们鉴别沙苑子时，第一看其形状要像较规则的肾形，其凹陷居中且较浅；第二口尝时豆腥味明显，无其他异味。

按照陶弘景、李时珍等古代医家的临床用药经验：本品见新不用陈，因为新品临床疗效优于陈品，如果选用道地药材则疗效更佳。扁茎黄芪主产于陕西、河北、四川、天津及北京等地。

【伪品及混淆品】

1. 猪屎豆　为豆科植物猪屎豆 *Crotalaria mucronata* Desv. 的干燥种子。呈三角状肾形，略扁。表面浅褐色或黄棕色，光滑，一侧中央凹陷呈沟状，有的残存种脐带。质坚硬，不易破碎。

2. 紫云英　为豆科植物紫云英 *Astragalus sinicus* L. 的干燥种子。呈扁平肾形，一端较长略呈钩状。表面黄绿色或棕色，光滑。

3. 蓝花棘豆　为豆科植物蓝花棘豆 *Oxytropiscoerulea*（Pall.）DC. 干燥成熟种子。较沙苑子略细长，呈椭圆状肾形，稍扁。表面绿棕色或黑褐色。放大镜下观察可见散在黑色斑点。嚼之有麻舌感。

4. 直立黄芪种子　为豆科植物直立黄芪 *Astragalus adsurgens* Pall. 的干燥成熟种子。较沙苑子小，呈不规则肾形，稍扁。表面绿棕色或褐绿色。放大镜下观察可见散在黑褐色斑点。嚼之有麻舌感。

5. 蒙古黄芪种子　为豆科植物蒙古黄芪 *Astragalus membranaceus*（Fisch.）Bge. var. *mongholicus*（Bge.）Hsiao. 的干燥成熟种子。较沙苑子大，呈扁圆肾形，表面棕褐色或浅棕黑色。放大镜下观察可见散在黑色斑点。

6. 膜荚黄芪种子　为豆科植物膜荚黄芪 *Astragalus membranaceus*（Fisch.）Bge. 的干燥成熟种子。较沙苑子大，呈扁圆肾形，表面棕褐色或绿褐色。放大镜下观察可见散在黑色斑点。

7. 合萌子　为豆科植物合萌（田皂角）*Aeschynomene indica* L. 的干燥成熟种子。呈肾形或长椭圆形，两侧饱满，一端钝圆，另端稍平截，尖端稍翘，长 3~3.5mm，宽 2~2.5mm。表面棕黑色或黑色，种脐长圆形。

沉香

为瑞香科植物白木香 *Aquilaria sinensis*（Lour.）Gilg 含有树脂的木材。全年均可采收，割取含树脂的木材，除去不含树脂的部分，阴干。

【质量执行标准】《中华人民共和国药典》（2020 年版一部）。

【药材性状】本品呈不规则块、片状或盔帽状，有的为小碎块。表面凹凸不平，有刀痕，偶有孔洞，可见黑褐色树脂与黄白色木部相间的斑纹，孔洞及凹窝表面多呈朽木状。质较坚实，断面刺状。气芳香，味苦。（见图 7-58）

【饮片性状】本品呈不规则片状、长条形或类方形小碎块状，长 0.3~7.0cm，宽 0.2~5.5cm。表面凹凸不平，有的有刀痕，偶有孔洞，可见黑褐色树脂与黄白色木部相间的斑纹。质较坚实，刀切面平整，折断面刺状。气芳香，味苦。（见图 7-59）

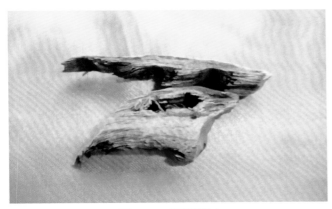

图 7-58　沉香药材

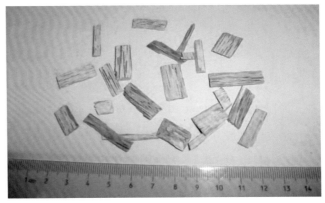

图 7-59　沉香饮片

【杨按】沉香药材以质坚体重、含树脂多，香气浓郁、味苦、无朽木者为佳。沉香饮片以片厚薄均匀、香气浓、味苦，燃烧时有油渗出，香气浓烈者为佳。

以前，沉香药材分国产沉香（白木香树的含有树脂木材）和进口沉香（沉香树含有树脂的木材）。两种沉香均以含油量足，色黑质重；易点燃，燃烧时产生浓烟，并有黑色油泡冒出，香气浓郁四溢；入水能沉于水底或半沉于水者质佳。

国产沉香为瑞香科植物白木香含树脂的木材。饮片多为片状或条状，木纹顺直，可见黑褐色含油部分与黄色木部相间而形成的条纹，折断面刺状，质较轻，不沉于水；气芳香，味苦。火试时冒黑烟、吹油泡、产生强烈的香气。

国产沉香分四等，主要依据含油量而定。一等全含油无白木。二等稍显白木，含油部分占 70% 以上。三等白木比较多，含油部分占 50% 以上。四等含油部分 20% 以上，白木所占比例更多。

进口沉香含油量足，质坚重，丝纹粗，色泽深。过去分伽楠沉香和落水沉香两种。伽楠沉香质坚油性足，锉成粉末后，能搓成团块柔软不散，品质最好。落水沉香质重油足，虽能沉于水底，但粉碎后捻不成团块，香气稍次。过去曾发现有以废船板、朽桐木、朽柏木棺材板等颜色发黑的木材经人工雕刻，伪充沉香，但此类伪品用火试法不易点燃，也无油泡冒出，更无香气。用水试法则浮于水面不下沉。

按照陶弘景、李时珍等古代医家的临床用药经验：本品见新不用陈，因为新品临床疗效优于陈品，如果选用道地药材则疗效更佳。进口沉香主产于印度、印度尼西亚、越南、马来西亚、柬埔寨等国；国产沉香（白木香）主产于海南、广东、广西等地，其中以海南省为道地产区。

【伪品及混淆品】沉香历来为珍贵中药材，价格昂贵，商品时有伪品出现。

1. 劣质白木香　为瑞香科植物白木香 *Aquilaria sinensis*（Lour.）Gilg 的木材的劣质品呈，不规则块状，表面凹凸不平，有刀痕，偶具孔洞，无或少见黑褐色树脂与黄白色相间斑纹。质坚实，断面刺状。气微香，味淡。火烧略有香气，无油状物渗出。

2. 甲沉香　为樟科植物樟树 *Cinnamomum camphora*（L.）Presl. 经多年水浸腐朽船底板的残木。呈不规则块状或朽木状。表面粗糙，黑褐色，常有纤维散在。质轻，较易折断，断面呈枯朽状，未枯朽者断面呈淡棕黄色。微香，有腐木气，火烧有樟脑气，无油状物渗出。

3. 其他杂木　为杂木经药水或沉香油浸泡后人工伪制而成，断面呈黑褐色树脂与黄白色相间斑纹，火烧时略有香气或无香气。

没药

为橄榄科植物地丁树 *Commiphora myrrha* Engl. 或哈地丁树 *Commiphora molmol* Engl. 的干燥树脂。分为天然没药和胶质没药。

【质量执行标准】《中华人民共和国药典》（2020 年版一部）。

【药材性状】

天然没药　呈不规则颗粒性团块，大小不等，大者直径长达 6cm 以上。表面黄棕色或红棕色，近半透明部分呈棕黑色，被黄色粉尘。质坚脆，破碎面不整齐，无光泽。有特异香气，味苦而微辛。（见图 7-60）

胶质没药　呈不规则块状和颗粒，多黏结成大小不等的团块，大者直径长达 6cm 以上，表面棕黄色至棕褐色，不透明，质坚实或疏松，有特异香气，味苦而有黏性。（见图 7-61）

【饮片性状】

没药　同药材。

醋没药　本品呈不规则小块状或类圆形颗粒状，表面棕褐色或黑褐色，有光泽。具特异香气，略有醋香气，味苦而微辛。（见图 7-62）

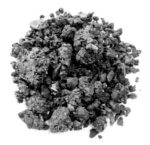

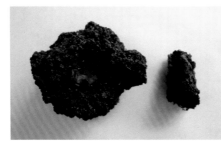

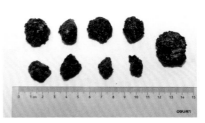

图 7-60　没药药材（天然没药）　　　图 7-61　没药药材（胶质没药）　　　图 7-62　醋没药饮片

【杨按】没药药材以块大、色红棕、半透明、微黏手、香气浓而持久、杂质少者为佳。醋没药以颗粒状、褐色、光泽、具醋香气者为佳。

老药工经验认为没药需炒制去油并醋制，如果炮制不到位或生用，患者服用后就会恶心呕吐。

药材商品分为天然没药和胶质没药两种。天然没药呈不规则的颗粒状，有的黏结成块，杂有树皮，全体红棕色。胶质没药呈不规则的块状，有黏性，多数黏结成大团块，呈深棕色或灰黑色。两种没药有差异是因为来源于两种不同的没药树的树胶。天然没药是橄榄科植物没药树（产地名哈丁树）的干燥树脂。胶质没药是同科植物爱伦堡没药树（产地名蛤迪树）的干燥树脂。两种没药都具辛辣之香气，味苦，以杂质少者为佳。习惯认为天然没药质优。

兰州市场上发现过一种伪品没药，据调查是用松香、树皮、玉米渣等伪制而成。用沸水煮化没药，沉淀后正品在水底仅有少量树皮，伪品则有树皮、玉米渣等，且水呈混浊状。

没药与水共研形成黄棕色乳状液。

没药药材主产于索马里、埃塞俄比亚及阿拉伯半岛南部，称天然没药。

【伪品及混淆品】

伪制品没药　本品是用松香经炒制加工后的伪造物，呈不规则团块，色灰黑，具松节油气味。

补骨脂

为豆科植物补骨脂 *Psoralea corylifolia* L. 的干燥成熟果实。秋季果实成熟时采收果序，晒干，搓出果实，除去杂质。

【质量执行标准】《中华人民共和国药典》（2020 年版一部）。

【药材性状】本品呈肾形，略扁，长 3~5mm，宽 2~4mm，厚约 1.5mm。表面黑色、黑褐色或灰褐色，具细微网状皱纹。顶端圆钝，有一小突起，凹侧有果梗痕。质硬。果皮薄，与种子不易分离；种子 1 枚，子叶 2，黄白色，有油性。气香，味辛、微苦。（见图 7-63）

【饮片性状】

补骨脂　同药材。

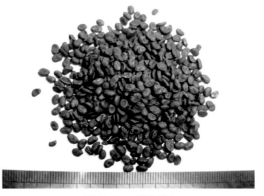

图 7-63　补骨脂

七画

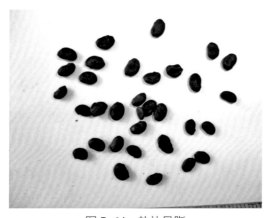

图 7-64　盐补骨脂

盐补骨脂　本品形如补骨脂。表面黑色或黑褐色，微鼓起。气微香，味微咸。（见图 7-64）

【杨按】补骨脂药材以身干、粒大饱满、色黑者为佳。盐补骨脂以粒大饱满、表面黑色，微鼓起者为佳。我们在鉴别补骨脂时主要看其颜色，正品色深黑，略呈肾形，表面有粗糙的网纹，鼻闻之有明显的辛辣气味。

按照陶弘景、李时珍等古代医家的临床用药经验：本品见新不用陈，因为新品临床疗效优于陈品，如果选用道地药材则疗效更佳。补骨脂药材主要分布于四川、河南、陕西、安徽、江苏等地，主产于重庆、四川、河南、陕西、安徽等地，其中以河南及四川为道地产区。

【伪品及混淆品】

1. 曼陀罗子　为茄科植物曼陀罗 Datura stramonium Linn. 或毛曼陀罗 Datura innoxia Miller. 的种子。呈肾形或三角形，略有光泽，可见网状纹及密集的针点状凹痕，种子凹侧有明显的黄白色种脐，质硬。破开后可见胚乳中包含两片瘦长弯曲的子叶。气微，味苦。本品有大毒，应特别注意其鉴别。

2. 木蝴蝶种子　为紫葳科植物木蝴蝶 Oroxylum indicum（L.）Vent. 的干燥成熟种子。类椭圆形，扁平而薄，外缘种皮除基部外，三边延长成宽大菲薄的翅，类白色，半透明，具绢样光泽，并有放射状纹理，边缘多破碎。翅种子长径 5.5~8cm，短径 3.5~4cm；除去翅后种子长径 2~3cm，短径 1.5~2cm。剥去膜质种皮后可见一层薄生的胚乳，紧裹于 2 枚子叶之外，子叶扁平，黄绿色，气微，味微苦。

3. 苘麻子　为锦葵科植物苘麻 Abutilon theophrasti Medic. 的干燥成熟种子。呈三角状肾形，长 3.5~6mm，宽 2.5~4.5mm，厚 1~2mm。表面灰黑色或暗褐色，有白色稀疏茸毛，凹陷处有类椭圆状种脐，淡棕色，四周有放射状细纹。种皮坚硬，子叶 2，重叠折曲，富油性。气微，味淡。

灵芝

为多孔菌科真菌赤芝 Ganoderma lucidum（Leyss.ex Fr.）Karst. 或紫芝 Ganoderma sinense Zhao，Xu et Zhang 的干燥子实体。全年采收，除去杂质，剪除附有朽木、泥沙或培养基质的下端菌柄，阴干或在 40℃~50℃烘干。

【质量执行标准】《中华人民共和国药典》（2020 年版一部）。

【药材性状】

赤芝　外形呈伞状，菌盖肾形、半圆形或近圆形，直径 10~18cm，厚 1~2cm。皮壳坚硬，黄褐色至红褐色，有光泽，具环状棱纹和辐射状皱纹，边缘薄而平截，常稍内卷。菌肉白色至淡棕色。菌柄圆柱形，侧生，少偏生，长 7~15cm，直径 1~3.5cm，红褐色至紫褐色，光亮。孢子细小，黄褐色。气微香，味苦涩。（见图 7-65）

紫芝　皮壳紫黑色，有漆样光泽。菌肉锈褐色。菌柄长 17~23cm。（见图 7-66）

栽培品　子实体较粗壮、肥厚，直径12~22cm，厚1.5~4cm。皮壳外常被有大量粉尘样的黄褐色孢子。

【杨按】灵芝药材以个大、完整、光亮、无泥沙、无菌柄者为佳。灵芝饮片以片薄宽大、光泽、无杂质者为佳。

中医传统认为本品有补益安神的作用，中医谚语云："若要睡得好，常服灵芝草"。

按照陶弘景、李时珍等古代医家的临床用药经验：本品以野生者最佳，生长年限越长品质越好。当前的灵芝药材主要来源于人工培植品，野生品在药材市场极少见，人工栽培的灵芝商品分为赤芝和紫芝两类，赤芝主产于华东、西南及河北等地；紫芝主产于浙江、江西等地。

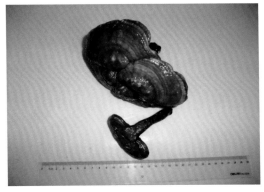

图7-65　灵芝药材（赤芝）

【伪品及混淆品】

树舌　为多孔菌科树舌 *Ganoderma applanatum*（Pers. exGray）Pat. 的子实体。菌盖无柄，半圆形或肾形，一般18~25cm，大者可达30~80cm，厚达15cm，常呈灰色，渐变褐色，有同心环状棱纹；有时有疣或瘤，皮壳脆，角质，边缘多钝；菌肉浅栗色，有时近皮壳处白色，厚达8cm，菌管显著多层，每层厚达15mm；管口近白色至浅黄色，受伤处迅速变为暗褐色，圆形，每毫米4~6个。

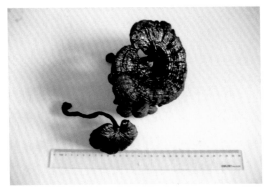

图7-66　灵芝药材（紫芝）

陈皮

为芸香科植物橘 *Citrus reticulata* Blanco 及其栽培变种的干燥成熟果皮。药材分为"陈皮"和"广陈皮"。采摘成熟果实，剥取果皮，晒干或低温干燥。

【质量执行标准】《中华人民共和国药典》（2020年版一部）。

【药材性状】

陈皮　常剥成数瓣，基部相连，有的呈不规则的片状，厚1~4mm。外表面橙红色或红棕色，有细皱纹和凹下的点状油室；内表面浅黄白色，粗糙，附黄白色或黄棕色筋络状维管束。质稍硬而脆。气香，味辛、苦。（见图7-67）

广陈皮　常3瓣相连，形状整齐，厚度均匀，约1mm。外表面橙黄色至棕褐色，点状油室较大，对光照视，透明清晰。质较柔软。

【饮片性状】本品呈不规则的条状或丝状。外表面橙红色或红棕色，有细皱纹和凹下的点状油室。内表面浅黄白色，粗糙，附黄白色或黄棕色筋络状维管束。气香，味辛、苦。（见图7-68）

【杨按】广陈皮品质优于陈皮。广陈皮以外表面紫红色或深红色、"大棕眼"明显、对光视之半透明、香气浓郁者为佳。陈皮以外表面深红色鲜艳、气香者为佳。饮片以丝细、均匀、色鲜艳、香气浓郁者为佳。

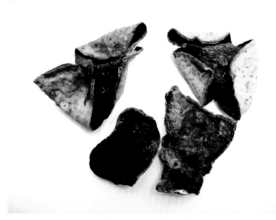

图 7-67 陈皮药材

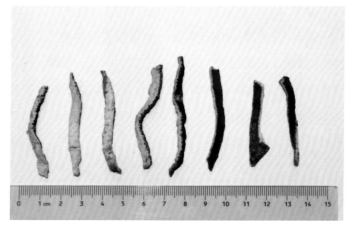

图 7-68 陈皮饮片

按照陶弘景、李时珍等古代医家的临床用药经验：本品宜用陈旧之品，因为陈旧之品的疗效要好于新品，如果选用道地药材则疗效会更好。陈皮主产于重庆（川陈皮）和福建（建陈皮）；广陈皮主产于广东新会、江门（冈州）及四会等地，其中以广东新会为道地产区。

【经验鉴别术语释义】大棕眼： 指广陈皮的外表有密集的大而深陷的凹形油室，老药工俗称"大棕眼"，对光照视呈透明状。

【伪品及混淆品】

1. 为用普洱茶染色的陈皮 即把陈皮在普洱茶里煮一煮，这样就能够给陈皮染上一层颜色，外表看上去就像是高年份陈皮一样，这样的陈皮虽然没有什么坏处，但是那些用来染色的陈皮基本为劣质的或者是低年份的陈皮，用来冒充高年份、高质量陈皮。

2. 高温蒸陈皮 这种严格来说不算造假方式，毕竟中药炮制用的就是这个方法，但是有人用蒸的陈皮冒充自然陈化陈皮，低质卖高价。辨别这种陈皮就是看厚薄，蒸过的陈皮都偏厚，年份增长厚薄改变不大明显，且陈香味淡，不如生晒的陈皮口感好。

3. 湿仓陈皮 是用高温高湿的方式存储出来的，所以比较糟，不耐煮，甚至有些煮一煮就会碎裂，轻轻一碰就分开了，这是湿仓陈皮的一大特征。另外，湿仓陈皮的内外颜色都很深，并且不会有内瓤自然风化的痕迹。

附子

为毛茛科植物乌头 *Aconitum carmichaelii* Debx. 的子根的加工品。6月下旬至8月上旬采挖，除去母根、须根及泥沙，习称"泥附子"，加工成下列规格：

1. 选择个大、均匀的泥附子，洗净，浸入胆巴的水溶液中过夜，再加食盐，继续浸泡，每日取出晒晾，并逐渐延长晒晾时间，直至附子表面出现大量结晶盐粒（盐霜）、体质变硬为止，习称"盐附子"。

2. 取泥附子，按大小分别洗净，浸入胆巴的水溶液中数日，连同浸液煮至透心，捞出，水漂，纵切成厚约 0.5cm 的片，再用水浸漂，用调色液使附片染成浓茶色，取出，蒸至出现油面、光泽后，烘至半干，再晒干或继续烘干，习称"黑顺片"。

3.选择大小均匀的泥附子，洗净，浸入胆巴的水溶液中数日，连同浸液煮至透心，捞出，剥去外皮，纵切成厚约 0.3cm 的片，用水浸漂，取出，蒸透，晒干，习称"白附片"。

【质量执行标准】《中华人民共和国药典》（2020 年版一部）。

【药材性状】

生附子　本品为不规则的纵切片，上宽下窄，厚 2~5cm。外皮黄褐色或黑褐色，切面类白色或浅灰黄色。体轻，质脆。气微，味辛辣、麻舌。（见图 7-69）

盐附子　呈圆锥形，长 4~7cm，直径 3~5cm。表面灰黑色，被盐霜，顶端有凹陷的芽痕，周围有瘤状突起的支根或支根痕。体重，横切面灰褐色，可见充满盐霜的小空隙和多角形形成层环纹，环纹内侧导管束排列不整齐。气微，味咸而麻，刺舌。（见图 7-70）

【饮片性状】

黑顺片　为不规则纵切片，上宽下狭，长 1.7~5cm，宽 0.9~3cm，厚 2~5mm。外皮黑褐色，切面暗黄色，油润具光泽，半透明状，并有纵向筋脉导管束。质硬而脆，断面角质样，气微，味淡。（见图 7-71）

淡附片　本品呈纵切片，上宽下窄，长 1.7~5cm，宽 0.9~3cm，厚 0.2~0.5cm。外皮褐色。切面褐色，

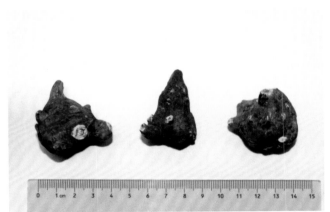

图 7-69　A 生附子药材

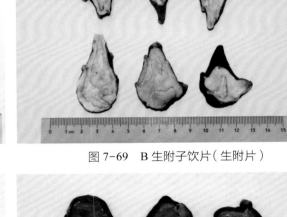

图 7-69　B 生附子饮片（生附片）

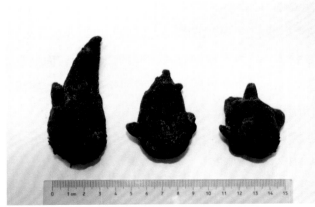

图 7-70　盐附子药材

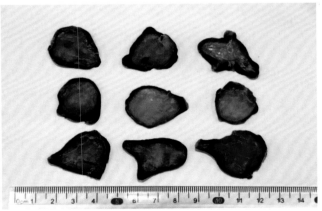

图 7-71　黑顺片

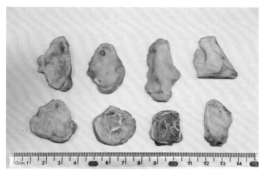

图 7-72　炮附片

半透明，有纵向导管束。质硬，断面角质样。气微，味淡，口尝无麻舌感。

炮附片　本品形如黑顺片或白附片，表面鼓起，黄棕色，质松脆。气微，味淡。（见图 7-72）

【杨按】盐附子以个大、体重、色灰黑、表面起盐霜者为佳。黑顺片以身干、片大、均匀、外皮黑褐色、切面油润有光泽者为佳。白附片以身干、片大、均匀、色黄白、半透明者为佳。

按照陶弘景、李时珍等古代医家的临床用药经验：本品见新不用陈，因为新品临床疗效优于陈品，如果选用道地药材则疗效更佳。附子药材在四川、陕西、云南均有生产，其中以四川为道地产区。

【伪品及混淆品】

1. 伪品制川乌（甘薯片）　为薯蓣科植物甘薯 Dioscorea esculenta（Lour.）Burkill 切成片的干燥品。呈不规则的长三角形片状，表面棕褐色，体轻，质脆，气微，味甜。

2. 伪品附片（红薯）　为旋花科植物番薯 Ipomoea batatas（L.）Lam. 的块根切片加工伪造而成。类圆形或不规则的切片，黑褐色，切面可见淡黄棕色的筋脉点或筋脉纹，断面显粉性，具红薯的清香气，味甘。

3. 附子混淆品：草乌、黄山乌头、瓜叶乌头。

黄山乌头：为毛茛科植物乌头 Aconitum carmichaelii Debx. var. hwangshanicum W.T.Wang 的变种的干燥块根。外表皮褐棕色，明显皱缩，顶端常具茎残基，基部常尖，质坚硬。难折断。

瓜叶乌头：为毛茛科植物瓜叶乌头 Aconitum hemsleyanum Pritz. 的干燥块根。呈椭圆形或圆锥形，外皮褐棕色，明显皱缩，顶端常具茎残基，基部常急尖，四周有须根残留，有的呈短角刺状，质坚硬，难折断，断面棕黄色，可见五角星状的环纹。

鸡内金

为雉科动物家鸡 Gallus gallus domesticus Brisson 的干燥沙囊内壁。杀鸡后，取出鸡肫，立即剥下内壁，洗净，干燥。

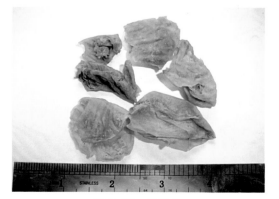

图 7-73　鸡内金

【质量执行标准】《中华人民共和国药典》（2020 年版一部）。

【药材性状】本品为不规则卷片，厚约 2mm。表面黄色、黄绿色或黄褐色，薄而半透明，具明显的条状皱纹。质脆，易碎，断面角质样，有光泽。气微腥，味微苦。（见图 7-73）

【饮片性状】

鸡内金　同药材。

炒鸡内金　本品表面暗黄褐色或焦黄色，用放大镜观察，显颗粒状或微细泡状。轻折即断，断面有光泽。（见图 7-74）

醋内金 形如制内金片，鼓起，表面黄褐，略有醋气。

【杨按】鸡内金以个大、色黄白、半透明、完整无杂质者为佳。炒鸡内金以焦黄色、颗粒状、无碎末者为佳。

按照陶弘景、李时珍等古代医家的临床用药经验：本品见新不用陈，因为新品的疗效要好于陈旧之品。鸡内金全国各地均产。

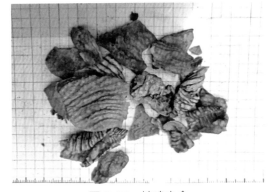

图 7-74 炒鸡内金

【伪品及混淆品】

1. 鸭内金 为鸭科动物家鸭 *Anas* ssp. 干燥沙囊内壁。鸭内金片厚而大，多为破碎碟形，表面暗绿色或黄棕色，皱纹少，质硬，断面角质。气腥，味微苦。

2. 鹅内金 为鸭科动物家鹅 *Anas cygnoidesdomestica* Brisson. 的干燥沙囊内壁。为圆片状或破碎的块片，表面黄白色或灰黄色，平滑，边缘略向内卷，边上有齿状短裂纹，质坚而脆。

鸡血藤

为豆科植物密花豆 *Spatholobus suberectus* Dunn 的干燥藤茎。秋、冬二季采收，除去枝叶，切片，晒干。

【质量执行标准】《中华人民共和国药典》（2020 年版一部）。

【药材性状】本品藤茎呈不规则扁圆柱形，稍扭曲，长约 50cm，斩成片的为椭圆形或不规则长矩圆形斜片，长径 5~10cm，短径 3~6cm，厚 0.3~1cm。表面灰棕色，有明显的纵沟及散布棕褐色点状皮孔，偶有灰白色斑痕。节间微隆起。质坚实，不易折断。横切面皮部棕褐色，木质部红棕褐色，密布针孔状导管，有 2~5 条红褐色偏心形环纹或半环纹，纹上可见渗出红棕色树脂，中间有偏心性小髓，嫩茎尤为明显。气微，味涩。（见图 7-75）

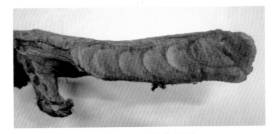

图 7-75 鸡血藤药材

【饮片性状】本品为椭圆形、长矩圆形或不规则的斜切片，厚 0.3~1cm。栓皮灰棕色，有的可见灰白色斑，栓皮脱落处显红棕色。质坚硬。切面木部红棕色或棕色，导管孔多数；韧皮部有树脂状分泌物呈红棕色至黑棕色，与木部相间排列呈数个同心性椭圆形环或偏心性半圆形环；髓部偏向一侧。气微，味涩。（见图 7-76）

【杨按】鸡血藤药材以黑棕色树脂状分泌物多者为佳。鸡血藤饮片以大小适中、厚薄均匀、质坚实、黑棕色树脂状分泌物多者为质佳。

鸡血藤的鉴别特征为：切面木部红棕色，密布细小的孔洞，韧皮部呈黑棕色（树脂状分泌物），二者相间排列，呈

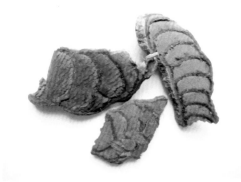

图 7-76 鸡血藤饮片

3~10 个偏心性半圆或圆形环，老药工习称之为"多数偏心环"。髓小，明显偏于一侧。

按照陶弘景、李时珍等古代医家的临床用药经验：本品见新不用陈，因为新品的疗效要好于陈旧之品。鸡血藤主产于广东、广西、福建等地。

【伪品及混淆品】

1. 山鸡血藤　为豆科植物香花崖豆藤 *Millettion dielsiana* Harms 的藤茎，又称丰城鸡血藤。藤茎呈圆柱形，表面灰棕色，粗糙。商品呈长椭圆形斜切片，外侧淡黄色，内侧有一圈渗出的黑棕色树脂状分泌物。木质部淡黄色，导管孔放射状排列呈轮状，髓小居中。

2. 网络鸡血藤　为豆科植物网络鸡血藤 *Millettion reticulate* Benth. 的藤茎。茎藤圆柱形。表面灰黄色，粗糙，具横向环纹，横向开裂。皮部占横切面半径的 1/7，分泌物深褐色，木质部黄白色，导管孔不明显，髓小居中。

3. 常春油麻藤　为豆科植物常春油麻藤 *Mucuna sempervirens* Hensl. 藤茎。藤茎呈圆柱形。表面灰褐色，粗糙，具纵沟和细密的横环纹，疣状凸起的皮孔，商品为椭圆形斜切片。韧皮都具棕黄色树脂状分泌物。木质部灰黄色，导管孔放射状排列。韧皮部与木质部相间排列呈数层同心性环，髓小居中。

4. 白花油麻藤　为豆科植物常白花麻藤 *Mucuna birdwoodiana* Tutch. 藤茎。藤茎呈扁圆柱形，稍弯曲，表面灰棕色。栓皮剥落处现红棕色，有明显纵沟及横向皮孔，节处微突起，有时具分枝痕。横切面中央有偏心性的小髓，木质部淡红棕色，韧皮部呈赤褐色至棕黑色的圆环。韧皮部外方为木质部与韧皮部相间排列的同心半圆环。

5. 凤庆鸡血藤　为木兰科植物异型南五味子 *Kadsura heterodita*.（Roxb.）Craib. 及中间五味子 *Kadsura interior* A.C.Smith. 的藤茎，为云南制造鸡血藤膏的主要原料之一，商品常称"凤庆鸡血藤膏"。

6. 大血藤　为木通科植物大血藤 *Sargentodoza cuneata*（Oliv.）Rehd.et Wils. 的干燥藤茎。呈圆柱形，略弯曲。表面灰棕色，粗糙。质硬，体轻，易折断。气微，味微涩。

青皮

为芸香科植物橘 *Citrus reticulata* Blanco 及其栽培变种的干燥幼果或未成熟果实的果皮。5~6 月收集自落的幼果，晒干，习称"个青皮"；7~8 月采收未成熟的果实，在果皮上纵剖成四瓣至基部，除尽瓤瓣，晒干，习称"四花青皮"。

【质量执行标准】《中华人民共和国药典》（2020 年版一部）。

【药材性状】

四花青皮　果皮剖成 4 裂片，裂片长椭圆形，长 4~6cm，厚 0.1~2cm。外表面灰绿色或黑绿色，密生多数油室；内表面类白色或黄白色，粗糙，附黄白色或黄棕色小筋络。质稍硬，易折断，断面外缘有油室 1~2 列。气香，味苦、辛。（见图 8-1）

个青皮　呈类球形，直径 0.5~2cm。表面灰绿色或黑绿色，微粗糙，有细密凹下的油室，顶端有稍突起的柱基，基部有圆形果梗痕。质硬，断面果皮黄白色或淡黄棕色，厚 0.1~0.2cm，外缘有油室 1~2 列。瓤囊 8~10 瓣，淡棕色。气清香，味酸、苦、辛。（见图 8-2）

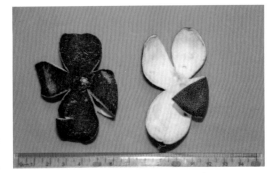

图 8-1　青皮（四花青皮）

【饮片性状】

青皮　呈类圆形厚片或不规则丝状。表面灰绿色或黑绿色，密生多数油室，切面黄白色或淡黄棕色，有时可见瓤囊 8~10 瓣，淡棕色。气香，味苦、辛。

醋青皮　形如青皮片或丝，色泽加深，略有醋香气，味苦、辛。

麸炒青皮　形如青皮片或丝，色泽加深。

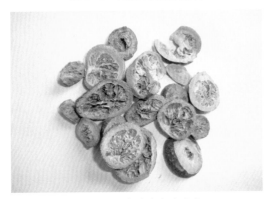

图 8-2　青皮（个青皮）

【杨按】个青皮以坚实、皮厚、香气浓郁者为佳。四花青皮以皮黑绿色、内面黄白色、油性足、香气浓郁者为佳。

青皮药材分为个青皮和四花青皮两种。个青皮大小不一，如豆，如粟，如核桃。个青皮常易与个枳实相混淆，但如果砸开看即可区别开来。个青皮的果皮薄，中空。个枳实的果皮厚，心较充实。四花青皮是将未成熟的橘皮上部划成四瓣，下部相连，呈莲花形，中医习惯认为四花青皮较个青皮品质优。

按照陶弘景、李时珍等古代医家的临床用药经验：本品见新不用陈，因为新品临床疗效优于陈品。青皮主产于广东、浙江、福建、江西、湖南、广西、四川、台湾等地。

【伪品及混淆品】

1. 胡柚　本品表皮较平滑，密布针孔状小油点。中果皮较厚而松泡，稍粗糙。有车轮状瓤囊 7~11 瓣，常见为 10 瓣。

2. 枳实　为不规则弧状条形或圆形薄片，切面外果皮黑绿色或棕褐色，中果皮部分黄白色至黄棕色，近外缘有 1~2 列点状油室，条片内侧或圆片中央具棕褐色瓤囊。气清香，味苦、微酸。

3. 香橼　为芸香科枳属枸橘 *Citrus trifoliata* L. 的幼果或果皮，枸橼呈圆形或长圆形片，横切片外果皮黄色或黄绿色，边缘呈波状，散有凹入的油点；中果皮黄白色或淡棕黄色，有不规则的网状突起的维管束；瓤囊 10~17 室。纵切片中心柱较粗壮。质柔韧。香橼呈类球形、半球形或圆。表面黑绿色或黄棕色，密被凹陷的小油点及网状隆起的粗皱纹，顶端有花柱残痕及隆起的环圈，基部有果梗残基。质坚硬。剖面或横切薄片，边缘油点明显。

青蒿

为菊科植物黄花蒿 *Artemisia annua* L. 的干燥地上部分。秋季花盛开时采割，除去老茎，阴干。

【质量执行标准】《中华人民共和国药典》（2020 年版一部）。

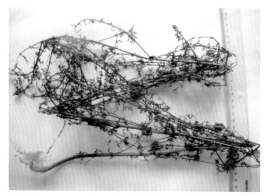

图 8-3　青蒿药材

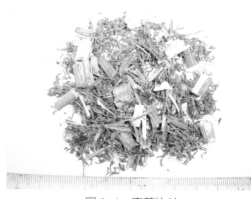

图 8-4　青蒿饮片

【药材性状】本品茎呈圆柱形，上部多分枝，长 30~80cm，直径 0.2~0.6cm；表面黄绿色或棕黄色，具纵棱线；质略硬，易折断，断面中部有髓。叶互生，暗绿色或棕绿色，卷缩易碎，完整者展平后为三回羽状深裂，裂片和小裂片矩圆形或长椭圆形，两面被短毛。气香特异，味微苦。（见图 8-3）

【饮片性状】本品呈不规则的段，长 0.5~1.5cm。茎呈圆柱形，表面黄绿色或棕黄色，具纵棱线，质略硬，切面黄白色，髓白色。叶片多皱缩或破碎，暗绿色或棕绿色，完整者展平后为三回羽状深裂，裂片及小裂片矩圆形或长椭圆形，两面被短毛。花黄色，气香特异，味微苦。（见图 8-4）

【杨按】鲜青蒿在甘肃民间俗称臭蒿，具有浓烈特异气味。青蒿药材以色绿、叶多、气味浓郁者为佳。青蒿饮片以段小、均匀、叶多、气味浓郁者为佳。

按照陶弘景、李时珍等古代医家的临床用药经验：本品见新不用陈，因为新品临床疗效优于陈品，尤其是鲜品绞汁服用药效最佳，如果选用道地药材则疗效更佳。青蒿药材全国各地均有分布，主产于安徽、河南。青蒿药材均来源于野生，以秋季青蒿开花时采摘的质量为最好，民间有谚语曰："春采防风秋采蒿，独活开花质量高"。

【伪品及混淆品】

1. 香蒿　为菊科植物香蒿 *Artemisia apiacea* Hance 的干燥全草。药材为铡成 1cm 的短段，茎圆柱形，棕色或深棕色，有纵凸纹，断面中心有白色髓部。叶为羽状深裂，裂片顶端有浅裂，也有的叶是线形的，大多已破碎。有穗状花序，花苞球形，黄绿色。气微香。

2. 茵陈蒿　为菊科植物茵陈蒿 *Artemisia capillaris* Thunb. 的干燥全草。茎呈圆柱形，多分枝，表面淡紫色或紫色，被短柔毛。断面类白色。叶密集，两面密被白色柔毛。茎质脆，易折断。气芳香，味微苦。

3. 牡蒿　为菊科植物牡蒿 *Artemisia japonica* Thunb. 的干燥全草。茎圆柱形。表面黑棕色或棕色。质坚硬，断面呈纤维性，中心有白色髓部。残留的叶片黄绿色至棕黑色，多破碎不全。花序黄绿色，苞片内可见长椭圆形褐色种子数枚。气香，味微苦。

4. 褐沙蒿　为菊科植物褐沙蒿 *Artemisia intramongolica* H.C.Fu. 的干燥地上部分。茎枝呈圆柱形，下部多分枝，表面褐色或暗褐色，具纵棱，坚硬不易折断，断面皮部棕褐色，易剥成条状，木部坚硬，中央髓部小而中空，多偏向一侧。无香气，味微辛。

5. 青黛　为爵床科植物马蓝 *Baphicacanthus cusia*（Nees）Bremek.、蓼科植物蓼蓝 *Polygonum tinctorium* Ait. 或十字花科植物菘蓝 *Isatis indigotica* Fort. 的叶或茎叶经加工制得的干燥粉末、团块或颗粒。

【质量执行标准】《中华人民共和国药典》（2020 年版一部）。

【药材性状】本品为深蓝色的粉末，体轻，易飞扬；或呈不规则多孔形的团块、颗粒，用手搓捻即成细末。微有草腥气，味淡。（见图 8-5）

【饮片性状】同药材。

【杨按】青黛以粉细、色蓝、质轻而松、能浮于水面、火试呈紫红色火焰、嚼之无磁牙感者为佳。

点燃一根火柴，取青黛少许投入火焰中，火焰变为紫色者说明青黛为正品。

青黛主产于福建、河北等地。

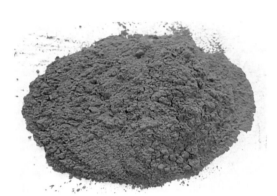

图 8-5　青黛

【伪品及混淆品】

1. 青靛　为加工青黛的下沉物青靛晒干后伪充青黛。呈蓝灰色，略带灰白色，质较重，嚼之有磁牙感。水试：有部分浮于水面，振荡后片刻，可见水层未显深蓝色，下沉的石灰颗粒状且较多。火试：燃尽后灰烬呈土黄色。

2. 化工染料染制的伪充品　为化工染料对某种植物的叶或茎叶的粉末进行染色伪充青黛。性状为深蓝色粉末，质轻，手捻略有粗糙感，草腥气重，味微苦。水试：体轻浮于水面，振摇后放置片刻，水层未显浅蓝色，粉末下沉速度慢，久置水层显草绿色。火试：有紫红色烟雾产生，可见明显火星，燃尽后灰烬呈灰白色粉末。

玫瑰花

为蔷薇科植物玫瑰 *Rosa rugosa* Thunb. 的干燥花蕾。春末夏初花将开放时分批采摘，及时低温干燥。

【质量执行标准】《中华人民共和国药典》（2020 年版一部）。

【药材性状】略呈半球形或不规则团状，直径 0.7~1.5cm。残留花梗上被细柔毛，花托半球形，与花萼基部合生；萼片 5，披针形，黄绿色或棕绿色，被有细柔毛；花瓣多皱缩，展平后宽卵形，呈覆瓦状

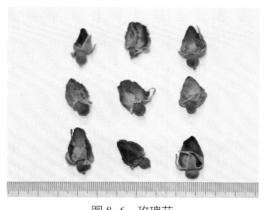

图 8-6 玫瑰花

排列，紫红色，有的黄棕色；雄蕊多数，黄褐色；花柱多数，柱头在花托口集成头状，略突出，短于雄蕊。体轻，质脆。气芳香浓郁，味微苦涩。（见图 8-6）

【饮片性状】同药材。

【杨按】玫瑰花以色泽紫而花艳丽，气芳香且浓郁者为佳。

我们的鉴别经验是："花托呈半球形"是玫瑰花的鉴别要点，如果花托呈圆锥形，是月季花，据我们的鉴别经验，月季花有杏子样香气，玫瑰花具令人愉悦的芳香气。

按照陶弘景、李时珍等古代医家的临床用药经验：本品见新不用陈，因为新品临床疗效优于陈品，如果选用道地药材则疗效更佳。玫瑰花药材全国各地均有栽培，主产于浙江、江苏、山东、北京、河南等地。

【伪品及混淆品】

1. 苦水玫瑰　为蔷薇科植物苦水玫瑰 *Rosa rugosa* 'Plena' 的干燥花蕾。主产于甘肃省永登县苦水镇。夏初花将开放时分批采摘，及时低温干燥。本品花蕾略呈半球形，直径 0.7~1.2cm。花托半球形，与花萼基部合生，疏被毛。萼片 5 枚，卵状披针形，黄绿色至棕绿色。花瓣展平后呈宽卵形，上部紫红色，下部色淡。雄蕊多数，深黄色。花柱多数，柱头在花托口集成头状，略突出，短于雄蕊。体轻，质脆。气芳香浓郁，味微苦涩。本品收载于《甘肃省中药炮制规范》（2022 年版），为地方习用品。

2. 月季花　为蔷薇科植物月季 *Rosa chinensis* Jacq. 的干燥花蕾。花蕾呈卵形，长 1.8~2.5cm，直径 0.8~1.6cm。花托倒卵形或长圆形；萼片 5，暗绿色，先端尾尖；花瓣覆瓦状排列，紫红色或淡紫红色；雄蕊多数。体轻，质脆，气清香，味淡、微苦。

苦杏仁

为蔷薇科植物山杏 *Prunus armeniace* L.var.ansu Maxim.、西伯利亚杏 *Prunus sibirica* L.、东北杏 *Prunus mandshurica*（Maxim.）Koehne 或杏 *Prunus armeniaca* L. 的干燥成熟种子。

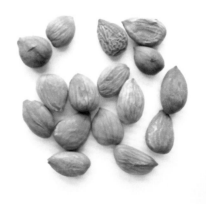

图 8-7 苦杏仁药材

【质量执行标准】《中华人民共和国药典》（2020 年版一部）。

【药材性状】呈扁心形，长 1~1.9cm，宽 0.8~1.5cm，厚 0.5~0.8cm。表面黄棕色至深棕色，一端尖，另端钝圆，肥厚，左右不对称，尖端一侧有短线形种脐，圆端合点处向上具多数深棕色的脉纹。种皮薄，子叶 2，乳白色，富油性。气微，味苦。（见图 8-7）

【饮片性状】

苦杏仁　同药材。

燀苦杏仁　本品呈扁心形。表面乳白色或黄白色，一端

尖，另端钝圆，肥厚，左右不对称，富油性。有特异的香气，味苦。（见图8-8）

炒苦杏仁　本品形如燀苦杏仁，表面黄色至棕黄色，微带焦斑。有香气，味苦。（见图8-9）

【杨按】苦杏仁药材以身干、颗粒均匀、饱满、完整、味苦者为佳。苦杏仁以颗粒饱满、完整、破碎少、香气浓、种皮去干净者为佳。

取数粒，加水共研，发生苯甲醛的特殊香气。炒苦杏仁棕黄色，偶有焦斑、味苦者为佳。

劣品苦杏仁多为杏仁露厂家提取过的废渣，其形状与苦杏仁一致，经炒制后再次流通到药材市场上伪充炒苦杏仁销售。与正品相比，劣品苦杏仁的外表颜色较白，气与味均很淡。

桃仁易和苦杏仁相混淆，老药工经验鉴别二者有顺口溜一首："桃仁扁扁，杏仁圆圆；桃仁屁股斜而偏，杏仁屁股大而端（指两边基本对称）"。

按照陶弘景、李时珍等古代医家的临床用药经验：本品见新不用陈，因为新品临床疗效优于陈品，如果选用道地药材则疗效更佳。苦杏仁药材主产于内蒙古、吉林、辽宁、河北、陕西、山西等地，其中以河北、山西为道地产区。

苦杏仁是中国传统的药食两用品，但苦杏仁有小毒，不可多食，中医经验认为成人一次使用的量不能超过14枚。我国民间有谚语云："一个乌梅两个枣，七枚杏仁一起捣；男酒女醋齐送下，不害心痛直到老。"

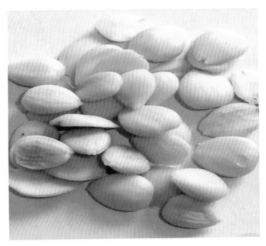

图8-8　燀苦杏仁饮片

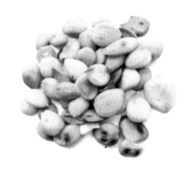

图8-9　炒苦杏仁饮片

【伪品及混淆品】

1. 桃仁　为蔷薇科植物桃 *Prunus persica*（L.）Batsch 或山桃 *Prunus davidiana*（Carr.）Franch. 的干燥成熟种子。和苦杏仁药材性状相似，桃仁呈类卵圆形，长1.2~1.8cm，宽0.8~1.2cm，表面黄棕色、红棕色，自合点向上两面具脉纹7~9条，二叉状分枝。在使用时桃仁常被用于伪充苦杏仁，当桃仁价格高于苦杏仁时，也会反充，但两者在功效上有明显的区别，不能混用，目前市场上也存在扁桃仁、甜杏仁来冒充的混伪品。

2. 甜杏仁　为蔷薇科杏 *Amygdalus persica* L. 及嫁接栽培种或李广杏 *Armeniaca vulgaris* var.*glabra* S.X.Sun 干燥成熟味不苦种子。甜杏仁呈扁心形，长1.2~1.6cm，厚0.5~0.6cm。表面淡棕色至暗棕色，一端尖锐有珠孔，傍有种脐，另端钝圆，肥厚，左右不对称，在合点处分出多数深棕色的脉纹。子叶2，乳白色，富油性。气微，味微甜。

苦参

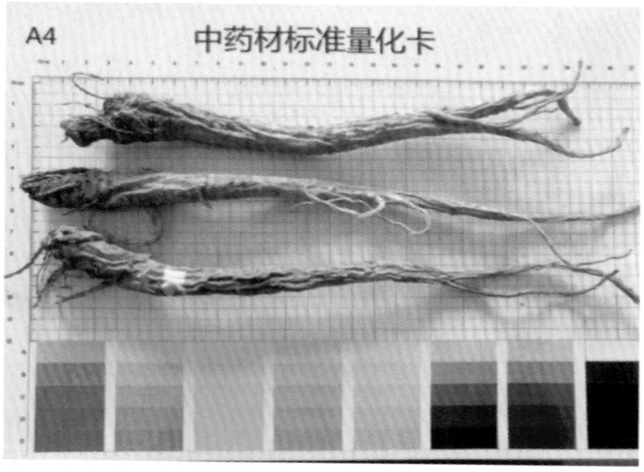

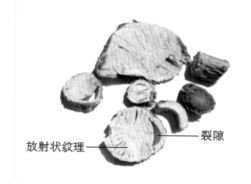

图 8-10　苦参药材

图 8-11　苦参饮片

放射状纹理　　裂隙

为豆科植物苦参 *Sophora flavescens* Ait. 的干燥根。春、秋二季采挖，除去根头和小支根，洗净，干燥，或趁鲜切片，干燥。

【质量执行标准】《中华人民共和国药典》（2020 年版一部）。

【药材性状】本品呈长圆柱形，下部常有分枝，长 10~30cm，直径 1~6.5cm。表面灰棕色或棕黄色，具纵皱纹和横长皮孔样突起，外皮薄，多破裂反卷，易剥落，剥落处显黄色，光滑。质硬，不易折断，断面纤维性；切片厚 3~6mm；切面黄白色，具放射状纹理和裂隙，有的具异型维管束呈同心性环列或不规则散在。气微，味极苦。（见图 8-10）

【饮片性状】

苦参　本品呈类圆形或不规则形的厚片。外表皮灰棕色或棕黄色，有时可见横长皮孔样突起，外皮薄，常破裂反卷或脱落，脱落处显黄色或棕黄色，光滑。切面黄白色，纤维性，具放射状纹理和裂隙，有的可见同心性环纹。气微，味极苦。（见图 8-11）

苦参炭　形如苦参片，表面焦黑色，内部焦黄色，气微，味微苦。

【杨按】苦参药材以条匀、断面色黄白、无须根、味苦者为佳。苦参饮片以片大肥厚，片面的放射状纹理细密，裂隙少，显纤维性，有豆腥气，味极苦者为质佳。

按照陶弘景、李时珍等古代医家的临床用药经验：本品见新不用陈，新品临床疗效优于陈品，如果选用道地药材则疗效更佳。苦参药材的地道产区为河北、山西、陕西、甘肃等省。

【伪品及混淆品】

古羊藤　为萝藤科马连鞍属植物马连鞍 *Streptoculon griffithii* Hook.f. 的干燥根。呈圆柱形，弯曲，表面暗棕色，有小瘤状突起和不规则的纵皱纹。质硬，断面不平，横切面皮部棕色，木部淡黄色，射线纤细，导管显著，呈小孔状。味苦，微甘。

苦楝皮

为楝科植物川楝 *Melia toosendan* Sieb. et Zucc. 或楝 *Melia azedarach* L. 的干燥树皮和根皮。春、秋二季剥取，晒干，或除去粗皮，晒干。

【质量执行标准】《中华人民共和国药典》（2020 年版一部）。

【药材性状】本品呈不规则板片状、槽状或半卷筒状，长宽不一，厚2~6mm。外表面灰棕色或灰褐色，粗糙，有交织的纵皱纹和点状灰棕色皮孔，除去粗皮者淡黄色；内表面类白色或淡黄色。质韧，不易折断，断面纤维性，呈层片状。易剥离。气微，味苦。（见图8-12）

【饮片性状】本品呈不规则的丝状。外表面灰棕色或灰褐色，除去粗皮者呈淡黄色。内表面类白色或淡黄色。切面纤维性，略呈层片状，易剥离。气微，味苦。（见图8-13）

【杨按】苦楝皮药材以皮厚、条大、无槽朽者为佳。

用手折叠揉搓苦楝皮饮片，可见其分为多层的薄片，层层黄白相间，每层薄片均有极细的网纹。口尝味极苦。

按照陶弘景、李时珍等古代医家的临床用药经验：本品见新不用陈，因为新品临床疗效优于陈品，如果选用道地药材则疗效更佳。苦楝皮药材主产于四川、湖北、安徽。老药工传统习惯认为苦楝皮以薄皮、嫩皮为质佳，粗而厚的老皮质劣。

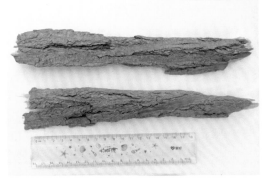

图8-12 苦楝皮药材

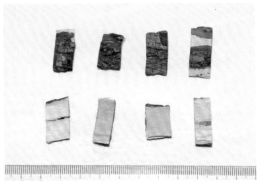

图8-13 苦楝皮饮片

【伪品及混淆品】 苦木皮 苦木科植物苦木 *Picrasma quassioides*（D.Don）Benn. 的茎皮。多呈卷筒状，厚度比正品薄，约为2~4mm，栓皮较平坦，紫褐色，具灰色的皮孔和斑纹。质脆，易折断，断面略显纤维状，但不能剥离成很多层。口尝虽也味苦，但闻之有微微的香味。

枇杷叶

为蔷薇科植物枇杷 *Eriobotrya japonica*（Thunb.）Lindl. 的干燥叶。全年均可采收，晒至七八成干时扎成小把，再晒干。

【质量执行标准】《中华人民共和国药典》（2020年版一部）。

【药材性状】本品呈长圆形或倒卵形，长12~30cm，宽4~9cm。先端尖，基部楔形，边缘有疏锯齿，近基部全缘。上表面灰绿色、黄棕色或红棕色，较光滑；下表面密被黄色茸毛，主脉于下表面显著突起，侧脉羽状；叶柄极短，被棕黄色茸毛。革质而脆，易折断。气微，味微苦。

（见图8-14）

【饮片性状】

枇杷叶 本品呈丝条状。表面灰绿色、黄棕色或红棕色，较光滑。下表面可见茸毛，主脉突出。革质而脆。

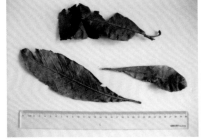

图8-14 枇杷叶药材

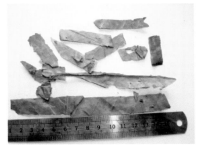

图8-15 枇杷叶饮片

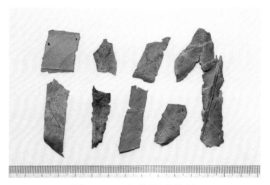

图 8-16　蜜枇杷叶饮片

气微，味微苦。（见图8-15）

蜜枇杷叶　本品形如枇杷叶丝，表面黄棕色或红棕色，微显光泽，略带黏性。具蜜香气，味微甜。（见图8-16）

【杨按】枇杷叶药材以叶完整、色绿或红棕色、叶厚者为佳。枇杷叶饮片以丝细、均匀、色绿、光滑、革质而脆者为佳。蜜枇杷叶以色黄、显光泽、质脆、蜜香气浓者为佳。

按照陶弘景、李时珍等古代医家的临床用药经验：本品见新不用陈，因为新品临床疗效优于陈品，如果选用道地药材则疗效更佳。枇杷叶主产于江苏、广东、浙江等地，江苏产量较大，药材商品通称"苏杷叶"；广东产者量大质优，药材商品通称"广杷叶"。

【伪品及混淆品】

1. 广玉兰叶　为木兰科植物荷花玉兰 *Magnolia grandiflora* L. 的干燥叶，形状、大小和枇杷叶相仿，但叶边缘全缘，上表面灰绿色，光滑而有光泽，下表面浅黄色，密被锈色短茸毛，主脉在下表面突起，侧脉不突起，叶柄长 1~1.5cm。

2. 大花五桠果叶　五桠果科五桠果 *Dillenia indica* Linn. 干燥叶，呈倒卵形或倒卵状长圆形，长 15~40cm，宽 7~15cm，先端钝圆，偶有尖，基部楔形，边缘具疏小齿，上表面棕褐色，仅叶脉疏被短毛，下表面棕色，被浅棕红色短粗毛，主脉明显突起，侧脉羽状；叶柄长 2~4cm，被浅棕红色粗毛；叶片亦革质；闻之气微，口尝味微涩。

3. 枇杷叶劣药　本品为经雨淋后变质的枇杷树落叶。

板蓝根

为十字花科植物菘蓝 *Isatis indigotica* Fort. 的干燥根。秋季采挖，除去泥沙，晒干。

【质量执行标准】《中华人民共和国药典》（2020 年版一部）。

【药材性状】本品呈圆柱形，稍扭曲，长 10~20cm，直径 0.5~1cm。表面淡灰黄色或淡棕黄色，有纵皱纹、横长皮孔样突起及支根痕。根头略膨大，可见暗绿色或暗棕色轮状排列的叶柄残基和密集的疣状突起。体实，质略软，断面皮部黄白色，木部黄色。气微，味微甜后苦涩。（见图8-17）

【饮片性状】本品呈圆形的厚片。外表皮淡灰黄色至淡棕黄色，有纵皱纹。切面皮部黄白色，木部黄色。气微，味微甜后苦涩。（见图8-18）

【杨按】板蓝根药材以条长、粗大、"蚯蚓头"特征明显，质坚实、粉性足、横断面现"金井玉栏"及菊花心特征，质油润者为佳。

按照陶弘景、李时珍等古代医家的临床用药经验：本品见新不用陈，新品临床疗效优于陈旧品，如果选用道地药材则疗效更佳。板蓝根药材主产于华东、华北以及陕西、贵州、甘肃等地。2012 年中国特产之乡推荐暨宣传活动组织委员会授予甘肃省民乐县"中国板蓝根之乡"称号，甘肃民乐板蓝根为道地药

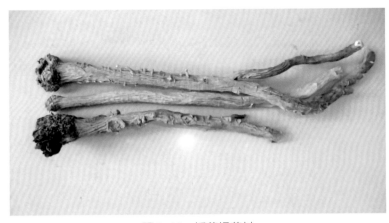

图 8-17 板蓝根药材

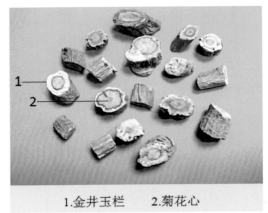

1.金井玉栏 2.菊花心

图 8-18 板蓝根饮片

材之一。

【经验鉴别术语释义】

金井玉栏：又称金心玉栏。指药材横切面外围白色，中心黄色，恰似金玉相映，故名。如板蓝根、桔梗、银柴胡等。

蚯蚓头：指药材根头部渐细、类圆形，并分布有密集的横向环纹，状如蚯蚓的头部，板蓝根、防风等药材具有的鉴别特征。

【伪品及混淆品】

1.南板蓝根 为爵床科植物马蓝 *Baphicacanthus cusia*（Nees）Bremek. 的干燥根茎和根。夏、秋二季采挖，除去地上茎，洗净，晒干。根茎呈类圆形，多弯曲，有分枝，长 10~30cm，直径 0.1~1cm。表面灰棕色，具细纵纹；节膨大，节上长有细根或茎残基；外皮易剥落，呈蓝灰色。质硬而脆，易折断，断面不平坦，皮部蓝灰色，木部灰蓝色至淡黄褐色，中央有髓。根粗细不一，弯曲有分枝，细根细长而柔韧。气微，味淡。

2.油菜根 为十字花科植物芸薹 *Brassica campestris* L.var.oleifera DC. 的干燥根。与板蓝根的主要区别：多扭曲，根头部有类圆形凹陷的茎痕，表面可见扭曲的纵皱纹及须根痕。断面皮部薄，色较深，可见放射状纹理，呈灰黄色至灰褐色，具淡棕色的油润性形成层环。气特异，味甜而特殊。

郁金

为姜科植物温郁金 *Curcuma wenyujin* Y.H.Chen et C.Ling、姜黄 *Curcuma Longa* L.、广西莪术 *Curcuma kwangsiensis* S.G.Lee et C.F.Liang 或蓬莪术 *Curcuma phaeocaulis* Val. 的干燥块根。前两者分别习称"温郁金"和"黄丝郁金"，其余按性状不同习称"桂郁金"或"绿丝郁金"。冬季茎叶枯萎后采挖，除去泥沙和细根，蒸或煮至透心，干燥。

【质量执行标准】《中华人民共和国药典》（2020 年版一部）。

【药材性状】

温郁金　呈长圆形或卵圆形，稍扁，有的微弯曲，两端渐尖，长 3.5~7cm，直径 1.2~2.5cm。表面灰褐色或灰棕色，具不规则的纵皱纹，纵纹隆起处色较浅。质坚实，断面灰棕色，角质样；内皮层环明显。气微香，味微苦。

黄丝郁金　呈纺锤形，有的一端细长，长 2.5~4.5cm，直径 1~1.5cm。表面棕灰色或灰黄色，具细皱纹。断面橙黄色，外周棕黄色至棕红色。气芳香，味辛辣。

桂郁金　呈长圆锥形或长圆形，长 2~6.5cm，直径 1~1.8cm。表面具疏浅纵纹或较粗糙网状皱纹。气微，味微辛苦。（见图 8-19）

绿丝郁金　呈长椭圆形，较粗壮，长 1.5~3.5cm，直径 1~1.2cm。气微，味淡。

【饮片性状】

郁金　本品呈椭圆形或长条形薄片。外表皮灰黄色、灰褐色至灰棕色，具不规则的纵皱纹。切面灰棕色、橙黄色至灰黑色。角质样，内皮层环明显。（见图 8-20）

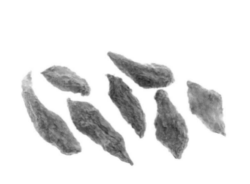

图 8-19　郁金药材（桂郁金）

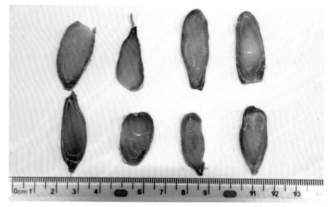

图 8-20　郁金饮片

醋郁金　形如郁金片，呈暗黄色，略带醋气。

【杨按】郁金药材以个大、饱满、断面色黄者为佳。郁金饮片以片大、厚薄均匀、断面角质样者为佳。

黄丝郁金（又称黄郁金）以四川崇庆金马河沿岸一带为道地产区，温郁金（又称黑郁金）以浙江温州地区为道地产区，桂郁金（又称莪苓）以广西灵山陆屋镇为道地产区，绿丝郁金以四川温江、沐川、乐山等地为道地产区。

依照中医传统经验：本品见新不用陈，新品疗效好，如选用道地药材疗效会更好。

【伪品及混淆品】川郁金　为姜科植物川郁金 *Curcuma chuanyujin* C.K.Hsieh et H.Zhang 的干燥块根。呈长圆形或卵圆形。表面土黄色或土棕色。质硬，断面近白色，角质样；外周与内心之间有黄白色环状纹。气微，味辛。

虎杖

为蓼科植物虎杖 *Polygonum cuspidatum* Sieb. et Zucc. 的干燥根茎和根。春、秋二季采挖，除去须根，洗净，趁鲜切短段或厚片，晒干。

【质量执行标准】《中华人民共和国药典》（2020 年版一部）。

【药材性状】本品多为圆柱形短段或不规则厚片，长 1~7cm，直径 0.5~2.5cm。外皮棕褐色，有纵皱纹和须根痕，切面皮部较薄，木部宽广，棕黄色，射线放射状，皮部与木部较易分离。根茎髓中有隔或呈空洞状。质坚硬。气微，味微苦、涩。（见图 8-21）

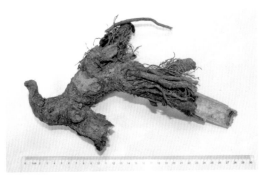

图 8-21　虎杖药材

【饮片性状】本品为不规则厚片。外表皮棕褐色，有时可见纵皱纹及须根痕；切面皮部较薄，木部宽广，棕黄色，射线放射状，皮部与木部较易分离；根茎髓中有隔或呈空洞状。质坚硬。气微，味微苦、涩。（见图 8-22）

【杨按】虎杖药材以粗壮、色紫棕或红棕、坚实、断面色鲜黄者为佳。

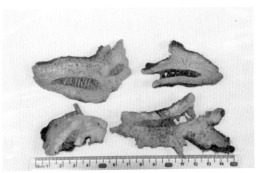

图 8-22　虎杖饮片

本品在产地多趁鲜切片后干燥，其切片表面棕黄色，根茎髓中有隔或呈空洞状，斜切片和纵切片可见其中心的髓腔呈梯状结构，味微苦涩。

按照陶弘景、李时珍等古代医家的临床用药经验：本品见新不用陈，因为新品临床疗效优于陈品，如果选用道地药材则疗效更佳。虎杖药材主产于陕西、甘肃、华中、华南等地。

【伪品及混淆品】博落回　为罂粟科植物博落回 *Macleaya cordata*（Willd.）R. Brown 的干燥根茎和根。根茎粗大，橙红色，茎绿色或红紫色，中空，上部多分枝，无毛。表面有白粉，易折断。根的横切面浅黄色或夹红色，有放射状裂隙和年轮样圆环，较松、轻。气微，味较苦。

知母

为百合科植物知母 *Anemarrhena asphodeloides* Bge. 的干燥根茎。春、秋二季采挖，除去须根和泥沙，晒干，习称"毛知母"；或除去外皮，晒干。

【质量执行标准】《中华人民共和国药典》（2020 年版一部）。

【药材性状】本品呈长条状，微弯曲，略扁，偶有分枝，长 3~15cm，直径 0.8~1.5cm，一端有浅黄色的茎叶残痕。表面黄棕色至棕色，上面有一凹沟，具紧密排列的环状节，节上密生黄棕色的残存叶基，由两侧向根茎上方生长；下面隆起而略皱缩，并有凹陷或突起的点状根痕。质硬，易折断，断面黄白色。气微，味微甜、略苦，嚼之带黏性。（见图 8-23）

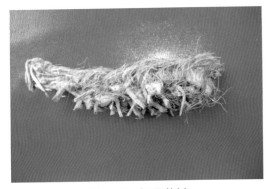

图 8-23　知母药材

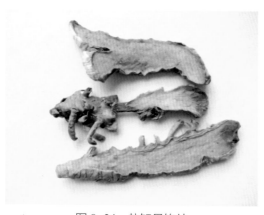

图 8-24　盐知母饮片

【饮片性状】

知母　本品呈不规则类圆形的厚片。外表皮黄棕色或棕色，可见少量残存的黄棕色叶基纤维和凹陷或突起的点状根痕。切面黄白色至黄色。气微，味微甜、略苦，嚼之带黏性。（见图 8-24）

盐知母　本品形如知母片，色黄或微带焦斑。味微咸。

【杨按】毛知母药材以身条肥大、外皮附金黄色细茸毛、质坚实而柔润、断面白色、嚼之味苦而发黏者为佳。知母肉药材以条肥大、滋润、质坚、色白、嚼之发黏者为佳。

知母药材商品分毛知母和知母肉两种。毛知母的经验鉴别有三要点：一是看"金包头"，毛知母呈扁虫体样，被棕黄色毛茸，根头处因为有浅黄色叶痕和茎痕残留，残存的黄色纤维束包住根茎头，老药工习称为"金包头"；二是看断面有棕色"筋脉点"，毛知母断面黄白色，粉性而致密，散生有维管束，习称"筋脉点"；三是口尝先甜后微苦。

知母肉为毛知母去净外皮的干燥品，全体黄白色，除无"金包头"特征和无茸毛外，其余特征同毛知母。

按照陶弘景、李时珍等古代医家的临床用药经验：本品见新不用陈，因为新品临床疗效优于陈品，如果选用道地药材则疗效更佳。知母主产于河北、西北、东北、内蒙古等地，其中以河北易县（习称"西陵知母"）为道地产区。

知母的产地加工方法主要是去毛及其须根，产地药农有谚语曰："知母好刨，就怕拔毛。"中医有谚语曰："知母不去毛，吞下一把刀。"

【经验鉴别术语释义】金包头：毛知母根头处因为有浅黄色叶痕和茎痕残留，残存的纤维束包住根茎头，故称金包头。

【伪品及混淆品】鸢尾　为鸢尾科植物鸢尾 *Iris tectorum* Maxim. 的干燥根茎。呈扁圆柱形，表面灰棕色，有节，节上常有分歧，节间部分一端膨大，另一端缩小，膨大部分密生同心环纹，愈近顶端愈密。质坚硬，断面可见散在的小点（维管束）。气微，味苦辛。

佩兰

为菊科植物佩兰 *Eupatorium fortunei* Turcz. 的干燥地上部分。夏、秋二季分两次采割，除去杂质，晒干。

【质量执行标准】《中华人民共和国药典》（2020 年版一部）。

【药材性状】本品茎呈圆柱形，长 30~100cm，直径 0.2~0.5cm；表面黄棕色或黄绿色，有的带紫色，有明显的节和纵棱线；质脆，断面髓部白色或中空。叶对生，有柄，叶片多皱缩、破碎，绿褐色；完整叶片 3 裂或不分裂，分裂者中间裂片较大，展平后呈披针形或长圆状披针形，基部狭窄，边缘有锯齿；不分裂者展平后呈卵圆形、卵状披针形或椭圆形。气芳香，味微苦。（见图 8-25）

【饮片性状】本品呈不规则的段。茎圆柱形，表面黄棕色或黄绿色，有的带紫色，有明显的节和纵棱线。切面髓部白色或中空。叶对生，叶片多皱缩、破碎，绿褐色。气芳香，味微苦。（见图 8-26）

【杨按】佩兰药材以质嫩、叶多、色绿、未开花、香气浓郁者为佳。佩兰饮片以段长均匀、质嫩、叶多、色绿、香气浓郁者为佳。

佩兰之药名即含有鉴别意义，本品能散发出兰花样的香气，古人认为属于兰草之类，在古代曾是大家闺秀和文人雅士出门时随身佩戴之物，故药名曰"佩兰"。我们经验鉴别佩兰一是看其茎秆为圆柱形，二是鼻闻其有无愉悦的芳香气味，无芳香气味的佩兰属于陈旧之品，为劣药，不可再药用。

按照陶弘景、李时珍等古代医家的临床用药经验：本品见新不用陈，因为新品临床疗效优于陈品，如果选用道地药材则疗效更佳。佩兰药材大部分地区均有分布，主产于江苏、河北等地，其中以江苏为道地产区。

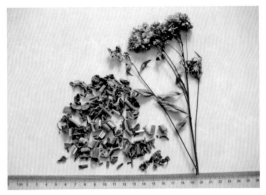

图 8-25 佩兰

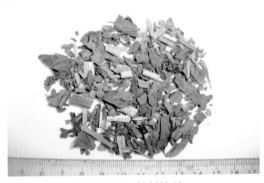

图 8-26 佩兰饮片

【伪品及混淆品】

1. 矮糠　为唇形科植物罗勒 *Ocimum basilicum* L. 的全草。茎多扭曲不直，表面有纵向线纹及 3 条棱翅，一侧常生有须状不定根，表面呈灰绿至紫棕绿色。叶互生，有长柄，叶片卵形多皱折，基部楔形具翼，羽状网脉显著，类纸质。有时于叶腋处带有球形蒴果，质脆，易折断，断面三角形，类黄白色，无真品的断面特征；闻之气味芳香而浓郁，故有熏草、香草、铃铃香的别称。

2. 泽兰　为唇形科植物毛叶地瓜儿苗 *Lycopus lucidus* Turcz. var. *hirtus* Regel 的干燥地上部分。泽兰茎秆四棱形、中空无髓，叶片的边缘有粗锯齿，齿端有一根毛刺。气微，味淡。

金钱白花蛇

为眼镜蛇科动物银环蛇 *Bungarus multicinctus* Blyth 的幼蛇干燥体。夏、秋二季捕捉，剖开腹部，除去内脏，擦净血迹，用乙醇浸泡处理后，盘成圆形，用竹签固定，干燥。

【质量执行标准】《中华人民共和国药典》（2020 年版一部）。

【药材性状】本品呈圆盘状，盘径 3~6cm，蛇体直径 0.2~0.4cm。头盘在中间，尾细，常纳口内，口腔内上颌骨前端有毒沟牙 1 对，鼻间鳞 2 片，无颊鳞，上下唇鳞通常各为 7 片。背部黑色或灰黑色，有白色环纹 45~58 个，黑白相间，

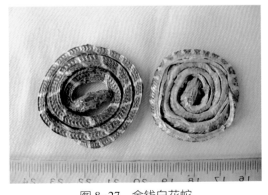

图 8-27 金钱白花蛇

白环纹在背部宽 1~2 行鳞片，向腹面渐增宽，黑环纹宽 3~5 行鳞片，背正中明显突起一条脊棱，脊鳞扩大呈六角形，背鳞细密，通身 15 行，尾下鳞单行。气微腥，味微咸。（见图 8-27）

【饮片性状】同药材。

【杨按】金钱白花蛇以头尾齐全、环纹黑白相间、色泽明亮、盘径小者为佳。

按照陶弘景、李时珍等古代医家的临床用药经验：本品见新不用陈，因为新品临床疗效优于陈品，如果选用道地药材则疗效更佳。金钱白花蛇主产于广东、广西，其中以广东为道地产区，为"十大广药"之一。

【伪品及混淆品】

1. 赤链蛇　为游蛇科动物赤链蛇 Dinodon rufozonatum（Cantor）的干燥幼体。蛇体卷成数环的圆盘状，盘径 2.5~3cm，头盘于中央稍翘起，呈黑色，尾细，插入盘径中或纳入口中，蛇体背部有多数较密黑白纹相间，黑纹宽于白纹，横纹不环绕腹部，背鳞平滑，仅后段 1~3 行微起棱，背鳞不扩大，腹部鳞稍大，尾下鳞双行。气微腥。

2. 水赤链蛇　为游蛇科动物水赤链蛇 Natrix annularis（Hallowell）的幼蛇干燥体。本品呈圆盘状，头盘于中央，口内为多数同型细齿，上唇鳞 9 片（偶有 8 片），黄白色，鳞缘黑色。颊鳞 1 片，不入眶。体背黑色环纹与淡黄色环纹相间，淡黄色环纹宽于黑色环纹。气腥。

3. 利用银环蛇切制成若干小条，形成小蛇身，再装上水蛇或其他小蛇的蛇头，盘成圆盘状，冒充金钱白花蛇。主要区别点：蛇身不完整，蛇头颈部与蛇身有拼接痕迹。

4. 用其他幼蛇的全体用褪色药水、油漆等将蛇身涂成白色环纹。主要区别点：白环纹的宽窄间距不规则，背部脊鳞不呈六角形。

5. 用蛇蜕人工卷制而成的伪品。

金钱草

为报春花科植物过路黄 Lysimachia christinae Hance 的干燥全草。夏、秋二季采收，除去杂质，晒干。

【质量执行标准】《中华人民共和国药典》（2020 年版一部）。

【药材性状】本品常缠结成团，无毛或被疏柔毛。茎扭曲，表面棕色或暗棕红色，有纵纹，下部茎节上有时具须根，断面实心。叶对生，多皱缩，展平后呈宽卵形或心形，长 1~4cm，宽 1~5cm，基部微凹，全缘；上表面灰绿色或棕褐色，下表面色较浅，主脉明显突起，用水浸后，对光透视可见黑色或褐色条纹；叶柄长 1~4cm。有的带花，花黄色，单生叶腋，具长梗。蒴果球形。气微，味淡。（见图 8-28）

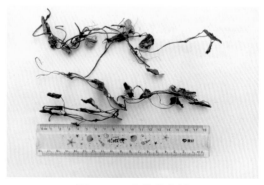

图 8-28　金钱草药材

【饮片性状】本品为不规则的段。茎棕色或暗棕红色，有纵纹，实心。叶对生，展平后呈宽卵形或心形，上表面灰绿色或棕褐色，下表面色较浅，主脉明显突出，用水浸后，对光透视可见黑色或褐色的条纹。偶见黄色花，单生叶腋。气微，味淡。（见图 8-29）

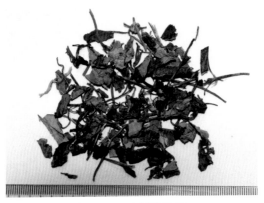

图 8-29　金钱草饮片

【杨按】金钱草药材以叶多、色棕红者为佳。金钱草饮片以段长均匀、叶多、碎片少者为佳。

金钱草为现代新兴中草药，当前中医临床用量很大。混淆品主要为风寒草，风寒草为同科植物聚花过路黄的全草。正品与混淆品主要从茎、叶、花三个方面区别：①茎：正品茎断面有髓但心实，混淆品茎断面中空；②叶：用水浸泡后将叶片展开贴于玻璃上观察，正品叶片心形，密布棕黑色条纹；混淆品叶片卵形，只有叶脉而无棕黑色条纹；③花：正品黄色小花单生于叶腋，混淆品的黄色小花 2~3 朵聚集生于茎端。

按照中医的临床用药经验：本品见新不用陈，因为新品临床疗效优于陈品，如果选用道地药材则疗效更佳。金钱草主产于四川及长江流域各省区，其中以四川为道地产区。

【伪品及混淆品】

1. 风寒草　为同科植物聚花过路黄 *Lysimachia congestifolora* Hemsl. 的全草。花生于茎端的叶腋，叶片卵形至宽卵形，叶背主脉及侧脉均明显突出，用水浸后，对光照无黑色或褐色条纹，具红色或黑色颗粒状的腺点。茎细小，断面中空。

2. 广金钱草　为豆科植物广金钱草 *Desmodium styracifolium*（Osb.）Merr. 的干燥地上部分。茎呈圆柱形，长可达 1m，密被黄色柔毛，质稍脆，易折断，断面中部有髓。叶互生，小叶 1~3 片，多皱缩，圆形或矩圆形，直径 2~4cm；先端微凹，基心形，全缘；略革质，上表面黄绿色，无毛，下表面具灰白色紧贴的茸毛，侧脉羽状；叶柄长 1~2cm，托叶 1 对，披针形，长约 8mm。气微香，味微甘。

3. 连钱草（别名金钱草）　为唇形科植物活血丹 *Glechoma longituba*（Nakai）Kupr. 的干燥地上全草。本品常皱缩缠结成团，茎四棱形，细长，多扭曲，直径约 1mm，有纵棱线，灰绿色或棕褐色。叶对生，叶片多卷缩，展开叶片呈肾形或圆心形，先端钝，基部心形，边缘有圆齿，上、下表面均有短柔毛，具叶柄，偶见花及果实。搓之气芳香，味微苦。

4. 点腺过路黄　为报春花科植物点腺过路黄 *Lysimachia hemsleyana* Maxim. 的干燥全草。皱缩成团。全株被短毛，枝端延伸成细长鞭状。

5. 小金钱草（马蹄金）　旋花科植物马蹄金 *Dichondra micrantha* Urban 的干燥全草。茎细长，节上生根，被灰色短柔毛；叶片呈肾形至圆形，有长叶柄，贴生短柔毛，全缘；花单生于叶腋，呈倒卵状长圆形至匙形，被毛，花冠钟状，黄色；果实为小球形，膜质。

金银花

为忍冬科植物忍冬 *Lonicera japonica* Thunb. 的干燥花蕾或带初开的花。夏初花开放前采收，干燥。

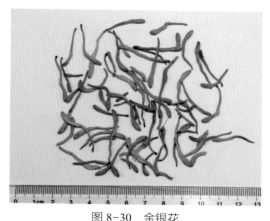

图 8-30　金银花

【质量执行标准】《中华人民共和国药典》（2020 年版一部）。

【药材性状】本品呈棒状，上粗下细，略弯曲，长 2~3cm，上部直径约 3mm，下部直径约 1.5mm。表面黄白色或绿白色（贮久色渐深），密被短柔毛。偶见叶状苞片。花萼绿色，先端 5 裂，裂片有毛，长约 2mm。开放者花冠筒状，先端二唇形；雄蕊 5，附于筒壁，黄色；雌蕊 1，子房无毛。气清香，味淡、微苦。（见图 8-30 ）

【饮片性状】

金银花　同药材。

炒金银花　本品呈棒状，上粗下细，略弯曲，长 2~3cm，上部直径约 3mm，下部直径约 1.5mm。表面深黄色，密被短柔毛。偶见叶状苞片。花萼黄色，先端 5 裂，裂片有毛，长约 2mm。开放者花冠筒状，先端二唇形。雄蕊 5，附于筒壁，深黄色；雌蕊 1，子房无毛。气清香，味淡、微苦。

金银花炭　形如炒金银花。表面焦褐色至黑褐色。

【杨按】金银花药材以花蕾多、饱满不开放、色黄白、鲜艳、质柔软、气清香、无枝叶者为佳。

增重的金银花劣品有两种，一是在金银花中先喷洒糖水作为黏合剂，再拌入细沙以增其重；二是将金银花用白矾水浸泡后晒干，以增其重，应注意鉴别。拌入了细沙的金银花如果放在白纸上揉搓后观察，就会发现白纸上落有很多的粉尘；用白矾水浸泡过的金银花质脆而无弹性，用手握之会破碎，并发出沙沙的响声。

按照陶弘景、李时珍等古代医家的临床用药经验：本品见新不用陈，因为新品临床疗效优于陈品，如果选用道地药材则疗效更佳。金银花药材以山东、河南为道地产区，山东产的称"东银花"或"济银花"；河南产的称"密银花"或"怀银花"。2014 年中国经济林协会授予山东省平邑县"中国金银花之乡"称号。

【伪品及混淆品】

1. 山银花　为忍冬科植物灰毡毛忍冬 Lonicera macranthoides Hand.Mazz. 、红腺忍冬 Lonicera hypoglauca Miq.、华南忍冬 Lonicera confusa DC. 黄褐毛忍冬 Lonicera fulvtometosa Hsu et S. C. Cheng 的干燥花蕾或带初开的花。

2. 毡毛忍冬　呈棒状而稍弯曲。表面绿棕色至黄白色。花梗集结成簇，开放者花冠裂片不及全长之一半。质稍硬，手捏之稍有弹性。气清香。味微苦甘。

3. 红腺忍冬　表面黄白至黄棕色，无毛或被疏毛，萼筒无毛，先端 5 裂，裂片长三角形，被毛，开放者花冠下唇反转，花柱无毛。

4. 华南忍冬　萼筒和花冠密被灰白色毛，子房有毛。

5. 黄褐毛忍冬　花冠表面淡黄棕色或黄棕色，密被黄色茸毛。

乳香

为橄榄科植物乳香树 *Boswellia carterii* Birdw. 及同属植物 *Boswellia bhaw-dajiana* Birdw. 树皮渗出的树脂。分为索马里乳香和埃塞俄比亚乳香，每种乳香又分为乳香珠和原乳香。

【质量执行标准】《中华人民共和国药典》（2020 年版一部）。

【药材性状】本品呈长卵形滴乳状、类圆形颗粒或黏合成大小不等的不规则块状物。大者长达 2cm（乳香珠）或 5cm（原乳香）。表面黄白色，半透明，被有黄白色粉末，久存则颜色加深。质脆，遇热软化。破碎面有玻璃样或蜡样光泽。具特异香气，味微苦。（见图 8-31）

【饮片性状】

乳香　同药材。

醋乳香　呈不规则小块状或乳头状的类圆形颗粒，表面棕黄色或黄棕色，有光泽。略有醋香气，味苦而微辛。（中国药典中未收载醋乳香性状）（见图 8-32）

炒乳香　形如乳香，表面油黄色，略透明，质坚脆。有特异香气。

【杨按】乳香药材以色淡黄白、断面半透明、质硬而脆、香气浓厚者为佳。醋乳香以圆珠状、色黄、油亮、质坚脆者为佳。

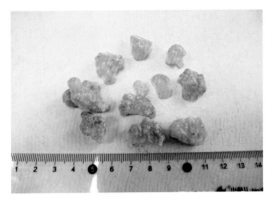

图 8-31　乳香

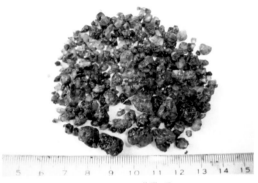

图 8-32　醋乳香

乳香之药名就含有其鉴别的意义，本品药材形状似乳头状，表面乳白色，有特异的刺鼻香气，故曰"乳香"。老药工经验认为，乳香需炒制去油并醋制，如果炮制不到位或生用，患者服用后会出现恶心呕吐的症状。

乳香药材分原乳香和滴乳香两种。原乳香混有树皮等杂质，滴乳香则比较纯净。两种乳香都呈滴珠状，淡黄色，有时黏合成块，断面半透明，味苦。嚼之有牙碜感，久嚼则似软胶黏牙，闻之有香气。乳香与少量水共研，能形成白色乳状液。

乳香与没药易混淆，但乳香易燃烧，且燃烧时冒黑烟，有油流出；没药则不易燃烧。乳香、没药经炒制后颜色均为黑褐色，常相混淆而致临床用药发生错配。笔者鉴别用水试法可将二者区分开。方法为将一块样品加水在碗中研磨，呈现黄棕色乳液的是没药，呈现乳

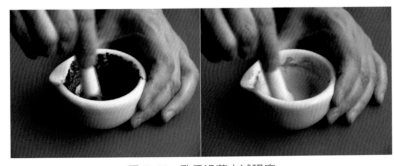

图 8-33　乳香没药水试研磨

白色乳液的是乳香。（见图 8-33）

乳香易与白胶香（枫香脂）相混淆，用水试法可将二者区别。方法为：将乳香投入带水的烧瓶中，表面吸水后变为乳白色。放火上加热煮沸，乳香融化，使水变乳白色。如是枫香脂，投入到水中不吸水，不变色，加热煮沸略软化，不融化，水仍清澈。

乳香与熏陆香相混淆，用水试法可以区别。方法是取样品加水共研，乳香能形成白色乳液，而熏陆香则不会形成乳状液。

乳香药材主产于索马里、埃塞俄比亚及阿拉伯半岛南部，我国广西有少量引种的乳香树。

【伪品及混淆品】

1. 没药　为橄榄科植物地丁树 *Commiphora myrrha* Engl. 或哈地丁树 *Commiphora molmol* Engl. 的干燥树脂。呈不规则颗粒性团块，大小不等，大者直径长达 6cm 以上。表面黄棕色或红棕色，近半透明部分呈棕黑色，被有黄色粉尘。质坚脆，破碎面不整齐，无光泽。有特异香气，味苦而微辛。

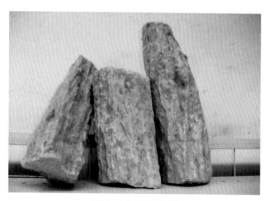

图 8-34　枫香脂

2. 枫香脂　为金缕梅科植物枫香树 *Liquidambar formosana* Hance 的树脂。又称白胶香。本品呈不规则块状，或呈类圆形颗粒状，大小不等，直径多为 0.5~1cm，少数可达 3cm。表面淡黄色至黄棕色，半透明或不透明。质脆易碎，破碎面具玻璃样光泽。气清香，燃烧时香气更浓，味淡（见图 8-34）。

3. 熏陆香　为漆树科植物乳香黄连木的胶树脂，多呈小形乳头状、泪滴状颗粒或不规则的小块，长 0.5~3cm，有时粘连成团块。淡黄色，常带轻微的绿色、蓝色或棕红色。半透明。表面有一层类白色粉尘，除去粉尘后，表面仍无光泽。质坚脆，断面蜡样，无光泽，亦有少数呈玻璃样光泽。气微芳香，味微苦。

4. 松香伪造品　本品为松香加热融化后，滴入冷水中成形的人造伪品乳香。颜色较乳香略深，呈浅黄棕色，乳头状半透明颗粒，具松香味。

鱼腥草

为三白草科植物蕺菜 *Houttuynia cordata* Thunb. 的新鲜全草或干燥地上部分。鲜品全年均可采割，干品夏季茎叶茂盛、花穗多时采割，除去杂质，晒干。

【质量执行标准】《中华人民共和国药典》（2020 年版一部）。

【药材性状】

鲜鱼腥草　茎呈圆柱形，长 20~45cm，直径 0.25~0.45cm；上部绿色或紫红色，下部白色，节明显，下部节上生有须根，无毛或被疏毛。叶互生，叶片心形，长 3~10cm，宽 3~11cm；先端渐尖，全缘；上表面绿色，密生腺点，下表面常紫红色；叶柄细长，基部与托叶合生成鞘状。穗状花序顶生。具鱼腥气，味涩。

干鱼腥草 茎呈扁圆柱形，扭曲，表面黄棕色，具纵棱数条；质脆，易折断。叶片卷折皱缩，展平后呈心形，上表面暗黄绿色至暗棕色，下表面灰绿色或灰棕色。穗状花序黄棕色。（见图8-35）

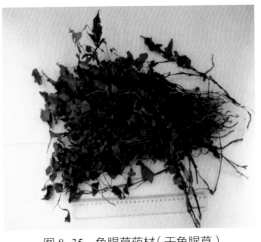

图8-35 鱼腥草药材（干鱼腥草）

【饮片性状】

鲜鱼腥草 同药材。

干鱼腥草 本品为不规则的段。茎呈扁圆柱形，表面淡红棕色至黄棕色，有纵棱。叶片多破碎，黄棕色至暗棕色。穗状花序黄棕色。搓碎具鱼腥气，味涩。（见图8-36）

【杨按】鱼腥草药材以叶多，淡红褐色，有花穗，鱼腥气浓郁者为佳。

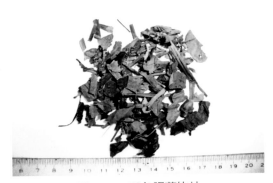

图8-36 干鱼腥草饮片

鱼腥草因其气味而得名，本品揉搓后或用热水浸泡后能散发出鱼腥样气味，该特征是经验鉴别其真伪的重要依据之一。我们经验鉴别干鱼腥草饮片时还要找到以下两个鉴别特征：一是干鱼腥草中常可以找到棕褐色的花穗；二是干鱼腥草的茎呈扁棱柱形，从折断面看呈不规则的扁三角形。

本品是中国民间传统的药食两用植物，鲜鱼腥草的地上部分可以作为凉拌菜食用，鲜鱼腥草的根和根茎民间俗称"折耳根"，煲汤和凉拌味道鲜美。中医药用本品以鲜鱼腥草的药效最佳，但鲜品不能长久储存，故现今中医临床所用的多为干鱼腥草。

按照陶弘景、李时珍等古代医家的临床用药经验：本品见新不用陈，因为新品临床疗效优于陈品，如果选用道地药材则疗效更佳。鱼腥草药材主产于湖北、四川等地。

【伪品及混淆品】

1. 巴东过路黄 为报春科植物巴东过路黄 *Lysimachia patungensis* Hand.-Mazz. 的全草，药材为干燥皱缩全草，茎棕色或暗棕红色，叶片宽卵形至圆形，先端圆钝或有时微缺，花2~4朵生于茎和枝端顶，全体密布铁锈的柔毛。

2. 抱茎眼子菜 为眼子菜科植物抱茎眼子菜 *Potamogeton perfoliatus* Linn. 的干燥全草。本品干燥皱缩，茎呈圆柱形，扭曲，长20~50cm，直径约1mm，表面灰绿色至黄棕色，具纵皱纹，节明显。根状茎之节上有须根残存，质脆，易折断，折之皮层呈环形断开，露出柔韧不易折断的木质部，叶互生，无叶柄，浅绿色至浅紫色，透明，呈卵状披针形或卵圆形，长2~7cm，宽1~3cm，先端渐尖或钝圆，全缘。气微，味微苦辛。

3. 水苦荬 为玄参科植物水苦荬 *Veroniaca anagalis* Aquatica L. 的干燥全草。本品干燥皱缩，茎圆柱形，扭曲，长约10cm，直径1~3mm，表面灰绿色至紫黑色，具纵皱纹，节明显，靠下部节上有须根残存，质脆，易折断，中空。叶对生，无叶柄，叶片卷折皱缩，上表面绿色，下表面灰白色，有的两面均为紫黑色，完整者湿润后展平，呈长圆状卵形或长圆状披针形，长 2~8cm，宽 1~3cm，先端钝圆，基部呈耳廓状，全缘或具波状齿。气微，味微苦、辛。

以上三种伪混品均是外形上相似，但鼻闻均无鱼腥样气味。

狗脊

为蚌壳蕨科植物金毛狗脊 *Cibotium barometz*（L.）J.Sm. 的干燥根茎。秋、冬二季采挖，除去泥沙，干燥；或去硬根、叶柄及金黄色茸毛，切厚片，干燥，为"生狗脊片"；蒸后晒至六、七成干，切厚片，干燥，为"熟狗脊片"。

【质量执行标准】《中华人民共和国药典》（2020 年版一部）。

【药材性状】本品呈不规则的长块状，长 10~30cm，直径 2~10cm。表面深棕色，残留金黄色茸毛；上面有数个红棕色的木质叶柄，下面残存黑色细根。质坚硬，不易折断。无臭，味淡、微涩。（见图 8-37）

【饮片性状】

狗脊　生狗脊片呈不规则长条形或圆形，长 5~20cm，直径 2~10cm，厚 1.5~5mm；切面浅棕色，较平滑，近边缘 1~4mm 处有 1 条棕黄色隆起的木质部环纹或条纹，边缘不整齐，偶有金黄色茸毛残留；质脆，易折断，有粉性。熟狗脊片呈黑棕色，质坚硬。

烫狗脊　形如狗脊片，表面略鼓起。棕褐色。气微，味淡、微涩。（见图 8-38）

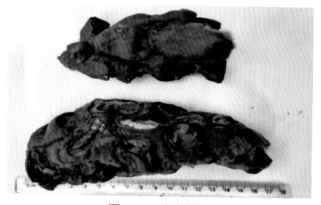

图 8-37　狗脊药材

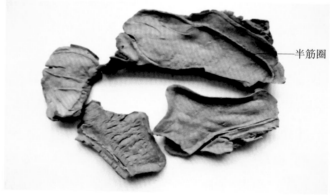

——半筋圈

图 8-38　烫狗脊饮片

蒸狗脊　形如狗脊片，暗褐色。

酒狗脊　形如狗脊片，暗褐色微有酒气。

【杨按】狗脊药材以条长、质坚硬、被有金黄色茸毛者为佳；生狗脊片以片面浅棕色、薄厚均匀、坚实无毛、不空心、质脆、易折断并有粉性者为佳。烫狗脊片以表面棕褐色、颜色均匀，表面略鼓起，质地酥脆，无茸毛者为佳。

无论生狗脊片或烫狗脊片，在其片面的近边缘处均可见一圈明显凸起的木质环，该木质环呈现棕黄色，质地坚韧，故老药工形象地称其为"牛筋圈"。有无"牛筋圈"是经验识别狗脊饮片真伪的主要依据。

按照陶弘景、李时珍等古代医家的临床用药经验：本品见新不用陈，新品临床疗效优于陈旧品，如果选用道地药材则疗效更佳。狗脊药材长江以南地区均有生产，其中以四川、福建、浙江为道地产区。

【经验鉴别术语释义】牛筋圈：指狗脊饮片在其近边缘 1~4mm 处有一圈隆起的木质环纹，呈棕黄色，质地坚韧，形如一条盘曲的牛筋。

【伪品及混淆品】

1. 狗脊蕨　为乌毛蕨科植物狗脊蕨 *Woodwardia japonica*（L.f.）Sm. 的根茎作狗脊使用。呈团块状，长 2~5cm，直径 2~3cm。表面深棕褐色，可见叶柄残基。体轻，质硬脆。气微，味淡。

2. 蜈蚣草　为凤尾蕨科植物蜈蚣草 *Pteris vittata* L. 的干燥根茎。呈不规则的条状或块状，表面棕色，密闭棕色粗毛。质坚硬，横断面棕色，根茎中下部丛生多数细根。气微，味淡。药材比金毛狗脊瘦小，易于狗脊区分。

炉甘石

为碳酸盐类矿物方解石族菱锌矿，主含碳酸锌（$ZnCO_3$）。采挖后，洗净，晒干，除去杂石。

【质量执行标准】《中华人民共和国药典》（2020 年版一部）。

【药材性状】本品为块状集合体，呈不规则的块状。灰白色或淡红色，表面粉性，无光泽，凹凸不平，多孔，似蜂窝状。体轻，易碎。气微，味微涩。（见图 8-39）

【饮片性状】

炉甘石　为较小的块，其余性状同药材。（见图 8-40）

煅炉甘石　呈白色、淡黄色或粉红色的粉末；体轻，质松软而细腻光滑。气微，味微涩。

黄连水制炉甘石　呈黄色细粉，质轻松，味苦。

三黄汤制炉甘石　呈深黄色细粉，质轻松，味苦。

【杨按】炉甘石药材以体轻、质松、蜂窝状、色白者为佳。

炉甘石药材分布于湖南、广西、四川、云南。

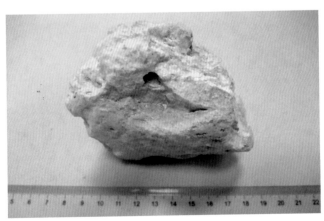

图 8-39　炉甘石药材

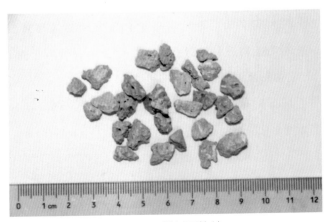

图 8-40　炉甘石饮片

泽兰

为唇形科植物毛叶地瓜儿苗 *Lycopus lucidus* Turcz. var. *hirtus* Regel 的干燥地上部分。夏、秋二季茎叶茂盛时采割，晒干。

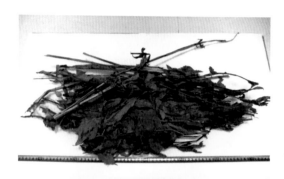

图 8-41　泽兰药材

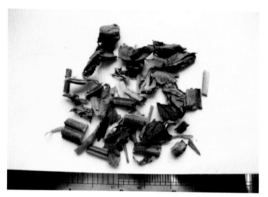

图 8-42　泽兰饮片

【质量执行标准】《中华人民共和国药典》（2020 年版一部）。

【药材性状】本品茎呈方柱形，少分枝，四面均有浅纵沟，长 50~100cm，直径 0.2~0.6cm；表面黄绿色或带紫色，节处紫色明显，有白色茸毛；质脆，断面黄白色，髓部中空。叶对生，有短柄或近无柄；叶片多皱缩，展平后呈披针形或长圆形，长 5~10cm；上表面黑绿色或暗绿色，下表面灰绿色，密具腺点，两面均有短毛；先端尖，基部渐狭，边缘有锯齿。轮伞花序腋生，花冠多脱落，苞片和花萼宿存，小包片披针形，有缘毛，花萼钟形，5 齿。气微，味淡。（见图 8-41）

【饮片性状】本品呈不规则的段。茎方柱形，四面均有浅纵沟，表面黄绿色或带紫色，节处紫色明显，有白色茸毛。切面黄白色，中空。叶多破碎，展平后呈披针形或长圆形，边缘有锯齿。有时可见轮伞花序。气微，味淡。（见图 8-42）

【杨按】泽兰药材以身干、茎短、叶多、色灰绿、质嫩、完整不碎者为佳。泽兰饮片以长短一致、色绿、茎脆、叶多者为佳。

我们鉴别泽兰饮片的经验为：一看其茎秆，茎秆呈四棱形、中空无髓；二看其叶片，叶片的边缘有粗锯齿，齿端有一根毛刺。泽兰饮片容易与石见穿饮片相混淆，其区别点主要为：①石见穿是实心的，其四棱形的茎秆中有髓；②石见穿的叶片边缘有细锯齿但无毛刺。

按照陶弘景、李时珍等古代医家的临床用药经验：本品见新不用陈，因为新品临床疗效优于陈品，如果选用道地药材则疗效更佳。泽兰药材分布于东北三省、内蒙古、广东等地。

【伪品及混淆品】

1. 石见穿　为唇形科植物华鼠尾草 *Satvia chinensis* Benth. 的全草，饮片呈不规则的段。表面灰绿色至暗紫色，被白色柔毛。茎方柱形，直径 0.1~0.5cm，质脆，易折断，断面髓部白色或褐黄色。叶多卷曲、破碎。气微，味微苦、涩。

2. 佩兰　为菊科植物佩兰 *Eupatorium fortunei* Turcz. 的干燥地上部分，饮片呈不规则的段。茎圆柱形，表面黄棕色或黄绿色，有的带紫色，有明显的节和纵棱线。切面髓部白色或中空。叶对生，叶片多皱缩、破碎，绿褐色。气芳香，味微苦。

泽泻

为泽泻科植物东方泽泻 *Alisma orientale*（Sam.）Juzep. 或泽泻 *Alisma plantago-aquatica* Linn. 的干燥块茎。冬季茎叶开始枯萎时采挖，洗净，干燥，除去须根和粗皮。

【质量执行标准】《中华人民共和国药典》（2020 年版一部）。

【药材性状】本品呈类球形、椭圆形或卵圆形，长 2~7cm，直径 2~6cm。表面淡黄色至淡黄棕色，有不规则的横向环状浅沟纹和多数细小突起的须根痕，底部有的有瘤状芽痕。质坚实，断面黄白色，粉性，有多数细孔。气微，味微苦。（见图 8-43）

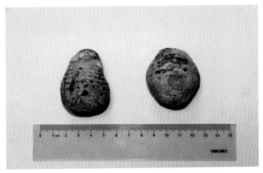

图 8-43　泽泻药材

【饮片性状】

泽泻　本品呈圆形或椭圆形厚片。外表皮淡黄色至淡黄棕色，可见细小突起的须根痕。切面黄白色至淡黄色，粉性，有多数细孔。气微，味微苦。

盐泽泻　本品形如泽泻片，表面淡黄棕色或黄褐色，偶见焦斑。味微咸。

麸泽泻　本品形如泽泻片，表面微黄色，偶见焦斑。有香气。（见图 8-44）

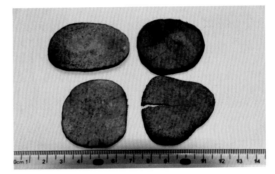

图 8-44　麸泽泻

【杨按】泽泻药材以个大、光滑、体轻、质地充实者为佳。泽泻饮片以块大、黄白色、粉性足者为佳。

按照陶弘景、李时珍等古代医家的临床用药经验：本品见新不用陈，因为新品临床疗效优于陈品，如果选用道地药材则疗效更佳。泽泻药材主产于福建浦城、建阳及四川、江西等地，福建浦城产的习称"建泽泻"，四川产者习称"川泽泻"，其中以建泽泻为道地药材。

【伪品及混淆品】掺假泽泻片　为掺入无机盐的泽泻饮片，以增加重量。本品切面发白，指甲掐之痕迹浅，不易掰断，质地较硬。

降香

为豆科植物降香檀 *Dalbergia odorifera* T.Chen 树干和根的干燥心材。全年均可采收，除去边材，阴干。

【质量执行标准】《中华人民共和国药典》（2020 年版一部）。

【药材性状】本品呈类圆柱形或不规则块状。表面紫红色或红褐色，切面有致密的纹理。质硬，有油性。气微香，味微苦。（见图 8-45）

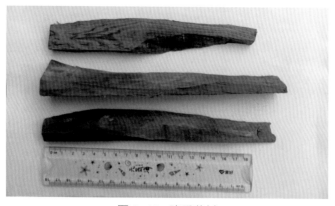

图 8-45　降香药材

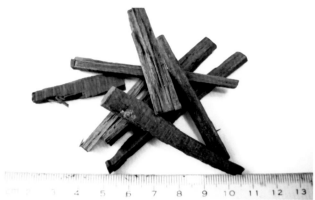

图 8-46　降香饮片

【饮片性状】本品为不规则的薄片、小碎块或细粉，表面紫红色或红褐色，有致密的纹理，质硬，有油性。粉末紫红色或紫褐色。气香，味微苦。（见图 8-46）

【杨按】降香药材以色紫红、坚实、不带外皮及白木、油润、香气浓者为佳。降香饮片以片小而薄、紫色、无外皮及白木、富油性者为佳。

当前市场上降香饮片的质量参差不齐，中国药典规定降香的药用部位为降香檀树干和根的干燥心材，而当前药用的降香饮片多来源于家具工厂的下脚料，其中降香檀的心材和边材均有。应在验收时一看其颜色，二看其浓烟。饮片颜色以深紫红色者为质佳；将饮片用火点燃，冒黑烟、吹油泡者为质佳；颜色浅、不冒黑烟的为劣药。

按照陶弘景、李时珍等古代医家的临床用药经验：本品见新不用陈，因为新品临床疗效优于陈品，如果选用道地药材则疗效更佳。降香药材以海南（中部和南部）为道地产区。

【伪品及混淆品】海南黄檀　为豆科植物海南黄檀 *Dalbergia odorifere* T.Chen 树干和根的干燥心材。多为长条形，黄棕或红棕色，质地较轻，入水不沉，香味闷浊，烧之无明显香味，残留黑色灰烬。

细辛

为马兜铃科植物北细辛 *Asarum heterotropoides* Fr.Schmidt var. *mandshuricum*（Maxim.）Kitag.、汉城细辛 *Asarum sieboldii* Miq.var. *Seoulense* Nakai 或华细辛 *Asarum sieboldii* Miq. 的干燥根和根茎。前两种习称"辽细辛"。夏季果熟期或初秋采挖，除净地上部分和泥沙，阴干。

【质量执行标准】《中华人民共和国药典》（2020 年版一部）。

【药材性状】

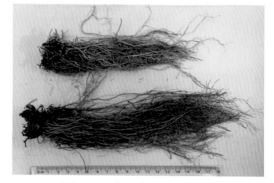

图 8-47　细辛药材（北细辛）

北细辛　常卷曲成团。根茎横生呈不规则圆柱状，具短分枝，长 1~10cm，直径 0.2~0.4cm；表面灰棕色，粗糙，有环形的节，节间长 0.2~0.3cm，分枝顶端有碗状的茎痕。根细长，密生节上，长 10~20cm，直径 0.1cm；表面灰黄色，平滑或具纵皱纹；有须根和须根痕；质脆，易折断，断面平坦，黄白色或白色。气辛香，味辛辣、麻舌。（见图 8-47）

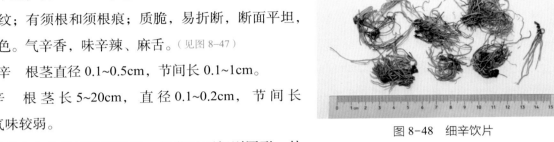

图 8-48　细辛饮片

汉城细辛　根茎直径 0.1~0.5cm，节间长 0.1~1cm。

华细辛　根茎长 5~20cm，直径 0.1~0.2cm，节间长 0.2~1cm。气味较弱。

【饮片性状】本品呈不规则的段。根茎呈不规则圆形，外表皮灰棕色，有时可见环形的节。根细，表面灰黄色，平滑或具纵皱纹。切面黄白色或白色。气辛香，味辛辣、麻舌。（见图 8-48）

【杨按】细辛药材以根多而细长，鼻闻之气味辛辣浓烈者为佳。细辛饮片以切段整齐、灰棕色、无地上残基、气味辛辣浓烈者为佳。

细辛之药名就来源于药材的性状特征，因其根细、味辛，故取名曰"细辛"。鼻闻之辛香气浓烈，口尝之味辛辣而麻舌。

按照陶弘景、李时珍等古代医家的临床用药经验：本品见新不用陈，因为新品临床疗效优于陈品，如果选用道地药材则疗效更佳。北细辛主产于东北地区，以辽宁、吉林、黑龙江为道地产区；汉城细辛主产于辽宁吉林东部；华细辛主产于辽宁。

中医有谚语云：细辛不过钱，过钱命相连；这是言使用细辛时对用量要进行慎重考虑。

【伪品及混淆品】

1. 单叶细辛　为马兜铃科植物单叶细辛 *Asarum himalaicum* Hook.f.et Klotzsch. 的干燥全草。根茎圆柱形，长短不等。表面黄棕至黄褐色。质脆，断面黄白色，节间短。须根生于节节上。叶柄纤弱，叶片薄而皱缩，常破碎，纸质，完整叶心形，全缘，长宽近等，顶端渐尖，基部心形，上面深绿色，下面灰绿色，两面均被毛茸。偶见花或果实，花钟形，淡紫褐色。果实类球形。气微辛香，味辛、麻、微苦。

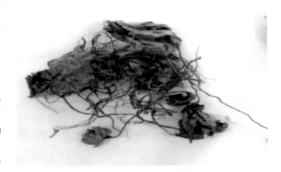

图 8-49　单叶细辛

（见图 8-49）

2. 双叶细辛　为马兜铃科植物双叶细辛 *Asarum caulescens* Maxim. 的干燥带根全草。根茎横走，粗 2~3mm，有多数细长的根。叶常 2 片，叶片心形，顶端渐尖，两面散生柔毛。花被裂片在开花时向外反折；雄蕊和花柱常露出花被之上，花丝比花药长，花柱合生，顶端 6 裂，裂片心形。

3. 丝穗金粟兰　为金粟兰科植物丝穗金粟兰 *Chloranthus fortunei*（A.Gray）Solm.-Laub. 的干燥带根全草。根为不规则圆柱状，有多数凹窝状茎痕或残留茎基。周围密生细长弯曲须状细根，棕黑色，根直径 0.5~1mm，折断后皮部易和木部剥离，露出木心。茎不分枝，具纵棱、茎节膨大，棕褐色。叶片 4 枚，两两对生或轮生。卵形、椭圆形，长 4~12cm，宽 2.5~6cm。有的可见单一顶生穗状花序（或果穗）。核果卵形。气香，味苦、辛；有毒。

4. 多穗金粟兰　为金粟兰科植物多穗金粟兰 *Chloranthus multistachys* Pei 的干燥带根全草。根茎粗壮，生多数细长弯曲的根。茎直立，单生。叶对生，通常 4 片，皱缩，展平为椭圆形至宽椭圆形，长 10~20cm，宽 6~11cm，顶端渐尖，基部宽楔形至圆形，边缘具粗锯齿。穗状花序多条，顶生或腋生。

5. 银线草（四块瓦）　为金粟兰科植物银线草 *Chloranthus japonicus* Sieb. 的干燥带根全草。根茎上密生细长须根，茎顶端四叶近轮生并具单一穗状花序。

6. 马蹄香　为马兜铃科植物马蹄香 *Saruma henryi* Oliv. 的干燥带根全草。根茎粗壮，直径约 1cm，上生多数须根。叶互生，心形，长 6~14cm，宽 7~15cm，先端渐尖，基部心形，全缘，两面被毛或上面无毛，具长叶柄。花单生于茎顶，花梗长 3~5cm，外轮花被裂片 3，果时增大，内轮花被裂片 3，黄色。果实成熟时革质。

珍珠

为珍珠贝科动物马氏珍珠贝 *Pteria martensii*（Dunker）、蚌科动物三角帆蚌 *Hyriopsis cumingii*（Lea）或褶纹冠蚌 *Cristaria plicata*（Leach）等双壳类动物受刺激形成的珍珠。自动物体内取出，洗净，干燥。

【质量执行标准】《中华人民共和国药典》（2020 年版一部）。

【药材性状】本品呈类球形、长圆形、卵圆形或棒形，直径 1.5~8mm。表面类白色、浅粉红色、浅黄绿色或浅蓝色，半透明，光滑或微有凹凸，具特有的彩色光泽。质坚硬，破碎面显层纹。气微，味淡。（见图 9-1）

【饮片性状】同药材。

【杨按】珍珠药材以纯净、质坚、有彩光者为佳。

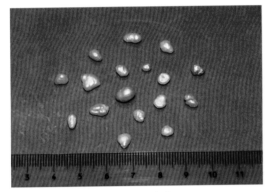

图 9-1　珍珠

我们鉴别珍珠时主要是看"珠光"，另外还要用水试法和火试法来鉴别。

火试：取几粒样品珍珠放在锅中煅烧，上面扣一个小碗；如果是天然珍珠就会发出噼里啪啦的炸裂声，并有烧骨头的焦臭气溢出，如果是伪品就没有炸裂声。

水试：天然珍珠能快速沉于水底，用塑料伪制的珍珠则浮于水面。

凡天然珍珠，皆质重、体坚、色白，在太阳光下显五彩光泽、荧光夺目，老药工习称其为"珠光"。

马氏珍珠贝主产于广东、海南等沿海地区，其中广西合浦产量最高；三角帆蚌及褶纹冠蚌主产于江苏、浙江等地。

【经验鉴别术语释义】珠光：天然珍珠在太阳光下显五彩光泽，荧光夺目，老药工习称为"珠光"。

【伪品及混淆品】我们见过的珍珠伪品有两种：一为将贝壳类的珍珠层剥离后粉碎成细粉，再加黏合剂人工滚制而成；二为塑料工艺珠。凡伪品均无珠光或者珠光暗淡，外表粗糙不光洁。用水试法测试：塑料珠则浮于水上，其他珠则沉于水下。用火试法测试：正品珍珠火烧时炸裂成层层碎片，色由洁白变为银灰色，但仍可见"珠光"；塑料珠火烧则着火；滚制珠火烧时不炸裂，烧后无"珠光"。

珍珠母

为蚌科动物三角帆蚌 *Hyriopsis cumingii*（Lea）、褶纹冠蚌 *Cristaria plicata*（Leach）或珍珠贝科动物马氏珍珠贝 *Pteria martensii*（Dunker）的贝壳。去肉，洗净，干燥。

【质量执行标准】《中华人民共和国药典》（2020 年版一部）。

【药材性状】

三角帆蚌　略呈不等边四角形。壳面生长轮呈同心环状排列。后背缘向上突起，形成大的三角形帆状后翼。壳内面外套痕明显，前闭壳肌痕呈卵圆形，后闭壳肌痕略呈三角形。左右壳均具两枚拟主齿，左壳具两枚长条形侧齿，右壳具一枚长条形侧齿；具光泽。质坚硬。气微腥，味淡。（见图 9-2）

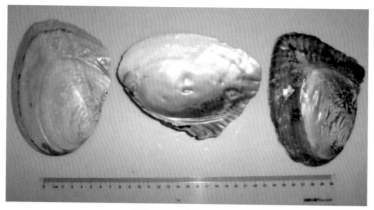

图 9-2　珍珠母药材

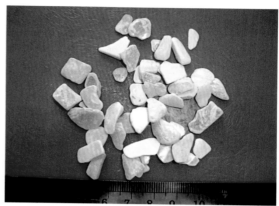

图 9-3　珍珠母饮片

褶纹冠蚌　呈不等边三角形。后背缘向上伸展成大型的冠。壳内面外套痕略明显，前闭壳肌痕大呈楔形，后闭壳肌痕呈不规则卵圆形，在后侧齿下方有与壳面相应的纵肋和凹沟。左、右壳均具一枚短而略粗后侧齿和一枚细弱的前侧齿，均无拟主齿。

马氏珍珠贝　呈斜四方形，后耳大，前耳小，背缘平直，腹缘圆，生长线极细密，成片状。闭壳肌痕大，长圆形。具一凸起的长形主齿。

【饮片性状】

珍珠母　本品呈不规则碎块，类白色，表面多不平整，呈明显的颗粒性，有的呈层状结构，边缘多数为不规则锯齿状。棱柱形碎块少见，断面观呈棱柱状，断面大多平截，有明显的横向条纹，少数条纹不明显。（见图 9-3）

煅珍珠母　为不规则的块状，大小不一，多为白色、灰白色或者是青灰色，质地比较酥脆易碎，无臭，味咸。

【杨按】珍珠母药材以块大、色白、有珠光者为佳。珍珠母饮片以碎块大小均匀、色白整齐、无碎末者为佳。煅珍珠母以青灰色、光泽、质松脆者为佳。

马氏珍珠贝主产于广东、海南等沿海地区，其中广西合浦产量最高；三角帆蚌及褶纹冠蚌主产于江苏、浙江等地。

【伪品及混淆品】

天津丽蚌　为蚌科动物天津丽蚌 Lamprotula tientsinensis（Heude）的贝壳，外观略呈椭圆形，壳长10cm，高 8.3cm，宽 5.6cm；壳顶位于前端，向前突出并稍向内弯曲，背后和腹缘连成一完整的圆弧；外表面光滑或具不明显的瘤状结节，生长轮脉粗，背部有 10 条不明显的斜肋。

诸多蚌类伪品，虽与真品珍珠母为同科动物，但未入药典，故不可代替珍珠母药用。

荆芥

为唇形科植物荆芥 Schizonepeta tenuifolia Briq. 的干燥地上部分。夏、秋二季花开到顶、穗绿时采割，除去杂质，晒干。

【**质量执行标准**】《中华人民共和国药典》（2020年版一部）。

【**药材性状**】本品茎呈方柱形，上部有分枝，长50~80cm，直径0.2~0.4cm；表面淡黄绿色或淡紫红色，被短柔毛；体轻，质脆，断面类白色。叶对生，多已脱落，叶片3~5羽状分裂，裂片细长。穗状轮伞花序顶生，长2~9cm，直径约0.7cm。花冠多脱落，宿萼钟状，先端5齿裂，淡棕色或黄绿色，被短柔毛；小坚果棕黑色。气芳香，味微涩而辛凉。（见图9-4）

【**饮片性状**】

荆芥　本品呈不规则的段。茎呈方柱形，表面淡黄绿色或淡紫红色，被短柔毛。切面类白色。叶多已脱落。穗状轮伞花序。气芳香，味微涩而辛凉。（见图9-5）

炒荆芥　形如荆芥段，表面焦黄色，气味较弱。

荆芥炭　形如荆芥段，表面黑褐色，内部焦黄色，味苦而稍辛香。（见图9-6）

荆芥穗　为不规则的段状，花冠多脱落，宿萼钟状，先端5齿裂，淡棕色或黄绿色，被短柔毛。气芳香，味微涩而辛凉。（见图9-7）

荆芥穗炭　形如荆芥穗，表面焦黑色，内部焦褐色。味苦而辛香。

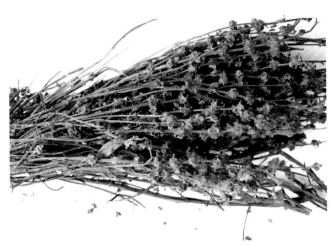

图9-4　荆芥药材

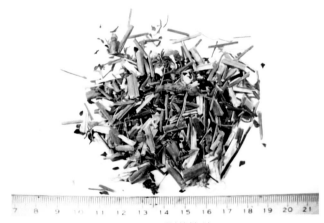

图9-5　荆芥饮片

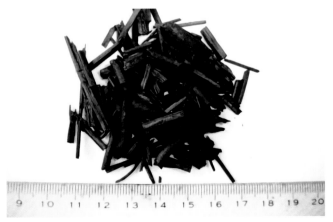

图9-6　荆芥炭饮片

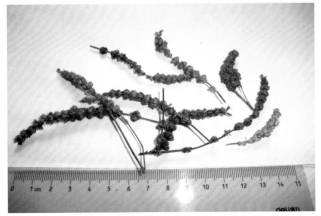

图9-7　荆芥穗饮片

【杨按】荆芥药材以茎细、色紫、穗多而密、香气浓者为佳。荆芥饮片以段小、均匀、香气浓者为佳。荆芥炭以表面黑褐色、具焦香气、酥脆、仅部分炭化者为佳。

荆芥之药名就是其药材的鉴别特征；因药材的质地如荆棘般坚韧（指柴性和纤维性均较强），其气味又如芥菜样的香辣，故取名曰"荆芥"。荆芥饮片可见其茎呈方柱形，表面淡黄绿色或淡紫红色，体轻，质脆，断面类白色。叶多破碎不可辨，但可见其饮片中有穗状的轮伞花序。气芳香，味微辛。以颜色鲜亮、香气浓郁的新货为质佳。

按照陶弘景、李时珍等古代医家的临床用药经验：本品见新不用陈，因为新品临床疗效优于陈品，如果选用道地药材则疗效更佳。荆芥药材主产于河北、山西等地，其中以河北安国为道地产区。在荆芥药材产区流传有一句民谚："头刀（头茬）荆芥，二刀（二茬）薄荷"，是言其荆芥以头茬的质量为最佳，薄荷以二茬的质量为最佳。荆芥药食兼用，荆芥的嫩苗在民间常作为凉拌菜食用，辛香可口宜人。

茜草

为茜草科植物茜草 *Rubia cordifolia* L. 的干燥根和根茎。春、秋二季采挖，除去泥沙，干燥。

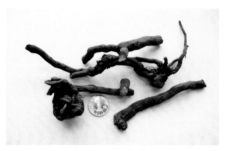

图 9-8 茜草药材

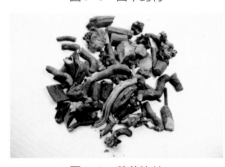

图 9-9 茜草饮片

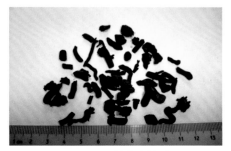

图 9-10 茜草炭饮片

【质量执行标准】《中华人民共和国药典》（2020 年版一部）。

【药材性状】本品根茎呈结节状，丛生粗细不等的根。根呈圆柱形，略弯曲，长 10~25cm，直径 0.2~1cm；表面红棕色或暗棕色，具细纵皱纹和少数细根痕；皮部脱落处呈黄红色。质脆，易折断，断面平坦皮部狭，紫红色，木部宽广，浅黄红色，导管孔多数。气微，味微苦，久嚼刺舌。（见图 9-8）

【饮片性状】

茜草　本品呈不规则的厚片或段。根呈圆柱形，外表皮红棕色或暗棕色，具细纵纹；皮部脱落处呈黄红色。切面皮部狭，紫红色，木部宽广，浅黄红色，导管孔多数。气微，味微苦，久嚼刺舌。（见图 9-9）

茜草炭　本品形如茜草片或段，表面黑褐色，内部棕褐色。气微，味苦、涩。（见图 9-10）

【杨按】茜草药材以根条粗长而均匀、表面红棕色、断面黄红色者为佳。茜草饮片以片大小均匀、紫红色、无杂质者为佳。

检验茜草时，如果发现直径小于 0.2cm，或者断面的中心呈空洞状，则说明不是药典品。茜草炭形同生片，内部焦褐色，仅部分炭化者为佳。

了解茜草药名的由来对鉴别有所帮助，古时候，茜草作为红色染料来使用。"茜"是个形声字，从"艹"、西声；其古义是指一种草名。"艹"表示"茜"是草本植物；"西"表声又兼表义；"西"指太阳落下的方位，而夕阳与晚霞为红色，其引申义表示茜草的根可作红色的染料。药典品的茜草直径 0.2~1cm；表面红棕色或暗棕色，断面紫红色，具多数导管孔。味微苦，久嚼刺舌。水试法能将白纸染红。

按照陶弘景、李时珍等古代医家的临床用药经验：本品见新不用陈，因为新品临床疗效优于陈品，如果选用道地药材则疗效更佳。茜草药材主产于陕西、山西、河南等地，其中以陕西渭南、河南嵩县为道地产区。

【伪品及混淆品】

1. 西南茜草　为茜草科植物大叶茜草 *Rubia schumennina*. E. Pritz. 的根及根茎。根茎横走，弯曲，呈结节状。表面红褐色，具纵沟，节上往往带有细长的茎及须根。有时皮部皱缩。质脆，易折断，断面较平坦，红色，木部色较浅。气微，味淡。

2. 黑果茜草　为茜草科植物黑果茜草 *Rubia cordifolia* L.var.Pratensis Maxim. 的根及根茎。主根较粗，周围丛生少数须根。表面较粗糙。横断面皮部菲薄，木部约占横断面的 4/5。

3. 小茜草　为茜草科植物金剑草 *Rubia alata* Roxb. 或卵叶茜草 *Rubia ovatifolia* Z.R.Zhang 的根及根茎。金剑草根茎呈较小的团块状，丛生粗细不等的根，常有一明显的主根。根呈圆柱形。表面红棕色或棕褐色，略有细的纵皱纹及细根痕。质较硬而脆，断面平坦，皮部狭窄，紫红色，木质部约占横断面的 1/2，呈浅红色或黄红色。气微，味淡，久嚼麻舌。卵叶茜草根茎呈结节状，主根不明显，丛生多数细根。表面暗棕色。

4. 大茜草　为茜草科植物大茜草 *Rubia schujannlana* Pietz.Var.Mallordii（Levl.et Van）Hand.Mazz. 的根茎。根茎较粗壮，圆柱形，木栓层长槽朽红色，细根少；木部浅黄红色。

5. 云南茜草　为茜草科植物云南茜草 *Rubia yunnanensis*（Franch.）Diels. 的根。根呈长圆柱形，偶有分枝，数条或十数条丛生于短小的根茎下。表面深棕红色，具纵皱纹。质脆，易折断，断面露出浅红色木质部。气微，味苦涩微甜。

6. 篷子菜　为茜草科植物篷子菜 *Galium verum* L. 的根。又称"白茜草"。外表颜色较淡，横切面呈黄白色或淡黄褐色，粗者可见淡褐色同心环纹。用热水浸泡可使水变成淡黄色（正品为淡红色）。

草乌

为毛茛科植物北乌头 *Aconitum kusnezoffii* Reichb. 的干燥块根。秋季茎叶枯萎时采挖，除去须根和泥沙，干燥。

【质量执行标准】《中华人民共和国药典》（2020 年版一部）。

【药材性状】本品呈不规则长圆锥形，略弯曲，长 2~7cm，直径 0.6~1.8cm。顶端常有残茎和少数不定根残基，有的顶端一侧有一枯萎的芽，一侧有一圆形或扁圆形不定根残基。表面灰褐色或黑棕褐色，皱缩，有纵皱纹、点状须根痕及数个瘤状侧根。质硬，断面灰白色或暗灰色，有裂隙，形成层环纹多角形或类圆形，髓部较大或中空。气微，味辛辣、麻舌。（见图 9-11）

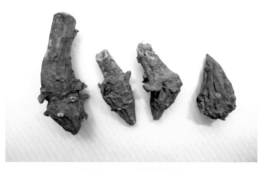

图 9-11　草乌药材

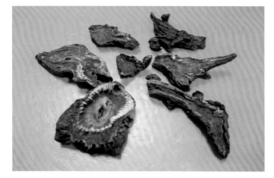

图 9-12　制草乌饮片

【饮片性状】

生草乌　同药材。

制草乌　呈不规则圆形或近三角形的片。表面黑褐色，有灰白色多角形形成层环和点状维管束，并有空隙，周边皱缩或弯曲。质脆。气微，味微辛辣，稍有麻舌感。（见图 9-12）

【杨按】草乌药材以个大、质坚、粉性大、残茎少者为佳。制草乌饮片以表面黑褐色，有灰白色多角形形成层环和点状维管束，并有空隙，口尝味微辛辣、稍有麻舌感者为质佳。

按照陶弘景、李时珍等古代医家的临床用药经验：本品见新不用陈，因为新品临床疗效优于陈品，如果选用道地药材则疗效更佳。草乌药材华北、东北均有生产，其中以东北为道地产区。

中医有谚语云："川乌、草乌，入骨祛风。"

【伪品及混淆品】

瓜叶乌头　为毛茛科植物瓜叶乌头 Aconitum hemsleyanum Pritz. 的干燥块根。呈椭圆形或圆锥形，长 2~5cm，直径 1~1.5cm，表面褐棕色至黑褐色，明显皱缩，顶端常有茎残基，基部急尖，四周有须根残留。质坚硬，难折断，断面棕黄色，见五角形的环纹。气微，味苦、麻。

草豆蔻

为姜科植物草豆蔻 Alpinia katsumadai Hayata 的干燥近成熟种子。夏、秋二季采收，晒至九成干，或用水略烫，晒至半干，除去果皮，取出种子团，晒干。

【质量执行标准】《中华人民共和国药典》（2020 年版一部）。

【药材性状】本品为类球形的种子团，直径 1.5~2.7cm。表面灰褐色，中间有黄白色的隔膜，将种子团分成 3 瓣，每瓣有种子多数，粘连紧密，种子团略光滑。种子为卵圆状多面体，长 3~5mm，直径约 3mm，外被淡棕色膜质假种皮，种脊为一条纵沟，一端有种脐；质硬，将种子沿种脊纵剖两瓣，纵断面观呈斜心形，种皮沿种脊向内伸入部分约占整个表面积的 1/2；胚乳灰白色。气香，味辛、微苦。（见图 9-13）

【饮片性状】同药材。

【杨按】草豆蔻药材以个大、饱满、气味浓者为佳。

草豆蔻的种子团从侧面看呈类球形，从顶头向下看呈三棱状；个头较大（直径 1.5~2.7cm），表面黄棕色或红棕色，

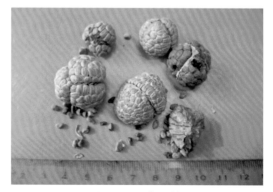

图 9-13　草豆蔻

黄白色隔膜将种子团分成 3 瓣，每瓣有种子 25~100 粒。

草豆蔻的常见混淆品是云南草蔻（小草蔻），云南草蔻的样子与草豆蔻很像，就是个头小了一些（直径 1.2~1.6cm），每瓣有种子 20~40 粒。通过数每瓣种子的数目，基本可以将二者区别开来。

按照陶弘景、李时珍等古代医家的临床用药经验：本品见新不用陈，因为新品临床疗效优于陈品，如果选用道地药材则疗效更佳。草豆蔻药材以广东、海南为道地产区。

【伪品及混淆品】云南草豆蔻　为同科属植物云南草蔻 *Alpinia blepharocalyx* K.Schum. 的种子团。种子团呈类球形、椭圆形或长椭圆形，较正品小。表面红棕色或灰棕色，粗糙，每瓣有种子 20~40 粒，连接紧密。种子呈不规则多面体，外被膜质假种皮，种脐部位有膜质胎座残留物，质硬。将种子沿种脊纵破两半，纵断面观呈斜三角形。

茵陈

为菊科植物滨蒿 *Artemisia scoparia* Waldst.et Kit. 或茵陈蒿 *Artemisia capillaris* Thunb. 的干燥地上部分。春季幼苗高 6~10cm 时采收或秋季花蕾长成至花初开时采割，除去杂质和老茎，晒干。春季采收的习称"绵茵陈"，秋季采割的称"花茵陈"。

【质量执行标准】《中华人民共和国药典》（2020 年版一部）。

【药材性状】

绵茵陈　多卷曲成团状，灰白色或灰绿色，全体密被白色茸毛，绵软。茎细小，长 1.5~2.5cm，直径 0.1~0.2cm，除去表面白色茸毛后可见明显纵纹；质脆，易折断。叶具柄；展平后叶片呈一至三回羽状分裂，叶片长 1~3cm，宽约 1cm；小裂片卵形或稍呈倒披针形、条形，先端锐尖。气清香，味微苦。（见图 9-14）

花茵陈　茎呈圆柱形，多分枝，长 30~100cm，直径 2~8mm；表面淡紫色或紫色，有纵条纹，被短柔毛；体轻，质脆，断面类白色。叶密集，或多脱落；下部叶二至三回羽状深裂，裂片条形或细条形，两面密被白色柔毛；茎生叶一至二回羽状全裂，基部抱茎，裂片细丝状。头状花序卵形，多数集成圆锥状，长 1.2~1.5mm，直径 1~1.2mm，有短梗；总苞片 3~4 层，卵形，苞片 3 裂；外层雌花 6~10 个，可多达 15 个，内层两性花 2~10 个。瘦果长圆形，黄棕色。气芳香，味微苦。

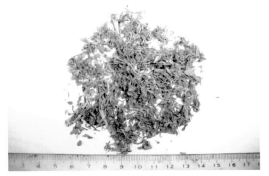

图 9-14　茵陈（绵茵陈）

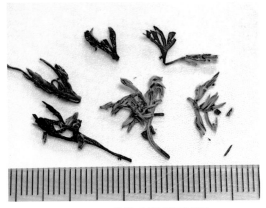

图 9-15　茵陈水浸后展开图

【饮片性状】同药材。

【杨按】茵陈药材均以质嫩、绵软如绒、色灰白或灰绿、香气浓者为佳。

近三年，我们陆续发现并拒收了以碱蒿、冷蒿、狭裂白蒿伪充茵陈销售的四个批次的来货，这说明当前存在着误采、误收茵陈的现象。茵陈药材细小又破碎，检验时需用水将样品泡软，在玻璃板上展开观察其叶片的形状（见图9-15），按照药典的描述并参照有关的中药材鉴别图典来确认其真伪。

按照陶弘景、李时珍等古代医家的临床用药经验：本品宜用陈旧之品，因为陈旧之品的临床疗效优于新品，如果选用道地药材则疗效更佳。滨蒿主产于陕西、河北等地，其中以陕西为道地产区；茵陈蒿主产于我国东部与南部沿海省区。茵陈蒿药材均来源于野生，以初春采摘的幼苗质量最好，甘肃民间有谚语曰："三月茵陈四月蒿，五月铲下当柴烧"。

【伪品及混淆品】

1. 白莲蒿　为菊科草本或半灌木植物白莲蒿 *Artemisia sacrorum* Ledeb. 的干燥幼苗。分布于我国北部地区。黑龙江和青海部分地区以其幼苗作茵陈入药。

2. 莳萝蒿　为菊科植物莳萝蒿 *Artemisia anethoides* Mattf. 的干燥幼苗。其幼苗在西北、山东、天津曾作茵陈药用。

3. 海州蒿　为菊科植物海州蒿 *Artemisia fauriei* Nakai. 的干燥幼苗。山东滨海地区和浙江宁波及天津等地以其幼苗作茵陈入药。

4. 阴行草　为玄参科植物阴行草 *Siphonostegiachinensis* Benth. 的干燥全草。在江西、广西部分地区作土茵陈使用，在云南、贵州称金钟茵陈。在北方地区作北刘寄奴入药。

茯苓

为多孔菌科真菌茯苓 *Poria cocos*（Schw.）Wolf 的干燥菌核。多于7~9月采挖，挖出后除去泥沙，堆置"发汗"后，摊开晾至表面干燥，再"发汗"，反复数次至现皱纹、内部水分大部散失后，阴干，称为"茯苓个"；或将鲜茯苓按不同部位切制，阴干，分别称为"茯苓块"和"茯苓片"。

【质量执行标准】《中华人民共和国药典》（2020年版一部）。

【药材性状】

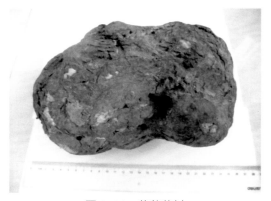

图9-16　茯苓药材

茯苓个　呈类球形、椭圆形、扁圆形或不规则团块，大小不一。外皮薄而粗糙，棕褐色至黑褐色，有明显的皱缩纹理。体重，质坚实，断面颗粒性，有的具裂隙，外层淡棕色，内部白色，少数淡红色，有的中间抱有松根。气微，味淡，嚼之黏牙。（见图9-16）

茯苓块　为去皮后切制的茯苓，呈立方块状或方块状厚片，大小不一。白色、淡红色或淡棕色。

茯苓片　为去皮后切制的茯苓，呈不规则厚片，厚薄不一。白色、淡红色或淡棕色。

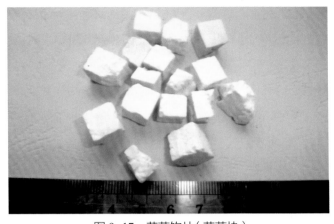

图 9-17　茯苓饮片（茯苓块）

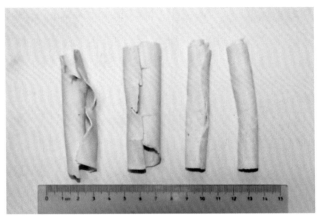

图 9-18　茯苓饮片（茯苓片）

【饮片性状】同药材"茯苓块"或"茯苓片"。（见图 9-17、9-18）

朱茯苓　形如茯苓片，表面朱红色。

茯苓皮　为不规则的带皮薄片，大小不一，外表面棕褐色或黑褐色，内面白色或淡棕色，质地松软，略具弹性。

【杨按】茯苓药材以体重坚实、外皮黑褐色而稍带光泽、皱纹深无裂隙、断面白色细腻、黏牙力强者为佳。茯苓饮片以大小均匀、色白细腻、黏牙力强者为佳。

当前的茯苓饮片商品主流为人工种植的产地鲜加工品，饮片规格为 1cm 大小的四方块。据我们观察，这种四方块的茯苓饮片无论是用煎药机还是人工用传统方法煎药，均不能煮透，煎煮过两煎的茯苓块砸开以后内部仍是干心的，为此我们医院采取了将茯苓丁打碎成颗粒后再用于调配处方的办法以保证药效。

以前曾遇到过茯苓的伪品，其伪品多为淀粉、面粉、滑石粉加胶汁人工压制切块而成，外形极相似。经验鉴别真伪有三种方法。第一为口嚼法：正品嚼之坚韧有黏牙感，味淡，无面糊味；伪品入口嚼之松散不黏牙，具明显的面糊味。第二为水试法：取样品泡于热水中观察，正品湿润但不崩解，水清澈；伪品吸水后崩解，使水混浊。第三为碘酒显色试验：取碘酒涂于样品上，不变色者为正品；显蓝色反应者为伪制品。

按照陶弘景、李时珍等古代医家的临床用药经验：本品如选用道地药材则疗效更佳。茯苓主产于湖北、安徽等省区，有栽培和野生两种，栽培者以安徽产量最大，有"安苓"之称，野生者以云南为著，称"云苓"。

【伪品及混淆品】伪品茯苓　多为人工伪造品，其外形和正品十分相似，有的用面粉加少量茯苓粉和匀晾干，切成方形茯苓丁，仔细观察，可见表面色泽略有不均匀，因含有淀粉，偶见霉斑，闻之气微，入口尝略有面糊味，无黏牙感；取少许粉末滴加稀碘液则变为淡蓝色。

胡黄连

为玄参科植物胡黄连 *Picrorhiza scrophulariiflora* Pennell 的干燥根茎。秋季采挖，除去须根和泥沙，

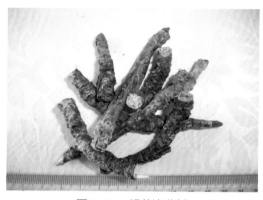

图 9-19　胡黄连药材

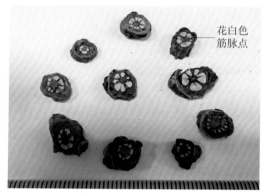

花白色
筋脉点

图 9-20　胡黄连饮片

晒干。

【质量执行标准】《中华人民共和国药典》（2020 年版一部）。

【药材性状】本品呈圆柱形，略弯曲，偶有分枝，长 3~12cm，直径 0.3~1cm。表面灰棕色至暗棕色，粗糙，有较密的环状节，具稍隆起的芽痕或根痕，上端密被暗棕色鳞片状的叶柄残基。体轻，质硬而脆，易折断，断面略平坦，淡棕色至暗棕色，木部有 4~10 个类白色点状维管束排列成环。气微，味极苦。（见图 9-19）

【饮片性状】本品呈不规则的圆形薄片。外表皮灰棕色至暗棕色。切面灰黑色或棕黑色，木部有 4~10 个类白色点状维管束排列成环，气微，味极苦。（见图 9-20）

【杨按】胡黄连药材以条粗，断面灰黑色，有花白点为佳。

胡黄连过去均为进口，主产于印度、锡金、尼泊尔。20 世纪 60 年代时在西藏日喀则的聂拉木、吉隆、亚东、山南的措那、洛扎等地发现有野生品分布，开始收购并供应市场。目前的胡黄连药材已多为家种品。性状鉴别特征：药材呈圆柱形，弯曲不直，形似枯树枝，长约 2~9cm，直径 3~8mm。表面灰黄色或灰棕色，部分发黑，粗糙，有隆起的疙瘩，上端有横环纹，中、下部有纵皱，顶端处有残留叶基。质轻脆，易折断。折断时有粉尘飞出。断面灰黑色或棕褐色，中间有花白色筋脉点 4~7 个，排列成环状。气微，味苦。

按照陶弘景、李时珍等古代医家的临床用药经验：本品见新不用陈，因为新品临床疗效优于陈品，如果选用道地药材则疗效更佳。胡黄连药材从前为进口药材，主产于印度、尼泊尔、锡金，西藏胡黄连分布于喜马拉雅山区西部。现今的胡黄连药材商品多为国产的家种品。

【经验鉴别术语释义】花白色筋脉点：指胡黄连断面的木部有 4~10 个类白色的点状维管束与灰黑色组织相间，排列成环状，该环的颜色呈花白色。

【伪品及混淆品】兔耳草　为玄参科植物兔耳草 *Lagotis glauca* Gaertn. 的根茎。根茎呈圆柱形，弯曲，全体形如僵蚕；表面黑棕色，密生环纹，须根痕多，质硬而脆，断面平坦，皮部暗棕色，木部黄白色，没有花白色筋脉点。气微，味淡、不苦。

南五味子

为木兰科植物华中五味子 *Schisandra sphenanthera* Rehd.et Wils. 的干燥成熟果实。秋季果实成熟时采摘，晒干，除去果梗和杂质。

【质量执行标准】《中华人民共和国药典》（2020 年版一部）。

【**药材性状**】本品呈球形或扁球形，直径 4~6mm。表面棕红色至暗棕色，干瘪，皱缩，果肉常紧贴于种子上。种子 1~2，肾形，表面棕黄色，有光泽，种皮薄而脆。果肉气微，味微酸。（见图 9-21）

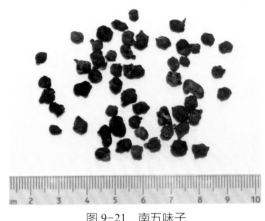

图 9-21　南五味子

【**饮片性状**】

南五味子　同药材。

醋南五味子　本品形如南五味子，表面棕黑色，油润，稍有光泽。微有醋香气。

蜜南五味子　本品呈球形或扁球形，直径 4~6mm。表面棕红色至棕褐色，皱缩，果肉紧贴种子上。种子 1~2，肾形，表面棕色，种皮薄而脆。具蜜香气，味微酸、微甜。

酒南五味子　形如蜜南五味子。表面棕褐色。具酒香气，味微酸。

【**杨按**】南五味子药材以表面棕黄色、有光泽、果肉较厚者为佳。醋南五味子以表面棕黑色，柔韧油润，具醋香气者为佳。

鉴别时遇到过南五味子的劣药，为南五味子提取过的残渣，其形如南五味子，表面棕褐色，果肉硬而干枯，较酥脆，易搓碎。气微，味淡。

按照陶弘景、李时珍等古代医家的临床用药经验：本品见新不用陈，因为新品临床疗效优于陈品，如果选用道地药材则疗效更佳。南五味子主产于湖北、陕西、湖南。

【**伪品及混淆品**】

1. 红花五味子　为木兰科植物红花五味子 *Schisandra rubriflora*（Franch.）Rehder 的成熟果实。球形，深红色，直径 3~5mm；果皮薄而半透明状，内含种子 1~2 粒，似肾形，黄棕色，表面略呈颗粒状。气清香。果皮表皮细胞较大，壁呈念珠状增厚，油细胞直径 50~70μm。种皮表皮石细胞长约 50μm，直径 20~30μm，内含棕色物，壁厚；壁孔及孔沟均不明显。种皮表皮下石细胞类圆形、卵形、棱形，壁厚薄不一。

2. 葡萄科植物的果实　多呈不规则圆球形，直径 5~8mm。表面棕色或棕褐色，皱缩不平。内含种子 2~3 粒，种子卵圆形或三角状卵圆形，一端钝圆，一端稍尖，表面红棕色，背面有 1 个匙形浅沟，腹面中央有 1 个突起的棱（种脊），两侧各有 1 个长圆形凹陷。味酸，微甜。

南沙参

为桔梗科植物轮叶沙参 *Adenophora tetraphylla*（Thunb.）Fisch. 或沙参 *Adenophora stricta* Miq. 的干燥根。春、秋二季采挖，除去须根，洗后趁鲜刮去粗皮，洗净，干燥。

【**质量执行标准**】《中华人民共和国药典》（2020 年版一部）。

【**药材性状**】本品呈圆锥形或圆柱形，略弯曲，长 7~27cm，直径 0.8~3cm。表面黄白色或淡棕黄色，

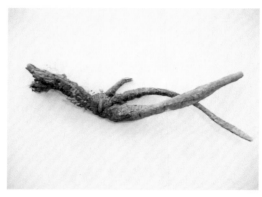

图 9-22　南沙参药材

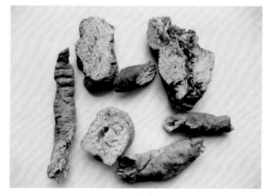

图 9-23　南沙参饮片

凹陷处常有残留粗皮，上部多有深陷横纹，呈断续的环状，下部有纵纹和纵沟。顶端具 1 或 2 个根茎。体轻，质松泡，易折断，断面不平坦，黄白色，多裂隙。气微，味微甘。（见图 9-22）

【饮片性状】

南沙参　本品呈圆形、类圆形或不规则形厚片。外表皮黄白色或淡棕黄色，切面黄白色，有不规则裂隙。气微，味微甘。（见图 9-23）

蜜沙参　形如南沙参片，表面橙黄色或焦黄色，偶见焦斑，味甜。

【杨按】南沙参药材以条粗长、饱满无外皮、不空心、色黄白而味甘者为佳。南沙参饮片以片大、厚薄均匀、不空心、味甜者为佳。

南沙参有"泡参"和"泡沙参"之别名，因为它有"体轻、质泡松"的明显特征，断面充满不规则裂隙，裂隙长短宽窄不一、弯曲不直、方向不定，口尝味微甜。

南沙参药材全国许多地区均产，其中以安徽、江苏、浙江、贵州、湖南、湖北为道地产区。依照中医传统经验：本品见新不用陈，新品疗效更好。本品极易生虫，虫蛀品不可再药用。

【经验鉴别术语释义】泡沙参：南沙参有"体轻、质泡松"的明显特征，断面充满不规则裂隙，这是与北沙参的明显区别点，故老药工习称"泡沙参"。

【伪品及混淆品】

1. 霞草　为石竹科植物霞草 *Gypsophila oldhamiana* Miq. 的根。我们曾经见过一种假南沙参，经鉴定是石竹科丝石竹属植物霞草的根。根呈圆锥形，根头部有分叉，有小型突起的地上茎痕。表面棕黄色或灰棕黄色，有扭曲的纵沟纹，部分栓皮已除去，呈黄白色，形成棕黄相间的花纹；近根头处有多数凸起的圆形支根痕及细环纹。质坚实，不易折断，断面不平坦，有 3~4 层黄白色相间排列所成的环状花纹（异型维管束）。气微，味苦、辛辣，有刺喉感。

2. 满天星　为石竹科植物圆锥石头花 *Gypsophila paniculata* Linn. 的干燥根茎。根圆柱形或圆锥形，表面纵皱的凹陷处有残余而形成棕白色相间的纹理。质坚硬，不易折断，断面可见异型维管束 2~3 轮，有强烈的苦涩味。

枳壳

为芸香科植物酸橙 *Citrus aurantium* L. 及其栽培变种的干燥未成熟果实。7 月果皮尚绿时采收，自中部横切为两半，晒干或低温干燥。

【质量执行标准】《中华人民共和国药典》（2020 年版一部）。

【药材性状】本品呈半球形，直径 3~5cm。外果皮棕褐色至褐色，有颗粒状突起，突起的顶端有凹点状油室；有明显的花柱残迹或果梗痕。切面中果皮黄白色，光滑而稍隆起，厚 0.4~1.3cm，边缘散有 1~2 列油室，瓤囊 7~12 瓣，少数至 15 瓣，汁囊干缩呈棕色至棕褐色，内藏种子。质坚硬，不易折断。气清香，味苦、微酸。（见图 9-24）

【饮片性状】

枳壳　本品呈不规则弧状条形薄片。切面外果皮棕褐色至褐色，中果皮黄白色至黄棕色，近外缘有 1~2 列点状油室，内侧有的有少量紫褐色瓤囊。（见图 9-25）

麸炒枳壳　本品形如枳壳片，色较深，偶有焦斑。（见图 9-26）

【杨按】枳壳药材以外皮色绿褐、果肉厚、质坚硬、香气浓者为佳。

枳壳和枳实药材的腹面都有"翻口如覆盆状"之特征。枳壳表皮棕褐色或褐色，有密集的颗粒状突起，突起的顶端有凹点状油室，老药工将外皮上的此特征称之为"火山口"。（见图 9-27）中果皮坚实、细

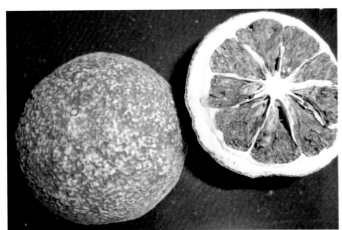

图 9-24　枳壳药材

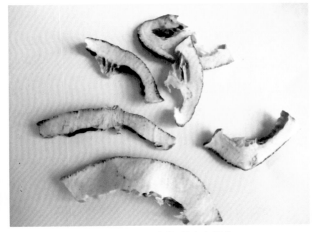

图 9-25　枳壳饮片（生品）

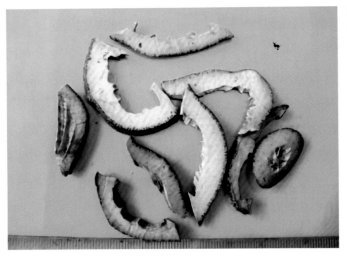

图 9-26　麸炒枳壳饮片

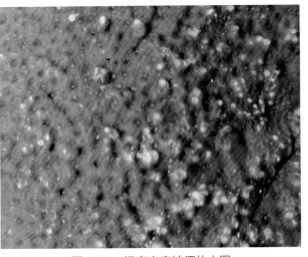

图 9-27　枳壳表皮特征放大图

腻、平滑，有车轮状瓢囊 7~12 瓣。

按照陶弘景、李时珍等古代医家的临床用药经验：本品宜用陈旧之品，因为陈旧之品的临床疗效优于新品，如果选用道地药材则疗效更佳。枳壳药材主产于重庆、四川、江西、湖南，以湖南、重庆江津、江西樟树的黄冈和新干三湖州为道地产区，所产药材商品习称"江枳壳"。

【经验鉴别术语释义】

火山口：正品枳壳的表皮棕褐色或褐色，有密集的颗粒状突起，在突起的顶端有凹点状油室，老药工将此特征形象地称之为"火山口"。

翻口如覆盆状：是指枳实和枳壳对开的切面中间高而周边低，状如瓦盆的边缘，故老药工将此特征称为"翻口如覆盆状"。

【伪品及混淆品】

1. 胡柚　本品表皮较平滑，密布针孔状小油点。中果皮较厚而松泡，稍粗糙。有车轮状瓢囊 7~11 瓣，常见为 10 瓣。

2. 香圆　本品表皮黑绿色或黄棕色，密被凹陷的小油点及网状隆起的粗皱纹。质坚硬，中果皮厚约 0.5cm，瓢囊 9~11 室。

3. 枸橘　本品同科同属植物，又名"绿衣枳壳"。果实较小，外果皮淡黄色或绿黄色，被有白色茸毛。切面果肉薄，黄白色。瓢 6~8 瓣，棕褐色。气香，味淡、微酸苦。

4. 甜橙　为芸香科植物甜橙 *Citrus sinensis* Osbeck 的干燥果实。半球形或切成薄片，直径 3~5cm；外表面绿褐色或棕褐色，具细颗粒状突起，凹凸不平，中央有明显的花柱残迹或果梗痕；切面中果皮黄白色，边缘外侧有 1~2 列不甚明显的油室，果皮厚 1~4mm，瓢囊 11~12 瓣，汁囊棕色或棕褐色。质稍硬而脆。气微香，味苦而辛。

枳实

为芸香科植物酸橙 *Citrus aurantium* L. 及其栽培变种或甜橙 *Citrus sinensis* Osbeck 的干燥幼果。5~6 月收集自落的果实，除去杂质，自中部横切为两半，晒干或低温干燥，较小者直接晒干或低温干燥。

【质量执行标准】《中华人民共和国药典》（2020 年版一部）。

【药材性状】呈半球形，少数为球形，直径 0.5~2.5cm。外果皮黑绿色或棕褐色，具颗粒状突起和皱纹，有明显的花柱残迹或果梗痕。切面中果皮略隆起，黄白色或黄褐色，厚 0.3~1.2cm，边缘有 1~2 列油室，瓢囊棕褐色。质坚硬。气清香，味苦、微酸。

（见图 9-28）

【饮片性状】

枳实　为不规则弧状条形或圆形薄

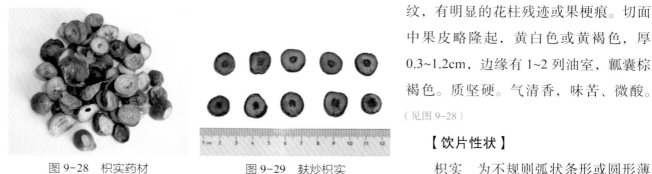

图 9-28　枳实药材　　　　图 9-29　麸炒枳实

片，切面外果皮黑绿色或棕褐色，中果皮部分黄白色至黄棕色，近外缘有 1~2 列点状油室，条片内侧或圆片中央具棕褐色瓤囊。气清香，味苦、微酸。

麸炒枳实　形如枳实片，色较深，有的有焦斑。气焦香，味微苦，微酸。（见图 9-29）

炒枳实　形如枳实片，表面深黄色，有焦斑，质脆易折断。气焦香，味较弱。

【杨按】枳实以外皮黑褐色、肉厚、瓤小、体坚实、香气浓烈者为佳。

现行版药典规定枳实有两个来源：一个是酸橙及其栽培变种，另一个是甜橙。酸橙是传统入药品种，甜橙为基于货源问题增加的新品种，两者相似又不同。枳实药材切面中果皮略隆起，壁较厚，黄白色或黄褐色；瓤囊较小，棕褐色。整个枳实药材的正面观形如鹅眼，故老药工称之为"鹅眼枳实"，为枳实中的上品。枳壳和枳实药材的腹面都有"翻口如覆盆状"之特征。

按照陶弘景、李时珍等古代医家的临床用药经验：本品见新不用陈，因为新品临床疗效优于陈品，如果选用道地药材则疗效更佳。枳实药材主产于重庆、四川、江西、湖南，以湖南、重庆江津、江西樟树的黄冈和新干三湖州为道地产区。

【经验鉴别术语释义】鹅眼枳实：指切为两半的酸橙幼果中心鼓起，周边渐收缩，呈翻口状。正面观周边一圈果皮厚而色白，中间果瓤紫黑色呈车轮状，形似鹅眼，故名。

【伪品及混淆品】

1. 香橼枳实　为芸香科枳属的枳（枸橘）*Citrus trifoliata* L. 的干燥果实，现在市场上也有，其幼果叫绿衣枳实。顾名思义，绿衣枳实的果皮呈绿色，表面有毛，收载于《福建省中药材标准》，大部分商品供出口使用。香橼的来源与枳实不同，是芸香科植物枸橼或香圆的干燥未成熟果实。枸橼呈圆形或长圆形片，横切片外果皮黄色或黄绿色，边缘呈波状，散有凹入的油点；中果皮黄白色或淡棕黄色，有不规则的网状突起的维管束；瓤囊 10~17 室。纵切片中心柱较粗壮。质柔韧。香圆呈类球形、半球形或圆。表面黑绿色或黄棕色，密被凹陷的小油点及网状隆起的粗皱纹，顶端有花柱残痕及隆起的环圈，基部有果梗残基。质坚硬。剖面或横切薄片，边缘油点明显；瓤囊 9~11 室，棕色或淡红棕色，间或有黄白色种子。

2. 个青皮　为芸香科植物橘 *Citrus reticulata* Blanco 及其栽培变种的干燥幼果。青皮根据入药部位又分为"个青皮"和"四花青皮"，其中的干燥幼果（个青皮）切成片与枳实相似。个青皮的表面比较光滑，中果皮较薄，瓤囊比较大。

3. 丑橘幼果　为丑橘的幼果表皮颜色偏绿，表面皱缩，中果皮切面有颗粒状偏白色的凸起。不法商家常用来冒充个青皮和枳实。

4. 胡柚幼果　为胡柚的果柄痕成圈状且较大。切成片后，其外果皮比较光滑，中果皮较厚，浅棕色至棕褐色。

柏子仁

为柏科植物侧柏 *Platycladus orientalis*（L.）Franco 的干燥成熟种仁。秋、冬二季采收成熟种子，晒干，

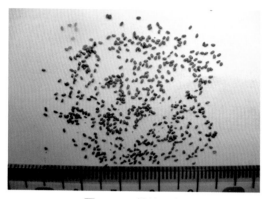

图 9-30　炒柏子仁

除去种皮，收集种仁。

【质量执行标准】《中华人民共和国药典》（2020 年版一部）。

【药材性状】本品呈长卵形或长椭圆形，长 4~7mm，直径 1.5~3mm。表面黄白色或淡黄棕色，外包膜质内种皮，顶端略尖，有深褐色的小点，基部钝圆。质软，富油性。气微香，味淡。

【饮片性状】

柏子仁　同药材。

柏子仁霜　本品为均匀、疏松的淡黄色粉末，微显油性，气微香。

炒柏子仁　形如柏子仁，表面油黄色，偶见焦斑，具焦香气。（见图 9-30）

【杨按】药材以饱满，色黄白者为佳。

柏子仁药材呈长卵形或长椭圆形；表面黄白色或淡黄棕色，外包一层膜质内种皮，微有光泽；顶端略尖、带有深褐色的小点，老药工习称其为"黑尖尖"；基部钝圆。质地酥软，富油性，气香，味淡。我们以前遇到过的柏子仁质量问题主要表现为：①皮壳没有去除干净或者是用双氧水漂白后的带壳柏子，带壳的柏子仁用口尝时会有明显牙碜感和顶牙感；②陈货（走油品），这种劣质柏子仁有明显的败油气，颜色较深，呈黄棕色至深棕色。

按照陶弘景、李时珍等古代医家的临床用药经验：本品见新不用陈，因为新品临床疗效优于陈品，如果选用道地药材则疗效更佳。柏子仁药材主产于山东、河南、安徽等地。

【经验鉴别术语释义】黑尖尖：柏子仁的顶端略尖、带有深褐色的小点，老药工习称其为"黑尖尖"，此特征是经验鉴别柏子仁真伪的主要依据。

【伪品及混淆品】亚麻仁　本品为亚麻科植物亚麻 *Linum usitatissimum* L. 的种子经加工去皮后的种仁，其形状类似柏子仁，但没有"黑尖尖"之特征。

栀子

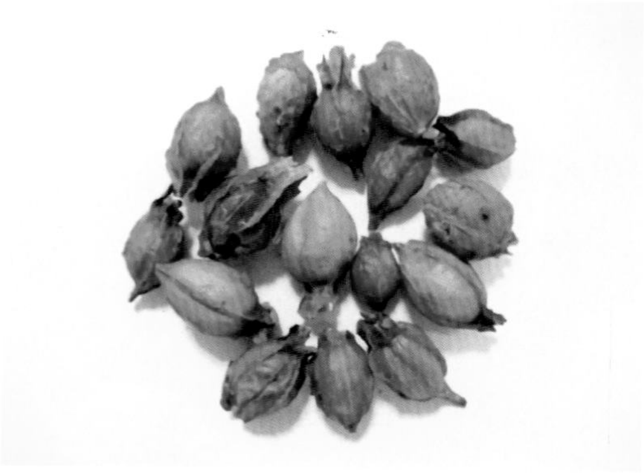

为茜草科植物栀子 *Gardenia jasminoides* Ellis 的干燥成熟果实。9~11 月果实成熟呈红黄色时采收，除去果梗和杂质，蒸至上气或置沸水中略烫，取出，干燥。

【质量执行标准】《中华人民共和国药典》（2020 年版一部）。

【药材性状】本品呈长卵圆形或椭圆形，长 1.5~3.5cm，直径 1~1.5cm。表面红黄色或棕红色，具 6 条翅状纵棱，棱间常有 1 条明显的纵脉纹，并有分枝。顶端残存萼片，基部稍尖，有残留果梗。果皮薄而脆，略有光泽；内表面色较浅，有光

图 9-31　栀子

泽，具 2~3 条隆起的假隔膜。种子多数，扁卵圆形，集结成团，深红色或红黄色，表面密具细小疣状突起。气微，味微酸而苦。（见图 9-31）

【饮片性状】

栀子　本品呈不规则的碎块。果皮表面红黄色或棕红色，有的可见翅状纵横。种子多数，扁卵圆形，深红色或红黄色。气微，味微酸而苦。

炒栀子　本品形如栀子碎块，黄褐色。（见图 9-32）

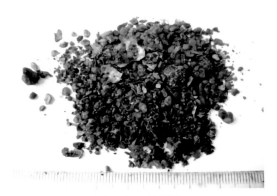

图 9-32　炒栀子

焦栀子　本品形如栀子碎块，表面焦褐色。

栀子炭　本品形如栀子碎块，表面黑褐色或焦黑色。

姜栀子　本品形如栀子碎块，表面金黄色，具姜辣味。

【杨按】栀子药材以皮薄、饱满、色红黄者为佳。栀子饮片以碎块大小均匀、色红黄、无碎屑及梗叶者为佳。炒栀子以黄褐色均匀、无焦斑者为佳。焦栀子以焦斑均匀、无炭化者为佳。

栀子浸入水中可使水染成金黄色。（见图 9-33）

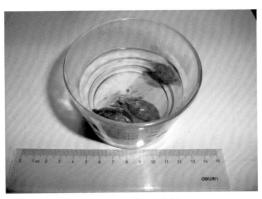

图 9-33　栀子水试

按照陶弘景、李时珍等古代医家的临床用药经验：本品见新不用陈，因为新品临床疗效优于陈品，如果选用道地药材则疗效更佳。栀子药材主产于长江以南各省区，其中以湖南、江西、福建为道地产区。

【伪品及混淆品】水栀子（马栀子）　为同属植物大花栀子 Gardenia jasminoides Ellis var.grandiflora Nakai. 的果实。果实与栀子相似，唯个头较长较大，翅状纵棱较高，且多卷褶，顶端宿萼较大，果皮较厚，内仁深黄带红色。

枸杞子

为茄科植物宁夏枸杞 Lycium barbarum L. 的干燥成熟果实。夏、秋二季果实呈红色时采收，热风烘干，除去果梗，或晾至皮皱后，晒干，除去果梗。

【质量执行标准】《中华人民共和国药典》（2020 年版一部）。

【药材性状】本品呈类纺锤形或椭圆形，长 6~20mm，直径 3~10mm。表面红色或暗红色，顶端有小突起状的花柱痕，基部有白色的果梗痕。果皮柔韧，皱缩；果肉肉质，柔润。种子 20~50 粒，类肾形，扁而翘，长 1.5~1.9mm，宽 1~1.7mm，表面浅黄色或棕黄色。气微，味甜。（见图 9-34）

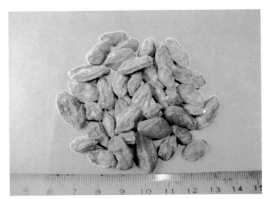

图 9-34　枸杞子

【饮片性状】同药材。

【杨按】枸杞药材以果实鲜红、个大、油润、皮薄、肉厚、子少、味甜者为佳。

按照陶弘景、李时珍等古代医家的临床用药经验：本品见新不用陈，因为新品临床疗效优于陈品，如果选用道地药材则疗效更佳。枸杞子药材以宁夏中宁、中卫为道地产区。

枸杞是我国传统的药食两用品，中医将其作为补肾壮阳功效应用，李时珍《本草纲目》收载的谚语云："去家千里，勿食罗摩、枸杞。"

【**伪品及混淆品**】

1. 土枸杞子　为同属植物枸杞 Lycium chinense Mill. 的果实。呈椭圆形或圆柱形，两端略尖。表面红色至暗红色，具不规则的皱纹，无光泽，质柔软而略滋润。果实内藏种子多粒。该品种质量较差，不宜作"枸杞子"入药。

2. 大枸杞　为同属植物北方枸杞 Lycium chinense Mill. var. potaninii（Pojark.）A.M.Lu（Solanaceae）的果实。果实个大、肉薄、子多、味微甜而酸苦。

3. 甘枸杞　为同属植物毛蕊枸杞（新疆枸杞）Lycium dasystemum Pojank. 或黑果枸杞 Lycium ruthenicum Murr. 的成熟果实。果实粒小。表面暗红色，无光泽，质略柔软。味甘而酸。

柿蒂

为柿树科植物柿 Diospyros kaki Thunb. 的干燥宿萼。冬季果实成熟时采摘，食用时收集，洗净，晒干。

【质量执行标准】《中华人民共和国药典》（2020 年版一部）。

【药材性状】本品呈扁圆形，直径 1.5~2.5cm。中央较厚，微隆起，有果实脱落后的圆形疤痕，边缘较薄，4 裂，裂片多反卷，易碎；基部有果梗或圆孔状的果梗痕。外表面黄褐色或红棕色，内表面黄棕色，密被细茸毛。质硬而脆。气微，味涩。（见图 9-35）

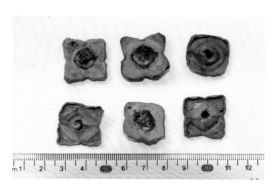

图 9-35　柿蒂

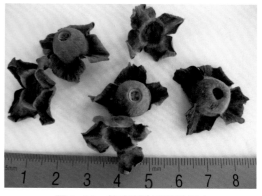

图 9-36　软枣蒂（柿蒂伪品）

【饮片性状】同药材。

【杨按】柿蒂以个大而厚、质硬、色黄褐色者为佳。

近年来，我们在饮片验收工作中发现了多批次的假柿蒂和部分掺假的柿蒂，我们鉴别真假柿蒂的经验为：柿蒂的宿萼扁圆，中央微隆起；裂片三角形多向上反卷；腹面类方形，密被锈色短茸毛；体轻质脆。假柿蒂为软枣蒂（又称为油柿蒂、黑枣蒂、油柿蒂），宿萼隆起呈帽状，裂片多向下反卷，腹面呈圆形，多数中间呈空洞，茸毛较稀疏，质硬而坚（见图 9-36）。最简单的鉴别方法是看一看有无柿肉的残留物即可分辨其真假，真柿蒂有柿肉残留，伪品则无。

　　按照陶弘景、李时珍等古代医家的临床用药经验：本品宜用陈旧之品，因为陈品的临床疗效优于新品，如果选用道地药材则疗效更佳。柿蒂药材主产于河北、河南、山东。

　　【伪品及混淆品】黑枣蒂　为柿树科植物君迁子 *Diospyros lotus* L. 的干燥宿萼。本品较柿蒂小，略呈扁圆形，直径约 1cm。表面黄褐色或红棕色。中央稍厚，果实脱落出的圆形疤痕较深。外侧有一明显黑色环，直径约 0.5cm，萼片边缘较薄。

威灵仙

　　为毛茛科植物威灵仙 *Clematis chinensis* Osbeck、棉团铁线莲 *Clematis hexapetala* Pall. 或东北铁线莲 *Clematis manshurica* Rupr. 的干燥根和根茎。秋季采挖，除去泥沙，晒干。

　　【质量执行标准】《中华人民共和国药典》（2020 年版一部）。

　　【药材性状】

　　威灵仙　根茎呈柱状，长 1.5~10cm，直径 0.3~1.5cm；表面淡棕黄色；顶端残留茎基；质较坚韧，断面纤维性；下侧着生多数细根。根呈细长圆柱形，稍弯曲，长 7~15cm，直径 0.1~0.3cm；表面黑褐色，有细纵纹，有的皮部脱落，露出黄白色木部；质硬脆，易折断，断面皮部较广，木部淡黄色，略呈方形，皮部与木部间常有裂隙。气微，味淡。（见图 9-37）

　　棉团铁线莲　根茎呈短柱状，长 1~4cm，直径 0.5~1cm。根长 4~20cm，直径 0. 1~ 0. 2cm；表面棕褐色至棕黑色；断面木部圆形。味咸。

　　东北铁线莲　根茎呈柱状，长 1~11cm，直径 0.5~2.5cm。根较密集，长 5~23cm，直径 0.l~ 0.4cm；表面棕黑色；断面木部近圆形。味辛辣。

　　【饮片性状】

　　威灵仙　本品呈不规则的段。表面黑褐色、棕褐色或棕黑色，有细纵纹，有的皮部脱落，露出黄白色木部。切面皮部较广，木部淡黄色，略呈方形或近圆形，皮部与木部间常有裂隙。（见图 9-38）

　　酒威灵仙　形如威灵仙段、片，表面呈黄色或微黄色。微有酒气。

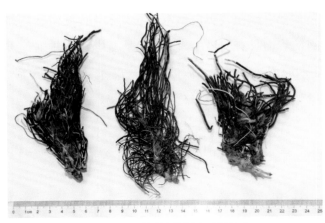

图 9-37　威灵仙药材（威灵仙）

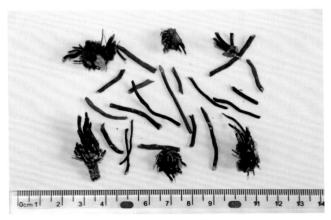

图 9-38　威灵仙饮片

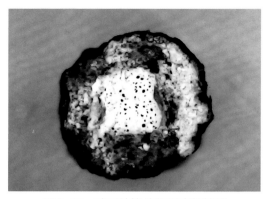

图 9-39　威灵仙饮片断面皮部特征

【杨按】威灵仙药材以根茎粗大、根条均匀、质坚脆、皮黑、断面黄白色、无地上残基者为佳。威灵仙饮片以段粗、均匀、质坚脆、皮黑、无杂质者为佳。

药典品的威灵仙为毛茛科植物威灵仙、棉团铁线莲（山蓼）或东北铁线莲（黑薇）的干燥根及根茎。威灵仙鉴别特征：根呈细长圆柱形，表面黑褐色，质硬脆，易折断，断面皮部较广，木部淡黄色，略呈方形，味淡微苦（见图39）；棉团铁线莲鉴别特征：根的表面棕褐色至棕黑色，断面木部圆形，味咸，东北铁线莲鉴别特征：根较密集，表面棕黑色，断面木部近圆形，味辛辣。

近年来，我们在中药饮片验收的过程中发现了三个批次的威灵仙饮片中掺有升麻的须根，应特别注意鉴别。威灵仙与升麻须根的断面特征比较：威灵仙的木部黄白色，类似于四方形；升麻须根的木部黄白色，类似于梅花形。

按照陶弘景、李时珍等古代医家的临床用药经验：本品见新不用陈，因为新品临床疗效优于陈品，如果选用道地药材则疗效更佳。威灵仙药材以江苏、浙江、江西、安徽地区为道地产区，棉团铁线莲以东北及山东省为道地产区，东北铁线莲以东北地区为道地产区。

我国民间有谚语云："铁脚威灵仙，沙糖和醋煎；口口咽下喉，鲠骨软如棉。"

【伪品及混淆品】

1. 铁丝威灵仙　为百合科植物鞘柄菝葜 Smilax stans Maxim. 和黑叶菝葜 Smilax nigrescens Wang et Tang ex P.Y.Li. 的干燥根及根茎。根茎呈不规则块状，有针状小刺，下侧着生多数细长的根。表面灰褐色或灰棕色，具细小钩状刺。质韧，不易折断，有弹性。

2. 滇威灵仙　为菊科植物显脉旋覆花 Inula nervosa DC. 的根。根壮茎短，直径 0.5~2cm，其上多有茎的残痕，并着生众多黄棕色茸毛。须根十数条，常弯曲，长 5~15cm，直径 1~5mm，表面黑褐色或灰褐色，具皱纹，易折断，断面木部淡黄色，皮部与木部易分离。

3. 升麻须根　为毛茛科植物升麻 Cimicifuga foetida L. 的干燥须根。本品呈细长圆柱形，直径 0.1~0.5cm，表面黑褐色或棕褐色，具细纵纹，有的皮部脱落，露出浅黄白色木质部，木化程度明显且有裂隙，具有一定的柴性；有的表面具脱落的须根痕，有的表面具有明显的刀割痕迹，呈断续状排列；质硬脆，易折断，断面皮部较窄，木部淡黄白色，呈初生四原型或六原型，似梅花状，皮部与木部易分离，气微，味微苦而涩。

厚朴

为木兰科植物厚朴 Magnolia officinalis Rehd. et Wils. 或凹叶厚朴 Magnolia officinalis Rehd. et Wils. var. biloba Rehd. et Wils. 的干燥干皮、根皮及枝皮。4~6月剥取，根皮和枝皮直接阴干；干皮置沸水中微煮后，

堆置阴湿处，"发汗"至内表面变紫褐色或棕褐色时，蒸软，取出，卷成筒状，干燥。

【质量执行标准】《中华人民共和国药典》（2020 年版一部）。

【药材性状】

干皮　呈卷筒状或双卷筒状，长 30~35cm，厚 0.2~0.7cm，习称"筒朴"；近根部的干皮一端展开如喇叭口，长 13~25cm，厚 0.3~0.8cm，习称"靴筒朴"。外表面灰棕色或灰褐色，粗糙，有时呈鳞片状，较易剥落，有明显椭圆形皮孔和纵皱纹，刮去粗皮者显黄棕色。内表面紫棕色或深紫褐色，较平滑，具细密纵纹，划之显油痕。质坚硬，不易折断，断面颗粒性，外层灰棕色，内层紫褐色或棕色，有油性，有的可见多数小亮星。气香，味辛辣、微苦。（见图 9-40）

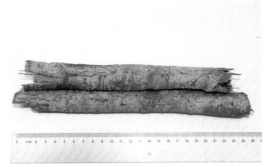

图 9-40　厚朴药材（干皮）

根皮（根朴）　呈单筒状或不规则块片；有的弯曲似鸡肠，习称"鸡肠朴"。质硬，较易折断，断面纤维性。

枝皮（枝朴）　呈单筒状，长 10~20cm，厚 0.1~0.2cm。质脆，易折断，断面纤维性。

【饮片性状】

厚朴　本品呈弯曲的丝条状或单、双卷筒状。外表面灰褐色，有时可见椭圆形皮孔或纵皱纹。内表面紫棕色或深紫褐色，较平滑，具细密纵纹，划之显油痕。切面颗粒性，有油性，有的可见小亮星。气香，味辛辣、微苦。（见图 9-41）

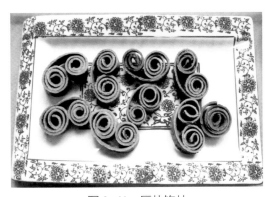

图 9-41　厚朴饮片

姜厚朴　本品形如厚朴丝，表面灰褐色，偶见焦斑。略有姜辣气。

【杨按】厚朴药材以刮净粗栓皮、皮厚肉细、油性大、断面紫棕色、显颗粒性、对光看有小亮星、气味浓厚者为质佳。厚朴饮片以双卷筒、皮厚、油性足、香味浓者为佳。

厚朴的鉴别要点为：①外皮上有"娃娃嘴"；②用指甲划其内表面可见油痕；③断面现颗粒性，在太阳光下观察有闪烁的小亮星；④口尝之先出现姜辣味，后出现明显的苦味。

厚朴商品按取材部位和加工形状分为：鸡肠朴（树的细根皮，形如鸡肠故名）、根朴（主根皮）、靴朴（根部主杆上剥下的皮，上细下粗，形如长筒靴）、筒朴（主杆或粗枝干上的皮，呈单卷筒或双卷筒状）、枝朴（树枝皮，皮层较薄）5 个规格。

厚朴药材商品有干皮、根皮、枝皮之分。

干皮：商品习称"筒朴"，呈卷筒状或双卷筒状；外皮上有明显突出的椭圆形皮孔、中间有裂缝，老药工形象地将此特征叫"娃娃嘴"。近根部的干皮一端展开如喇叭口，商品习称"靴筒朴"。断面颗粒性。

根皮：商品习称"根朴"，为主根及支根的皮，形状不一，有卷筒状、片块状、羊耳状等；其中的细小根皮形弯曲如鸡肠者商品习称"鸡肠朴"，断面纤维性。

枝皮：商品习称"枝朴"，呈单筒状，断面纤维性。

正品厚朴无论何种规格，均有以下三个方面特点：①内表面紫棕色，用指甲划之显油痕；②断面紫棕色，现颗粒性，在太阳光下看有小亮星（厚朴酚晶体）；③口尝味苦而香辣，嚼之少渣。

厚朴的伪品很多，应注意鉴别。充作厚朴商品流通的有野厚朴、土厚朴、柴朴、姜朴等。据文献资料统计，各地曾作厚朴用的混杂品种计6个科30多种植物。甘肃药材市场上的伪品主要为姜朴（木兰树的皮）。姜朴断面纤维性，无颗粒性特征，对光视亦无小亮星。口尝只具姜辣味而无苦味。

按照陶弘景、李时珍等古代医家的临床用药经验：本品见新不用陈，因为新品临床疗效优于陈品，如果选用道地药材则疗效更佳。川朴（厚朴）主产于四川、湖北、云南、贵州、安徽等地，其中以四川及湖北恩施为道地产区；温朴（凹叶厚朴）主产于浙江、福建等地，其中以浙江温州为道地产区。

【经验鉴别术语释义】娃娃嘴：指厚朴皮部外表面有明显的椭圆形皮孔，且皮孔中间常有一条裂纹，形如人的口唇。老药工形象地称之为"娃娃嘴"。这是厚朴性状鉴别的依据之一。

【伪品及混淆品】

1. 木兰科植物的树皮　常见有湖北木兰、四川木莲、桂南木莲、凹叶木兰、山玉兰、望春玉兰、紫玉兰、玉兰、威士木兰等。

2. 非木兰科植物的树皮　如胡桃科、大戟科、樟科、杜鹃科、五加科、蔷薇科等。以上伪品的性状均与正品厚朴有原则上的区别，注意区分。

砂仁

为姜科植物阳春砂 *Amomum villosum* Lour.、绿壳砂 *Amomum villosum* Lour. var. *xanthioides* T.L.Wu et Senjen 或海南砂 *Amomum longiligulare* T.L.Wu 的干燥成熟果实。夏、秋二季果实成熟时采收，晒干或低温干燥。

【质量执行标准】《中华人民共和国药典》（2020 年版一部）。

【药材性状】

阳春砂、绿壳砂　呈椭圆形或卵圆形，有不明显的三棱，长 1.5~2cm，直径 1~1.5cm。表面棕褐色，密生刺状突起，顶端有花被残基，基部常有果梗。果皮薄而软。种子集结成团，具三钝棱，中有白色隔膜，将种子团分成 3 瓣，每瓣有种子 5~26 粒。种子为不规则多面体，直径 2~3mm；表面棕红色或暗褐色，有细皱纹，外被淡棕色膜质假种皮；质硬，胚乳灰白色。气芳香而浓烈，味辛凉、微苦。（见图 9-42）

海南砂　呈长椭圆形或卵圆形，有明显的三棱，长 1.5~2cm，直径 0.8~1.2cm。表面被片状、分枝的软刺，基部具果梗痕。果皮厚而硬。种子团较小，每瓣有种子 3~24 粒；种子直径 1.5~2mm。气味稍淡。

【饮片性状】

砂仁　同药材。

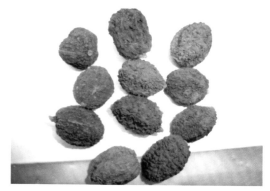

图 9-42　砂仁（阳春砂）

盐砂仁　形如砂仁，色泽加深，味微咸。

【杨按】砂仁药材以种仁饱满、红棕色、香气浓者为佳。

砂仁药材分为国产砂仁和进口砂仁两类。国产品主要为阳春砂，因原产地为广东阳春而得名。阳春砂果实呈三棱状椭圆形，外皮棕色，密生短软刺。剥去外壳，种子团分为三瓣，表面红棕色至棕黑色；口尝味辛凉（先有姜辣味后有薄荷样的清凉感）微苦。进口砂仁主要为缩砂，主产于越南、泰国等地，形状略同阳春砂，但一头大一头小，去皮后的种子团外表呈灰褐色，气味同国产砂仁。从前，中医将砂仁分部位药用，剥下的外壳称砂壳，作为安胎药使用；将其种子团称为砂仁米或砂仁，作为理气化湿药使用。药商则将筛选出的大颗粒砂仁米称"砂王"，小颗粒者称"砂头"。

近年来砂仁货源较紧，市场上砂仁掺假的情况严重。据笔者调查，掺伪品为姜科多种植物的种子团或散仁。如海南土砂仁、山姜的种子团、白豆蔻的种子团、益智仁的种子团、草豆蔻揉碎后的散仁等。壳砂掺伪情况很少见，掺假主要在米砂中，应留心鉴别。凡掺假物粗看略象，细辨还是形状有别。口尝其味最明显，据我们的经验，凡伪品只具姜辣味而无薄荷样清凉味。正品砂仁口嚼时先出现姜辣味，然后就出现薄荷样的辛凉味。口尝时如果没有薄荷样的辛凉味，即可判定为伪品。

按照陶弘景、李时珍等古代医家的临床用药经验：本品见新不用陈，因为新品临床疗效优于陈品，如果选用道地药材则疗效更佳。阳春砂主产于广东，其中以广东阳春为道地产区，广东高州、信宜产量较大；绿壳砂以云南为道地产区；海南砂以海南为道地产区；进口砂仁主产于越南、泰国等国。

【经验鉴别术语释义】砂壳、砂米：阳春砂或缩砂的完整干燥果实习称壳砂仁。剥去外壳的种子团称"砂仁"。筛选出的较大颗粒旧称"砂王"；小粒则称为"砂头"；散碎单粒称"砂米"；剥下的外壳称"砂壳"。

【伪品及混淆品】

1. 砂仁属

（1）红壳砂仁 *Amomum aurantiacum* H.T.Tsaiet S.W.Zhao. 的干燥果实。果实近球形，果皮具稀疏而较长的刺状突起，被黄色柔毛。每室种子 11~15 粒，种子表面具细纵条纹。气香，味微苦。

（2）印度砂仁（尼泊尔豆蔻）*Amomum subulatum* Roxb. 的干燥果实。果实长卵圆形，微弯曲，上端饱满粗圆，下端干瘪扁平，无明显三棱，顶端宿存细管状花萼，基部有果梗痕。果皮硬而厚，表面浅灰色，有断续隆起的纵线。每室种子 8~22 粒。气微，味淡、无清凉感。

（3）海南假砂仁 *Amomum chinense* Chun ex T.L.Wu 的干燥果实。产海南崖县、儋县等地。果实卵形或长倒卵形，钝三棱明显。表面被疏而长的扁形分支软刺。种子团每室 8、12、19 粒。种子扁球形，红棕色，皱缩。气无，味微苦、辛、涩。

（4）长序砂仁 *A.thyroideum* Gagnep. 的干燥果实。果实长圆形，柔刺细而弯曲，刺长达 0.2cm 以上，基部增厚，果皮韧，不易纵向撕裂。表面灰棕色，有 3 条纵沟和明显纵棱。种子团每室 5~15 粒。气无，味微辛，无凉感。

（5）细砂仁 *A.microcarpum* C.F.Liang et D.Fang. 的干燥果实。果实卵状球形。表面暗紫色，被疏而较长的软刺，顶端略弯。种子团每室 10~30 粒，种子黑色。气微香，味凉、辣。

2. 山姜属

（1）山姜 A.japonica（Thunb）.Miq. 的干燥果实，称建砂仁或土砂仁。果实球形或椭圆形。表面橙黄色，被短柔毛。种子团卵圆形，每室 5~7 粒。表面深褐色，纹理不规则，常具透明边棱，外常被淡灰绿色假种皮。气微香，味微苦而辛、涩。

（2）华山姜 A.chinensis Rose. 的干燥果实，又称湘砂仁。果实类圆形。外表土黄色，平滑，无棱线。种子团球形，表面灰棕色，每室 2~4 粒，排列紧密，种子表面可见纵细条纹。气微香，味微辛、凉。

（3）艳山姜 A.zerumbet（Pers.）Burtt. et Smith. 的干燥果实。果实卵圆形，果顶有较大的宿存萼。果皮较厚，黄棕色，被黄色长毛，具明显纵棱线。种子多散落，表面棕褐色，被灰白色假种皮。气微香，味微辛涩，无清凉感。

3. 益智仁充砂仁米　为姜科植物益智 Alpinia oxyphylla Miq. 的干燥成熟果实。本品呈椭圆形，两端略尖，长 1.2~2cm，直径 1~1.3cm。表面棕色或灰棕色，有纵向凹凸不平的突起棱线 13~20 条，顶端有花被残基，基部常残存果梗。有特异香气，口嚼先出现姜辣味而后苦。

骨碎补

为水龙骨科植物槲蕨 Drynaria fortunei（Kunze）J.Sm. 的干燥根茎。全年均可采挖，除去泥沙，干燥，或再燎去茸毛（鳞片）。

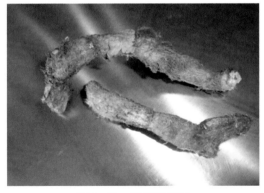

图 9-43　骨碎补药材

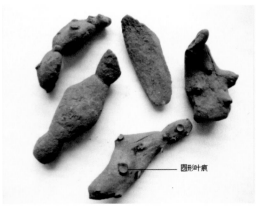

图 9-44　烫骨碎补饮片

【质量执行标准】《中华人民共和国药典》（2020 年版一部）。

【药材性状】本品呈扁平长条状，多弯曲，有分枝，长 5~15cm，宽 1~1.5cm，厚 0.2~0.5cm。表面密被深棕色至暗棕色的小鳞片，柔软如毛，经火燎者呈棕褐色或暗褐色，两侧及上表面均具突起或凹下的圆形叶痕，少数有叶柄残基和须根残留。体轻，质脆，易折断，断面红棕色，维管束呈黄色点状，排列成环。气微，味淡、微涩。（见图 9-43）

【饮片性状】

骨碎补　本品呈不规则厚片。表面深棕色至棕褐色，常残留细小棕色的鳞片，有的可见圆形的叶痕。切面红棕色，黄色的维管束点状排列成环。气微，味淡、微涩。

烫骨碎补　本品形如骨碎补或片，表面黄棕色至深棕色。体膨大鼓起，质轻、酥松。（见图 9-44）

【杨按】骨碎补药材以条粗壮、色棕、茸毛去干净者为佳。

骨碎补药材扁平长条状，多弯曲，密被茸毛。入药时需炮制，用沙烫至鼓起并呈焦黄色，去净毛。烫骨碎补体轻，质脆，易折断，断面红棕色，可见黄色"筋脉点"排列成环。

气微，味淡、微涩。

水龙骨科植物华槲蕨以毛姜之名在甘肃历史上曾作为骨碎补药用，但应与《中华人民共和国药典》（2020 年版一部）之骨碎补相区别。

按照陶弘景、李时珍等古代医家的临床用药经验：本品见新不用陈，因为新品临床疗效优于陈品，如果选用道地药材则疗效更佳。骨碎补药材在东北、华南、华东地区均产，其中以东北地区为道地产区。

【经验鉴别术语释义】筋脉点：指在药材的横断面上可见棕色或灰白色点状的维管束（主要是散在外韧维管束或周木维管束，多见于单子叶植物的根茎），如姜、射干、石菖蒲、骨碎补等药材的横断面可见到"筋脉点"。

【伪品及混淆品】

1. 中华槲蕨　为水龙骨科植物中华槲蕨 D. baronii（Christ）Diels 的干燥根茎。较平直而细长，分枝少，表面淡棕色，鳞片仅 1 行，披针形，黄棕色，有的易脱落，质较硬，断面黄色。该品种甘肃地方标准中以"毛姜"名称收载。

2. 大骨碎补　为水龙骨科植物崖姜蕨 Pseudodrynaria coronans（Wall.）Ching 的干燥根茎。根茎呈圆柱形或扁平扭曲的长条状，粗大，不分枝。长 7~15cm，直径 1~2cm。表面灰褐色至黑棕色，凹凸不平，有纵皱纹，在纵沟及叶基处，可见其周围常有残存的黄棕色细密鳞片，一侧具有突起圆形叶痕，直径约 1cm。质坚硬，不易折断。横切面呈类圆形，红棕色，边缘波状弯曲，靠近边缘有黄白色维管束小点，排列成凹形环，中部还有两小圈黄白色维管束小点。气微弱，味微涩。

钩藤

为茜草科植物钩藤 Uncaria rhynchophylla（Miq.）Miq. ex Havil.、大叶钩藤 Uncaria macrophylla Wall.、毛钩藤 Uncaria hirsuta Havil.、华钩藤 Uncaria sinensis（Oliv.）Havil. 或无柄果钩藤 Uncaria sessilifructus Roxb. 的干燥带钩茎枝。秋、冬二季采收，去叶，切段，晒干。

【质量执行标准】《中华人民共和国药典》（2020 年版一部）。

【药材性状】本品茎枝呈圆柱形或类方柱形，长 2~3cm，直径 0.2~0.5cm。表面红棕色至紫红色者具细纵纹，光滑无毛；黄绿色至灰褐色者有的可见白色点状皮孔，被黄褐色柔毛。多数枝节上对生两个向下弯曲的钩（不育花序梗），或仅一侧有钩，另一侧为突起的疤痕；钩略扁或稍圆，先端细尖，基部较阔；钩基部的枝上可见叶柄脱落后的窝点状痕迹和环状的托叶痕。质坚韧，断面黄棕色，皮部纤维性，髓部黄白色或中空。气微，味淡。（见图 9-45）

【饮片性状】同药材。

【杨按】钩藤药材以茎细、钩全、色紫棕者为佳，以双钩藤为最优。钩藤饮片以段小均匀、色红、钩多、茎枝少者为佳。

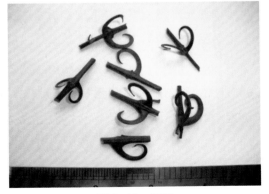

图 9-45　钩藤

据我们经验，本品伪品较少见，但劣药多见，劣品钩藤主要是掺入不带钩的茎秆超过了3%，不带钩茎秆为非药用部位。

按照陶弘景、李时珍等古代医家的临床用药经验：本品见新不用陈，因为新品临床疗效优于陈品。钩藤主产于长江流域，大叶钩藤和无柄果钩藤主产于广东、广西、云南等地，毛钩藤主产于广东、广西、福建等地，华钩藤主产于四川、贵州、云南、湖北等地。

【伪品及混淆品】攀枝钩藤 为茜草科植物攀枝钩藤 *Uncaria scavdens*（Smith.）Hutch. 的干燥带钩茎枝。呈方柱形。四面微有纵凹陷。钩渐尖，顶端微膨大。表面棕黄或棕红色，密被黄棕色或白色长柔毛。折断面髓部灰白色。

香加皮

为萝藦科植物杠柳 *Periploca sepium* Bge. 的干燥根皮。春、秋二季采挖，剥取根皮，晒干。

【质量执行标准】《中华人民共和国药典》（2020年版一部）。

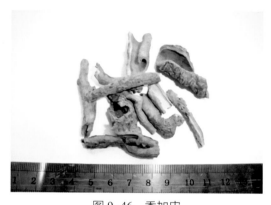

图 9-46　香加皮

【药材性状】本品呈卷筒状或槽状，少数呈不规则的块片状，长3~10cm，直径1~2cm，厚0.2~0.4cm。外表面灰棕色或黄棕色，栓皮松软常呈鳞片状，易剥落。内表面淡黄色或淡黄棕色，较平滑，有细纵纹。体轻，质脆，易折断，断面不整齐，黄白色。有特异香气，味苦。(见图9-46)

【饮片性状】本品呈不规则的厚片。外表面灰棕色或黄棕色，栓皮常呈鳞片状。内表面淡黄色或淡黄棕色，有细纵纹。切面黄白色。有特异香气，味苦。

【杨按】香加皮药材以根皮厚、色灰棕、香气浓者为佳。香加皮饮片以大小均匀、皮层厚、无碎屑、香气浓郁者为佳。

老药工鉴别香加皮有顺口溜云："糟皮、味苦、香气浓。"

按照陶弘景、李时珍等古代医家的临床用药经验：本品见新不用陈，因为新品临床疗效优于陈品。香加皮药材主产于河北、山西、河南、陕西、山东等地。

【经验鉴别术语释义】糟皮：指香加皮的表皮粗糙疏松，容易剥落，老药工俗称之为"糟皮"。

【伪品及混淆品】

1. 五加皮　与香加皮容易混淆，两者相比，五加皮断面灰白色，而香加皮断面黄白色，香加皮有特异的香气，味苦，而五加皮带有辛辣味。

2. 地骨皮　为茄科植物枸杞 *Lycium chinense* Mill. 或宁夏枸杞 *Lycium barbarum* L. 的干燥根皮。地骨皮的外表面粗糙，灰黄色，易成鳞片状剥落；内表面黄白色，较平坦，有细纵纹。体轻，质脆，易折断，断面不平坦，外层黄棕色，内层灰白色。气微，味微甘而后苦。

3. 刺五加皮　为五加科植物刺五加 *Acanthopanax senticosus*（Rupr. et Maxim.）Harms 的干燥根皮。本

品表面灰褐色或黑褐色，粗糙，有细纵沟及皱纹，皮较薄，有的剥落，剥落处呈灰黄色。有特异香气，味微辛，稍苦、涩。

香附

为莎草科植物莎草 *Cyperus rotundus* L. 的干燥根茎。秋季采挖，燎去毛须，置沸水中略煮或蒸透后晒干，或燎后直接晒干。

【质量执行标准】《中华人民共和国药典》（2020 年版一部）。

【药材性状】本品多呈纺锤形，有的略弯曲，长 2~3.5cm，直径 0.5~1cm。表面棕褐色或黑褐色，有纵皱纹，并有 6~10 个略隆起的环节，节上有未除净的棕色毛须和须根断痕；去净毛须者较光滑，环节不明显。质硬，经蒸煮者断面黄棕色或红棕色，角质样；生晒者断面色白而显粉性，内皮层环纹明显，中柱色较深，点状维管束散在。气香，味微苦。（见图 9-47）

【饮片性状】

香附　本品为不规则厚片或颗粒状。外表皮棕褐色或黑褐色，有时可见环节。切面色白或黄棕色，质硬，内皮层环纹明显。气香，味微苦。

醋香附　本品形如香附片（粒），表面黑褐色。微有醋香气，味微苦。（见图 9-48）

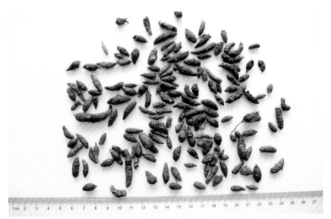

图 9-47　香附

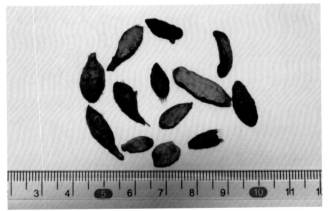

图 9-48　醋香附

香附炭　形如香附碎块或片，表面焦黑色，内呈黄褐色，具有清香气。

四制香附　形如香附碎块或片，表面深棕褐色，内呈焦褐色。

酒香附　形如香附碎块或片，表面红褐色，略有酒气。

【杨按】香附药材以粒大、饱满、棕褐色、质坚实、香气浓者为佳。香附饮片以厚薄均匀、色黄白、体重质硬、香气浓者为佳。醋香附形如香附片，黑褐色、角质、醋香气浓者为佳。

香附药材商品有毛香附和光香附之分，毛香附去净须根后称为光香附，入药时简称香附。

按照陶弘景、李时珍等古代医家的临床用药经验：本品见新不用陈，因为新品临床疗效优于陈品，如果选用道地药材则疗效更佳。香附主要来源于野生资源，主产于山东、浙江、河南、安徽等地，其中以山东为道地产区，有"东香附"之称。

【经验鉴别术语释义】毛香附：从泥土里挖出的香附带有许多棕色毛须及残留的根痕，直接晒干称为毛香附。去掉毛须的称光香附。碾去香附的棕褐色外皮则称为香附米。有的地方收购莎草的种子作为香附米入药，实属误解商品名称造成的混乱。

【伪品及混淆品】

1. 扁秆藨草　为莎草科植物扁秆藨草 *Scirpus plamculmis* Fr.Schmidf. 的干燥块茎。块茎呈类球形或卵圆形，两端略尖。表面黑褐色，皱缩不平，具数条微凹的环节及点状须根痕。顶端具明显的茎基痕，周围具纤维状毛状物，基部有根茎残留。体轻，质坚硬，断面黄白色，可见点状维管束散在，无内皮层环。气香，味微甘、微辛。

2. 大香附　为莎草科植物粗茎莎草 *Cyperus stoloniferus* Retz. 的干燥根茎。呈纺锤形，稍弯曲，长2~5cm，直径0.5~1cm。表面棕褐或深褐色，具明显隆起密集的环节及根痕，未去毛须者则节上有众多棕色细长毛。质地稍轻而硬，断面浅棕色或红棕色，有的断面可见裂隙或中空。气微香，味苦微辛。

3. 两头尖　为毛茛科植物多被银莲花 *Anemone raddeana* Regel 的干燥根茎。本品呈类长纺锤形，两端尖细，微弯曲，其中近一端处较膨大，长1~3cm，直径2~7mm。表面棕褐色至棕黑色，具微细纵皱纹，膨大部位常有1~3个支根痕呈鱼鳍状突起，偶见不明显的3~5环节。质硬而脆，易折断，断面略平坦，类白色或灰褐色，略角质样。气微，味先淡后微苦而麻辣。

香橼

为芸香科植物枸橼 *Citrus medica* L. 或香圆 *Citrus wilsonii* Tanaka 的干燥成熟果实。秋季果实成熟时采收，趁鲜切片，晒干或低温干燥。香圆亦可整个或对剖两半后，晒干或低温干燥。

【质量执行标准】《中华人民共和国药典》（2020年版一部）。

【药材性状】

枸橼　本品呈圆形或长圆形片，直径4~10cm，厚0.2~0.5cm。横切片外果皮黄色或黄绿色，边缘呈波状，散有凹入的油点；中果皮厚1~3cm，黄白色或淡棕黄色，有不规则的网状突起的维管束；瓤囊10~17室。纵切片中心柱较粗壮。质柔韧。气清香，味微甜而苦辛。

香圆　本品呈类球形，半球形或圆片，直径4~7cm。表面黑绿色或黄棕色，密被凹陷的小油点及网状隆起的粗皱纹，顶端有花柱残痕及隆起的环圈，基部有果梗残基。质坚硬。剖面或横切薄片，边缘油点明显；中果皮厚约0.5cm；瓤囊9~11室，棕色或淡红棕色，间或有黄白色种子。气香，味酸而苦。（见图49）

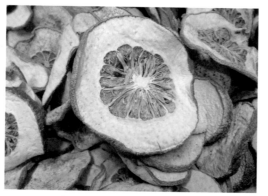

图9-49　香橼药材（香圆）

【饮片性状】

枸橼　本品呈不规则块状或丝条状，厚 0.2~0.5cm。外果皮黄色或黄绿色，边缘呈波状，散有凹入的油点；中果皮黄白色或淡棕黄色，有不规则的网状突起的维管束；瓤囊偶见。质柔韧。气清香，味微甜而苦辛。（见图 9-50）

香圆　本品呈不规则块状或丝条状。表面黑绿色或黄棕色，密被凹陷的小油点及网状隆起的粗皱纹，质坚硬。边缘油点明显；瓤囊棕色或淡红棕色，间或有黄白色种子。气香，味酸而苦。

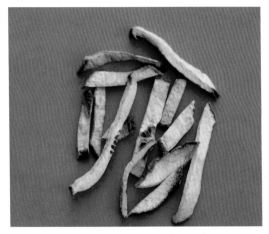

图 9-50　香橼饮片（枸橼）

【杨按】枸橼以片色黄白、香气浓者为佳。香圆以个大、皮粗、色黑绿、香气浓者为佳。

按照陶弘景、李时珍等古代医家的临床用药经验：本品见新不用陈，因为新品临床疗效优于陈品，如果选用道地药材则疗效更佳。枸橼主产于四川、云南、重庆、广西等地；香圆主产于浙江、江苏、福建、安徽、江西等地。

【伪品及混淆品】

1. 柚　为芸香科植物柚 *Citrus grandis*（L.）Osbeck 的带有中果皮的外层果皮。呈条片状，外果皮粗糙，密布凸出或凹下油点，中果皮有点状或线状维管束突起。切面疏松海绵状，边缘可见油室 1 列。未见瓤囊。气微香，味苦。

2. 化橘红　为芸香科植物化州柚 *Citrus grandis*‘Tomentosa’或柚 *Citrus grandis*（L.）Osbeck 的未成熟或近成熟的干燥外层果皮。本品外表面黄绿色，密布茸毛，有皱纹及小油室；内表面黄白色或淡黄棕色，有脉络纹。质脆，易折断，断面不整齐。气芳香，味苦、微辛。

香薷

为唇形科植物石香薷 *Mosla chinensis* Maxim. 或江香薷 *Mosla chinensis*‘Jiangxiangru’的干燥地上部分。前者习称“青香薷”，后者习称“江香薷”。夏季茎叶茂盛、花盛时择晴天采割，除去杂质，阴干。

【质量执行标准】《中华人民共和国药典》（2020 年版一部）。

【药材性状】

青香薷　长 30~50cm，基部紫红色，上部黄绿色或淡黄色，全体密被白色茸毛。茎方柱形，基部类圆形，直径 1~2mm，节明显，节间长 4~7cm；质脆，易折断。叶对生，多皱缩或脱落，叶片展平后呈长卵形或披针形，暗绿色或黄绿色，边缘有 3~5 疏浅锯齿。穗状花序顶生及腋生，苞片圆卵形或圆倒卵形，脱落或残存；花萼宿存，钟状，淡紫红色或灰绿色，先端 5 裂，密被茸毛。小坚果 4，直径 0.7~1.1mm，近圆球形，具网纹。气清香而浓，味微辛而凉。（见图 9-51）

江香薷　长 55~66cm。表面黄绿色，质较柔软。边缘有 5~9 疏浅锯齿。果实直径 0.9~1.4mm，表面

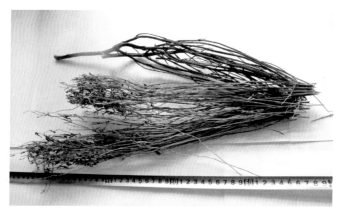

图 9-51　香薷药材

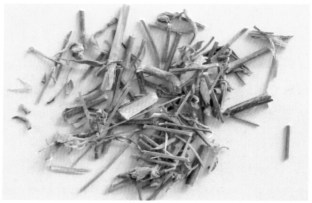

图 9-52　香薷饮片

具疏网纹。

【饮片性状】本品为不规则段状，茎、叶、花、穗混合。茎方形，有节；叶多皱缩，黄绿色或淡黄色，全体密被白色茸毛。花序穗状。气香，味辛而微凉。（见图 9-52）

【杨按】香薷药材以质嫩、穗多、香气浓者为佳。香薷饮片以段短均匀、质嫩、穗多、香气浓者为佳。

香薷的药名就含有其鉴别意义，李时珍在《本草纲目》中云："'薷'本作'柔'……其气香，其叶柔，故以名之"。我们在鉴别香薷饮片时，一是手握之，香薷饮片有柔韧不扎手的感觉；二是鼻闻之，香薷饮片有明显的辛香气，无香气的饮片多是陈货，为劣药，不可再药用。老中医说香薷是南方人的麻黄，发汗力虽比麻黄弱，但兼有除湿的作用。

按照陶弘景、李时珍等古代医家的临床用药经验：本品见新不用陈，因为新品临床疗效优于陈品，如果选用道地药材则疗效更佳。青香薷主产于广西、湖南等地；江香薷主产于江西、河北等地，其中以江西为道地产区。

【伪品及混淆品】

1. 海州香薷　为唇形科植物海州香薷 *Elsholtziaca lycocarpa* Diels 的干燥地上部分。以江西产量大，质量好，又称"西香薷"。植株较粗长，多在 40cm 以上；白色茸毛较密，叶片较大，呈长卵形或披针形，穗状花序顶生或腋生，偏向一侧。

2. 牛至　为同科植物牛至 *Origanum vulgare* L. 的干燥全草。曾在四川、云南、贵州、甘肃等省部分地区作香薷药用。

3. 土香薷　为唇形科植物香薷 *Elsholtzia ciliate*（Thunb.）Hyland. 的干燥全草。叶较大，卵状椭圆形或披针状椭圆形，穗状花序较大，花偏向一侧。

4. 萼果香薷　为唇形科植物萼果香薷 *Elsholtzia calycocarpa* Diels 的干燥全草。茎直立分枝，高 30~80cm，四棱形，常带紫红色，被稀疏短柔毛；叶披针形，先端渐尖，基部楔形，边缘有锯齿，多皱缩脱落；穗状花序顶生，长 2~5cm，粉红色，萼钟状，有毛，具 5 个小齿，花冠小，有毛；坚果长圆形。

独活

为伞形科植物重齿毛当归 *Angelica pubescens* Maxim.f. *biserrata* Shan et Yuan 的干燥根。春初苗刚发芽或秋末茎叶枯萎时采挖，除去须根和泥沙，烘至半干，堆置 2~3d，发软后再烘至全干。

【质量执行标准】《中华人民共和国药典》（2020 年版一部）。

【药材性状】本品根略呈圆柱形，下部 2~3 分枝或更多，长 10~30cm。根头部膨大，圆锥状，多横皱纹，直径 1.5~3cm，顶端有茎、叶的残基或凹陷。表面灰褐色或棕褐色，具纵皱纹，有横长皮孔样突起及稍突起的细根痕。质较硬，受潮则变软，断面皮部灰白色，有多数散在的棕色油室，木部灰黄色至黄棕色，形成层环棕色。有特异香气，味苦、辛、微麻舌。（见图 9-53）

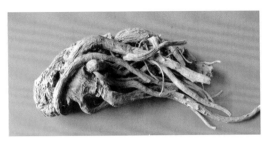

图 9-53　独活药材

【饮片性状】本品呈类圆形薄片。外表皮灰褐色或棕褐色，具皱纹。切面皮部灰白色至灰褐色，有多数散在棕色油点，木部灰黄色至黄棕色，形成层环棕色。有特异香气。味苦、辛、微麻舌。（见图 9-54）

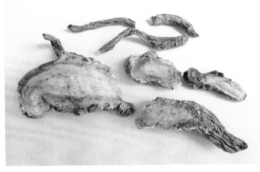

图 9-54　独活饮片

【杨按】独活药材以身干、主根粗壮、支根少、质坚实、香味浓者为佳。独活饮片以片形肥大、质坚实、香味浓者为佳。

独活药材形似当归，但其个头要比当归大，断面的颜色比当归深；特别是香气特异而较浊，嗅之有不舒适感，与当归的甜香之气明显不同；口嚼味苦、麻舌又刺喉，其药味在口腔中会保留较长时间、经久不散。

按照陶弘景、李时珍等古代医家的临床用药经验：本品见新不用陈，因为新品临床疗效优于陈品，如果选用道地药材则疗效更佳。独活药材的主产区为四川、湖北恩施、甘肃华亭等。

中医经验认为，羌活善治上半身之风湿，独活善治下半身之风湿。采药人有经验谚语云："羌活不下山，独活不出沟。"

【伪品及混淆品】

1. 牛尾独活　为伞形科植物独活 *Heracleum hemsleyanum* Diels. 或短毛独活 *Heracleum moellendorffii* Hance 干燥根及根茎。牛尾独活呈长圆柱形，少有分枝。根头单一或有数个分叉，顶端有数个茎叶鞘残基。表面灰黄色，有不规则纵沟纹，皮孔细小，稀疏排列。质硬脆，断面皮部黄白色，多裂隙，有众多棕黄色油点，木部黄白色，形成层环棕色。气微香，味微苦。短毛独活呈长圆锥形，少分枝，稍弯曲。表面灰黄色至灰棕色，具不规则皱缩沟纹，皮孔细小，横向突起，顶端有残留的茎基及棕黄色的叶鞘。质坚韧，难折断，断面皮部黄白色，多裂隙，可见棕黄色油点，木部淡黄色，形成层环浅棕色。气微香，味微苦。

2. 香独活　为伞形科植物毛当归 *Angelica puberscense* Maxim 的干燥根。根类圆柱形，微弯曲，多分枝。根头部膨大，呈圆锥状，顶端残留茎基及叶鞘。表面棕褐色或灰棕色，有不规则纵沟、皮孔及细根痕。质软韧，断面形成层棕色，皮部灰白色，有裂孔，木部暗紫色。气特异而芳香，味微甘辛。

3. 大活　为伞形科植物兴安升麻 *Angelica dahurica*（*Frisch*）*Benth.et.Hook.* 根茎及根。根茎呈长纺锤形，有分枝，表面密生横纹。顶端有茎叶残基。根长短不一。表面灰棕色至暗棕色，有明显纵皱纹及横长皮孔。质坚脆，易折断，断面皮部棕色，木部黄色。气特异强烈，味辛苦。

4. 九眼独活　为五加科植物食用土当归 *Aralia cordata* Thunb. 或甘肃土当归 *Aralia kansuensis* Hoo. 的干燥根及根茎。因根茎上有数个凹窝成串排列，故名"九眼独活"。根茎呈圆柱形，稍弯曲。表面黄棕色，粗糙，有多个交错衔接的凹窝状茎痕。根分生于根茎凹窝的外围及底部，呈长圆柱形。表面淡黄棕色，粗糙，有纵皱纹，质轻，坚脆，断面灰黄色，微显纤维性，有多数裂隙和油点。气微香，味淡、微辛。

姜黄

为姜科植物姜黄 *Curcuma Longa* L. 的干燥根茎。冬季茎叶枯萎时采挖，洗净，煮或蒸至透心，晒干，除去须根。

【质量执行标准】《中华人民共和国药典》（2020 年版一部）。

【药材性状】本品呈不规则卵圆形、圆柱形或纺锤形，常弯曲，有的具短叉状分枝，长 2~5cm，直径 1~3cm。表面深黄色，粗糙，有皱缩纹理和明显环节，并有圆形分枝痕及须根痕。质坚实，不易折断，断面棕黄色至金黄色，角质样，有蜡样光泽，内皮层环纹明显，维管束呈点状散在。气香特异，味苦、辛。（见图 9–55）

【饮片性状】本品为不规则或类圆形的厚片。外表皮深黄色，有时可见环节。切面棕黄色至金黄色，角质样，内皮层环纹明显，维管束呈点状散在。气香特异，味苦、辛。（见图 9–56）

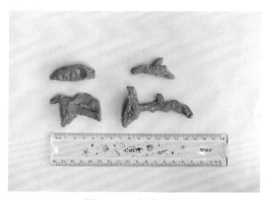
图 9-55　姜黄药材

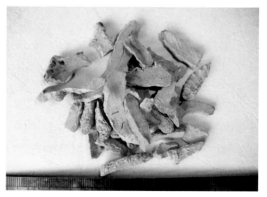
图 9-56　姜黄饮片

【杨按】姜黄药材以质坚实、断面色金黄、气味浓厚者为佳。姜黄饮片以厚薄均匀、色金黄、气味浓厚者为佳。

按照陶弘景、李时珍等古代医家的临床用药经验：本品见新不用陈，因为新品临床疗效优于陈品，如果选用道地药材则疗效更佳。姜黄药材主产于四川、广东、广西、福建、云南、贵州，其中以四川为道地产区。

【伪品及混淆品】

片姜黄　为姜科植物温郁金 *Curcuma wenyujin* Y.H.Chen et C. Ling 的干燥根茎。又称片子姜黄。呈长圆形或不规则的片状，大小不一。外皮灰黄色，粗糙皱缩，有时可见环节及须根痕。切面黄白色至棕黄色，有一圈环纹及多数筋脉小点。质脆而坚实。断面灰白色至棕黄色，略粉质。气香特异，味微苦而辛凉。

前胡

为伞形科植物白花前胡 *Peucedanum praeruptorum* Dunn 的干燥根。冬季至次春茎叶枯萎或未抽花茎时采挖，除去须根，洗净，晒干或低温干燥。

【质量执行标准】《中华人民共和国药典》（2020 年版一部）。

【药材性状】本品呈不规则的圆柱形、圆锥形或纺锤形，稍扭曲，下部常有分枝，长 3~15cm，直径 1~2cm。表面黑褐色或灰黄色，根头部多有茎痕和纤维状叶鞘残基，上端有密集的细环纹，下部有纵沟、纵皱纹及横向皮孔样突起。质较柔软，干者质硬，可折断，断面不整齐，淡黄白色，皮部散有多数棕黄色油点，形成层环纹棕色，射线放射状。气芳香，味微苦、辛。（见图 9-57）

【饮片性状】

前胡　本品呈类圆形或不规则形的薄片。外表皮黑褐色或灰黄色，有时可见残留的纤维状叶鞘残基。切面黄白色至淡黄色，皮部散有多数棕黄色油点，可见一棕色环纹及放射状纹理。气芳香，味微苦、辛。（见图 9-58）

蜜前胡　本品形如前胡片，表面黄褐色，略具光泽，滋润。味微甜。

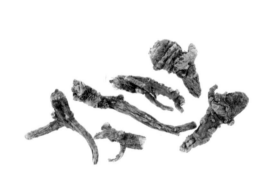

图 9-57　前胡药材

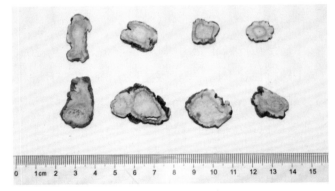

图 9-58　前胡饮片

【杨按】前胡药材以根条整齐、身长、断面色黄白、香气浓、苦味明显者为佳。前胡饮片以片大、厚薄均匀、油点多、香气浓、苦味明显者为佳。

按照陶弘景、李时珍等古代医家的临床用药经验：本品见新不用陈，因为新品临床疗效优于陈品，如果选用道地药材则疗效更佳。前胡药材的道地产区为湖北、湖南、江西等。

【伪品及混淆品】

1. 紫花前胡　为伞形科植物紫花前胡 *Peucedanum decusivum*（Miq.）Maxim. 的干燥根。呈不规则圆柱形、圆锥形或纺锤形，主根较细，有少数支根。表面棕色至黑棕色，根头部偶有残留茎基和膜状叶鞘残基，有浅直细纵皱纹，可见灰白色横向皮孔样突起和点状须根痕。质硬，断面类白色，皮部较窄，散有少数黄色油点。气芳香，味微苦、辛。

2. 华中前胡　为伞形科植物华中前胡 *Peucedanum medicum* Dunn 的干燥根。习称光头前胡。根粗大而长，呈圆柱形，下部有分枝，有时上端生有 2 个根头。表面灰棕色或棕黑色，顶端偶可见残留叶鞘腐烂后的纤维，上端有细密的环纹，下端有深纵皱纹，并密布明显的横向突起的皮孔。质坚硬，断面黄白色，有棕色的形成层环纹。

3. 红前胡　为伞形科植物红前胡 *Peucedanum rubricaudicum* Shan et Sheh 的干燥根。产于四川、贵州、云南等省的部分地区。外表黑棕色至棕色。上端具细环纹，下部具纵皱纹，并有突起的横向皮孔及点状须根痕。气芳香，味辛、微苦麻。

4. 岩前胡　为伞形科植物岩前胡 *Peucedanum medicum* Dunn var. *gracilis* Dunn ex Shan et Sheh 的干燥根。根头部较长，根呈单一条状或有分枝，外表灰棕色。

5. 硬前胡　为伞形科植物华北前胡 *Peucedanum harry-smithii* Fedde ex Wolff 或少毛北前胡 *Peucedanum harry-smithii* Fedde ex Wolff var. *subglabrum* Shan et.Sheb 的干燥根。本品呈类圆形，外表面棕褐色、黄棕色或灰色，少数可见稀疏的环纹。切面皮部较薄，木部黄白色或淡黄色。质坚硬。气微香，味淡，久嚼微苦辛。本品收载于《甘肃省中药材标准》2020 版。

首乌藤

为蓼科植物何首乌 *Polygonum multiflorum* Thunb. 的干燥藤茎。秋、冬二季采割，除去残叶，捆成把或趁鲜切段，干燥。

【质量执行标准】《中华人民共和国药典》（2020 年版一部）。

【药材性状】本品呈长圆柱形，稍扭曲，具分枝，长短不一，直径 4~7mm。表面紫红色或紫褐色，粗糙，具扭曲的纵皱纹，节部略膨大，有侧枝痕，外皮菲薄，可剥离。质脆，易折断，断面皮部紫红色，木部黄白色或淡棕色，导管孔明显，髓部疏松，类白色。切段者呈圆柱形的段。外表面紫红色或紫褐色，切面皮部紫红色，木部黄白色或淡棕色，导管孔明显，髓部疏松，类白色。气微，味微苦涩。

【饮片性状】本品呈圆柱形的段。外表面紫红色或紫褐色。切面皮部紫红色，木部黄白色或淡棕色，导管孔明显，髓部疏松，类白色。气微，味微苦涩。（见图 9-59）

【杨按】药材以条匀，表面色紫红者为佳。

首乌藤药材的外皮紫红色，可见扭曲的纵皱纹。折断的断面皮部紫红色，木部黄白色或淡棕色，密布细小的孔洞（导管孔）。中心部位（髓部）类白色。

按照陶弘景、李时珍等古代医家的临床用药经验：本品见新不用陈，因为新品临床疗效优于陈品。首乌藤药材主产于河南、湖北、广东、广西、四川、贵州、江苏等地。

【伪品及混淆品】白首乌藤　为萝藦科植物耳叶牛皮消

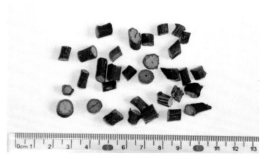

图 9-59　首乌藤饮片

Cynanchum auriculatum Royle ex Wight. 的带叶茎藤茎。呈圆柱形，叶对生，茎断面无托叶鞘，类白色，有粉性，髓部常中空，味苦、甜攀援性半灌木；块根粗壮；茎纤细而韧。

穿 山 甲

为鲮鲤科动物穿山甲 *Manis pentadactyla* Linnaeus 的鳞甲。

【质量执行标准】中国药典（2015 年版）一部。

【药材性状】呈扇面形、三角形、菱形或盾形的扁平片状或半折合状。外表面黑褐色或黄褐色。角质，半透明，坚韧而有弹性，不易折断。气微腥，味淡。（见图 9-60）

【饮片性状】炮山甲　本品全体膨胀呈卷曲状，黄色，质酥脆，易碎。（见图 9-61）

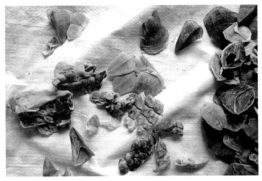

图 9-60　穿山甲药材

【杨按】穿山甲药材以片较小、青黑色或灰黄色、无腥气、不带皮肉的净甲片为佳。炮山甲以色黄、质脆、无碎屑、有醋香味者为佳。

穿山甲属国家一级保护动物，我国产量小，不能满足药用，2020 版药典不再收录。尚有一部分进口，进口的药材商品多已挑选分档，习惯将宽 6cm 以上的称为"铜甲片"（因其大片的现灰黄色）。6cm 以下的小片称"铁甲片"（鳞片越小颜色越呈灰褐色）。铁甲片在沙烫时易制透，故习惯认为质优。

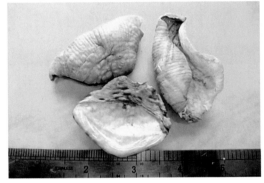

图 9-61　炮山甲饮片

近年来，在药材市场发现有掺假的炮山甲，不法商贩将沙烫后的甲片趁热倒入浓盐水或白矾水中浸泡，然后晒干，以增加重量，应特别注意鉴别。这种炮山甲表面往往可以看见有白色的粉霜，打烂后在太阳光下看其内部有闪闪发亮的晶体存在；口尝味咸或涩。在市场上还发现了有用塑料人工压制的伪品甲片，这种伪品用沙烫制时就会一冒烟化为乌有，应严加提防。一般验收鉴别时用火烧试验法可区别其真伪，塑料易燃，有臭塑料味；穿山甲不易点燃，火烧时发出焦骨头样的臭气。

穿山甲主产于长江流域及其以南各省区，其中以广西、云南、贵州产量最大，以广西为道地产区。

穿山甲是中医传统使用的一味催乳药，民间谚语曰："穿山甲、王不留，妇人服了乳长流"。

【伪品及混淆品】穿山甲属于国家一级保护动物，货源一直紧缺，市场上曾出现以牛、羊、猪等动物蹄甲或塑料的制成品伪充穿山甲，其外形与正品相似，但其形状较统一，色泽同正品穿山甲，纵线、横线纹均存在，但形状呆板。无皮肉残留。对光照视色泽不均，有色斑，不易折断，断面光亮、胶质样，体轻，气微。

络石藤

为夹竹桃科植物络石 *Trachelospermum jasminoides*（Lindl.）Lem. 的干燥带叶藤茎。冬季至次春采割，除去杂质，晒干。

【质量执行标准】《中华人民共和国药典》（2020 年版一部）。

【药材性状】本品茎呈圆柱形，弯曲，多分枝，长短不一，直径 1~5mm；表面红褐色，有点状皮孔和不定根；质硬，断面淡黄白色，常中空。叶对生，有短柄；展平后叶片呈椭圆形或卵状披针形，长 1~8cm，宽 0.7~3.5cm；全缘，略反卷，上表面暗绿色或棕绿色，下表面色较淡；革质。气微，味微苦。

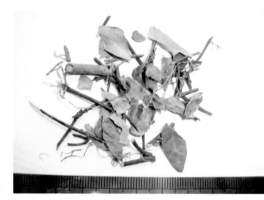

图 9-62　络石藤饮片

【饮片性状】本品呈不规则的段。茎圆柱形，表面红褐色，可见点状皮孔。切面黄白色，中空。叶全缘，略反卷；革质。气微，味微苦。（见图 9-62）

【杨按】络石藤药材以叶多，色绿者为佳。

络石藤的经验鉴别要点为：①茎表面红褐色，须根的残痕在一侧，排成一列；②叶革质，全缘；③气微，味苦。

按照陶弘景、李时珍等古代医家的临床用药经验：本品见新不用陈，因为新品临床疗效优于陈品。络石藤药材主产于华东、中南、四川等地。

【伪品及混淆品】薜荔藤　为桑科植物薜荔 *Ficus pumila* L. 的干燥带叶藤茎。茎呈圆柱形，细长而弯曲，长短不等，直径 1~5mm。表面灰棕色至棕褐色，节处附近可见攀援根及点状突起的根痕。质坚韧或脆，折断面可见髓部呈圆点状，多偏于一侧。叶互生，或已脱落。叶卵形或椭圆形，常卷折，革质，黄绿色或黄褐色，全缘，下表面叶脉网状突起，形成许多小凹窝。气微，味淡。

秦艽

为龙胆科植物秦艽 *Gentiana macrophylla* Pall.、麻花秦艽 *Gentiana straminea* Maxim.、粗茎秦艽 *Gentiana crassicaulis* Duthie ex Burk. 或小秦艽 *Gentiana dahurica* Fisch. 的干燥根。前三种按性状不同分别习称"秦艽"和"麻花艽",后一种习称"小秦艽"。春、秋二季采挖,除去泥沙;秦艽和麻花艽晒软,堆置"发汗"至表面呈红黄色或灰黄色时,摊开晒干,或不经"发汗"直接晒干;小秦艽趁鲜时搓去黑皮,晒干。

【质量执行标准】《中华人民共和国药典》(2020 年版一部)。

【药材性状】

秦艽　呈类圆柱形,上粗下细,扭曲不直,长 10~30cm,直径 1~3cm。表面黄棕色或灰黄色,有纵向或扭曲的纵皱纹,顶端有残存茎基及纤维状叶鞘。质硬而脆,易折断,断面略显油性,皮部黄色或棕黄色,木部黄色。气特异,味苦、微涩。

麻花艽　呈类圆锥形,多由数个小根纠聚而膨大,直径可达 7cm。表面棕褐色,粗糙,有裂隙呈网状孔纹。质松脆,易折断,断面多呈枯朽状。(见图 10-1)

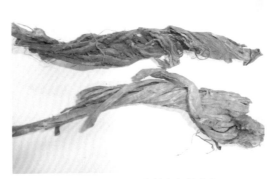

图 10-1　秦艽药材(麻花艽)

小秦艽　呈类圆锥形或类圆柱形,长 8~15cm,直径 0.2~1cm。表面棕黄色。主根通常 1 个,残存的茎基有纤维状叶鞘,下部多分枝。断面黄白色。

【饮片性状】本品呈类圆形的厚片。外表皮黄棕色、灰黄色或棕褐色,粗糙,有扭曲纵纹或网状孔纹。切面皮部黄色或棕黄色,木部黄色,有的中心呈枯朽状。气特异,味苦、微涩。(见图 10-2)

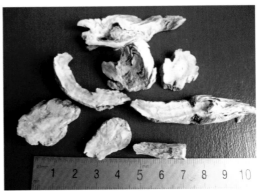

图 10-2　秦艽饮片

【杨按】秦艽药材以主根粗壮、质实肉厚、色棕黄、味苦、气味浓者为佳。秦艽饮片以大小均匀、肉质肥厚、味苦、气味浓者为佳。

中国药典收载的秦艽包含了以下四种植物(基原):

①秦艽:又叫萝卜艽、鸡腿艽,为龙胆科植物大叶秦艽的根。该品种近年来在甘肃人工种植成功,其家种药材商品已大量供应市场。秦艽鉴别特征为略呈圆锥形或圆柱形,根头由数个根茎合生,较膨大,黄色、有纵向扭曲沟纹,主根粗大,少分枝,故称鸡腿艽或萝卜艽,质较佳。

②粗茎秦艽:为龙胆科植物粗茎秦艽或西藏秦艽的根。粗茎秦艽鉴别特征为形似萝卜艽,多为独根,根头部有茎叶残茎,有稍扭曲的粗沟纹。

③麻花艽:又叫辫子艽,为龙胆科植物麻花艽的根。麻花艽鉴别特征为由多数小根互相交错缠绕而成"麻花"状或"发辫"状。

④小秦艽：又叫山秦艽，为龙胆科植物小秦艽的根。小秦艽鉴别特征为根细长，根一个或数个合生，中部以下常有分歧。

秦艽以甘肃产量最大，药材商品按形态及销售习惯分为萝卜艽（鸡腿艽）、麻花艽（辫子艽）、狗尾巴艽（山秦艽、小秦艽、小毛艽）三个类型。习惯认为萝卜艽的质量最好，多供出口，狗尾巴艽质最次。萝卜艽主根粗大单一，很少分歧，呈圆锥形或鸡腿形，表面灰黄色或棕黄色，味极苦而带涩。麻花艽为多数支根（无明显主根）交错缠绕成辫子状或麻花状，体轻而疏松，内常有腐朽的空心，外表棕黄色或棕黑色，断面黄白色，味苦涩。狗尾巴艽体形小，主根细长，分歧多而纤细，常呈扭曲状。根头部残存的茎基留有纤维状的残叶维管束，故称之为小毛艽。外表黄棕色，体轻、质脆易断，味苦涩。

麻花艽与狗尾巴艽扭曲旋转的方向一致，均向左扭曲，故甘肃民间有"天下秦艽向左转"之民谚。秦艽向左转也是其药材的鉴别特征之一。

由于秦艽的市场价格较高，故药材市场上常常出现其伪混品，应特别注意鉴别其真伪；以前曾出现过的伪混品及其主要鉴别特征如下：①黄秦艽，根呈圆柱形或扁圆柱形，偶有分枝，具密皱纹，断表鲜黄似黄芩；②黑大艽，略呈倒圆锥形，根头部为数个合生，向下扭为一体；③高乌头；④牛扁；⑤红秦艽，本品在《甘肃中药材标准》中以紫丹参之名收载，在四川、云南等药材市场上有人以红秦艽之药名来经销。

按照陶弘景、李时珍等古代医家的临床用药经验：本品见新不用陈，因为新品临床疗效优于陈品，如果选用道地药材则疗效更佳。秦艽药材主产于陕西、甘肃，其中以甘肃为道地产区。

【经验鉴别术语释义】

萝卜艽：又称鸡腿艽。指秦艽商品的一类，以形态而名。

麻花艽：又称辫子艽，指秦艽商品的另一个种类，根多分裂并互相缠绕呈扭曲状，形如麻花。

狗尾巴艽：又名山秦艽，小秦艽。主根通常一个，下部多分枝，是秦艽商品中形体最小者。

【伪品及混淆品】

1. 黄秦艽　为龙胆科植物黄秦艽 *Veratrilla bailonii* Franch. 的干燥根。根呈有规则的圆柱形或扁圆柱形，长短不等，上端根茎部分有分枝，并具叶的残基。表面棕褐色，粗糙，有纵沟纹。栓皮脱落处呈土黄色。质坚硬，易折断。断面鲜黄色，木部明显。微臭，味苦。

2. 黑大艽　为毛茛科植物西伯利亚乌头 *Aconitum barbatum* var.*hispidom* DC. 和草地乌头 *A.umbrosum*（Korsh）Kom. 的干燥根。根略呈圆锥形或近圆柱形，根头部多为数个合生，向下渐扭结在一起。表面棕褐色，有时栓皮部分脱落，而显浅黄白色。体轻，质脆，易折断。气微，味苦而麻。有毒性。

3. 高乌头　为毛茛科植物高乌头 *Aconitum sinomontanum* Nakai 的干燥根。根呈类圆柱形或不规则形，稍扁而扭曲，有分枝。长短不等，根头部可见凹陷的茎痕或留有茎的残基，周围有时残留棕色叶鞘纤维。表面棕色至棕褐色，粗糙不平，可见明显的网状纵向裂隙，有的成腐朽的空腔，并有不规则的皱纹。质地松而脆，易折断。断面呈蜂窝状或中空。味苦，有毒性。

4. 牛扁　为毛茛科植物牛扁 *Aconitum barbatum* Pers.var.*puberulum* Ledeb. 的干燥根。根略呈倒圆锥形，根头部多为数个合生，向下渐扭在一起。表面棕黄褐色，有的栓皮部分脱落而显浅黄白色。体轻而质脆，易折断。微臭，味苦而麻。

5.红秦艽　为唇形科植物甘西鼠尾草 *Salvia przewalskii* Maxim. 及几种同属植物的干燥根。外形略似秦艽，外皮红褐色或紫褐色，断面内心呈紫红色，或有腐朽部分。

秦皮

为木犀科植物苦枥白蜡树 *Fraxinus rhynchophylla* Hance、白蜡树 *Fraxinus chinensis* Roxb.、尖叶白蜡树 *Fraxinus szaboana* Lingelsh. 或宿柱白蜡树 *Fraxinus stylosa* Lingelsh. 的干燥枝皮或干皮。春、秋二季剥取，晒干。

【质量执行标准】《中华人民共和国药典》（2020 年版一部）。

【药材性状】枝皮　呈卷筒状或槽状，长 10~60cm，厚 1.5~3mm。外表面灰白色、灰棕色至黑棕色或相间呈斑状，平坦或稍粗糙，并有灰白色圆点状皮孔及细斜皱纹，有的具分枝痕。内表面黄白色或棕色，平滑。质硬而脆，断面纤维性，黄白色。气微，味苦。

干皮　为长条状块片，厚 3~6mm。外表面灰棕色，具龟裂状沟纹及红棕色圆形或横长的皮孔。质坚硬，断面纤维性较强。（见图 10-3）

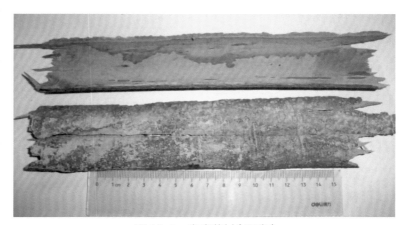

图 10-3　秦皮药材（干皮）

【饮片性状】本品为长短不一的丝条状。外表面灰白色、灰棕色或黑棕色。内表面黄白色或棕色，平滑。切面纤维性。质硬。气微，味苦。（见图 10-4）

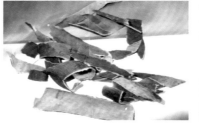

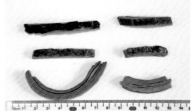

图 10-4　A　秦皮饮片（枝皮）　　图 10-4　B　秦皮饮片（干皮）

【杨按】秦皮药材以条长、外皮薄而光滑者为佳。秦皮饮片以丝条均匀、色灰白、斑点明显者为佳。

秦皮正品为苦枥白蜡树的树皮。甘肃有一种山核桃的树皮过去一直代秦皮使用，现在药典已取消了该品，应按伪品对待。现将山核桃皮（胡桃科落叶乔木核桃楸）与正品秦皮（木犀科落叶乔木苦枥白蜡树）的鉴别特征比较如下：

①秦皮外表灰褐色，生有灰白色花斑，无一定形状。核桃楸皮灰绿色，嫩皮上有三角状的大型叶柄痕，老药工根据形状称其为"猴儿脸"。此特征非常特殊。

②秦皮易折断，质硬而脆。核桃楸皮质柔韧，不易折断，民间过去用它代麻绳捆扎党参。

③取样品少许泡于水杯中，正品秦皮的水浸液在日光下观察，显美丽的碧蓝色（宝石蓝）荧光（见图 10-5）。核桃楸皮的水浸液为浅黄棕色，无荧光。

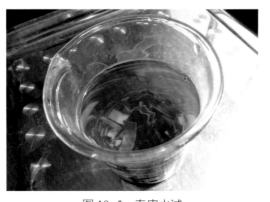

图 10-5　秦皮水试

秦皮饮片易与合欢皮饮片混淆，辨认不清时亦可泡水在阳光下检视。

按照陶弘景、李时珍等古代医家的临床用药经验：本品见新不用陈，因为新品临床疗效优于陈品，如果选用道地药材则疗效更佳。苦枥白蜡树、宿柱白蜡树以辽宁抚顺、本溪、丹东，吉林浑江为道地产区；尖叶白蜡树以陕西渭南、华县、华阴、长武为道地产区；白蜡树以四川峨眉、夹江为道地产区。

【经验鉴别术语释义】猴儿脸：指秦皮常见的一种混淆品——核桃楸皮的叶柄痕呈倒三角形，极像猴子的脸形，是区别秦皮真伪的依据之一。

【伪品及混淆品】核桃楸皮　为胡桃科植物核桃楸 *Juglans mandshurica* Maxim 的干燥枝皮。呈扭曲的单卷或双卷状，长短不一。外表面浅灰棕色或灰棕色，有细纵纹及圆形突起的皮孔。内表面暗棕色，平滑有细纹。质坚韧，不易折断，断面纤维性。气微弱，味微苦。水浸液无碧蓝色荧光。

莪术

为姜科植物蓬莪术 *Curcuma phaeocaulis* Val.、广西莪术 *Curcuma kwangsiensis* S.G.Lee et C.F.Liang 或温郁金 *Curcuma wenyujin* Y.H.Chen et C.Ling 的干燥根茎。后者习称"温莪术"。冬季茎叶枯萎后采挖，洗净，蒸或煮至透心，晒干或低温干燥后除去须根和杂质。

【质量执行标准】《中华人民共和国药典》（2020 年版一部）。

【药材性状】

蓬莪术　呈卵圆形、长卵形、圆锥形或长纺锤形，顶端多钝尖，基部钝圆，长 2~8cm，直径 1.5~4cm。表面灰黄色至灰棕色，上部环节突起，有圆形微凹的须根痕或残留的须根，有的两侧各有 1 列下陷的芽痕和类圆形的侧生根茎痕，有的可见刀削痕。体重，质坚实，断面灰褐色至蓝褐色，蜡样，常附有灰棕色粉末，皮层与中柱易分离，内皮层环纹棕褐色。气微香，味微苦而辛。（见图 10-6）

广西莪术　环节稍突起，断面黄棕色至棕色，常附有淡黄色粉末，内皮层环纹黄白色。

温莪术　断面黄棕色至棕褐色，常附有淡黄色至黄棕色粉末。气香或微香。

【饮片性状】

莪术　本品呈类圆形或椭圆形的厚片。外表皮灰黄色或灰棕色，有时可见环节或须根痕。切面黄绿色、黄棕色或棕褐色，内皮层环纹明显，散在"筋脉"小点。气微香，味微苦而辛。（见图 10-7）

醋莪术　本品形如莪术片，色泽加深，角质样，微有醋香气。

【杨按】莪术药材均以个均匀、质坚实、光滑、香气浓者为佳。莪术饮片以片大、肥厚壮实、黄绿色、香气浓者为佳。

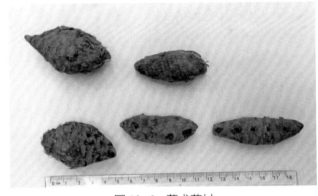

图 10-6　莪术药材

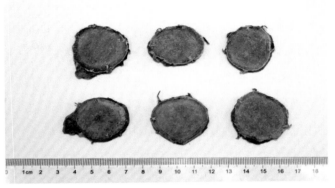

图 10-7　莪术饮片

蓬莪术以四川温江、乐山、沐川为道地产区；广西莪术以广西贵县、横县等为道地产区；温莪术以浙江温州地区为道地产区。依照中医传统经验：本品见新不用陈，新品疗效更好。

桂枝

为樟科植物肉桂 *Cinnamomum cassia* Presl 的干燥嫩枝。春、夏二季采收，除去叶，晒干，或切片晒干。

【质量执行标准】《中华人民共和国药典》（2020 年版一部）。

【药材性状】本品呈长圆柱形，多分枝，长 30~75cm，粗端直径 0.3~1cm。表面红棕色至棕色，有纵棱线、细皱纹及小疙瘩状的叶痕、枝痕和芽痕，皮孔点状。质硬而脆，易折断。切片厚 2~4mm，切面皮部红棕色，木部黄白色至浅黄棕色，髓部略呈方形。有特异香气，味甜、微辛，皮部味较浓。

【饮片性状】本品呈类圆形或椭圆形的厚片。表面红棕色至棕色，有时可见点状皮孔或纵棱线。切面皮部红棕色，木部黄白色或浅黄棕色，髓部类圆形或略呈方形，有特异香气，味甜、微辛。（见图 10-8）

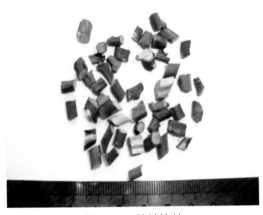

图 10-8　桂枝饮片

【杨按】桂枝药材以枝条嫩、棕红色、香气浓者为佳。桂枝饮片以枝细，厚薄均一、香气浓郁者为佳。

老中医在使用桂枝时在处方中常写作"嫩桂枝"，因为中医经验认为桂枝发汗解肌的药力主要在皮部，温通经脉的药力主要在木部，桂枝越嫩越细时其皮部所占的比例相对越大，其气味也就越浓厚，常用于发汗解表。虚人关节疼痛时，老中医常用其"桂枝木"来温通经脉，桂枝木是将桂枝揉搓后簸净外皮所得的一种桂枝炮制品。桂枝是肉桂树细枝的切片，所以我们经验鉴别桂枝时一定要先尝桂枝的皮部是否与肉桂的味道一致，如果味道一致就是正品。另外我们经验鉴别桂枝时还要看其髓部的形状和颜色，桂枝切面的中央（髓部）颜色为红棕色，略呈类方形。我们曾遇到过一种掺伪的桂枝，髓部呈圆形，为白色，口尝其皮部没有肉桂样的辛辣甜香味，据药商说是苹果树修剪后的细枝切成的饮片，药商们习称为

"料子"，专供售卖桂枝时作为掺假用品。

按照陶弘景、李时珍等古代医家的临床用药经验：本品见新不用陈，因为新品的疗效要好于陈旧之品，如果选用道地药材则疗效会更好。桂枝药材主产于广西、云南等地。

【伪品及混淆品】

苹果树枝　为蔷薇科植物苹果树的细枝，切薄片加工而成，常用来伪充桂枝正品。其饮片大小、厚薄以及形状、颜色等与桂枝基本相似，但叶痕呈三角形，无四棱形的枝，皮部极薄，不易剥落。质硬而韧，断面不平坦，中心有一棕褐色的圆形髓。口尝其皮部没有肉桂样的辛辣甜香味。气微，味淡微苦。

桔梗

为桔梗科植物桔梗 Platycodon grandiflorum（Jacq.）A.DC. 的干燥根。春、秋二季采挖，洗净，除去须根，趁鲜剥去外皮或不去外皮，干燥。

【质量执行标准】《中华人民共和国药典》（2020 年版一部）。

【药材性状】本品呈圆柱形或略呈纺锤形，下部渐细，有的有分枝，略扭曲，长 7~20cm，直径 0.7~2cm。表面淡黄白色至黄色，不去外皮者表面黄棕色至灰棕色，具纵扭皱沟，并有横长的皮孔样斑痕及支根痕，上部有横纹。有的顶端有较短的根茎或不明显，其上有数个半月形茎痕。质脆，断面不平坦，形成层环棕色，皮部黄白色，有裂隙，木部淡黄色。气微，味微甜后苦。（见图 10-9）

【饮片性状】本品呈椭圆形或不规则厚片。外皮多已除去或偶有残留。切面皮部黄白色，较窄；形成层环纹明显，棕色；木部宽，有较多裂隙。气微，味微甜后苦。（见图 10-10）

【杨按】桔梗药材以根条肥大、外表色白、体坚实、味苦者为佳。桔梗饮片以片大、厚薄均匀、肥厚、金井玉栏明显、味苦者为佳。

桔梗药材的鉴别特征有五点：一为圆柱形，表皮白净；二为顶端有根茎称为"芦碗"（根茎上面有 2~3 个半圆形茎痕）；三是断面呈白肉黄心，老药工称之为"金井玉栏"（断面皮层洁白色，中间淡黄色）；四是心部有一圈放射状裂隙，习称为"菊花心"；五是口尝先甜而后苦辛，久嚼有麻舌刺喉感。

桔梗饮片的皮部呈类白色（玉栏）；形成层明显，淡棕色；中间的木质部呈淡黄色（金井）；老药工将桔梗这一特征形象的称之为"金井玉栏"。口尝其味：先甜、后苦、苦味较持久，所以，从前的老中医在书写处方时常写作"苦桔梗"。

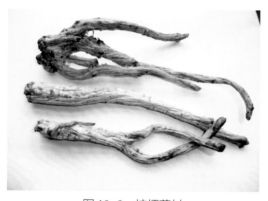

图 10-9　桔梗药材

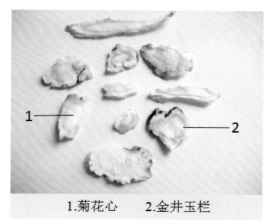

1.菊花心　2.金井玉栏

图 10-10　桔梗饮片

按照陶弘景、李时珍等古代医家的临床用药经验：本品见新不用陈，因为新品临床疗效优于陈品，如果选用道地药材则疗效更佳。桔梗药材全国大部分地区均产，以东北、华北产量较大，以华东地区为道地产区。

【伪品及混淆品】

1. 丝石竹　为石竹科植物丝石竹 *Gypsophila oldhamiana* Miq. 的干燥根。又名霞草。根呈圆柱形或圆锥形，长短不等。表面黄白色，有棕黄色栓皮残留的痕迹。根头部多有分叉及多数凸起的支根痕。全体具扭曲的纵沟纹。质坚实而体较重，不易折断，断面有黄白色相间的放射状花纹（异型维管束）。气微，味极苦而涩，有刺激性。在饮片上可见明显的异型维管束，可资鉴别。

2. 南沙参　为桔梗科植物轮叶沙参 *Adenophora tetraphylla*（Thunb.）Fisch. 或沙参 *Adenophora stricta* Miq. 的干燥根。呈圆锥形或圆柱形，略弯曲。表面黄白色或淡棕黄色，凹陷处常有残留粗皮。体轻，质松泡，易折断，断面不整齐，黄白色，多裂隙。气微，味微甘。

3. 瓦草　为石竹科植物黏萼蝇子草 *Silene viscidula* Franch. 的干燥根。根呈长圆锥形，具横向皮孔及纵皱纹。质坚而脆，易折断，断面不整齐，显蜡质，皮部黄白色，木部淡黄色。气无，味辛辣。

桃仁

为蔷薇科植物桃 *Prunus persica*（L.）Batsch 或山桃 *Prunus davidiana*（Carr.）Franch. 的干燥成熟种子。果实成熟后采收，除去果肉和核壳，取出种子，晒干。

【质量执行标准】《中华人民共和国药典》（2020 年版一部）。

【药材性状】桃仁　呈扁长卵形，长 1.2~1.8cm，宽 0.8~1.2cm，厚 0.2~0.4cm。表面黄棕色至红棕色，密布颗粒状突起。一端尖，中部膨大，另端钝圆稍偏斜，边缘较薄。尖端一侧有短线形种脐，圆端有颜色略深不甚明显的合点，自合点处散出多数纵向维管束。种皮薄，子叶 2，类白色，富油性。气微，味微苦。（见图 10-11）

山桃仁　呈类卵圆形，较小而肥厚，长约 0.9cm，宽约 0.7cm，厚约 0.5cm。

【饮片性状】桃仁　除去杂质，用时捣碎。性状、鉴别、检查、含量测定同药材。

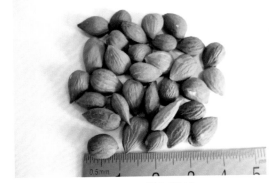

图 10-11　桃仁药材

桃仁　本品呈扁长卵形，长 1.2~1.8cm，宽 0.8~1.2cm，厚 0.2~0.4cm。表面浅黄白色，一端尖，中部膨大，另端钝圆稍偏斜，边缘较薄。子叶 2，富油性。气微香，味微苦。

山桃仁　本品呈类卵圆形，较小而肥厚，长约 1cm，宽约 0.7cm，厚约 0.5cm。

炒桃仁　本品呈扁长卵形，长 1.2~1.8cm，宽 0.8~1.2cm，厚 0.2~0.4cm。表面黄色至棕黄色，可见焦斑。一端尖，中部膨大，另端钝圆稍偏斜，边缘较薄。子叶 2，富油性。气微香，味微苦。（见图 10-12）

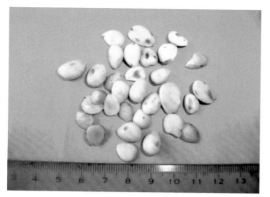

图 10-12　炒桃仁饮片

炒山桃仁　本品 2 枚子叶多分离，完整者呈类卵圆形，较小而肥厚。长约 1cm，宽约 0.7cm，厚约 0.5cm。

【杨按】桃仁药材以颗粒饱满、外皮色棕红、种仁白者为佳。桃仁以颗粒肥厚、黄白色，种皮去净者为佳。炒桃仁以表面黄色至棕黄色，可见焦斑且均匀完整者为佳。

桃子人人熟悉，可以一眼认出来，老少皆食；但准确地辨别桃仁的真伪却绝非易事。近几年桃仁货源短缺，市场价格为杏仁的一倍多，而掺杂有杏仁的商品却能在药材市场中流通，可见其鉴别有多困难。桃仁药材分为家桃仁和山桃仁两种，而家桃仁又有移栽品和嫁接品之分。家桃仁中的栽培品为药材商品的主流，种子扁平成桃儿形，尖端明显偏向一侧，中部膨大，基部圆而偏斜，边缘较薄。家桃仁中的嫁接品较瘦瘦，呈长椭圆形，中间扁平不鼓起，如同车轮碾压过一般，种皮皱纹多，其余特征与栽培品同。山桃仁为同科同属植物山桃的种仁，形体比桃仁、杏仁都小，下部膨大饱满，尖端偏向一侧，种皮皱纹多，与家桃仁及杏仁的区别明显。杏仁的形状成心形，体形饱满，顶端尖、居中，下部鼓起如饱满状，合点居中，基部钝圆且合点两侧基本对称。老药工称杏仁此特点为"端尖尖，大屁股"；称桃仁的特点为"偏尖尖，斜屁股"。我们总结杏仁、桃仁的不同点为：杏仁尖正，底偏凹，屁股大；桃仁尖斜，中间略鼓，较扁平；杏仁圆圆，桃仁扁扁。

按照陶弘景、李时珍等古代医家的临床用药经验：本品见新不用陈，因为新品临床疗效优于陈品。桃仁药材全国各地均产。

【经验鉴别术语释义】合点：高等植物胚珠内的珠心基部与珠被连合部分称合点，由胎座进入珠柄中的维管束经合点，通向胚珠内部。

【伪品及混淆品】

1. 杏仁（伪充）为蔷薇科植物山杏 *Prunus armenaca* L.var. ansu Maxim.、西伯利亚杏 *Prunus sibirica* L.、东北杏 *Prunus mandshurica*（Maxim.）Koehne 或杏 *Prunus armeniaca* L. 的干燥成熟种子。呈扁心形。表面黄棕色至深棕色，一端尖，另端钝圆，肥厚，左右不对称。种皮薄，子叶 2，乳白色，富油性。气微，味苦。取数粒，加水共研，产生苯甲醛的特殊香气。

2. 桃仁提取后的残渣　伪充桃仁销售，与正品桃仁相比外表色较白，易碎，气味均淡薄。

夏枯草

为唇形科植物夏枯草 *Prunella vulgaris* L. 的干燥果穗。夏季果穗呈棕红色时采收，除去杂质，晒干。

【质量执行标准】《中华人民共和国药典》（2020 年版一部）。

【药材性状】本品呈圆柱形，略扁，长 1.5~8cm，直径 0.8~1.5cm；淡棕色至棕红色。全穗由数轮至 10 数轮宿萼与苞片组成，每轮有对生苞片 2 片，呈扇形，先端尖尾状，脉纹明显，外表面有白毛。每一苞片内有花 3 朵，花冠多已脱落，宿萼二唇形，内有小坚果 4 枚，卵圆形，棕色，尖端有白色突起。体轻。气微，味淡。（见图 10-13）

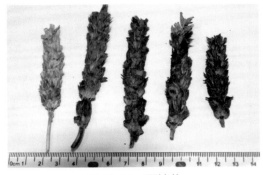

图 10-13　夏枯草

【饮片性状】同药材。

【杨按】夏枯草药材以穗大、色棕红者为佳。

《全国中草药手册》收载的夏枯草其药用部位为全草，中国药典收载的夏枯草其药用部位为果穗，在药材市场上，药商将其习称为"夏枯球"。夏枯草果穗呈棕红色，外表面可见白毛，摇动其果穗，能听到沙沙地声响。

按照陶弘景、李时珍等古代医家的临床用药经验：本品宜用新品，因为新品的疗效要好于陈旧之品。夏枯草在全国大部分地区均有分布。

【伪品及混淆品】

粗毛夏枯草　为唇形科植物粗毛夏枯草 *Prunella hispida* Benth. 带花果穗，仅在云南、西藏等少数地区以其作夏枯草入药。其形态与夏枯草相似，叶均密被白色粗毛，花穗较短，长 1.5~2.5cm。

柴 胡

为伞形科植物柴胡 *Bupleurum chinense* DC. 或狭叶柴胡 *Bupleurum scor zonerifolium* Willd. 的干燥根。按性状不同，分别习称"北柴胡"和"南柴胡"。春、秋二季采挖，除去茎叶和泥沙，干燥。

【质量执行标准】《中华人民共和国药典》（2020 年版一部）。

【药材性状】

北柴胡　呈圆柱形或长圆锥形，长 6~15cm，直径 0.3~0.8cm。根头膨大，顶端残留 3~15 个茎基或短纤维状叶基，下部分枝。表面黑褐色或浅棕色，具纵皱纹、支根痕及皮孔。质硬而韧，不易折断，断面显纤维性，皮部浅棕色，木部黄白色。气微香，味微苦。（见图 10-14）

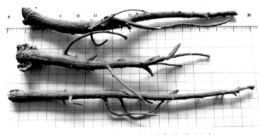

图 10-14　柴胡药材（北柴胡）

南柴胡　根较细，圆锥形，顶端有多数细毛状枯叶纤维，下部多不分枝或稍分枝。表面红棕色或黑棕色，靠近根头处多具细密环纹。质稍软，易折断，断面略平坦，不显纤维性。具败油气。（见图 10-15）

【饮片性状】

北柴胡　本品呈不规则厚片。外表皮黑褐色或浅棕色，具纵皱纹和支根痕。切面淡黄白色，纤维性。质硬。气微香，味微苦。（见图 10-16）

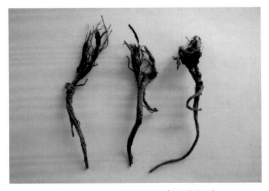

图 10-15　柴胡药材（南柴胡）

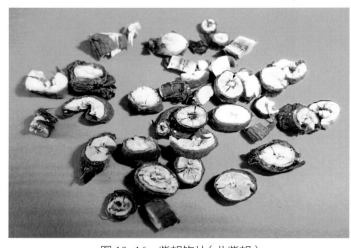

图 10-16　柴胡饮片（北柴胡）

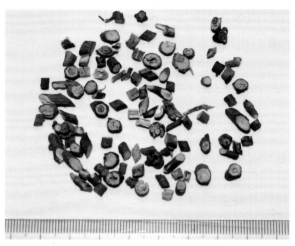

图 10-17　醋北柴胡饮片

醋北柴胡　本品形如北柴胡片，表面淡棕黄色，微有醋香气，味微苦。（见图10-17）

南柴胡　本品呈类圆形或不规则片。外表皮红棕色或黑褐色。有时可见根头处具细密环纹或有细毛状枯叶纤维。切面黄白色，平坦。具败油气。

醋南柴胡　本品形如南柴胡片，微有醋香气。

鳖血柴胡　形如柴胡片，色较深，具血腥气。

酒柴胡　形如柴胡片，色较深，具酒气。

【杨按】北柴胡以主根粗大、少分枝、黄褐色、微有香气者为佳；南柴胡以根条粗、红棕色、质松脆、败油气较浓者为佳。

中国药典在"柴胡"的药名下收载了"北柴胡"和"南柴胡"。中国北方地区使用的主流商品是北柴胡。柴胡之药名就含有其鉴别特征："柴"言其质，"胡"言其产地（北方胡人之地）。北柴胡药材的质坚硬而韧，不易折断，断面呈纤维性，民间将此特征习称为"柴"；例如北方民间俗语常说"韭苔柴了，就不能吃了"。北柴胡的主要鉴别特征就是"柴性"明显，口嚼之如嚼木材，味微苦。

北柴胡药材东北地区、黄河流域均有生产，其中以内蒙古、甘肃、河北为道地产区；南柴胡药材以河南、湖北、陕西为道地产区。依照中医传统经验：本品见新不用陈，新品疗效更好。

【伪品及混淆品】

1. 大叶柴胡　为伞形科植物大叶柴胡 B.longiradiatum Turcz. 的根及根茎。根茎及根呈长圆锥形略弯曲，长 3~9cm，直径 3~8mm。外皮有明显的节及节间，作蚯蚓头状，顶端有残基，粗糙皱缩，着生少数细根，表面棕色至暗棕色，向上渐浅，密生环节。主根质坚硬，不易折断，断面黄色平整，中心有空洞。嚼之有芹菜样气味，麻舌。有毒，不可作柴胡使用。

2. 瞿麦根　为石竹科植物瞿麦 Dianthus superbus L. 或石竹 Dianthus chinensis L. 的干燥根。呈圆柱形，常弯曲，下部有分枝，长 7~12cm，直径 3~6mm。根头部膨大，残留有数个长短不等的茎基和卷曲的粗毛，茎基上有呈鞘状围抱于节的叶基。表面浅棕色或灰棕色，具有不规则的纵沟纹和点状皮孔。质坚硬，木化，难折断。断面不平坦，中空。味淡。

3. 黄果悬钩子　为蔷薇科植物黄果悬钩子 *Rubus xanthocarpus* Bur.et Franch. 的干燥根。切成饮片掺入正品柴胡饮片中。主要特征为表面棕褐色，较光滑，稍长的段多弯曲。质硬，断面皮部棕红色，木部淡黄色。

4. 细叶石头花　为石竹科植物细叶石头花 *Gypsophila licentiana* Hand.–Mazz. 的干燥根。

5. 藏柴胡　为伞形科植物窄竹叶柴胡 *Bupleurum marginatum* Wall. ex DC. var. stenophyllum（Wolff）Shan et Y. Li 的根及根茎。本品呈细长圆锥形，有时弯曲，长达 15cm，直径 0.5~0.8cm。表面灰褐黄色，具细皱缩，见皮孔及支根痕。质脆，易折断，断面略呈纤维性。最典型的切面特征是皮层和木质部交接处有深色油圈（随存放时间延长逐渐变黑），口尝麻嘴，久嚼微具辛辣味，有刺喉感。过去多为青海地区的野生资源，现有栽培品。价格便宜，且柴胡皂苷的含量高，深受不法药厂的欢迎。

党 参

为桔梗科植物党参 *Codonopsis pilosula*（Franch.）Nannf.、素花党参 *Codonopsis pilosula* Nannf.var. *modesta*（Nannf.）L.T.Shen 或川党参 *Codonopsis tangshen* Oliv. 的干燥根。秋季采挖，洗净，晒干。

【质量执行标准】《中华人民共和国药典》（2020 年版一部）。

【药材性状】

党参　呈长圆柱形，稍弯曲，长 10~35cm，直径 0.4~2cm。表面灰黄色、黄棕色至灰棕色，根头部有多数疣状突起的茎痕及芽，每个茎痕的顶端呈凹下的圆点状；根头下有致密的环状横纹，向下渐稀疏，有的达全长的一半，栽培品环状横纹少或无；全体有纵皱纹和散在的横长皮孔样突起，支根断落处常有黑褐色胶状物。质稍柔软或稍硬而略带韧性，断面稍平坦，有裂隙或放射状纹理，皮部淡棕黄色至黄棕色，木部淡黄色至黄色。有特殊香气，味微甜。（见图 10-18）

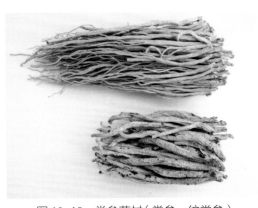

图 10-18　党参药材（党参、纹党参）

素花党参（西党参）　长 10~35cm，直径 0.5~2.5cm。表面黄白色至灰黄色，根头下致密的环状横纹常达全长的一半以上。断面裂隙较多，皮部灰白色至淡棕色。

川党参　长 10~45cm，直径 0.5~2cm。表面灰黄色至黄棕色，有明显不规则的纵沟。质较软而结实，断面裂隙较少，皮部黄白色。

【饮片性状】党参片　本品呈类圆形的厚片。外表皮灰黄色、黄棕色至灰棕色，有时可见根头部有多数疣状突起的茎痕和芽。切面皮部淡棕黄色至黄棕色，木部淡黄色至黄色，有裂隙或放射状纹理。有特殊香气，味微甜。（见图 10-19）

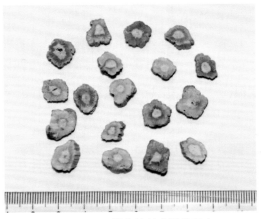

图 10-19　党参饮片（党参片）

米炒党参　本品形如党参片，表面深黄色，偶有焦斑。

蜜党参　形如党参片，表面棕黄色，显光泽，味甜。

【杨按】党参药材以"狮子盘头"的芦明显、根条粗壮而直、质柔润、嚼之无渣或少渣、味甜者为佳。党参饮片以片大、肉质壮实、色泽鲜亮、嚼之无渣、味甜者为佳。

药典品之党参包括了党参（白条党参）、素花党参（纹党参）和川党参。党参的药材呈细长圆柱形，少分叉，皮部与木部结合紧密，质柔软。味甜香，嚼之无渣。素花党参（纹党参）的根分叉较多，根头部具密集的横环纹，向下渐少，不到根的一半，根皮较疏松，易脱落，老药工形象地称其为"皮松肉紧"；外皮脱落处常可见黑褐色的溢出物，老药工形象地称其为"胶斑"。味甜、微苦。川党参药材具有明显不规则的纵沟，质软而结实，断面裂隙较少，口尝：味甜，但甜味较淡。三者共同的性状特征为：①根头部通常留有蜂窝状多数疣状突起的茎痕及芽，老药工形象的称其为"狮子盘头"；②横断面具裂隙，皮部类白色，木部黄色，老药工形象的称其为"菊花心"；③气香，味甜。

党参药材的品种较杂，习惯以产区划分。产于山西者称潞党。产于吉林者称东党。产于甘肃文县一带者称纹党，也叫西党。产于甘肃陇西一带的称白条党参。甘肃是党参的主要产区，此处主要介绍甘肃党参的真伪优劣的鉴别。

纹党参圆柱形，外表灰黄色。体形与白条党相比"粗而短"。根头上部有多数米粒样突起的茎痕，老药工习称为"狮子盘头"。根头部以下有细密的黑色环纹。支根断落处汁溢出干燥后形成黑色胶状物。皮部多皱折，常与木质部分离，老药工习称为"皮松肉紧"。断面色白，有黄色木心，并呈放射状纹理，老药工习称"菊花心"。纹党参药材中常混有南沙参，当地农民称泡参，外形类似，应注意挑选。泡参有芦头无"狮子盘头"，支根脱落处无黑色胶状物，折断面泡松密布裂隙，无木质心。甜味较纹党淡。

白条党参呈顺直长条形，根条均匀顺长，长度可达 30~50cm。表面黄白色。根头部有狮子盘头，皮部与木质部结合紧密，体柔润，折断面显菊花心，口嚼味甜而无渣。老药工习称为"皮细肉嫩"。在党参货源紧缺价格上涨时，不法药商常将银柴胡切片混于党参饮片中出售，没经验者不易分辨出真伪。二者根头部都具狮子盘头的特征，皮都显黄白色，断面都有菊花心。但银柴胡的须根痕很特别，向内凹入，形成"砂眼"。银柴胡质较党参坚硬，口嚼费劲而有渣，甜味较党参淡。银柴胡的横断面木心部较白条党参小，呈鲜艳黄色，与党参明显不同。同等体积下，银柴胡体重，每标准麻袋装 70kg 以上，而党参轻，只能装 50kg 左右。据以上经验，可将二者区别开。

党参主产于山西陕西甘肃四川及东北各地，当今产量最大的当属甘肃定西地区渭源产的白条党；素花党参主产于甘肃文县、四川南坪、松潘等地，其中以甘肃文县为道地产区；川党参主产于四川、湖北以及与陕西接壤地区，其中以重庆巫山、大宁河（小三峡）为道地产区。依照中医传统经验：本品见新不用陈，新品疗效更好。

老药工有鉴别党参的一首诗："党参长条圆柱形，狮子盘头顶端生，上部多有环纹在，断面淡黄放射纹。"

【经验鉴别术语释义】

狮子头：又称狮子盘头。指一些根及根茎类药材头部膨大并有许多疣状突起的茎痕及芽，形如中国古代宅院门口石狮子的头部，如党参等。

皮松肉紧：指根类药材靠近皮部的组织较疏松，中心部位较坚实，如甘肃的纹党、红芪。

【伪品及混淆品】

1. 迷果芹　为伞形科植物迷果芹 *Sphallerocarpus gracilis*（Bess.）K.Pol. 的根。根呈长圆柱形，微弯曲，少分支。外皮土黄色或淡棕褐色。根头部略收缩，顶端具紫棕色鳞片状残叶基，向下具密环纹，没有"狮子盘头"芦，全体有纵皱纹或抽沟，并分布横向线状皮孔，有的排成四行。质润，皮肉结实，易折断，断面白色，中间有较细的黄色圆心，宽厚的白色皮部与细小的黄色木部之间具油润的黄棕色环，个别有浅紫堇色者。气微，味甜而辛，嚼之有胡萝卜气味。

2. 羊乳参　为桔梗科植物羊乳参 *Codonopsis lanceolata*（Sieb.et Zucc）Trautv. 的干燥根。又名奶参、山海螺。根呈圆柱形或纺锤形，粗壮，顶端有茎痕。表面呈黄褐色，粗糙有横皱纹及小的疣状突起。体甚疏松，折断面呈淡红色，裂隙多，有蜂窝。气微，味甜微苦。

3. 银柴胡　为石竹科植物银柴胡 *Stellaria dichotoma* L.var. *lanceolata* Bge. 的干燥根。本品呈类圆柱形，偶有分枝，表面浅棕黄色至浅棕色，有扭曲的纵皱纹和支根痕，根头部具有少数疣状突起的茎痕及芽。外皮具有孔穴状或盘状凹陷，如果从此处折断可见棕色裂隙中有细沙散出，味微甜，嚼之质硬、有渣。

4. 家种小防风　为伞形科植物葛缕子 *Carum carvi* L. 的干燥根。本品外表面灰黄色或黄棕色。切面皮部类白色，木部淡黄色或黄棕色。气微，味微甘。收载于《甘肃中药材标准》2020 年版。

射干

为鸢尾科植物射干 *Belamcanda chinensis*（L.）DC. 的干燥根茎。春初刚发芽或秋末茎叶枯萎时采挖，除去须根和泥沙，干燥。

【质量执行标准】《中华人民共和国药典》（2020 年版一部）。

【药材性状】本品呈不规则结节状，长 3~10cm，直径 1~2cm。表面黄褐色、棕褐色或黑褐色，皱缩，有较密的环纹。上面有数个圆盘状凹陷的茎痕，偶有茎基残存；下面有残留细根及根痕。质硬，断面黄色，颗粒性。气微，味苦、微辛。（见图 10-20）

【饮片性状】本品呈不规则形或长条形的薄片。外表皮黄褐色、棕褐色或黑褐色，皱缩，可见残留的须根和须根痕，有的可见环纹。切面淡黄色或鲜黄色，具散在筋脉小点或筋脉纹，有的可见环纹。气微，味苦、微辛。（见图 10-21）

【杨按】射干药材以粗壮、坚硬、断面色黄者为佳。射干饮片以片薄、均匀、坚硬、鲜黄色者为佳。

射干饮片的外皮有密集的环节，可见小孔洞状的根痕或

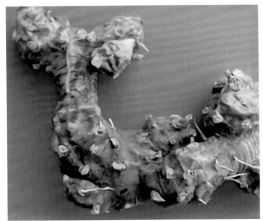

图 10-20　射干药材

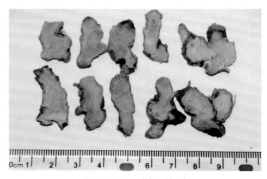

图 10-21　射干饮片

短残根；横断面坚实，黄色，靠近皮部有一个环圈，环圈中有筋脉点散在分布。野生品的射干味苦微辛，家种品的射干口尝时先微甜而后微苦，且苦味较淡。

我们曾见过的射干伪品，经辨认是川射干（鸢尾）。川射干也是中国药典收载品种，但市场价格比射干低，故商贩常用它来冒充射干。川射干质地松脆，易折断，其饮片多纵切，一端宽大，另端窄尖，斜切片两端尖，切面的颜色为淡黄色，陈货为浅黄灰色。川射干饮片的片型和颜色与射干的区别明显，射干质地坚硬，不易折断，其饮片的颜色为深黄色。

按照陶弘景、李时珍等古代医家的临床用药经验：本品见新不用陈，因为新品临床疗效优于陈品，如果选用道地药材则疗效更佳。射干药材主产于湖北、江苏、河南、安徽，其中以河南、湖北为道地产区，有"汉射干"之称。

【经验鉴别术语释义】筋脉点：指药材横切面上棕色或灰白色点状的维管束（主要是散在外韧维管束或周木维管束，多见于单子叶植物的根茎），如姜、射干、石菖蒲等。

【伪品及混淆品】

1. 川射干　为鸢尾科植物鸢尾 *Iris tectorum* Maxim. 的干燥根茎。呈不规则条状或圆锥形，略扁，有分枝。表面灰黄褐色或棕色，有环纹和纵沟。常有残存的须根及凹陷或圆点状突起的须根痕。质松脆，易折断，断面黄白色或黄棕色。气微，味甘、味微辛而后有刺舌感。

2. 白射干　为鸢尾科植物白射干 *Iris dichotoma* Pall. 的根及根茎。根茎呈不规则的结节状，长 1.5~3cm，直径 1~3cm，表面褐色，有数个茎痕。下面着生多数细长根，长达 20cm 以上，直径 2~5mm，弯曲不直，往往成团缠绕，表面棕黄色，有明显横纹，切断面中央有细木心，木心常与皮部分离。

3. 扁竹根（大射干）　为鸢尾科植物蝴蝶花 *Iris japonica* Thunb. 的干燥根茎。呈不规则条状，略扁，表面黄色或棕黄色，近根头部有横环纹，其下有纵皱纹，并有细须根及圆形凹陷的根痕。质松脆，断面黄白色，角质样，气微弱，味甘、略苦。

粉葛

为豆科植物甘葛藤 *Pueraria thomsonii* Benth. 的干燥根。秋、冬二季采挖，除去外皮，稍干，截段或再纵切两半或斜切成厚片，干燥。

【质量执行标准】《中华人民共和国药典》（2020 年版一部）。

【药材性状】本品呈圆柱形、类纺锤形或半圆柱形，长 12~15cm，直径 4~8cm；有的为纵切或斜切的厚片，大小不一。表面黄白色或淡棕色，未去外皮的呈灰棕色。体重，质硬，富粉性，横切面可见由纤维形成的浅棕色同心性环纹，纵切面可见由纤维形成的数条纵纹。气微，味微甜。（见图 10-22）

【饮片性状】本品呈不规则的厚片或立方块状。外表面黄白色或淡棕色。切面黄白色，横切面有时

可见由纤维形成的浅棕色同心性环纹，纵切面可见由纤维形成的数条纵纹。体重，质硬，富粉性。气微，味微甜。（见图10-23）

【杨按】粉葛药材以块大、色白、质坚实、粉性足、纤维少者为佳。粉葛饮片以方块大小匀称、色白、体重、粉性大者为佳。

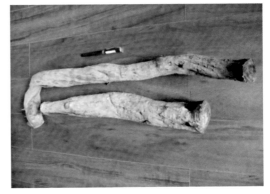

图 10-22　粉葛药材

粉葛的块根圆柱形或切成瓣块状，有时可见残存棕色外皮，本品在产地多已加工成小四方丁，纵切面有数条明显的筋脉，横切面显筋脉环纹，全体洁白色或黄白色，富粉性。气微，味微酸苦。以色白粉性大，纤维细为佳。

本品饮片为小四方丁，全体洁白色，在中药房容易和茯苓（茯苓丁）混淆而导致装错药斗，因为茯苓丁的大小和颜色都和粉葛很像，但只要用口尝一下即可明显地区别开；茯苓口尝时淡而无味，没有纤维；粉葛口尝时味微酸，有很多纤维。

按照陶弘景、李时珍等古代医家的临床用药经验：本品见新不用陈，因为新品临床疗效优于陈品，如果选用道地药材则疗效更佳。粉葛药材主产于广西、广东等地。

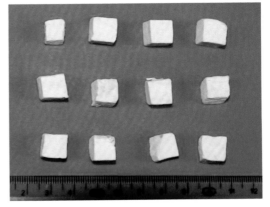

图 10-23　粉葛饮片

【伪品及混淆品】苜蓿根　为豆科植物紫花苜蓿 *Medicago sativa* L. 的干燥根。常呈类圆形横切片、不规则的块根或扇形厚片，切面白色或类白色。已去外皮，体重，质硬脆，易折断。显粉性。淡棕色的维管束散在，中心常有放射状裂隙。气微，味苦。

益母草

为唇形科植物益母草 *Leonurus japonicus* Houtt. 的新鲜或干燥地上部分。鲜品春季幼苗期至初夏花前期采割；干品夏季茎叶茂盛、花未开或初开时采割，晒干，或切段晒干。

【质量执行标准】《中华人民共和国药典》（2020年版一部）。

【药材性状】鲜益母草　幼苗期无茎，基生叶圆心形，5~9浅裂，每裂片有2~3钝齿。花前期茎呈方柱形，上部多分枝，四面凹下成纵沟，长30~60cm，直径0.2~0.5cm；表面青绿色；质鲜嫩，断面中部有髓。叶交互对生，有柄；叶片青绿色，质鲜嫩，揉之有汁；下部茎生叶掌状3裂，上部叶羽状

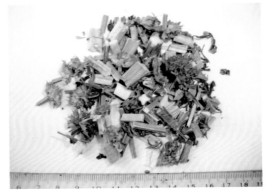

图 10-24　益母草药材（干益母草）

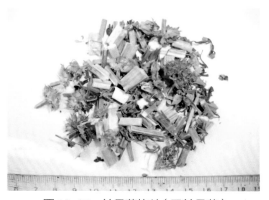

图 10-25　益母草饮片（干益母草）

深裂或浅裂成 3 片，裂片全缘或具少数锯齿。气微，味微苦。（见图 10-24）

干益母草　茎表面灰绿色或黄绿色；体轻，质韧，断面中部有髓。叶片灰绿色，多皱缩、破碎，易脱落。轮伞花序腋生，小花淡紫色，花萼筒状，花冠二唇形。切段者长约 2cm。

【饮片性状】本品呈不规则的段。茎方形，四面凹下成纵沟，灰绿色或黄绿色。切面中部有白髓。叶片灰绿色，多皱缩、破碎。轮伞花序腋生，花黄棕色，花萼筒状，花冠二唇形。气微，味微苦。（见图 10-25）

酒益母草　形如益母草段，色泽加深，偶见焦斑，微具酒气。

【杨按】益母草药材以质嫩、叶多、颜色灰绿者为佳。

干益母草饮片以段短均匀、色绿、质嫩、多叶者为佳。我们鉴别益母草饮片主要看其茎和花序的特征：茎四棱形、中间有白色的髓；花序是轮伞状，花萼呈筒状。

现代药理研究证明：益母草浸膏及煎剂对子宫有强而持久的兴奋作用，不但能增强其收缩力，同时能提高其紧张度和收缩频率。益母草为妇科要药，中医常用于月经过多，产后恶露不止，子宫复旧不全，产后流血过多等症。李时珍在《本草纲目》中收载有民谚云："家有益母草，院里娃娃跑。"

按照陶弘景、李时珍等古代医家的临床用药经验：本品见新不用陈，因为新品临床疗效优于陈品，如果选用道地药材则疗效更佳。益母草药材主产于东北、华北等地。益母草以开花期采收质量最佳。

【伪品及混淆品】

1. 夏至草　为唇形科夏至草 *Lagopsis supina*（Steph.）Ikonn.-Gal. 的干燥全草。植株矮小，高不及 50cm，茎细柔，多枝，被倒生细毛，表面灰绿色或黄绿色，茎生叶呈掌状，叶柄长，有 3 个全裂缝，裂片具钝齿或小裂。花亦腋生呈轮伞花序，但萼齿 5 裂，上面 3 齿较长，下面 2 齿较短，齿端有尖刺。花冠钟状，类白色，包于萼内；质脆，易折断，断面中空；闻之气微，无青草气味，口尝味淡。

2. 脓疮草　为唇形科植物脓疮草 *Panzeria alashanica* Kupr. 的干燥全草。本品为多年生草本，茎多数，从基部生出，密被白色短茸毛。茎生叶掌状五裂，裂片常达基部；小裂片条状披针形，宽不及 0.2cm。花序上苞叶变小，3 深裂，密被灰白色短毛；花淡黄或白色，长 2.5cm~2.8cm。

3. 风轮菜　为唇形科植物风轮菜 *Clinopodium chinense*（Benth.）Kuntze 的干燥全草。茎呈四方柱形，直径 2~5mm，长 70~100cm，节间长 3~8cm；表面棕红色或棕褐色，具细纵条纹，密被柔毛，四棱处尤多。叶对生，有柄，多卷缩或破碎，完整者展平后呈卵圆形，长 1~5cm，宽 0.8~3cm，边缘具锯齿，上面褐绿色，下面灰绿色，均被柔毛。轮伞花序具残存的花萼，外被毛茸。小坚果倒卵形，黄棕色。全体质脆，易折断与破碎，茎断面淡黄白色，中空。气香，味微辛。

益智

为姜科植物益智 *Alpinia oxyphylla* Miq. 的干燥成熟果实。夏、秋间果实由绿变红时采收，晒干或低温干燥。

【质量执行标准】《中华人民共和国药典》（2020 年版一部）。

【药材性状】本品呈椭圆形，两端略尖，长 1.2~2cm，直径 1~1.3cm。表面棕色或灰棕色，有纵向凹凸不平的突起棱线 13~20 条，顶端有花被残基，基部常残存果梗。果皮薄而稍韧，与种子紧贴，种子集结成团，中有隔膜将种子团分为 3 瓣，每瓣有种子 6~11 粒。种子呈不规则的扁圆形，略有钝棱，直径约 3mm，表面灰褐色或灰黄色，外被淡棕色膜质的假种皮；质硬，胚乳白色。有特异香气，味辛、微苦。（见图 10-26）

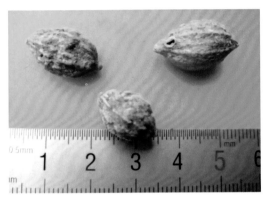

图 10-26　益智药材

【饮片性状】

益智仁　本品为不规则扁圆形的种子或种子团残瓣。种子略有钝棱，直径约 3mm；表面灰黄色至灰褐色，具细皱纹；外被淡棕色膜质的假种皮；质硬，胚乳白色。有特异香气，味辛、微苦。

盐益智仁　本品形如益智仁。表面棕褐色至黑褐色，质硬，胚乳白色。有特异香气。味辛、微咸、苦。（见图 10-27）

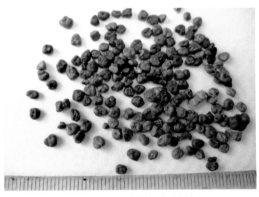

图 10-27　盐益智仁饮片

【杨按】益智药材以身干、粒大、饱满、气味浓者为佳。

其经验鉴别特征为：①种子类似扁心形，一面中央凹陷；②口嚼先出现姜辣味而后苦。

按照陶弘景、李时珍等古代医家的临床用药经验：本品见新不用陈，因为新品临床疗效优于陈品，如果选用道地药材则疗效更佳。益智以海南省为道地产区。

【伪品及混淆品】

1. 山姜　姜科山姜 A.*japonica*（Thunb）.Miq. 的干燥果实。称建砂仁或土砂仁。果实球形或椭圆形。表面橙黄色，被短柔毛。种子团卵圆形，每室 5~7 粒。表面深褐色，纹理不规则，常具透明边棱，外常被淡灰绿色假种皮。气微香，味微苦而辛、涩。

2. 华山姜　姜科华山姜 A.*chinensis* Rose. 的干燥果实。又称湘砂仁。果实类圆形。外表土黄色，平滑，无棱线。种子团球形，表面灰棕色，每室 2~4 粒，排列紧密，种子表面可见纵细条纹。气微香，味微辛、凉。

浙贝母

为百合科植物浙贝母 *Fritillaria thunbergii* Miq. 的干燥鳞茎。初夏植株枯萎时采挖，洗净。大小分开，大者除去芯芽，习称"大贝"；小者不去芯芽，习称"珠贝"。分别撞擦，除去外皮，拌以煅过的贝壳粉，吸去擦出的浆汁，干燥；或取鳞茎，大小分开，洗净，除去芯芽，趁鲜切成厚片，洗净，干燥，习称"浙贝片"。

【质量执行标准】《中华人民共和国药典》（2020 年版一部）。

【药材性状】

大贝　为鳞茎外层的单瓣鳞叶，略呈新月形，高 1~2cm，直径 2~3.5cm。外表面类白色至淡黄色，内表面白色或淡棕色，被有白色粉末。质硬而脆，易折断，断面白色至黄白色，富粉性。气微，味微苦。

珠贝　为完整的鳞茎，呈扁圆形，高 1~1.5cm，直径 1~2.5cm。表面黄棕色至黄褐色，有不规则的皱纹；或表面类白色至淡黄色，较光滑或被有白色粉末。质硬，不易折断，断面淡黄色或类白色，略带角质状或粉性；外层鳞叶 2 瓣，肥厚，略似肾形，互相抱合，内有小鳞叶 2~3 枚和干缩的残茎。（见图 10-28）

浙贝片　为椭圆形或类圆形片，大小不一，长 1.5~ 3.5cm，宽 1~2cm，厚 0.2~0.4cm。外皮黄褐色或灰褐色，略皱缩；或淡黄色，较光滑。切面微鼓起，灰白色；或平坦，粉白色。质脆，易折断，断面粉白色，富粉性。

【饮片性状】

浙贝母　为类圆形的厚片或碎块，有的具心芽。外皮黄褐色或灰褐色，略皱缩；或淡黄白色，较光滑或被有白色粉末。切面微鼓起或平坦，灰白色或粉白色，略角质状或富粉性。多质坚硬，易折断；或质硬，断面灰白色或白色，有的浅黄棕色。气微，味苦。（见图 10-29）

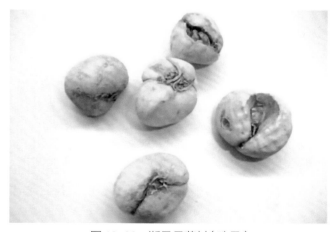

图 10-28　浙贝母药材（珠贝）

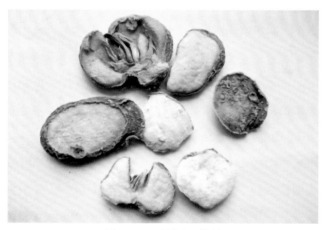

图 10-29　浙贝母饮片

【杨按】浙贝母药材以鳞叶肥厚、质坚实、粉性足、断面白色者为佳。

中国药典 2020 年版收载了浙贝母的产地鲜切片，其饮片名称叫"浙贝片"，现已成为浙贝母的市场主流商品。浙贝片为鳞茎外层的单瓣鳞叶切成的片；鳞或类圆形，边缘的表面淡黄色，切面平坦，粉白色。质脆，易折断，断面粉白色，富粉性。

浙贝母药材主产于浙江省，为浙江著名道地药材"浙八味"之一，原产浙江象山县，故又名象贝。现在江苏、湖南、湖北和四川等地亦有大量人工栽培。由于产地加工方法不同，其药材商品分为大贝（元宝贝）、珠贝和浙东贝三种规格。

大贝为肥厚的单瓣鳞茎，一面凸出，一面凹入，略呈元宝形（故又称"元宝贝"）。表面类白色至淡色，有时有淡棕色瘢痕，被白色粉末，质硬而脆，易折断，断面白色至黄白色，细腻。

珠贝为完整的鳞茎。全体呈扁球形，外层鳞叶2枚，较大而肥厚，略呈肾形，互相抱合，表面类白色，其内有2~3枚皱缩的小鳞叶及残茎。质结实而脆，底部外突（尖屁股），不能放平坐稳。

浙东贝形似珠贝，但外层鳞瓣两枚大小悬殊，底部略尖。浙东贝近几年来充斥贝母市场，药商将其筛选为若干等级，其小者易与松贝混淆，它也具松贝"怀中抱月"之特征，只是基底部外凸，不能"放平坐稳"，老药工称之为"尖屁股"。

按照陶弘景、李时珍等古代医家的临床用药经验：本品见新不用陈，因为新品临床疗效优于陈品，如果选用道地药材则疗效更佳。浙贝母以浙江宁波地区鄞县为道地产区。

【经验鉴别术语释义】元宝贝：指浙贝母的一种商品规格，又称大贝、灰贝。初夏贝母采挖后，选直径3.5cm以上者摘除心芽，分成单瓣鳞片，置于特制的木桶内来回撞至浆汁渗出时，每100kg加贝壳粉4kg，再撞至表面涂满贝壳粉时烘干或晒干，成品一面凹入一面凸出，呈元宝形，故名。

海马

为海龙科动物线纹海马 *Hippocampus kelloggi* Jordan et Snyder、刺海马 *Hippocampus histrix* Kaup、大海马 *Hippocampus kuda* Bleeker、三斑海马 *Hippocampus trimaculatus* Leach 或小海马（海蛆）*Hippocampus japonicus* Kaup 的干燥体。夏、秋二季捕捞，洗净，晒干；或除去皮膜和内脏，晒干。

【质量执行标准】《中华人民共和国药典》（2020年版一部）。

【药材性状】线纹海马　呈扁长形而弯曲，体长约30cm。表面黄白色。头略似马头，有冠状突起，具管状长吻，口小，无牙，两眼深陷。躯干部七棱形，尾部四棱形，渐细卷曲，体上有瓦楞形的节纹并具短棘。体轻，骨质，坚硬。气微腥，味微咸。（见图10-30）

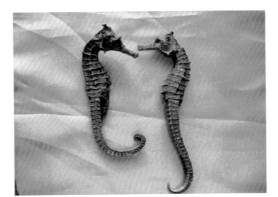

图10-30　海马

刺海马　体长15~20cm。头部及体上环节间的棘细而尖。

大海马　体长20~30cm。黑褐色。

三斑海马　体侧背部第1、4、7节的短棘基部各有1黑斑。

小海马（海蛆）　体形小，长7~10cm。黑褐色。节纹和短棘均较细小。

【饮片性状】同药材。

【杨按】海马药材以个大、体完整、色灰褐、坚实、洁净者为佳。

劣质商品海马中曾发现体内掺有水泥、铁丝、铅粒等异物增重，应注意检查辨别。

老药工识别海马有一句顺口溜："马头、蛇尾、瓦楞身。"老中医处方时常写"海马一对"，现今的中药调剂员多数不明其含义，"一对"指其要雌雄配对，现将识别海马公母的方法介绍如下：①公海马都有一个腹囊，老药工俗称其为"育儿袋"，母海马没有；②公海马背上有三个明显的大黑点，母海马的黑点相对更小、更浅；③海马凸出的腹部边缘有一条黑线，黑而厚者为公，轻而薄者为母；④公海马比母海马的体型要大一些。

海马主产于广东、辽宁、台湾等地。

【经验鉴别术语释义】瓦楞身：指海马躯干部有横环节和纵棱脊相互交错，形成许许多多的不规则长方格，其形状很像瓦楞子的纹理。

【伪品及混淆品】

我们曾发现过一批掺伪海马，它是挑选体形较大的海马，在腹腔中填入了水泥，如果单从外观上看完全符合正品的鉴别特征，但手掂时明显感到质重，掰开后检查，发现腹内有掺伪物。

海风藤

为胡椒科植物风藤 *Piper kadsura*（Choisy）Ohwi 的干燥藤茎。夏、秋二季采割，除去根、叶，晒干。

【质量执行标准】《中华人民共和国药典》（2020 年版一部）。

【药材性状】本品呈扁圆柱形，微弯曲，长 15~60cm，直径 0.3~2cm。表面灰褐色或褐色，粗糙，有纵向棱状纹理及明显的节，节间长 3~12cm，节部膨大，上生不定根。体轻，质脆，易折断，断面不整齐，皮部窄，木部宽广，灰黄色，导管孔多数，射线灰白色，放射状排列，皮部与木部交界处常有裂隙，中心有灰褐色髓。气香，味微苦、辛。

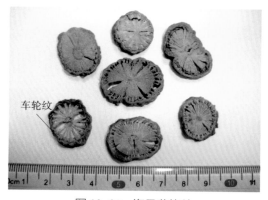

车轮纹

图 10-31　海风藤饮片

【饮片性状】本品呈不规则的扁圆柱形厚片，直径 0.3~2.0cm。表面灰褐色或褐色，有纵向棱状纹理。切面皮部窄，木部宽广呈灰黄色，导管孔多束，有灰黄色与灰白色相间排列的放射状纹理，皮部与木部交界处有裂隙，中心有灰褐色髓。体轻，质脆。气香，味微苦、辛。（见图 10-31）

【杨按】海风藤药材以身干、粗壮、质硬、体轻、气味辛香，无叶者为质佳。海风藤饮片以厚薄均匀、直径 1cm 左右，香气浓郁者为质佳。

海风藤药材鉴别特征为直径 0.3~2cm 的圆柱形，表面灰褐色或褐色，有纵向棱状纹理及明显的节，节部生不定根。体轻。断面可见许多导管小孔，具放射状排列，形成"车轮纹"，中心有灰褐色的髓。鼻闻之有浓郁的胡椒样辛辣香气，口尝味苦、辛辣。

按照陶弘景、李时珍等古代医家的临床用药经验：本品见新不用陈，因为新品临床疗效优于陈品，如果选用道地药材则疗效更佳。海风藤药材主产于福建、浙江、广东等地，以广东为道地产区。

【经验鉴别术语释义】 车轮纹：指药材横切面上有稀疏且排列较规律如车轮状的放射状纹理，是维管束与射线呈相间排列而成。常见于海风藤、青风藤、广防己、关木通、红藤等药材的横断面。

【伪品及混淆品】

1. 南藤　为胡椒科植物湖北胡椒 *Piper wallichii*（Miq.）Hand‐Mazz.var.hupehence（C.DC.）和绒毛胡椒 *Piper puberulum*（benth）Maxim. 的干燥藤茎。表面灰褐色或灰棕色，有纵纹和膨大的节，光滑或被短毛。质轻而脆。横断面皮部窄，维管束与射线相间呈放射状排列，木部有小孔，中心有灰褐色的髓。叶互生，卵状披针形或卵形，叶片皱缩，灰绿色。气清香，味辛辣。

2. 小风藤　为胡椒科植物山蒟 *Piper hancei* Maxim 的干燥藤茎或带叶茎枝。呈圆柱形，多缠绕成团。表面灰棕色，有明显膨大的节。质轻而脆，断面中心有灰褐色的髓。叶片椭圆形，灰绿色。气清香，味辛辣．

3. 广东海风藤　为木兰科植物异型南五味子 *Kadsura heteroclita*（Roxb.）Caib 的干燥藤茎。呈圆柱形。多横切成片。栓皮黄棕色，柔软似棉。除去栓皮者，表面呈棕色。质坚硬，不易折断。横切面皮部占半径的1/4，棕色，显纤维状。木部黄棕色或浅棕色，密布麻点状小孔，圆形的棕褐色的髓位于中央，多呈空洞或裂隙状。有樟木香气，味微涩。

4. 松萝　为松萝科植物松萝 *Usenea longissima* Ach. 的干燥叶状体。呈丝状，表面灰绿色至黄绿色，缠绕成团，侧枝密生。水泡展开观察，形如蜈蚣。气微，味微酸。

海龙

海龙科动物刁海龙 *Solenognathus hardwickii*（Gray）、拟海龙 *Syngnathoides biaculeatus*（Bloch）或尖海龙 *Syngnathus acus* Linnaeus 的干燥体。多于夏、秋二季捕捞，刁海龙、拟海龙除去皮膜，洗净，晒干；尖海龙直接洗净，晒干。

【质量执行标准】 《中华人民共和国药典》（2020年版一部）。

【药材性状】 刁海龙　体狭长侧扁，全长30~50cm。表面黄白色或灰褐色。头部具管状长吻，口小，无牙，两眼圆而深陷，头部与体轴略呈钝角。躯干部宽3cm，五棱形，尾部前方六棱形，后方渐细，四棱形，尾端卷曲。背棱两侧各有1列灰黑色斑点状色带。全体被以具花纹的骨环和细横纹，各骨环内有突起粒状棘。胸鳍短宽，背鳍较长，有的不明显，无尾鳍。骨质，坚硬。气微腥，味微咸。（见图10-32）

拟海龙　体长平扁，躯干部略呈四棱形，全长20~22cm。表面灰黄色。头部常与体轴成一直线。（见图10-32）

尖海龙　体细长，呈鞭状，全长10~30cm，未去皮膜。表面黄褐色。有的腹面可见育儿囊，有尾鳍。质较脆弱，易撕裂。

【饮片性状】 同药材。

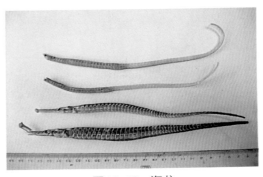

图10-32　海龙

制海马　形如海马，质较松脆，色泽加深，微鼓起。

【杨按】海龙药材以体长、饱满、头尾齐全、色黄白、坚实、洁净、菠萝纹特征明显者为佳。

刁海龙主产于广东沿海，尖海龙主产于山东，拟海龙主产于福建、广东沿海。

【经验鉴别术语释义】菠萝纹：指海龙体表具突起的花纹图案，类似菠萝表面的钉状纹一般。

【伪品及混淆品】

1. 粗吻海龙　为海龙科动物粗吻海龙 *Trachyrhamphus serratus*（Temminck et Schlegel）的干燥体。体细长，稍侧扁。长 14~24.5cm，直径 3~6mm。表面灰褐色或灰白色，背部颜色较深，全体有十数个颜色较深的横斑。吻较短，吻背面中央有一行细锯齿，头后面背部中央有隆起脊。躯干部有纵棱 7 条，尾部有纵棱四条，尾长约为躯干 2185 倍。气微腥，味微咸。

2. 长吻海龙　为海龙科动物长吻海龙 *Microphis boaja*（Bleeker）的干燥体。体长约 25cm，直径约 1.5cm，吻长约等于眶后头长的 2 倍。体及前尾段呈六棱形，尾后段呈四棱形，尾上侧棱线前端位于躯干上侧棱线与中侧棱线之间，形成尾前端六棱形。

海金沙

为海金沙科植物海金沙 *Lygodium japonicum*（Thunb.）Sw. 的干燥成熟孢子。秋季孢子未脱落时采割藤叶，晒干，搓揉或打下孢子，除去藤叶。

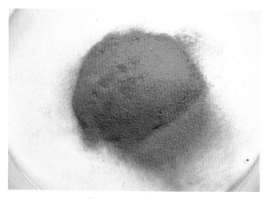

图 10-33　海金沙

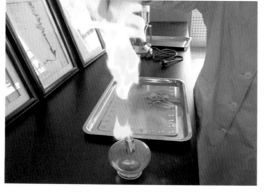

图 10-34　海金沙火试

【质量执行标准】《中华人民共和国药典》（2020 年版一部）。

【药材性状】本品呈粉末状，棕黄色或浅棕黄色。体轻，手捻有光滑感，置手中易由指缝滑落。气微，味淡。（见图 10-33）

【饮片性状】同药材。

【杨按】海金沙药材以身干、黄棕色、质轻、光滑、能浮于水，无泥沙杂质，火试有火焰声响者为佳。

我们经验鉴别海金沙常用三种方法。一为手拿法：用手试海金沙质轻光滑，非常细腻，易从指缝流失，轻轻拍拍手，沾于手上的海金沙能全部脱落，不沾手和染色，反之则说明有掺假。二为水试法：将海金沙少许投入水中，全部浮于水面即说明是正品，有下沉物则说明有掺假。三为火试法：将火柴点燃，取海金沙少许撒于火焰之上，正品能像火药样猛烈燃烧，并发出噼噼啪啪爆鸣声和带有明亮的闪光（见图 10-34）。取样品少许置锡纸上煅烧，灰烬为灰白色者为正品，留有焦黑色或其他颜色灰渣者说明有掺假。

按照陶弘景、李时珍等古代医家的临床用药经验：本品见新不用陈，因为新品临床疗效优于陈品，如果选用道地药材则疗效更佳。海金沙以湖北、广东为道地产区。

【伪品及混淆品】

海金沙药品性状的特殊性导致掺假情况比较严重，我们见过的海金沙掺假物多为细黄土或染色的细沙，可用水试及火试法鉴别，水试时可见有泥沙杂质沉淀，火试燃烧后可见细沙残留；如果需确定其掺假物的比例，可以在显微镜下观察，海金沙是能透光的圆形孢子囊，而黄土和细沙则是多角形或不规则的不透光物体。

海螵蛸

为乌贼科动物无针乌贼 *Sepiella maindroni* de Rochebrune 或金乌贼 *Sepia esculenta* Hoyle 的干燥内壳。收集乌贼鱼的骨状内壳，洗净，干燥。

【质量执行标准】《中华人民共和国药典》（2020年版一部）。

【药材性状】无针乌贼 呈扁长椭圆形，中间厚，边缘薄，长9~14cm，宽2.5~3.5cm，厚约1.3cm。背部有瓷白色脊状隆起，两侧略显红色，有不甚明显的细小疣点；腹面白色，自尾端到中部有细密波状横层纹；角质缘半透明，尾部较宽平，无骨针。体轻，质松，易折断，断面粉质，显疏松层纹。气微腥，味微咸。（见图10-35）

金乌贼 长13~23cm，宽约6.5cm。背面疣点明显，略呈层状排列；腹面的细密波状横层纹占全体大部分，中间有纵向浅槽；尾部角质缘渐宽，向腹面翘起，末端有1骨针，多已断落。（见图10-36）

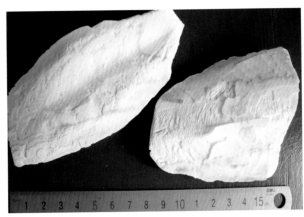

图10-35　海螵蛸（无针乌贼）

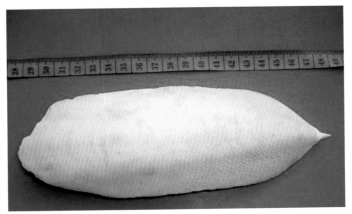

图10-36　海螵蛸（金乌贼）

【饮片性状】本品多为不规则形或类方形小块，类白色或微黄色，气微腥，味微咸。

炒海螵蛸　本品呈不规则的碎块状。表面微黄色。腹部中间厚，两面等薄，有细密波状横层纹。背面中间有瓷白色脊状隆起，具不甚明显的细疣点。体轻、松。气微腥，味微咸。

麸炒海螵蛸　形如炒海螵蛸。表面黄色。具麸香气。

【杨按】海螵蛸药材以身干块大、色白、完整无杂质者为佳。海螵蛸饮片以干燥、块小均匀、体轻、色白、无碎屑、无臭味者为佳。

本品的药材来源为乌贼科动物乌贼的内壳。乌贼的品种很多，有350多种，《中华人民共和国药典》（2020年版一部）收载的海螵蛸仅为无针乌贼或金乌贼的干燥内壳，其余皆非正品。海螵蛸别名"墨鱼骨"，老药工又习称其为"阴阳骨"；如果将本品药材紧贴于人脸上测试其感觉，其背面是冰凉的，而腹面则是温热的，故有"阴阳骨"之俗称。老药工对海螵蛸的炮制也有讲究，炮制时先要剥去背面一层硬脆的角质皮膜，然后才可以加工成饮片或打成极细粉供药用；因为中医传统经验认为：乌贼骨那层硬脆的角质皮膜其性十分寒凉，属阴，最易伤人阳气，而其余的部分则属阳，性温，可收敛止血。

传统经验鉴别海螵蛸时，主要看以下方面：无针乌贼的药材扁长椭圆形，宽2.5~3.5cm，厚约1.3cm。背面有瓷白色脊状隆起，腹面白色，自尾端到中部有细密波状横层纹；无骨针。体轻质松，断面粉性，显疏松的层纹。

金乌贼宽约6.5cm。背面疣点明显，略呈层状排列；腹面的细密波状横层纹占全体大部分，中间有纵向浅槽；尾部角质缘渐宽，向腹面翘起，末端有1骨针，多已断落。

按照陶弘景、李时珍等古代医家的临床用药经验：本品见新不用陈，因为新品临床疗效优于陈品，如果选用道地药材则疗效更佳。海螵蛸主产于浙江、山东等沿海地区。

【经验鉴别术语释义】阴阳骨：将海螵蛸药材紧贴于人脸上测试其感觉，其背面是冰凉的，而腹面则是温热的，故老药工据此特征将其称为"阴阳骨"。

【伪品及混淆品】

1. 白斑乌贼　乌贼科动物白斑乌贼 *Sepie hercules* Pilsbry 的干燥内壳。据文献报道，浙江曾多批次发现以白斑乌贼的内壳混充海螵蛸药用。白斑乌贼的内壳大而厚，长椭圆形而扁平，中间厚、边缘薄，长20~27cm，宽8~13cm，最后部分1.5cm。背面隆起，呈白色或浅黄白色，密被细小石灰质颗粒突起，四周具黄棕色角质缘，腹部前凸后凹，石灰质较软，洁白色，横纹呈正圆弧形，后端有一粗壮骨针，有的已碰掉。

2. 墨鱼仔　指体型较小的墨鱼或人工养殖的墨鱼幼仔。海螵蛸是食用乌贼时的副产品。乌贼有350多种，大小不一，《中华人民共和国药典》（2020年版一部）仅收载了两种，而食用乌贼的品种很多，其内壳往往也混作海螵蛸，但太大太小（药典规定的大小范围为长9~14cm，宽2.5~3.5cm，厚约1.3cm）等情况都不符药典的规定，要按假药来对待。

海藻

为马尾藻科植物海蒿子 *Sargassum pallidum*（Turn.）C.Ag. 或羊栖菜 *Sargassum fusiforme*（Harv.）Setch. 的干燥藻体。前者习称"大叶海藻"，后者习称"小叶海藻"。夏、秋二季采捞，除去杂质，洗净，晒干。

【质量执行标准】《中华人民共和国药典》（2020年版一部）。

【药材性状】大叶海藻　皱缩卷曲，黑褐色，有的被白霜，长30~60cm。主干呈圆柱状，具圆锥形

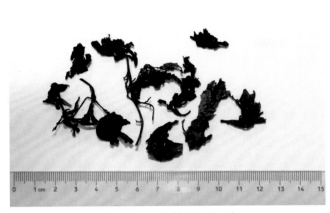

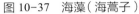

图 10-37　海藻（海蒿子）

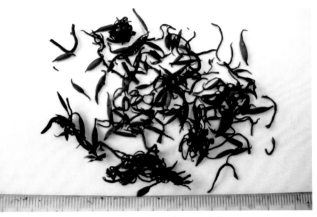

图 10-38　海藻（羊栖菜）

突起，主枝自主干两侧生出，侧枝自主枝叶腋生出，具短小的刺状突起。初生叶披针形或倒卵形，长5~7cm，宽约1cm，全缘或具粗锯齿；次生叶条形或披针形，叶腋间有着生条状叶的小枝。气囊黑褐色，球形或卵圆形，有的有柄，顶端钝圆，有的具细短尖。质脆，潮润时柔软；水浸后膨胀，肉质，黏滑。气腥，味微咸。（见图 10-37）

小叶海藻　较小，长15~40cm。分枝互生，无刺状突起。叶条形或细匙形，先端稍膨大，中空。气囊腋生，纺锤形或球形，囊柄较长。质较硬。（见图 10-38）

【饮片性状】大叶海藻　为不规则的段，卷曲状，棕褐色至黑褐色，有的被白霜。枝干可见短小的刺状突起；叶缘偶见锯齿。气囊棕褐色至黑褐色，球形或卵圆形，有的有柄。

小叶海藻　为不规则的段，卷曲状，棕黑色至黑褐色。枝干无刺状突起。叶条形或细匙形，先端稍膨大。气囊腋生，纺锤形或椭圆形，多脱落，囊柄较长。

【杨按】海藻药材以身干、色黑褐、盐霜少、枝嫩无沙石者为佳。海藻饮片以均匀、质嫩、无碎末者为佳。

中国药典规定海藻的来源为马尾藻科植物海蒿子或羊栖菜的干燥藻体。前者习称"大叶海藻"，后者习称"小叶海藻"。我们鉴别二者的经验如下：

大叶海藻：①侧枝具短小的刺状突起；②叶较大，披针形或倒卵形，全缘或具粗锯齿；③气囊呈球形或卵圆形。

小叶海藻：①无刺状突起；②叶较小、叶条形或细匙形，先端稍膨大，中空；③气囊多为纺锤形。

按照陶弘景、李时珍等古代医家的临床用药经验：本品见新不用陈，因为新品临床疗效优于陈品，如果选用道地药材则疗效更佳。大叶海藻主产于辽宁、山东沿海，小叶海藻主产于浙江、福建、广东等地沿海。

【伪品及混淆品】

1. 海黍子　为马尾藻科海黍子 *Sargassum miyabei* Yendo 干燥藻体，主干圆柱形，上面密生多条主枝，叶披针形或楔形。

2. 鼠尾藻　马尾藻科植物鼠尾藻 *Sargassum thunbergii*（Mert.）O.Kuntze 干燥藻体，主干短，上面生

数条分枝，叶鳞片状或丝状。

3. 闽粤马尾藻 为马尾藻科瓦氏马尾藻 *Sargassum vachellianum* Grey 干燥藻体，匍匐枝细长，圆柱形。藻体褐色，高 30~90cm。叶长披针形或线形，生于体下部者稍宽，边缘有锯齿，基部不对称，气囊球形，具细柄。

2. 铜藻 为马尾藻科植物铜藻 *Sargassum horneri*（Turn.）C.Ag. 的藻体。卷曲皱缩成团块状，棕褐色。枝圆柱形，具纵浅沟纹。叶基部边缘常向中肋处深裂，向上至叶尖则逐渐浅裂。气囊圆柱形，长 0.5~1.5cm，宽 2~3mm，两端尖细，顶端冠一小裂叶。

3. 半叶马尾藻 为马尾藻科植物半叶马尾藻 *Sargassum hemiphyllum*（Turn.）C.Ag. 的藻体。卷曲成疏松团块状，黑褐色，枝圆柱状。叶两边不对称，一侧向外弧形弯曲，无中肋，叶缘有粗锯齿。气囊倒卵形或椭圆形。

4. 海带 为海带科植物海带 *Laminaria japonica* Aresch. 的固着器及柄部。固着器为数轮叉状分枝的假根组成。柄部粗短，下部圆柱形，上部扁圆柱形，黑褐色。

海浮石

为火成岩类岩石形成的多孔状块状物（浮石）或胞孔科动物脊突苔虫 *Costazia aculeata* Canu et Bassler 等的干燥骨骼（浮海石）。

【质量执行标准】 甘肃省中药炮制规范（2022 年版）

【药材性状】

浮石 本品呈海绵样的不规则块状，大小不等。表面灰白色或灰黄色，具多数细孔。体轻，质硬而脆，断面疏松，常有玻璃或绢丝样光泽。气微，味微咸。（见图 10-39）

浮海石 本品呈珊瑚样的不规则块状，大小不等。灰白色或灰黄色，表面多突起呈叉状分枝，中部交织如网状。体轻，质硬、脆，表面与断面均有多数细小孔道。气微腥，味微咸。

【饮片性状】

海浮石 呈不规则的碎块或细粉状。表面粗糙，有多数大小不等的细孔，灰白色或灰黄色。质硬而松脆，易砸碎。碎断面粗糙，有小孔，有的具绢丝样光泽。体轻。气微腥，味微咸。

煅海浮石 呈碎粒状。暗灰色或灰黄色。气微，味淡。

【杨按】 海浮石药材以体硬而脆、轻、灰黄白色、入水不沉而浮者为佳。

本品为多基原药材，火成岩类岩石形成的多孔状块状物称"浮石"，胞孔科动物脊突苔虫等的干燥骨骼称"浮海石"；按中医临床用药的历史习惯，浮石和浮海石可以统称为"海浮石"，虽然二者的临床功效一致，但这两种原药材的性状特征

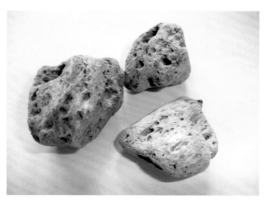

图 10-39 海浮石（浮石）

明显不同，加工成饮片后其性状则较为相近（见饮片性状项），检验者不可不知。

按照陶弘景、李时珍等古代医家的临床用药经验，本品如果选用道地药材则疗效更佳。海浮石药材主产于广东、福建、浙江、辽宁等沿海地区。

海桐皮

为豆科植物刺桐 *Erythrina variegata* L.var.*orientalis*（L.）Merr. 或刺木通（乔木刺桐）*Erythrine arborescens* Roxb. 的干燥树皮。初夏剥取有钉刺的树皮，晒干。

【质量执行标准】《中华人民共和国药典》（1977 年版一部）。

【药材性状】呈板片状，两边略卷曲，厚 0.3~1cm。外表面淡棕色，常见宽窄不同的纵凹纹，并散布钉刺；钉刺长圆锥形，高 5~8mm，顶锐尖，基部直径 0.5~1cm。内表面黄棕色，较平坦，有细密网纹。质硬而韧，断面裂片状。气微香，味微苦。（见图 10-40）

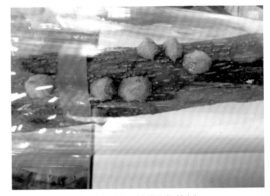

图 10-40　海桐皮药材

【饮片性状】呈块、片或丝状。外表面淡棕色，有纵凹纹，有的带有钉刺，顶锐尖。内表面黄棕色，较平坦，有细密网纹，断面裂片状。气微香，味微苦。（见图 10-41）

【杨按】中医习惯认为海桐皮，以皮薄而圆钉多者为质优。

海桐皮药材的性状特殊，辨认较易。商品多呈板片状和卷筒状，外表棕灰色，生有圆形钉刺，老药工习称"乳头钉"，分布不规则。钉刺基部约 1cm 大，顶端尖锐，有的圆钉刺脱落，留下淡黄棕色的圆形疤痕。质较坚韧，折断面呈裂片状，味苦。

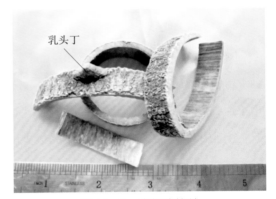

乳头丁

图 10-41　海桐皮饮片

按照陶弘景、李时珍等古代医家的临床用药经验：本品见新不用陈，因为新品临床疗效优于陈品。海桐皮产于台湾、福建、广东、广西等省区。

【经验鉴别术语释义】乳头钉：海桐皮药材表面附有圆形的钉刺，呈不规则分布；钉刺长圆锥形，高 5~8mm，顶锐尖，基部直径 0.5~1cm。钉刺的里面呈黄棕色，有细密层纹，老药工形象地将此特征称之为"乳头钉"。

【伪品及混淆品】海桐皮的同名异物品种（地方习用品）繁多，应注意区分。

1. 川桐皮　五加科植物刺楸的干燥茎皮，在贵州、四川、江苏及广西北部以及广东部分地区使用。

2. 浙桐皮　芸香科植物樗叶花椒和朵椒的干燥茎皮，在浙江、福建等省使用。

3. 广桐皮　木棉科植物木棉的干燥树皮，在广东、广西、四川等省区使用。

浮萍

为浮萍科植物紫萍 *Spirodela polyrrhiza*（L.）Schleid. 的干燥全草。6~9 月采收，洗净，除去杂质，晒干。

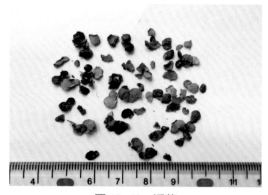

图 10-42　浮萍

【质量执行标准】《中华人民共和国药典》（2020 年版一部）。

【药材性状】本品为扁平叶状体，呈卵形或卵圆形，长径 2~5mm。上表面淡绿色至灰绿色，偏侧有 1 小凹陷，边缘整齐或微卷曲。下表面紫绿色至紫棕色，着生数条须根。体轻，手捻易碎。气微，味淡。（见图 10-42）

【饮片性状】同药材。

【杨按】浮萍以身干、叶状体上绿下紫、无泥沙杂质者为佳。

老中医使用本品时习惯写为"紫背浮萍"，现版中国药典收载的浮萍为水生植物浮萍科紫萍的干燥全草，与中医的用药传统完全吻合。本品为扁平叶状体，呈卵圆形，上表面淡绿色至灰绿色，下表面紫绿色至紫棕色，着生数条须根。体轻，手捻易碎。气微，味淡。

按照陶弘景、李时珍等古代医家的临床用药经验：本品见新不用陈，因为新品临床疗效优于陈品，如果选用道地药材则疗效更佳。浮萍药材全国各地均产，其中以江苏、四川产量大、质优。

【伪品及混淆品】

青萍　为浮萍科植物青萍 *Lemna paucicostata* Hegelm 干燥全草。根茎细长，多分枝。叶柄纤细，小叶 4 片，卷缩，展开后呈"田"字形，小叶片倒三角形，上面绿色，下面黄绿色，气微，味淡。本品收载于《全国中草药汇编》中，与药典品最大的区别在于叶背面的颜色，药典品为紫色，本品为绿色。

通草

为五加科植物通脱木 *Tetra panax papyrifer*（ Hook.）K.Koch 的干燥茎髓。秋季割取茎，截成段，趁鲜取出髓部，理直，晒干。

【质量执行标准】《中华人民共和国药典》（2020 年版一部）。

【药材性状】本品呈圆柱形，长 20~40cm，直径 1~2.5cm。表面白色或淡黄色，有浅纵沟纹。体轻，质松软，稍有弹性，易折断，断面平坦，显银白色光泽，中部有直径 0.3~1.5cm 的空心或半透明的薄膜，纵剖面呈梯状排列，实心者少见。气微，味淡。（见图 10-43）

【饮片性状】本品为圆形或类圆形厚片。表面白色或淡黄色，有浅纵沟纹。体轻，质松软，稍有弹性，切面平坦，呈银白色光泽，中部空心或有半透明的薄膜，实心者少见。气微，味淡。（见图 10-44）

【杨按】通草药材以条粗、色洁白、有弹性者为佳。通草饮片以片大、显银白色光泽、有弹性者为佳。

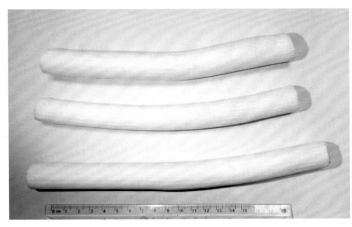

图 10-43　通草药材

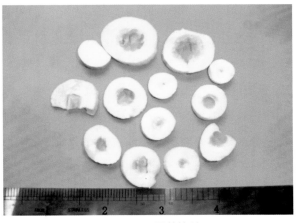

图 10-44　通草饮片

按照陶弘景、李时珍等古代医家的临床用药经验：本品见新不用陈，因为新品临床疗效优于陈品。通草药材主产于贵州、云南、四川、湖南、湖北、广西、台湾等地。

【伪品及混淆品】

1. 棣棠花　为蔷薇科植物棣棠花 *Kerriai aponica*（L.）PG. 的茎髓。茎髓外表光滑无条纹。质较硬，捏之不易变形。水浸后无黏滑感。

2. 水马桑　为忍冬科水马桑 *Weigela japonica* Thunb.var.sinica（Rehd.）Bailey 的干燥茎髓。呈圆柱形或有时略带方形，长短不一。外皮白色或黄白色，有突起的纵行条纹及凹沟。质稍硬而轻，易折断，折断面白色略平坦。对光有银白色闪光。气微，味淡。遇水无滑黏感。牙咬有"沙沙"声。

桑叶

为桑科植物桑 *Morus alba* L. 的干燥叶。初霜后采收，除去杂质，晒干。

【质量执行标准】《中华人民共和国药典》（2020 年版一部）。

【药材性状】本品多皱缩、破碎。完整者有柄，叶片展平后呈卵形或宽卵形，长 8~15cm，宽 7~13cm。先端渐尖，基部截形、圆形或心形，边缘有锯齿或钝锯齿，有的不规则分裂。上表面黄绿色或浅黄棕色，有的有小疣状突起；下表面颜色稍浅，叶脉突出，小脉网状，脉上被疏毛，脉基具簇毛。质脆。气微，味淡、微苦涩。（见图 10-45）

【饮片性状】

桑叶　本品为不规则的破碎叶片。叶片边缘可见锯齿或钝锯齿，有的有不规则分裂。上表面黄绿色或浅黄棕色；下表面颜色稍浅，叶脉突出，小脉网状，脉上被疏毛，脉基具簇毛。质脆。气微，味淡、微苦涩。

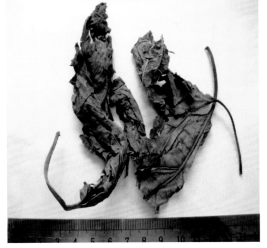

图 10-45　桑叶

蜜桑叶　形如桑叶片，表面暗黄色，微有光泽，略带黏性，味甜。

【杨按】桑叶药材以叶片完整、大而厚、色黄绿者为佳。桑叶饮片以除去杂质，搓碎，去柄，筛去灰屑者为佳。

中国药典对桑叶的药材来源有规定："本品为桑科植物桑的干燥叶。初霜后采收，除去杂质，晒干。"我们在中药饮片入库验收工作中曾遇到过几批次颜色非常翠绿的桑叶，因其性状与中国药典的规定不符而拒收。桑叶必须在经霜后颜色变黄时采收，老中医在处方时习称其为"霜桑叶"，霜桑叶呈黄绿色或浅黄棕色，质脆，气微，味淡、微苦涩；桑叶只有在经霜之后才有清肺润燥的功效，鲜嫩桑叶的干燥品没有疏散风热的作用，属于劣药。

按照陶弘景、李时珍等古代医家的临床用药经验：本品见新不用陈，因为新品的疗效要好于陈旧之品。桑叶药材全国大部分地区均产，主产于长江中下游及四川盆地。

【伪品及混淆品】

1. 构树叶　为桑科植物构树 *Broussonetia papyrifera*（L.）Vent 叶揉碎的碎片。叶宽卵形，不裂或 3~5 裂，表面暗绿色，被粗毛，叶背灰绿色，密生柔毛。

2. 劣品桑叶　为未经霜采摘的鲜嫩桑叶的干燥品。本品叶片较薄，为深绿色，有草香气。

桑白皮

为桑科植物桑 *Morus alba* L. 的干燥根皮。秋末叶落时至次春发芽前采挖根部，刮去黄棕色粗皮，纵向剖开，剥取根皮，晒干。

【质量执行标准】《中华人民共和国药典》（2020 年版一部）。

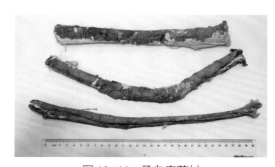

图 10-46　桑白皮药材

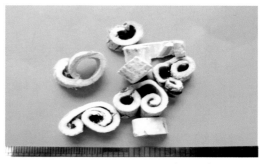

图 10-47　桑白皮饮片（生品）

【药材性状】本品呈扭曲的卷筒状、槽状或板片状，长短宽窄不一，厚 1~4mm。外表面白色或淡黄白色，较平坦，有的残留橙黄色或棕黄色鳞片状粗皮；内表面黄白色或灰黄色，有细纵纹。体轻，质韧，纤维性强，难折断，易纵向撕裂，撕裂时有粉尘飞扬。气微，味微甘。（见图 10-46）

【饮片性状】桑白皮　本品呈丝条状，外表面白色或淡黄白色，有的残留橙黄色或棕黄色鳞片状粗皮；内表面黄白色或灰黄色，有细纵纹。体轻，质韧，纤维性强。气微，味微甘。（见图 10-47）

蜜桑白皮　本品呈不规则的丝条状。表面深黄色或棕黄色，略具光泽，滋润，纤维性强，易纵向撕裂。气微，味甜。（见图 10-48）

【杨按】桑白皮药材以纯根皮、色白、皮厚、质柔韧、无粗皮、嚼之有黏性、成丝团者为佳。桑白皮饮片以丝条均匀、色白、皮厚、质柔韧、无粗皮者为佳。蜜桑白皮形似桑白皮饮片，色深黄、质滋润、具光泽，蜜香气厚重者为佳。

中国药典规定桑皮入药时须刮去黄棕色的外皮，有黄棕色外皮残留或未刮去外皮者为劣质桑皮，不可药用。

按照陶弘景、李时珍等古代医家的临床用药经验：本品见新不用陈，因为新品临床疗效优于陈品，如果选用道地药材则疗效更佳。桑白皮主产于河南、安徽、江苏、四川、河北等地，其中以河南、安徽为道地产区。

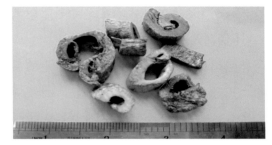

图 10-48　蜜桑白皮饮片

【伪品及混淆品】刺桑皮　桑科刺桑 *Streblus ilicifolius*（Vidal）Corner 的干燥根皮。本品呈扭曲的半筒状或槽状，长短宽窄不一。厚 1~2mm。外表面鲜黄色或暗黄色，栓皮常层层剥离如纸状，有时栓皮全部脱落，呈橙黄色，皮孔横向椭圆形或长条形。内表面淡黄棕色，略显细纵纹。质地轻泡，柔韧，难折断，易纵向撕裂，撕裂时有粉尘飞扬，撕裂面呈须状。气微、味苦。

桑枝

为桑科植物桑 *Morus alba* L. 的干燥嫩枝。春末夏初采收，去叶，晒干，或趁鲜切片，晒干。

【质量执行标准】《中华人民共和国药典》（2020 年版一部）。

【药材性状】本品呈长圆柱形，少有分枝，长短不一，直径 0.5~1.5cm。表面灰黄色或黄褐色，有多数黄褐色点状皮孔及细纵纹，并有灰白色略呈半圆形的叶痕和黄棕色的腋芽。质坚韧，不易折断，断面纤维性。切片厚 0.2~0.5cm，皮部较薄，木部黄白色，射线放射状，髓部白色或黄白色。气微，味淡。

【饮片性状】

桑枝　本品呈类圆形或椭圆形的厚片。外表皮灰黄色或黄褐色，有点状皮孔。切面皮部较薄，木部黄白色，射线放射状，髓部白色或黄白色。气微，味淡。（见图 10-49）

炒桑枝　本品形如桑枝片，切面深黄色。微有香气。

【杨按】桑枝药材以枝细质嫩、断面黄白色、嚼之发黏者为佳。桑枝饮片以斜切片整齐、切面黄白色、皮部完整者为佳。

老中医在处方时习惯将本品写作"嫩桑枝"，中国药典对桑枝的药材来源有规定："本品为桑科植物桑的干燥嫩枝。春末夏初采收，去叶，晒干，或趁鲜切片，晒干。"嫩桑枝的切片皮部较薄，木部黄白色，髓部白色。气微，味淡。直径超过 1.5cm 以上的则为老桑枝，这样的来货我们均拒收，因为它不可药用。

按照陶弘景、李时珍等古代医家的临床用药经验：本品见新不用陈，因为新品的疗效要好于陈旧之品。桑

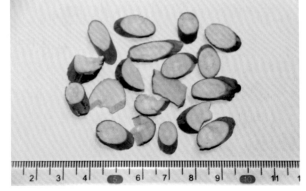

图 10-49　桑枝

枝药材全国大部分地区均产，主产于长江中下游及四川盆地。

【伪品及混淆品】

老桑枝　为直径超过 1.5cm 以上的桑枝。中国药典规定桑枝为桑科植物桑的干燥嫩枝。春末夏初采收、去叶、晒干，或趁鲜切片、晒干。嫩桑枝的切片皮部较薄，木部黄白色，髓部白色。气微，味淡。如果直径超过 1.5cm 以上的则为老桑枝，不可药用。

桑螵蛸

为螳螂科昆虫大刀螂 *Tenodera sinensis* Saussure、小刀螂 *Statilia maculata*（Thunberg）或巨斧螳螂 *Hierodula patellifera*（Serville）的干燥卵鞘。以上三种分别习称团螵蛸、长螵蛸、黑螵蛸。深秋至次春收集，除去杂质，蒸至虫卵死后干燥。

【质量执行标准】《中华人民共和国药典》（2020 年版一部）。

【药材性状】

团螵蛸　略呈圆柱形或半圆形，由多层膜状薄片叠成，长 2.5~4cm，宽 2~3cm。表面浅黄褐色，上面带状隆起不明显，底面平坦或有凹沟。体轻，质松而韧，横断面可见外层为海绵状，内层为许多放射状排列的小室，室内各有一细小椭圆形卵，深棕色，有光泽。气微腥，味淡或微咸。（见图 10-50）

长螵蛸　略呈长条形，一端较细，长 2.5~5cm，宽 1~1.5cm。表面灰黄色，上面带状隆起明显，带的两侧各有一条暗棕色浅沟和斜向纹理。质硬而脆。（见图 10-50）

黑螵蛸　略呈平行四边形，长 2~4cm，宽 1.5~2cm。表面灰褐色，上面带状隆起明显，两侧有斜向纹理，近尾端微向上翘。质硬而韧。

【饮片性状】本品形如药材。表面浅黄褐色至灰褐色。气微腥，味淡或微咸。

盐桑螵蛸　形如桑螵蛸，表面呈焦黄色，略具焦斑，味咸。（见图 10-50）

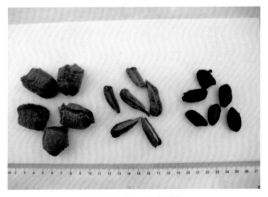

图 10-50　桑螵蛸

【杨按】桑螵蛸药材以身干、个大、完整、色黄、卵未孵化、无树枝者为佳。

按照陶弘景、李时珍等古代医家的临床用药经验：本品见新不用陈，因为新品临床疗效优于陈品，如果选用道地药材则疗效更佳。团螵蛸主产于广西、云南等地，长螵蛸主产于浙江、江苏等地，黑螵蛸主产于河北、山东等地，其中以广西、云南所产的团螵蛸质量最好。

【伪品及混淆品】桑螵蛸伪品　与黑螵蛸相似，类方形，质地坚硬。腹面末端具明显下倾的距，来源尚待考证。

黄连

为毛茛科植物黄连 *Coptis chinensis* Franch.、三角叶黄连 *Coptis deltoidea* C. Y. Cheng et Hsiao 或云连 *Coptis teeta* Wall. 的干燥根茎。以上三种分别习称味连、雅连、云连。秋季采挖，除去须根和泥沙，干燥，撞去残留须根。

【**质量执行标准**】《中华人民共和国药典》（2020 年版一部）。

【**药材性状**】

味连　多集聚成簇，常弯曲，形如鸡爪，单枝根茎长 3~6cm，直径 0.3~0.8cm。表面灰黄色或黄褐色，粗糙，有不规则结节状隆起、须根及须根残基，有的节间表面平滑如茎秆，习称"过桥"。上部多残留褐色鳞叶，顶端常留有残余的茎或叶柄。质硬，断面不整齐，皮部橙红色或暗棕色，木部鲜黄色或橙黄色，呈放射状排列，髓部有的中空。气微，味极苦。（见图 11-1）

雅连　多为单枝，略呈圆柱形，微弯曲，长 4~8cm，直径 0.5~1cm。过桥较长。顶端有少许残茎。

云连　弯曲呈钩状，多为单枝，较细小。

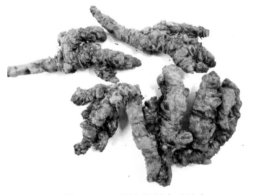

图 11-1　黄连药材（味连）

【**饮片性状**】

黄连片　本品呈不规则的薄片。外表皮灰黄色或黄褐色，粗糙，有细小的须根。切面或碎断面鲜黄色或红黄色，具放射状纹理，气微，味极苦。（见图 11-2）

酒黄连　本品形如黄连片，色泽加深。略有酒香气。

姜黄连　本品形如黄连片，表面棕黄色。有姜的辛辣味。

萸黄连　本品形如黄连片，表面棕黄色。有吴茱萸的辛辣香气。

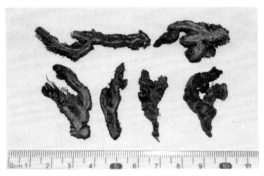

图 11-2　黄连饮片（黄连片）

【**杨按**】味连以根茎干燥、肥壮、连珠形、残留叶柄及须根少、质坚体重、断面红黄色者为佳；雅连以根茎粗壮、过桥枝少者为佳；云连以根茎干燥、条细节多，须根少、色黄绿者为佳。

黄连按产地分为川连（味连）、雅连、云连三种。川连在四川许多地方栽培，因其形状好似鸡爪，故俗称"鸡爪黄连"。根茎成束状或簇状，粗糙而多瘤节，并带有未去净的须根及须根痕。

雅连产于四川雅安等地，根茎多为单枝，节段横纹多，过桥少于川连。过去有一种野生黄连如同雅连，由于生长年限多，芦头节节如鳞甲状，老药工称之为"鱼鳞甲"。质坚实，断面棕黄色、菊花心明显，是黄连中的佳品，现在已很少见到。云连产于云南省，根茎多单枝，较瘦小，弯曲拘挛，节间细密，形如蝎尾。以上三种黄连断面均红黄色，味极苦。

我们在鉴别黄连时有顺口溜云：表面披鳞叶，味苦色黄褐，质坚易折断，断面菊花纹。

味连以四川、湖北、重庆为道地产区，雅连以四川为道地产区，云连以云南及西藏为道地产区。依照中医传统经验：本品见新不用陈，新品疗效更好。

【经验鉴别术语释义】

连珠疙瘩：多指根茎类药材外表有密集的节状突起，形如连珠状但大小不等，如雅连、升麻、苍术等。

过桥：又称"过江枝"。黄连的根茎有的中间部分节间呈细长状，光滑如茎秆，习称过桥。

鱼鳞甲：指野生雅连因生长年限多，芦头节节如鳞甲状，俗称"鱼鳞甲"，有鱼鳞甲的雅连为黄连中的珍品，多供出口。

【伪品及混淆品】

1. 鲜黄连　为小檗科鲜黄连属植物鲜黄连 *Jeffersonia dubia*（Maxim.）Benth. et Hook. f. 的干燥根茎及根。呈黄棕色，长圆柱形，略扭曲，根茎表面具根痕及大量细长的根。质较硬，断面黄白色，气微，味微苦。

2. 野鸡尾　为中国蕨科植物野鸡尾 *Onychium japonicum*（Thunb.）Kze. 的干燥根茎。呈棕褐色，圆柱形。表面具突起的圆形叶柄及残痕，具有短须根及棕色鳞片。质脆，断面棕褐色，可见淡黄色分体中柱3~5个。气微，味苦。

3. 马尾黄连　为毛茛科植物唐松草属 *Thalictrum spp.* 数种植物的根茎及根。药材外形较类似。根细长，丛生于根茎上，形如马尾，故通称"马尾黄连"。根长 10~16cm，直径约 1mm，表面黄棕色或黄色，外皮松脆，易剥落而露出纤维状的黄色木质部，质较柔韧。气微，味苦。

4. 白屈菜　为罂粟科植物白屈菜 *Chelidonium majus* L. 的干燥全草。根呈圆锥形，土黄色或暗褐色，生多数须根。茎圆柱形，中空，表面黄绿色，有白粉，质轻，易折断。叶互生，多皱缩破碎，完整者为羽状分裂，裂片先端钝，边缘具不整齐的缺刻，上面黄绿色，下面灰绿色，具白色柔毛，尤以叶脉为多。花瓣4片，卵圆形，黄色，常易脱落。蒴果细圆柱形，有众多细小、黑色具光泽的卵形种子。气微，味微苦。植物体新鲜时，折断后，流出红黄色乳汁。

黄芩

为唇形科植物黄芩 *Scutellaria baicalensis* Georgi 的干燥根。春、秋二季采挖，除去须根和泥沙，晒后撞去粗皮，晒干。

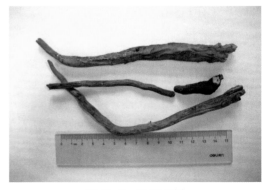

图 11-3　黄芩药材

【质量执行标准】《中华人民共和国药典》（2020 年版一部）。

【药材性状】本品呈圆锥形，扭曲，长 8~25cm，直径 1~3cm。表面棕黄色或深黄色，有稀疏的疣状细根痕，上部较粗糙，有扭曲的纵皱纹或不规则的网纹，下部有顺纹和细皱纹。质硬而脆，易折断，断面黄色，中心红棕色；老根中心呈枯朽状或中空，暗棕色或棕黑色。气微，味苦。（见图11-3）

栽培品较细长，多有分枝。表面浅黄棕色，外皮紧贴，纵皱纹较细腻。断面黄色或浅黄色，略呈角质样。味微苦。

【饮片性状】

黄芩片　本品为类圆形或不规则形薄片。外表皮黄棕色或棕褐色。切面黄棕色或黄绿色，具放射状纹理。（见图11-4）

酒黄芩　本品形如黄芩片。略带焦斑，微有酒香气。（见图11-5）

黄芩炭　本品形如黄芩片。黑褐色，有焦炭气。

【杨按】黄芩药材以根条长、粗大、粗细均匀、质坚实、空心少、色黄者为佳。黄芩饮片以片形整齐、切面黄棕色者为佳。

按中医传统习惯，黄芩分为子芩（毛芩）、条芩和枯芩。过去有"枯泻肺火，子能安胎"之说法。子芩细小，枯芩为生长年久、中间形成黑棕色枯朽空洞之品。正品的经验鉴别：一看断面颜色，为深黄色；二闻气味，干货闻之无气味，但用温水浸泡少许时间，即产生特异之香气；三用冷水试断面，将黄芩折碎泡于冷水中，碴口处会逐渐由深黄色变为墨绿色；四用口尝，味苦。

按照陶弘景、李时珍等古代医家的临床用药经验：本品见新不用陈，因为新品的疗效要好于陈旧之品，如果选用道地药材则疗效会更好。黄芩药材主产于东北、河北、山西、河南、陕西、内蒙古等地，其中以河北为道地产区。

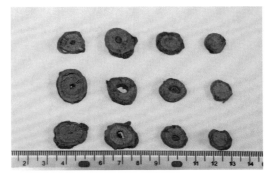

图 11-4　黄芩饮片（黄芩片）

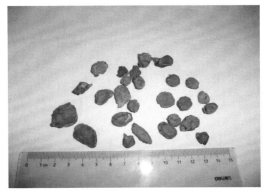

图 11-5　酒黄芩饮片

【伪品及混淆品】

1. 甘肃小黄芩　为唇形科植物甘肃黄芩 *Scutellaria rehderiana* Diels 的根及根茎。根及根茎较正品瘦小，稍扭曲，外表褐色或黄色，直径 0.3~0.7cm。质轻，易折断，断面黄色。味微苦。

2. 滇黄芩　为唇形科植物滇黄芩 *Scutellaria amoena* C.H.Wright. 的根。呈圆锥形的不规则条状，带有分枝。表面黄褐色或棕黄色，常有粗糙的栓皮。断面显纤维性，鲜黄色或微带绿色。

3. 黏毛黄芩　为唇形科植物黏毛黄芩 *Scutellaria viscidula* Bge 的根。呈细长的圆锥形或圆柱形。表面与黄芩相似，很少中空或腐朽。

黄芪

为豆科植物蒙古黄芪 *Astragalus membranaceus*（Fisch.）Bge. var. *mongholicus*（Bge.）Hsiao 或膜荚黄芪 *Astragalus membranaceus*（Fisch.）Bge. 的干燥根。春、秋二季采挖，除去须根和根头，晒干。

【质量执行标准】《中华人民共和国药典》（2020 年版一部）。

【药材性状】本品呈圆柱形，有的有分枝，上端较粗，长 30~90cm，直径 1~3.5cm。表面淡棕黄色或

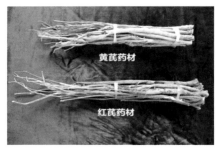
图 11-6　黄芪与红芪药材

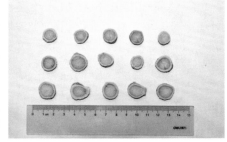
图 11-7　黄芪饮片

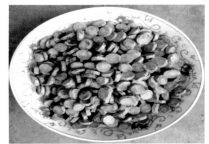
图 11-8　炙黄芪饮片

淡棕褐色，有不整齐的纵皱纹或纵沟。质硬而韧，不易折断，断面纤维性强，并显粉性，皮部黄白色，木部淡黄色，有放射状纹理和裂隙，老根中心偶呈枯朽状，黑褐色或呈空洞。气微，味微甜，嚼之微有豆腥味。（见图 11-6）

【饮片性状】

黄芪　本品呈类圆形或椭圆形的厚片，外表皮黄白色至淡棕褐色，可见纵皱纹或纵沟。切面皮部黄白色，木部淡黄色，有放射状纹理及裂隙，有的中心偶有枯朽状，黑褐色或呈空洞。气微，味微甜，嚼之有豆腥味。（见图 11-7）

炙黄芪　本品外表皮淡棕黄色或淡棕褐色，略有光泽。具蜜香气，味甜，略带黏性，嚼之微有豆腥味。（见图 11-8）

【杨按】黄芪药材以身干、条粗长而直、皱纹少、粉性足、质坚实而绵、不易折断、味甜、无黑心者为佳。黄芪饮片以切面"金盏银盘"特征明显、味甜带豆腥味者为佳。炙黄芪以色黄油亮者为佳。

甘肃药材商品有红芪（为豆科植物多序岩黄芪的根）、黄芪之分，红芪产于陇南山区，黄芪主要在甘肃北部栽培。红芪除外表红褐色外，其内在特征与黄芪相似（黄芪表面土黄色），断面均显粉性，黄白色，有菊花心。折断时近皮部常呈纤维状拉丝。味甜，微有豆腥味。

在黄芪的货源紧缺时，兰州地区出现过同科植物紫花苜蓿的根伪作黄芪，同科植物草木樨的根伪作红芪；二者的外形虽类似黄芪、红芪，但断面均无粉性，呈柴质粗纤维状；苜蓿根味苦，草木樨根虽有甜味但带一股特殊的香气，据此，可将二者与正品区别开。另外，还可作显微鉴别，正品纤维束有结晶，伪品均无结晶。

黄芪药材与饮片的识别特征：黄芪药材的断面或饮片呈黄白色，形成层环明显。仔细观察就会发现其皮部所占的比例较小、颜色偏白；形成层环以内的木质部所占的面积比例明显偏大、颜色偏黄，木部可见射线，射线间稍有裂隙，中央髓部不明显；老药工形象地将此特征称之为"金盏、银盘、菊花心"。口尝味甜，并有明显的豆腥味。

从前，老中医在处方时习惯写"绵黄芪"。中医传统认为黄芪以皮细、质地绵软、断面皮部有细纤维如棉花状、"金盏、银盘、菊花心"特征明显、口尝甜味明显且豆腥味浓者为质佳。

黄芪药材主产于中国北方各地，膜荚黄芪以山西浑源、应县为道地产区；蒙古黄芪以内蒙古和甘肃为道地产区，甘肃的产量当前最大，"中国黄芪之乡"当前花落甘肃陇西县。黄芪可药食两用，道地药材的药效最为显著，依照中医传统经验：本品见新不用陈，新品疗效更好。甘肃民间有谚语云："常喝黄芪汤，防病保健康。"

【经验鉴别术语释义】

菊花心：指药材横切面中间细密的放射状纹理与同心环状纹理相交，形如开放的菊花。菊花心多为黄白色。如黄芪、党参、防风等都有菊花心。菊花心是木质部射线与韧皮部射线交错而成，并相接于形成层（环）。

金盏银盘：指黄芪横切面皮部淡白色，木质部黄色。

【伪品及混淆品】

1. 紫花苜蓿 为豆科植物紫花苜蓿 *Medicago sativa* L. 的根。呈圆柱形，根头部较粗大，时有地上茎残基，长 10~50cm，直径 0.5~2cm，分枝较多。表面灰棕色至红棕色，皮孔少而不明显。质地硬脆，折断面刺状，皮部狭窄，仅占断面的 1/8~1/5。气微，味微苦，略有刺激性。

2. 兰花棘豆 为豆科植物兰花棘豆 *Oxytropis caerulea*（Pell.）D.C. 的干燥根。呈圆柱形，长 20~30cm，直径 1.5~2.5cm，下端有分枝，根头部具 7~22 个二次分枝的地上茎残枝。表面黄褐色，具纵皱纹。绵韧而难折断，断面韧皮部白色，木质部黄白色，纤维性强，味淡。

3. 圆叶锦葵 为锦葵科植物圆叶锦葵 *Malva rotundifolia* L. 的根。呈圆柱形，长 13~20cm，直径 0.5~1.5cm，上端较粗，常有 5~10 个簇生的茎残基，下端渐细。表面淡棕黄色至土黄色，具不规则皱纹及横向皮孔。中部或下部多有分枝。质硬而韧，断面纤维性强，具放射状纹理。气微，味甜，嚼之略有特异气味及黏液。

4. 蜀葵 为锦葵科植物蜀葵 *Althaea rosea*（L.）Cavan 的干燥根。根呈圆柱形，多分枝。长 20~50cm，根头部粗大，上端有 3~6 个地上茎的残基，表面土黄色，多皱缩，质脆略韧，易折断。断面韧皮部平坦，木质部参差不齐。外周淡黄色，中心黄色，约占半径的 1/3，形成层明显，为棕色环状（放射状纹理粗大）。气浓郁，味甜，嚼之有大量黏液。

5. 欧蜀葵 锦葵科植物欧蜀葵 *Althaea officinalis* L. 的根。根呈圆柱形，具粗大的根头，下部较细，表面灰黄色至灰褐色。折断面木质部略平坦，韧皮部纤维性，灰白色，气微，味甜而带黏液性。

附：红芪

为豆科植物多序岩黄芪 *Hedysarum polybotrys* Hand.-Mazz. 的干燥根。春、秋二季采挖，除去须根和根头，晒干。

【质量执行标准】《中华人民共和国药典》（2020 年版一部）。

【药材性状】本品呈圆柱形，少有分枝，上端略粗，长 10~50cm，直径 0.6~2cm。表面灰红棕色，有纵皱纹、横长皮孔样突起及少数支根痕，外皮易脱落，剥落处淡黄色。质硬而韧，不易折断，断面纤维性，并显粉性，皮部黄白色，木部淡黄棕色，射线放射状，形成层环浅棕色。气微，味微甜，嚼之有豆腥味。（见图 11-6）

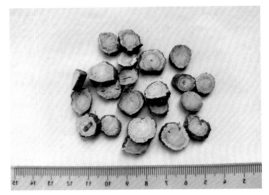

图 11-9 红芪饮片

【饮片性状】

红芪 本品呈类圆形或椭圆形的厚片。外表皮红棕色或黄棕色。切面皮部黄白色，形成层环浅棕色，木质部淡黄棕色，呈放射状纹理。气微，味微甜，嚼之有豆腥味。（见图11-9）

炙红芪 本品呈圆形或椭圆形的厚片，直径0.4~1.5cm，厚0.2~0.4cm。外表皮红棕色，略有光泽，可见纵皱纹和残留少数支根痕。切面皮部浅黄色，形成层环浅棕色，木质部浅黄棕色至浅棕色，可见放射状纹理。具蜜香气，味甜，略带黏性，嚼之有豆腥味。

【杨按】红芪药材以身干、条粗长而直、皱纹少、粉性足、质坚实而绵、不易折断、味甜、无黑心者为佳。红芪饮片以味甜带豆腥味者为佳。

红芪产于陇南山区，外表红褐色，其内在特征与黄芪相似，断面均显粉性，黄白色，有菊花心。折断时近皮部常呈纤维状拉丝。味甜，微有豆腥味。

在黄芪的货源紧缺时，兰州地区出现过同科植物草木樨的根充作红芪，其外形类似红芪，但断面均无粉性，呈柴质粗纤维状。草木樨根虽有甜味但带一股特殊的香气。据此，可将其与正品区别开。另外，还可作显微鉴别，正品纤维束有结晶，伪品均无结晶。

依照中医传统经验：本品见新不用陈，新品疗效更好。

【伪品及混淆品】与黄芪伪品相似。

黄柏

为芸香科植物黄皮树 *Phellodendron chinense* Schneid. 的干燥树皮。习称"川黄柏"。剥取树皮后，除去粗皮，晒干。

【质量执行标准】《中华人民共和国药典》（2020年版一部）。

【药材性状】本品呈板片状或浅槽状，长宽不一，厚1~6mm。外表面黄褐色或黄棕色，平坦或具纵沟纹，有的可见皮孔痕及残存的灰褐色粗皮；内表面暗黄色或淡棕色，具细密的纵棱纹。体轻，质硬，断面纤维性，呈裂片状分层，深黄色。气微，味极苦，嚼之有黏性。（见图11-10）

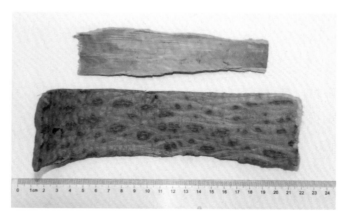

图11-10 黄柏药材

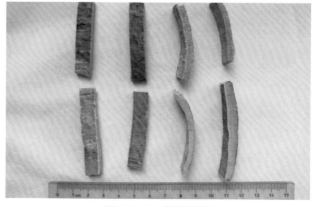

图11-11 黄柏饮片

【饮片性状】

黄柏 本品呈丝条状。外表面黄褐色或黄棕色。内表面暗黄色或淡棕色，具纵棱纹。切面纤维性，呈裂片状分层，深黄色。味极苦。（见图11-11）

盐黄柏 本品形如黄柏丝，表面深黄色，偶有焦斑。味极苦，微咸。

黄柏炭 本品形如黄柏丝，表面焦黑色，内部深褐色或棕黑色。体轻，质脆，易折断。味苦涩。

【杨按】黄柏药材以皮厚、色鲜黄、无栓皮者为佳。黄柏饮片以丝细、色鲜黄、味苦、刮去外皮者为佳。盐黄柏炒至外黄内酥者为佳。黄柏炭形如黄柏丝，炒至外焦内脆、部分炭化者为佳。

我们鉴别黄柏饮片的经验：切片呈深黄色，呈裂片状分层，断面纤维性，味极苦，嚼之黏性明显。

按照陶弘景、李时珍等古代医家的临床用药经验：本品见新不用陈，因为新品的疗效要好于陈旧之品，如果选用道地药材则疗效会更好。黄柏药材主产于四川、贵州、陕西等省，其中以四川为道地产区，在历史上老中医将本品称作川黄柏。

【伪品及混淆品】

1. 他种树皮染色 为其他植物的树皮，用染料染色加工制成。内外表面的色泽无明显差异，外表面未见皮孔，内表面光滑，无明显细密的纵棱纹。嚼之无黏性。

2. 川楝皮 为楝科植物川楝 *Melia toosendan* Sieb.et Zucc. 去掉木栓层的树皮。呈板片状，大小不一，厚1~4mm，外表面浅黄棕色，内表面黄白色，具不规则黄白不一纵向纹理，质韧，难折断，断面纤维性，易成片剥离。味苦。

3. 三棵针 为小檗科植物 *Berberis* spp. 小檗属数种植物的茎皮。呈卷筒状或不规则板片状，大小不一，厚0.5~1mm。刮去栓皮者，外表面呈黄褐色，具细密纵棱线，内表面黄绿色，具纵向较细纹理。质较脆，折断面纤维状，略显层状分离。味苦、涩。

黄精

为百合科植物滇黄精 *Polygonatum kingianum* Coll. et Hemsl.、黄精 *Polygonatum sibiricum* Red. 或多花黄精 *Polygonatum cyrtonema* Hua 的干燥根茎。按形状不同，习称大黄精、鸡头黄精、姜形黄精。春、秋二季采挖，除去须根，洗净，置沸水中略烫或蒸至透心，干燥。

【质量执行标准】《中华人民共和国药典》（2020年版一部）。

【药材性状】

大黄精 呈肥厚肉质的结节块状，结节长可达10cm以上，宽3~6cm，厚2~3cm。表面淡黄色至黄棕色，具环节，有皱纹及须根痕，结节上侧茎痕呈圆盘状，圆周凹入，中部突出。质硬而韧，不易折断，断面角质，淡黄色至黄棕色。气微，味甜，嚼之有黏性。（见图11-12）

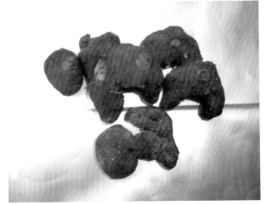

图11-12 黄精药材

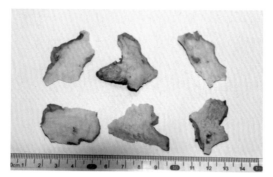

图 11-13　黄精饮片

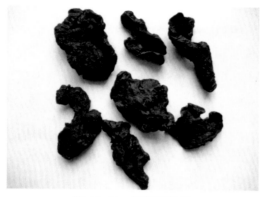

图 11-14　酒黄精饮片

鸡头黄精　呈结节状弯柱形，长 3~10cm，直径 0.5~1.5cm。结节长 2~4cm，略呈圆锥形，常有分枝。表面黄白色或灰黄色，半透明，有纵皱纹，茎痕圆形，直径 5~8mm。

姜形黄精　呈长条结节块状，长短不等，常数个块状结节相连。表面灰黄色或黄褐色，粗糙，结节上侧有突出的圆盘状茎痕，直径 0.8~1.5cm。

【饮片性状】

黄精　本品呈不规则的厚片，外表皮淡黄色至黄棕色。切面略呈角质样，淡黄色至黄棕色，可见多数淡黄色筋脉小点。质稍硬而韧。气微，味甜，嚼之有黏性。（见图 11-13）

酒黄精　本品呈不规则的厚片。表面棕褐色至黑色，有光泽，中心棕色至浅褐色，可见筋脉小点。质较柔软。味甜，微有酒香气。（见图 11-14）

蒸黄精　本品形如黄精片，表面棕黑色，有光泽，质柔软。

【杨按】黄精药材以块大、肥厚、柔润、色黄、断面角质样、味甜者为佳，味苦者不可药用。酒黄精以色黑、质润、味甜香者为佳。

黄精药材分为三种，中医传统认为以鸡头黄精为最优，其识别要点主要看其有无"鸡眼"。黄精易与玉竹相混淆，老药工在鉴别时有"小玉竹，大黄精"的经验之谈。

按照陶弘景、李时珍等古代医家的临床用药经验：本品见新不用陈，因为新品的疗效要好于陈旧之品，如果选用道地药材则疗效会更好。大黄精（滇黄精）主产于贵州、广西、云南等地；鸡头黄精（黄精）主产于河北、内蒙古、山西及北方各省；多花黄精（姜形黄精）主产于贵州、湖南、云南、安徽、浙江等地。

【经验鉴别术语释义】鸡眼：指根茎类药材地上茎脱落后形成的圆形疤痕，状如鸡眼故名。如黄精、玉竹。

【伪品及混淆品】

玉竹　为百合科植物玉竹 *Polygonatum odoratum*（Mill.）Druce 的干燥根茎。饮片呈不规则厚片或段。外表皮黄白色至淡黄棕色，半透明，有时可见环节。切面角质样或显颗粒性。气微，味甘，嚼之发黏。黄精、玉竹不但功用有别，形状也有所区别。经验认为"黄精呈结节状，一端大一端小，节不甚明显；玉竹条细长，较平直，粗细均匀，节多而明显。

菟丝子

为旋花科植物南方菟丝子 *Cuscuta australis* R.Br. 或菟丝子 *Cuscuta chinensis* Lam. 的干燥成熟种子。

秋季果实成熟时采收植株，晒干，打下种子，除去杂质。

【质量执行标准】《中华人民共和国药典》（2020年版一部）。

【药材性状】本品呈类球形，直径1~2mm。表面灰棕色至棕褐色，粗糙，种脐线形或扁圆形。质坚实，不易以指甲压碎。气微，味淡。

【饮片性状】

菟丝子　同药材。

盐菟丝子　本品形如菟丝子，表面棕黄色，裂开，略有香气。（见图11-15）

酒菟丝饼　呈小长方块，表面灰褐色或棕黄色，略具酒气。

炒菟丝子　形如菟丝子，黄棕色，有裂口，气香，味淡。

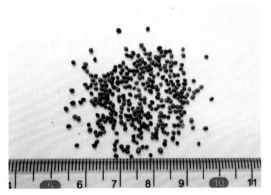

图11-15　盐菟丝子

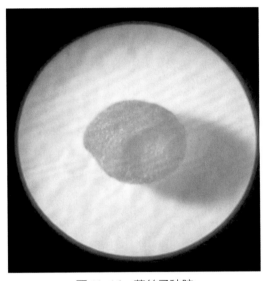

图11-16　菟丝子种脐

【杨按】菟丝子药材以颗粒饱满、灰黄色者为佳。盐菟丝子以粒大均匀、表面棕黄色、裂开、有香气、味咸者为佳。

菟丝子原名叫"吐丝子"，古人发现此物用水煮30min以后种皮就会破裂，有白色卷旋状的胚伸出种皮外，其状如吐丝，故取名"吐丝子"；后世以其谐音误写为"兔丝子"，后来再次讹传成"菟丝子"。菟丝子类球形，其体积比小米粒小，直径为1~1.5mm。表面灰棕色或黄棕色，具细密突起的小点，一端可见有一个小坑（见图11-16）（注：为微凹的线形种脐），质坚实，不易压碎。菟丝子用开水浸泡后表面有黏性，加热煮至种皮破裂时会露出白色卷旋状的胚，形如吐丝。

按照陶弘景、李时珍等古代医家的临床用药经验：本品见新不用陈，因为新品的疗效要好于陈旧之品，如果选用道地药材则疗效会更好。菟丝子药材主产于东北、华北、西北及云南等地，其中以东北为道地产区。

【经验鉴别术语释义】吐丝：指菟丝子入水煮至皮破裂会露出膨胀的白色螺旋状的胚，形如吐丝状。

【伪品及混淆品】

1.欧洲菟丝子　为同科植物欧洲菟丝子 *C.europaea*.L. 的种子。两粒黏结在一起，呈类半球形，表面绿褐色。单粒种子呈三角状卵圆形。水浸液为草绿色，沸水煮之不易破裂，味微苦，与正品菟丝子显著不同。

2.他种植物种子裹泥　近年来发现用其他植物种子如油菜子、紫苏子、粟米、芜菁子等裹上泥土，伪充菟丝子。可用水试法甄别。

3.用水泥伪制的菟丝子掺伪品　近年来在药材市场上发现有不法分子用水泥滚制的小颗粒掺入菟丝子中销售，其掺伪品虽颜色上与正品接近，但表面没有小凹坑（微凹的线形种脐），较容易识别。

4.大菟丝子　为旋花科植物金灯藤 *Cuscuta japonica* Choisy 的干燥成熟种子。性状与菟丝子相似但较大，直径 3mm。表面淡褐色或黄棕色。

5.千穗谷子　为苋科植物千穗谷 *Amaranthus hypochondriacus* L. 的干燥成熟种子。种子近球形，直径约 1mm，白色，边缘锐。

菊花

为菊科植物菊 *Chrysanthemum morifolium* Ramat. 的干燥头状花序。9~11 月花盛开时分批采收，阴干或焙干，或熏、蒸后晒干。药材按产地和加工方法不同，分为"亳菊""滁菊""贡菊""杭菊""怀菊"。

【质量执行标准】《中华人民共和国药典》（2020 年版一部）。

【药材性状】

亳菊　呈倒圆锥形或圆筒形，有时稍压扁呈扇形，直径 1.5~3cm，离散。总苞碟状；总苞片 3~4 层，卵形或椭圆形，草质，黄绿色或褐绿色，外面被柔毛，边缘膜质。花托半球形，无托片或托毛。舌状花数层，雌性，位于外围，类白色，茎直，上举，纵向折缩，散生金黄色腺点；管状花多数，两性，位于中央，为舌状花所隐藏，黄色，顶端 5 齿裂。瘦果不发育，无冠毛。体轻，质柔润，干时松脆。气清香，味甘、微苦。（见图 11-17）

滁菊　呈不规则球形或扁球形，直径 1.5~2.5cm。舌状花类白色，不规则扭曲，内卷，边缘皱缩，有时可见淡褐色腺点；管状花大多隐藏（见图 11-18）。

贡菊　呈扁球形或不规则球形，直径 1.5~2.5cm。舌状花白色或类白色，斜升，上部反折，边缘稍内

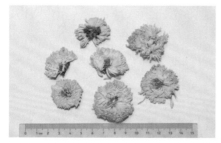

图 11-17　亳菊

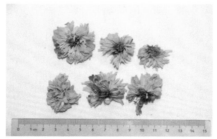

图 11-18　滁菊

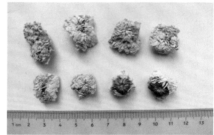

图 11-19　贡菊

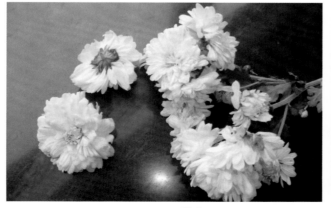

图 11-20　杭菊

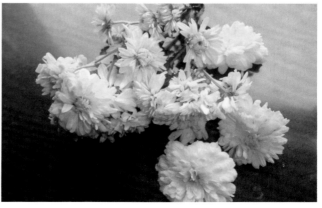

图 11-21　怀菊

卷而皱缩，通常无腺点；管状花少，外露。（见图 11-19）

杭菊　呈碟形或扁球形，直径 2.5~4cm，常数个相连成片。舌状花类白色或黄色，平展或微折叠，彼此粘连，通常无腺点；管状花多数，外露。（见图 11-20）

怀菊　呈不规则球形或扁球形，直径 1.5~2.5cm。多数为舌状花，舌状花类白色或黄色，不规则扭曲，内卷，边缘皱缩，有时可见腺点；管状花大多隐藏。（见图 11-21）

【饮片性状】

菊花　同药材。

菊花炭　形如菊花，花瓣呈焦褐色。

【杨按】菊花药材以身干、花朵完整、颜色鲜艳、气清香、少梗叶者为佳。

菊花是中国民间传统的药食两用品，其用途很广泛。民间有谚语曰："菊枕常年置头下，老来身轻眼不花。""九月中旬摘菊花，十月上山采连翘。"

按照陶弘景、李时珍等古代医家的临床用药经验：本品见新不用陈，因为新品的疗效要好于陈旧之品，如果选用道地药材则疗效会更好。亳菊以安徽亳州、涡阳县为道地产区；滁菊以安徽滁州、徽州为道地产区；贡菊以安徽歙县为道地产区；杭菊以浙江桐乡、海宁、嘉兴为道地产区；怀菊以河南武陟、博爱、温县、沁阳、修武为道地产区。

【伪品及混淆品】

1. 增重菊花　为掺入淀粉或泥沙增重的菊花。有不法商家向菊花中掺入淀粉或泥沙增重，再压制成菊饼或菊砖销售，可用水试法鉴别。

2. 熏硫菊花　为二氧化硫含量超标的菊花。不法商家为了防止菊花生虫、色泽鲜艳、卖相美观，会对菊花进行熏硫处理。熏硫后菊花表面黄白色，质软，可闻到较明显的刺激性酸味，口尝略酸。

蛇床子

为伞形科植物蛇床 *Cnidium monnieri*（L.）Cuss. 的干燥成熟果实。夏、秋二季果实成熟时采收，除去杂质，晒干。

【质量执行标准】《中华人民共和国药典》（2020 年版一部）。

【药材性状】本品为双悬果，呈椭圆形，长 2~4mm，直径约 2mm。表面灰黄色或灰褐色，顶端有 2 枚向外弯曲的柱基，基部偶有细梗。分果的背面有薄而突起的纵棱 5 条，接合面平坦，有 2 条棕色略突起的纵棱线。果皮松脆，揉搓易脱落。种子细小，灰棕色，显油性。气香，味辛凉，有麻舌感。（见图 11-22）

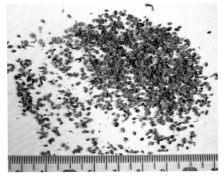

图 11-22　蛇床子

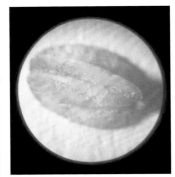

图 11-23　蛇床子表面观放大

【饮片性状】同药材。

【杨按】蛇床子药材以颗粒饱满、色灰黄、香气浓者为佳。

蛇床子为双悬果，由两个分果合抱组成，其分果呈椭圆形，背面有薄而突起的纵棱 5 条。（见图 11-23）

按照陶弘景、李时珍等古代医家的临床用药经验：本品见新不用陈，因为新品的疗效要好于陈旧之品。蛇床子药材产于华东、中南、西南、西北、华北、东北地区。

【伪品及混淆品】芹菜籽　为伞形科植物芹菜 *Apium grauens* L.var.dulcedc. 的干燥成熟果实。表面灰褐色至深棕色，果棱丝状，有较多较细的沟纹，无平面，种子肾形，体形较小，比蛇床子略重，整体略显弯月形，具芹菜之芳香气，味辛凉微苦，微麻舌。

银柴胡

为石竹科植物银柴胡 *Stellaria dichotoma* L.var. *lanceolata* Bge. 的干燥根。春、夏间植株萌发或秋后茎叶枯萎时采挖；栽培品于种植后第三年 9 月中旬或第四年 4 月中旬采挖，除去残茎、须根及泥沙，晒干。

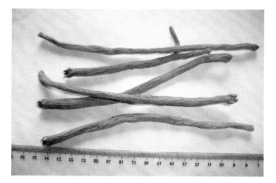

图 11-24　银柴胡药材

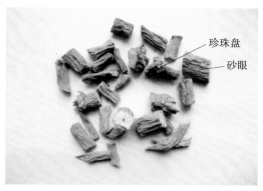

珍珠盘
砂眼

图 11-25　银柴胡饮片

【质量执行标准】《中华人民共和国药典》（2020 年版一部）。

【药材性状】本品呈类圆柱形，偶有分枝，长 15~40cm，直径 0.5~2.5cm。表面浅棕黄色至浅棕色，有扭曲的纵皱纹和支根痕，多具孔穴状或盘状凹陷，习称"砂眼"，从砂眼处折断可见棕色裂隙中有细砂散出。根头部略膨大，有密集的呈疣状突起的芽苞、茎或根茎的残基，习称"珍珠盘"。质硬而脆，易折断，断面不平坦，较疏松，有裂隙，皮部甚薄，木部有黄、白色相间的放射状纹理。气微，味甘。（见图 11-24）

栽培品有分枝，下部多扭曲，直径 0.6~1.2cm。表面浅棕黄色或浅黄棕色，纵皱纹细腻明显，细枝根痕多呈点状凹陷。几无砂眼。根头部有多数疣状突起。折断面质地较紧密，几无裂隙，略显粉性，木部放射状纹理不甚明显。味微甜。

【饮片性状】为类圆形厚片，表面淡黄色或黄白色，中间淡白色，有黄白相间的放射状纹理。周边浅棕色或黄棕色，有纵纹及支根痕。气微，味甘。（见图 11-25）

【杨按】银柴胡药材以身干、条长而均匀、圆柱形、外皮棕黄色、断面黄白色者为佳。银柴胡饮片以厚薄均匀、色黄白、显粉性者为佳。

根头部具有少数疣状突起的茎痕及芽，老药工形象地称其为"珍珠盘"。外皮具有孔穴状或盘状凹陷，如果从此处折断可见棕色裂隙中有细沙散出，老药工形象地称此为"砂眼"。味微甜，嚼之质硬、有渣。

银柴胡的野生品与家种品性状略有不同，其区别如下：

野生品：呈类圆柱形，有扭曲的纵皱纹及支根痕，多具孔穴状或盘状四陷，习称"砂眼"；从砂眼处折断，可见棕色裂隙中有细沙散出。根头部略膨大，有密集的呈疣状突起的芽苞、茎或根茎的残基，老药工习称为"珍珠盘"。折断面不平坦，较疏松，有裂隙，皮部甚薄，木部有黄、白色相间的放射状纹理。

栽培品：呈类圆柱形，有分枝，下部多扭曲，细支根痕多呈点状四陷，几无砂眼。根头部有多数疣状突起，"珍珠盘"的特征不甚明显。折断面的质地较紧密，几无裂隙，略显粉性，木部放射状纹理不甚明显。

老药工在鉴别银柴胡时有顺口溜云："头顶珍珠盘，身上现砂眼；口嚼质硬味道甜。"

按照陶弘景、李时珍等古代医家的临床用药经验：本品见新不用陈，因为新品的疗效要好于陈旧之品，如果选用道地药材则疗效会更好。银柴胡药材主产于宁夏（银川）及邻近的甘肃、陕西、内蒙古等地区。

【经验鉴别术语释义】

珍珠盘：老药工称珍珠盘的含义有两点，一指根类药材头部有许多密集的小疣状突起，类白色，形如一盘珍珠，为残留的茎基和芽组成，如银柴胡；二指鹿角的基部呈盘状突起，并附生一圈珍珠大小的骨钉，也习称珍珠盘。

砂眼：指根类药材表面有砂粒大小的小凹孔，为须根脱落所形成的孔穴。如银柴胡、黄芩。

【伪品及混淆品】

1. 丝石竹　为石竹科植物丝石竹 *Gypsophila oldhmaiana* Miq. 的干燥根。呈类圆柱形或圆锥形。表面棕黄色或灰黄色，全体有扭曲的纵沟纹。体轻，质坚实，断面有 2~3 环黄白相间的纹理。气微，味苦而辣。

2. 细叶石头花　为石竹科植物细叶石头花 *Gypsophila licentiana* Hand.-Mazz. 的根。呈圆柱形或圆锥形，具纵皱纹，长 6~10cm，直径 0.5~1.5cm。表面黄褐色或黄棕色，根头部较大，常带有数个具叶的茎基。体轻，质脆，断面黄白色。气微弱，味微甜。

3. 蝇子草　为石竹科植物蝇子草 *Silene fortunei* Vis. 的干燥根。呈圆柱形或圆锥形，长 8~15cm，直径 0.4~1.5cm。表面浅黄色至棕色，有扭曲纵皱纹，根头部具茎残痕和疙瘩状突起。体轻，断面具黄白相间的纹理。气微，味微甜而后涩。

猪苓

为多孔菌科真菌猪苓 *Polyporus umbellatus*（Pers.）Fries 的干燥菌核。春、秋二季采挖，除去泥沙，干燥。

【质量执行标准】《中华人民共和国药典》（2020 年版一部）。

【药材性状】本品呈条形、类圆形或扁块状，有的有分枝，长 5~25cm，直径 2~6cm。表面黑色、灰黑色或棕黑色，皱缩或有瘤状突起。体轻，质硬，断面类白色或黄白色，略呈颗粒状。气微，味淡。（见图 11-26）

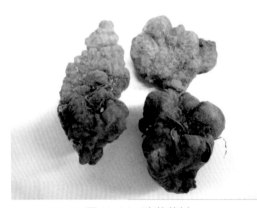

图 11-26　猪苓药材

【饮片性状】本品呈类圆形或不规则的厚片。外表皮黑色

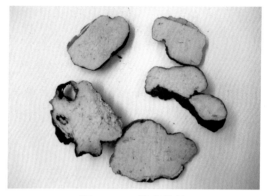

图 11-27　猪苓饮片

或棕黑色，皱缩。切面类白色或黄白色，略呈颗粒状。气微，味淡。（见图 11-27）

【杨按】猪苓药材以个大、外皮黑色、断面色白、体较重者为佳。猪苓饮片以片大肥厚、断面色白、质重者为佳。

我们将鉴别猪苓饮片的经验总结为一首顺口溜："正品皮黑而肉白，牙咬有弹性，柔韧如咬橡胶皮，淡而无味"。我们在中药饮片验收入库过程中曾遇到过两种类型的猪苓劣药：一种是掺了增重粉的猪苓片，表面及切面可见白色颗粒状晶体，饮片表面颜色淡粉白色或淡棕黄色，质重；另一种是猪苓提取后的残渣，饮片多为淡棕色或淡棕褐色，质硬而脆，无弹性。

按照陶弘景、李时珍等古代医家的临床用药经验：本品见新不用陈，因为新品的疗效要好于陈旧之品，如果选用道地药材则疗效会更好。猪苓主产于陕西、云南、贵州等地。

【伪品及混淆品】

1. 金荞麦　为蓼科植物金荞麦 *Fagopyrum dibotrys*（D.Don）Hara 的干燥根茎。呈不规则团块。表面棕褐色，有横向环节及纵皱纹，密布点状皮孔。质坚硬，断面淡黄白色或淡红棕色，有放射状纹理，中央髓部色较深。气微，味微涩。

2. 黑三棱　为黑三棱科植物黑三棱 *Sparganium stoloniferum* Buch.Ham. 的干燥块茎。饮片为类圆形横切薄片。外表面有点状须根痕或疣状突起，黑棕色或棕色，切面平坦，粉性，多见散在筋脉小点，质坚硬，味苦而微麻舌。

3. 香菇菌柄的染色物　为侧耳科植物香菇 *Lentinus edoes*（Berk）Sing. 的干燥菌柄下端经染色切片加工而成。呈圆柱形，稍扁，平直或弯曲。原本白色，表面较平，可见少量纵皱纹。用黑色染料染色后，表面呈黑褐色，切面边缘呈灰黑色或灰褐色，中部淡黄白色至淡棕黄色。气微香，味淡。

麻黄

为麻黄科植物草麻黄 *Ephedra sinica* Stapf、中麻黄 *Ephedra intermedia* Schrenk et C. A. Mey. 或木贼麻黄 *Ephedra equisetina* Bge. 的干燥草质茎。秋季采割绿色的草质茎，晒干。

【质量执行标准】《中华人民共和国药典》（2020 年版一部）。

【药材性状】

草麻黄　呈细长圆柱形，少分枝，直径 1~2mm。有的带少量棕色木质茎。表面淡绿色至黄绿色，有细纵脊线，触之微有粗糙感。节明显，节间长 2~6cm。节上有膜质鳞叶，长 3~4mm；裂片 2（稀 3），锐三角形，先端灰白色，反曲，基部联合成筒状，红棕色。体轻，质脆，易折断，断面略呈纤维性，周边绿黄色，髓部红棕色，近圆形。气微香，味涩、微苦。

中麻黄　多分枝，直径 1.5~3mm，有粗糙感。节上膜质鳞叶长 2~3mm，裂片 3（稀 2），先端锐尖。

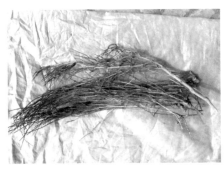

图 11-28 麻黄药材

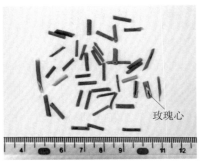

图 11-29 麻黄饮片

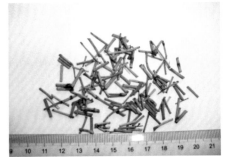

图 11-30 蜜麻黄饮片

断面髓部呈三角状圆形。（见图 11-28）

木贼麻黄 较多分枝，直径 1~1.5mm，无粗糙感。节间长 1.5~3cm。膜质鳞叶长 1~2mm；裂片 2（稀 3），上部为短三角形，灰白色，先端多不反曲，基部棕红色至棕黑色。

【饮片性状】

麻黄 本品呈圆柱形的段。表面淡黄绿色至黄绿色，粗糙，有细纵脊线，节上有细小鳞叶。切面中心显红黄色。气微香，味涩、微苦。（见图 11-29）

蜜麻黄 本品形如麻黄段。表面深黄色，微有光泽，略具黏性。有蜜香气，味甜。（见图 11-30）

【杨按】麻黄药材以表面黄绿色、断面髓部红棕色者为佳。麻黄饮片以段小均匀、色黄绿、无根茎者为佳。蜜麻黄以短段均匀、表面深黄色、蜜香气浓者为佳。

麻黄的黄绿色草质茎节间分布有均匀的细纵棱线，折断后内心显玫瑰样红色，老药工俗称之为"玫瑰心"。麻黄切碎后易与萹蓄混淆，二者颜色相同，节间都有棱线，但仔细辨认萹蓄的节膨大，折断面白色；麻黄的节不膨大，折断面呈现"玫瑰心"。

张仲景在《伤寒论》麻黄汤方中有"麻黄去节"的要求，古代医家发现麻黄只有在去节后药效才明显，这是因为去节后麻黄髓腔内的物质更容易溶解到汤药中；现行版中国药典规定麻黄的饮片为短段，麻黄切短段后就破坏了两节之间的密封构造，易于麻黄髓腔内物质的溶出。麻黄切为短段基本符合了古代医家"麻黄去节"的要求，因为其原理相通。

按照陶弘景、李时珍等古代医家的临床用药经验：本品宜用陈旧之品，因为陈旧之品的疗效要好于新品，如果选用道地药材则疗效会更好。草麻黄主产于河北、山西等地；中麻黄主产于甘肃、青海、内蒙古等地；木贼麻黄主产于河北、山西、新疆等地。麻黄药材主要来源于野生资源，其采摘时间对其药效的影响明显，故老药工有顺口溜曰："桂枝麻黄随时采，唯有春秋质量高"。

【经验鉴别术语释义】玫瑰心：指麻黄的茎折断后内心呈鲜艳的玫瑰样色泽，是传统识别麻黄质量优劣的主要标志。立秋后至霜降前采收的麻黄玫瑰心明显，质最优。其他季节采收的麻黄则质嫩、茎空，玫瑰心不明显或无玫瑰心，质次。

【伪品及混淆品】膜果麻黄（曲尖麻黄） 为麻黄科膜果麻黄 *Ephedra przewalskii* Stapf. 的干燥草质茎。分枝多，呈丛状，小枝顶端呈蜗状弯曲。甘肃省产于河西走廊，民勤以西。该种植物生物碱含量甚微，因此不能作麻黄入药。性状与中麻黄很相似，应注意鉴别。

麻黄根

为麻黄科植物草麻黄 *Ephedra sinica* Stapf 或中麻黄 *Ephedra intermedia* Schrenk et C. A. Mey. 的干燥根和根茎。秋末采挖，除去残茎、须根和泥沙，干燥。

【质量执行标准】《中华人民共和国药典》（2020 年版一部）。

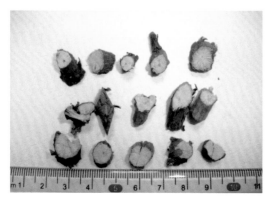

图 11-31　麻黄根饮片

【药材性状】本品呈圆柱形，略弯曲，长 8~25cm，直径 0.5~1.5cm。表面红棕色或灰棕色，有纵皱纹和支根痕。外皮粗糙，易成片状剥落。根茎具节，节间长 0.7~2cm，表面有横长突起的皮孔。体轻，质硬而脆，断面皮部黄白色，木部淡黄色或黄色，射线放射状，中心有髓。气微，味微苦。

【饮片性状】本品呈类圆形的厚片。外表面红棕色或灰棕色，有纵皱纹及支根痕。切面皮部黄白色，木部淡黄色或黄色，纤维性，具放射状纹，有的中心有髓。气微，味微苦。（见图 11-31）

【杨按】麻黄根药材以质硬、外皮色红棕、断面色黄白者为佳。

麻黄根的外表颜色与甘草相似，外皮呈红棕色，外栓皮粗糙易脱落，切面的放射状纹理明显，有细小的裂隙，鼻闻有奶香气，口尝味涩微苦。本品的伪品我们没有遇到过，常遇见的质量问题是根茎上带有地上部分（麻黄），麻黄根是止汗药，麻黄是发汗药，二者作用正好相反，所以我们认为凡带有麻黄的麻黄根为劣药，不可药用。

按照陶弘景、李时珍等古代医家的临床用药经验：本品见新不用陈，因为新品的疗效要好于陈旧之品，如果选用道地药材则疗效会更好。麻黄根药材主产于山西、内蒙古、甘肃、新疆等地。

【伪品及混淆品】狗甘草　为豆科植物刺果甘草 *Glycyrrhiza pallidiflora* Maxim. 的根。呈圆柱形，头部有分枝，长 20~100cm，直径 0.3~1.5cm。表面灰黄色至灰褐色，有不规则扭曲的纵皱纹及横长皮孔。质坚硬，难折断，断面纤维性，粉性小，皮部灰白色占断面的 1/5~1/4，木部淡黄色，有放射状纹理。气微，味苦涩，嚼之微有豆腥气。根茎头部有小型芽或芽痕，断面中心有髓，根无芽无髓。本品因外形和气味与麻黄根相近，常容易发生混淆，应注意鉴别。

鹿角霜

为鹿角去胶质的角块。春、秋二季生产，将骨化角熬去胶质，取出角块，干燥。

【质量执行标准】《中华人民共和国药典》（2020 年版一部）。

【药材性状】本品呈长圆柱形或不规则的块状，大小不一。表面灰白色，显粉性，常具纵棱，偶见灰色或灰棕色斑点。体轻，质酥，断面外层较致密，白色或灰白色，内层有蜂窝状小孔，灰褐色或灰黄色。有吸湿性。气微，味淡，嚼之有黏牙感。（见图 11-32）

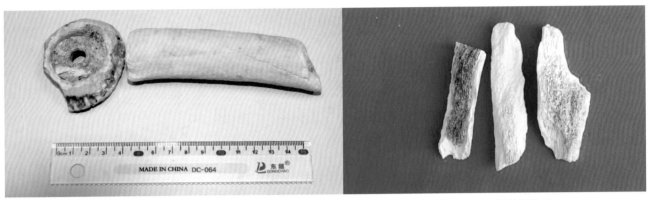

图 11-32　鹿角霜药材　　　　　　　　图 11-33　鹿角霜饮片

【饮片性状】本品为不规则的小块，性状同药材。（见图 11-33）

【杨按】鹿角霜药材以色白、体轻、质酥者为佳。

　　中国药典对鹿角的药材来源规定为："本品为鹿科动物马鹿 *Cervus elaphus* Linnaeus 或梅花鹿 *Cervus nippon* Temminck 已骨化的角或锯茸后翌年春季脱落的角基，分别习称"马鹿角""梅花鹿角""鹿角脱盘"。多于春季拾取，除去泥沙，风干。"中国药典对鹿角霜的药材来源规定为："本品为鹿角去胶质的角块。春、秋二季生产，将骨化角熬去胶质，取出角块，干燥。"

　　近年来，我们在中药饮片验收入库过程中发现有用驼鹿、狍鹿等其他鹿科动物制作的鹿角霜。用驼鹿角制作的鹿角霜比较粗大，常呈扁圆柱形或板片状；用狍鹿角制作的鹿角霜是实心的，断面的中心没有蜂窝状结构；由于其基源与中国药典规定不符，因此我们判断为假药而拒收。我们还遇到过在鹿角霜药材中掺入了动物骨头、龙骨的来货，用石灰水煮过的动物骨头表层有一层白粉，有的可见动物的关节；鹿角霜质轻而泡松，容易折断，而龙骨质地沉重，坚硬不易折断。由于鹿角霜的市场价格较高，常有伪混品出现，我们的经验是鹿角霜只接收其原药材，不接收打碎的颗粒或粉末，在调配处方时我们自行打碎使用。

【伪品及混淆品】

　　1. 驼鹿角霜　　为驼鹿 *Alces alces* Linnaeus 鹿角去胶质的角块。用驼鹿角制作的鹿角霜比较粗大，常呈扁圆柱形或板片状。

　　2. 狍鹿角霜　　为狍鹿 *Capreolus pygargus* Pallas 鹿角去胶质的角块。实心，断面中心没有蜂窝状结构。

　　3. 动物枯骨　　呈不规则块状。表面无粉性。体轻，质硬，不易折断。断面无骨密质与骨松质之分，均呈蜂窝状小孔，小孔较正品鹿角霜大而且不均匀，有的形成空洞。断面不齐。气极腥，味淡，舔之不黏舌，嚼之无黏牙感。

鹿茸

　　为鹿科动物梅花鹿 *Cervus nippon* Temminck 或马鹿 *Cervus elaphus* Linnaeus 的雄鹿未骨化密生茸毛的幼角。前者习称"花鹿茸"，后者习称"马鹿茸"。夏、秋二季锯取鹿茸，经加工后，阴干或烘干。

【质量执行标准】《中华人民共和国药典》（2020 年版一部）。

【药材性状】

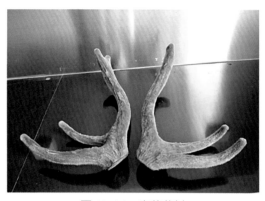

图 11-34　鹿茸药材

花鹿茸　呈圆柱状分枝，具一个分枝者习称"二杠"，主枝习称"大挺"，长 17~20cm，锯口直径 4~5cm，离锯口约 1cm 处分出侧枝，习称"门庄"，长 9~15cm，直径较大挺略细。外皮红棕色或棕色，多光润，表面密生红黄色或棕黄色细茸毛，上端较密，下端较疏；分岔间具 1 条灰黑色筋脉，皮茸紧贴。锯口黄白色，外围无骨质，中部密布细孔。具两个分枝者，习称"三岔"，大挺长 23~33cm，直径较二杠细，略呈弓形，微扁，枝端略尖，下部多有纵棱筋及突起疙瘩；皮红黄色，茸毛较稀而粗。体轻。气微腥，味微咸。（见图 11-34）

二茬茸与头茬茸相似，但大挺长而不圆或下粗上细，下部有纵棱筋。皮灰黄色，茸毛较粗糙，锯口外围多已骨化。体较重。无腥气。

马鹿茸　较花鹿茸粗大，分枝较多，侧枝一个者习称"单门"，二个者习称"莲花"，三个者习称"三岔"，四个者习称"四岔"或更多。按产地分为"东马鹿茸"和"西马鹿茸"。

东马鹿茸"单门"大挺长 25~27cm，直径约 3cm。外皮灰黑色，茸毛灰褐色或灰黄色，锯口面外皮较厚，灰黑色，中部密布细孔，质嫩；"莲花"大挺长可达 33cm，下部有棱筋，锯口面蜂窝状小孔稍大；"三岔"皮色深，质较老；"四岔"茸毛粗而稀，大挺下部具棱筋及疙瘩，分枝顶端多无毛，习称"捻头"。

西马鹿茸大挺多不圆，顶端圆扁不一，长 30~100cm。表面有棱，多抽缩干瘪，分枝较长且弯曲，茸毛粗长，灰色或黑灰色。锯口色较深，常见骨质。气腥臭，味咸。

【饮片性状】

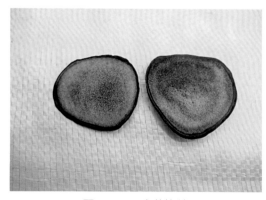

图 11-35　鹿茸饮片

花鹿茸　角尖部习称"血片""蜡片"；为圆形薄片，表面浅棕色或浅黄白色，半透明，微显光泽，外皮无骨质，周边粗糙，红棕色或棕色，质坚韧。气微腥，味微咸。中上部习称"粉片"，下部习称"老角片"，为圆形或类圆形厚片，表面粉白色或浅棕色，中间有蜂窝状细孔，外皮无骨质或略具骨质，周边粗糙，红棕色或棕色，质坚脆。气微腥，味微咸。（见图 11-35）

马鹿茸　血片、蜡片为圆形薄片，表面灰黑色，中央米黄色，半透明，微显光泽，外皮较厚无骨质，周边灰黑色，质坚韧，气微腥，味微咸。粉片、老角片为圆形或类圆形厚片，表面灰黑色，中央米黄色，有细蜂窝状小孔，外皮较厚，无骨质或略具骨质，周边灰黑色，质坚脆。气微腥，味微咸。

鹿茸粉　为灰白色或米黄色粉末，气微腥，味微咸。

【杨按】花鹿茸药材以粗壮、挺圆、顶端丰满、毛细柔软、色红黄、皮色红棕、有油润光泽者为佳。

马鹿茸药材以饱满、体轻、毛色灰褐、下部无棱线者为佳。

鹿茸药材的鉴别主要是"一看二摸"。"一看"主要是看形态属哪一等级，茸毛是否细密光滑，断面碴口是否有骨化现象等。"二摸"主要是手摸鹿茸皮下有无棱起，如有棱起顶手即说明已骨化。

初生的幼鹿当年不生角，只在头顶两旁生成小桃形突起的角基一对，俗称"草庄"。第二年夏初开始生角，细角从草庄上长出，外披茸毛，称之为"鹿茸"。在茸角生长的同时，草庄与茸角接连处生成一圈突起的疙瘩，俗称"珍珠盘"。秋后毛掉皮脱骨化为鹿角。第三年老角脱换时连珍珠盘一并脱落，由草庄之上再生新茸。第二年生成的鹿茸至骨化脱落不分岔，俗称"打鼓棒槌"。第三年生长的鹿茸开始分岔，主杆称"大挺"。由大挺上分生的第一侧枝叫"眉岔或护眼锥"。采收只具第一侧枝时的茸叫"二杠"。第四年生茸时分生第二侧枝，称之为"三岔"。第五年生茸时分生第三侧枝，称之为"四岔"。马鹿茸至此成为四岔的定型角。

鹿茸除鉴定"整架外"，市场上还有花茸片需要作等级鉴定。

一等花茸片　为鹿茸顶端的一截切成。切面光滑，无海绵样孔隙，胶质状，淡黄棕色，如蜡样光洁，外壁皮层较厚，棕褐色，体较重，习称为"蜡片"或"血片"。

二等花茸片　为中上端切成。切面淡棕色，海绵样孔隙较小，周围无骨质，外壁皮质很薄，棕红色，体轻，习称之为"粉片"或"细砂片"。

三等花茸片　为中下段切成。切面黄棕色，海绵样孔隙稍大，周围无骨质，习称之为"粗砂片"。

四等花茸片　为最下段切成。切面黄棕而带血污色，海绵样孔隙大，呈纱网状。周围已现骨化。体较硬。习称"骨砂片"。

花鹿茸、马鹿茸均以茸形粗壮、饱满、皮毛完整、质嫩、油润、茸毛细、无骨棱和骨钉者为佳。

老药工将鉴别鹿茸的经验总结为一首顺口溜："鹿茸本是雄鹿茸，柱状分枝被茸毛，茸毛红棕或青灰，锯口表面呈蜂窝"。

花鹿茸主产于东北三省、河北等地；马鹿茸主产于黑龙江、吉林、内蒙古等地，其中以东北的花鹿茸质量最好，为著名的"东北三宝"之一。

【经验鉴别术语释义】

蜡片：指鹿茸顶端的一截切成的薄片。切面光滑，无海绵样孔隙，胶质状，淡黄棕色，如蜡样光洁，外壁皮层较厚，棕褐色，体较重，老药工习称为"蜡片"。

粗砂片：指鹿茸的中下段切成的薄片，切面黄棕色，海绵样孔隙稍大，周围无骨质圈，老药工习称之为"粗砂片"。

【伪品及混淆品】

以前，在鹿茸药材切片商品中曾出现过以麋鹿、驼鹿、狍鹿幼角切片的混淆品，更有甚者是用锯末加明胶、色素和动物皮毛的人工伪制品，这些商品的毛色和角形与正品都有细微差异，应仔细鉴别。

1. 鹿角提取残渣　为鹿科动物 *cervus sp.* 的雄鹿已骨化的角经提取加工而成。外皮多无茸毛，质坚硬。断面外圈骨质，灰白色或淡棕褐色，中部多呈灰褐色或青灰色，具蜂窝状孔。气微，味淡。

2. 伪制鹿茸蜡片　为鸡蛋清、动物皮毛等加工的伪制品。为类圆形极薄片，类白色半透明状，易碎。

无蜂窝状小孔。

商陆

为商陆科植物商陆 *Phytolacca acinosa* Roxb. 或垂序商陆 *Phytolacca americana* L. 的干燥根。秋季至次春采挖，除去须根及泥沙，切成块或片，晒干或阴干。

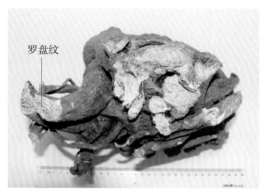

罗盘纹

图 11-36　商陆药材

【质量执行标准】《中华人民共和国药典》（2020 年版一部）。

【药材性状】本品为横切或纵切的不规则块片，厚薄不等。外皮灰黄色或灰棕色。横切片弯曲不平，边缘皱缩，直径 2~8cm；切面浅黄棕色或黄白色，木部隆起，形成数个突起的同心环轮。纵切片弯曲或卷曲，长 5~8cm，宽 1~2cm，木部呈平行条状突起。质硬。气微，味稍甜，久嚼麻舌。（见图 11-36）

【饮片性状】

生商陆　同药材。

醋商陆　本品形如商陆片（块）。表面黄棕色，微有醋香气，味稍甜，久嚼麻舌。

【杨按】商陆药材以块片大、色白者为佳。

本品是产地趁鲜切片的干燥品，切片的表面上有"罗盘纹"是鉴别本品真伪的主要依据。口尝有麻舌感。

商陆药材在中国除东北、内蒙古、青海、新疆外，普遍野生于海拔 500~3400m 的地区。依照中医传统经验：本品见新不用陈，新品疗效更好。

【经验鉴别术语释义】罗盘纹：商陆横切片的木质部隆起，韧皮部凹陷，形成凹凸不平的同心环纹，老药工习称为"罗盘纹"。

【伪品及混淆品】

1. 山莨菪　为茄科植物唐古特莨菪 *Anisodus tanguticus*（Maxim.）Pasch. 的根。多切成大小厚薄不等的块片。横切片直径 2.5~6cm，切面灰黄色或黄白色，有明显的棕色同心环纹。气微，味微苦，有麻舌感。

2. 山银柴胡（丝石竹）　为石竹科植物霞草 *Gypsophila oldhamiana* Miq. 的根。根呈圆柱形，圆锥形，扭曲不直，直径 2~4cm。根头部常有分叉，中上部有众多的疣状突起及支根痕。表面灰棕色或棕黄色，有粗而扭曲的纵沟纹。外皮多已除去，但纵皱的凹陷处有残余而形成黄白相间的纹理。体重，质硬，不易折断，断面中心黄白色，可见黄白相间排列成 2~3 圈断续的环纹（异型维管束）。气微，味苦涩，麻舌。

旋覆花

为菊科植物旋覆花 *Inula japonica* Thunb. 或欧亚旋覆花 *Inula britannica* L. 的干燥头状花序。夏、秋二季花开放时采收，除去杂质，阴干或晒干。

【质量执行标准】《中华人民共和国药典》（2020 年版一部）。

【药材性状】本品呈扁球形或类球形，直径 1~2cm。总苞由多数苞片组成，呈覆瓦状排列，苞片披针形或条形，灰黄色，长 4~11mm；总苞基部有时残留花梗，苞片及花梗表面被白色茸毛，舌状花 1 列，黄色，长约 1cm，多卷曲，常脱落，先端 3 齿裂；管状花多数，棕黄色，长约 5mm，先端 5 齿裂；子房顶端有多数白色冠毛，长 5~6mm。有的可见椭圆形小瘦果。体轻，易散碎。气微，味微苦。（见图 11-37）

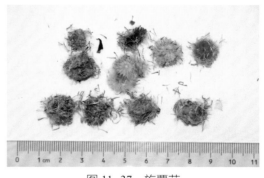

图 11-37 旋覆花

【饮片性状】

旋覆花 同药材。

蜜旋覆花 本品形如旋覆花，深黄色。手捻稍黏手。具蜜香气，味甜。（见图 11-38）

【杨按】旋覆花药材以色浅黄、朵大、花丝长、毛多、不散碎、无梗叶等杂质者为佳；蜜旋覆花以深黄色，手捻稍黏手，具蜜香气者为佳。

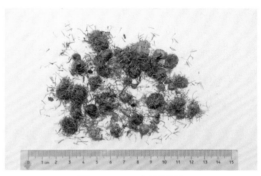

图 11-38 蜜旋覆花

按照陶弘景、李时珍等古代医家的临床用药经验：本品见新不用陈，因为新品的疗效要好于陈旧之品，如果选用道地药材则疗效会更好。旋覆花药材全国各地均有分布，其中以河南、河北为道地产区。

【伪品及混淆品】

1. 广东旋覆花 为菊科植物山黄菊 *Anisopappus chinensis*（L.）Hook. et Arn. 的头状花序。呈半圆球形。基部近于平截，总苞青绿色，其直径与整朵花序等宽，苞片较硬朗，被细茸毛。舌状花一列，金黄色，宽披针形，大多已脱落。管状花众多，组成半球形主体，暗棕黄色，质较硬脆，手握之微有刺手感。气微香，味微苦。

2. 湖北朝阳花 为菊科植物湖北朝阳花 *Inula hupehensis*（Ling.）Ling 的干燥头状花序，在湖北省亦作旋覆花入药。

3. 水朝阳旋覆花 为菊科植物水朝阳旋覆花 *Inula helianthusaquatica* C.Y.Wu. ex Liang. 的干燥花序，在云南、贵州亦作旋覆花入药。

以上两种地方习用品性状相似，花序呈类球形而稍高长，花序较细，总苞近短筒状，苞片边缘膜质，有睫毛。舌状花一列，较稀疏，管状花多已发育成瘦果，冠毛灰白色，长而众多。花序极易破碎，使药材呈冠毛众多的散瓣状。

羚羊角

为牛科动物赛加羚羊 *Saiga tatarica* Linnaeus 的角。猎取后锯取其角，晒干。

【质量执行标准】《中华人民共和国药典》（2020 年版一部）。

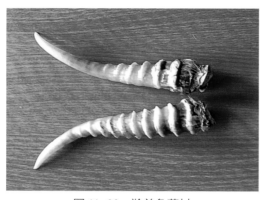

图 11-39　羚羊角药材

【药材性状】本品呈长圆锥形，略呈弓形弯曲，长 15~33cm；类白色或黄白色，基部稍呈青灰色。嫩枝对光透视有血丝或紫黑色斑纹，光润如玉，无裂纹，老枝则有细纵裂纹。除尖端部分外，有 10~16 个隆起环脊，间距约 2cm，用手握之，四指正好嵌入凹处。角的基部横截面圆形，直径 3~4cm，内有坚硬质重的角柱，习称"骨塞"，骨塞长约占全角的 1/2 或 1/3，表面有突起的纵棱与其外面角鞘内的凹沟紧密嵌合，从横断面观，其结合部呈锯齿状。除去"骨塞"后，角的下半段成空洞，全角呈半透明，对光透视，上半段中央有一条隐约可辨的细孔道直通角尖，习称"通天眼"。质坚硬。气微，味淡。（见图 11-39）

【饮片性状】

羚羊角镑片　为纵向薄片，类白色或黄白色，表面光滑，半透明，有光泽。无臭，味淡。

羚羊角粉　为乳白色的细粉，无臭，味淡。

【杨按】羚羊角药材以质坚而嫩、光润、有血丝、通天眼透光明显、无裂纹者为佳。

羚羊角表面光滑细嫩者叫"春角"，羚羊角的表面裂纹密布、色暗粗糙者叫"冬角"。对光透视，有血丝或紫色斑纹，整体光润如玉者叫"活角"或"活羚角"；对光透视无血丝，外表粗糙，呈死灰色者叫"死角"，为羚羊死后遗留在山中的残角。老药工经验鉴别羚羊角的要点有四条：

①光润如玉：羚羊角为类白色或黄白色，上半部半透明，手摸之光润细腻，故称"光润如玉"。

②手握合把：羚羊角的下部有 10~18 个环状隆起，人手握之四指正好合缝并有舒适感，老药工将此特征习称"手握合把"。

③通天眼：对光透视，每一羚羊角的上半段中央有一条暗红色孔道通角尖，习称为"通天眼"。

④骨塞合槽：取出骨塞可见其表面有突起的纵棱，再看角鞘内正好有纵向凹沟与之对应，将骨塞重新穿入，其骨塞之顺纹与角内面之凹沟正好合槽。

老药工将鉴别羚羊角的经验总结为诗一首："羚角圆锥弯曲形，血丝斑点光纵纹。白色微黄节隆起，角质细润手满盈。内有凹凸合次序，去其骨塞看分明。三角扁形通天眼，直达顶部天生成"。

羚羊角主产于俄罗斯、西伯利亚及小亚细亚一带，中国新疆北部边境地区亦产。我们从甘肃武威的甘肃濒危动物研究中心获悉，该中心饲养的赛加羚羊数量已突破百只，为解决该紧缺动物药材的来源带来了新希望。

【经验鉴别术语释义】

通天眼：对光透视，在羚羊角的上半段中央有一条暗红色孔道直通角尖，老药工习称为"通天眼"。

手握合把：羚羊角的下部有 10~18 个环状隆起，人手握之四指正好合缝并有舒适感，老药工将此特征习称"手握合把"。

骨塞合槽：羚羊角下端之内有坚硬质重的角柱，习称"骨塞"，将骨塞取出后再重新插入，其表面突起的纵棱能与其外面角鞘内的凹沟紧密嵌合，老药工将此特征习称"骨塞合槽"。

无影纹：质嫩的羚羊角尖部对光透视可见红色或紫红色血丝，但角外表却光润如玉无裂纹，故称之为无影纹。

齿轮纹：指羚羊角基部横截面四周呈锯齿状凹凸，形似齿轮。

羚羊塞：羚羊角下半部的骨塞，长约占全角的 1/3。

水波纹：指羚羊角下端有 10~16 个隆起的波状环脊，其间距约 2cm。用手握之正好"合把"。

【伪品及混淆品】

羚羊角常见伪品有黄羊角、长尾黄羊角、藏羚羊角以及羊角等，与正品比较无通天眼等性状，应注意鉴别。

1. 黄羊角　为牛科动物黄羊 *Procapra gutturosa* Pallas 的角。呈长圆锥形而侧扁，略向后弯曲，角尖稍向内上弯，表面灰黑色，较粗糙，不透明。自基部向上有 10 多个斜向节，顶端光滑无环节，基部横切面呈椭圆形、中央有骨塞，角内没有通天眼。

2. 鹅喉羚羊角　为牛科动物鹅喉羚 *Gazel-la subgutlurosa* Guldenstaedt 雄兽的角。呈长圆锥形稍侧扁且弯曲度较大，角尖显著向内弯转。表面黑色，粗糙，可见明显的纵向纹理，角内没有"通天眼"，其余性状同黄羊角。

3. 藏羚羊角　为牛科动物藏羚羊 *Pantholops hodgsoni* Abel 的角。呈侧扁长圆柱形，微呈"S"形弯曲，长 50~70cm。表面黑褐色，不透明，光滑而有光泽，有微细纵走的纹理，此部约占全长的 1/3。角的下方 2/3 部分，在一侧有较明显隆起的环脊约 16 个，环脊间距几乎相等，约 2cm。角的基部横截面有扁圆形的白色骨塞。骨塞中央有一圆孔，横截面周围不呈齿状，较光滑，与外面角鞘脱离。

4. 塑料伪制的羚羊角　形状似正品羚羊角，表面为均匀的粉白色，角的基部横截面，由于人为地制作，其骨塞的外面角鞘结合部的锯齿非常粗糙，很不自然。另刮少许在火上燃烧，则产生塑料烧后特有的气味。

淡竹叶

为禾本科植物淡竹叶 *Lophatherum gracile* Brongn. 的干燥茎叶。夏季未抽花穗前采割，晒干。

【质量执行标准】《中华人民共和国药典》（2020 年版一部）。

【药材性状】本品长 25~75cm。茎呈圆柱形，有节，表面淡黄绿色，断面中空。叶鞘开裂。叶片披针形，有的皱缩卷曲，长 5~20cm，宽 1~3.5cm；表面浅绿色或黄绿色。叶脉平行，具横行小脉，形成长方形的网格状，下表面尤为明显。体轻，质柔韧。气微，味淡。（见图 11-40）

【饮片性状】本品呈不规则的段、片，可见茎碎片、节和开裂的叶鞘。叶碎片浅绿色或黄绿色，有的皱缩卷曲，叶脉平行，具横行小脉，形成长方形的网格状，下表面尤为明显。

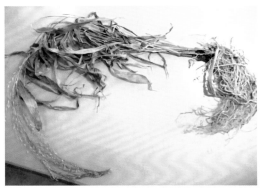

图 11-40　淡竹叶药材

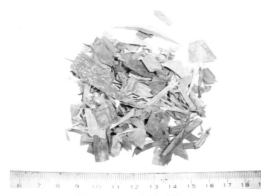

图 11-41　淡竹叶饮片

体轻，质柔韧。气微，味淡。（见图 11-41）

【杨按】淡竹叶药材以叶多、长、大、质软、色绿，不带根及花穗者为佳。淡竹叶饮片以段细均匀、色绿、无杂质者为佳。

我们鉴别淡竹叶的经验要点为：叶片表面浅绿色或黄绿色，叶脉平行，具横行小脉，形成长方形的网格，叶背面尤为明显，其状犹如纱窗。

按照陶弘景、李时珍等古代医家的临床用药经验：本品见新不用陈，因为新品的疗效要好于陈旧之品，如果选用道地药材则疗效会更好。淡竹叶药材分布于长江流域以南和西南等地，其中以浙江为道地产区。

【伪品及混淆品】苦竹叶　为禾本科植物苦竹 *Pleioblastus amarus*（Keng）Keng f. 的干燥嫩叶。叶片展开为披针形，长 6~12cm，宽 1~1.5cm，先端尖锐，基部圆形，叶柄长 6~10mm，上面灰绿色，光滑，下面粗糙有毛，主脉较粗，两侧脉 8~16 条。边缘一侧有细锯齿。质脆而有弹性。气微，味微苦。

淡豆豉

为豆科植物大豆 *Glycine max*（L.）Merr. 的干燥成熟种子（黑豆）的发酵加工品。

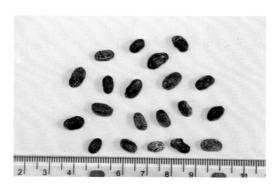

图 11-42　淡豆豉

【质量执行标准】《中华人民共和国药典》（2020 年版一部）。

【药材性状】呈椭圆形，略扁，长 0.6~1cm，直径 0.5~0.7cm。表面黑色，皱缩不平，一侧有长椭圆形种脐。质稍柔软或脆，断面棕黑色。气香，味微甘。（见图 11-42）

【饮片性状】同药材。

【杨按】淡豆豉药材以质柔软、气香，无糟粒者为佳。

我们发现区别真假淡豆豉的方法实际上较简单，只要看一下种脐就可以区分。大豆（黑豆）的种脐是长椭圆形的，制成淡豆豉后其种脐看上去呈长条状，而用其他豆类制成的淡豆豉伪品其种脐看上去呈椭圆形点状。

淡豆豉是黑豆的发酵加工品。前几年，药材市场上曾出现过用黑芸豆发酵制作的淡豆豉伪品。黑豆与黑芸豆只要看其种脐即可区别开来，黑豆的种脐略呈长条状，而黑芸豆的种脐是圆点状的。合格的淡豆豉表面是黑色的，断面是棕黑色的，鼻闻之气香；反之，如果表面有白色斑块，断面发黄，鼻闻之有臭气或有其他难闻气味的都是劣品，不可药用。

淡豆豉全国各地均产。

【伪品及混淆品】淡豆豉劣品　这种淡豆豉的基原正确，但是在发酵后没有经过蒸制而直接晒干，所以在表面布满了白色的霉斑，与药典规定的"表面黑色"不相符。

续断

为川续断科植物川续断 *Dipsacus asper* Wall. ex Henry 的干燥根。秋季采挖，除去根头和须根，用微火烘至半干，堆置"发汗"至内部变绿色时，再烘干。

【质量执行标准】《中华人民共和国药典》（2020 年版一部）。

【药材性状】本品呈圆柱形，略扁，有的微弯曲，长 5~15cm，直径 0.5~2cm。表面灰褐色或黄褐色，有稍扭曲或明显扭曲的纵皱及沟纹，可见横列的皮孔样斑痕和少数须根痕。质软，久置后变硬，易折断，断面不平坦，皮部墨绿色或棕色，外缘褐色或淡褐色，木部黄褐色，导管束呈放射状排列。气微香，味苦、微甜而后涩。（见图 11-43）

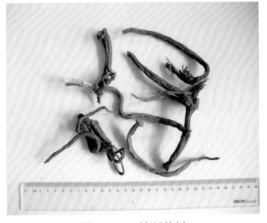

图 11-43　续断药材

【饮片性状】

续断片　本品呈类圆形或椭圆形的厚片。外表皮灰褐色至黄褐色，有纵皱。切面皮部墨绿色或棕褐色，木部灰黄色或黄褐色，可见放射状排列的导管束纹，形成层部位多有深色环。气微，味苦、微甜而涩。（见图 11-44）

酒续断　本品形如续断片，表面浅黑色或灰褐色，略有酒香气。

盐续断　本品形如续断片，表面黑褐色，味微咸。

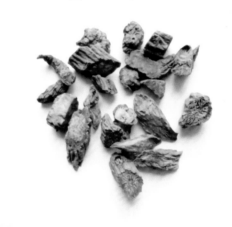

图 11-44　续断饮片（续断片）

【杨按】续断药材以条粗、质软、断面带墨绿色者为佳。续断饮片以片型整齐、切面皮部墨绿色者为佳。

我们鉴别续断饮片时主要看横断面的特征和口尝其味道：切面的皮部常呈墨绿色或棕褐色，木部灰黄色或黄褐色，可见由多数白色的小点组成的断断续续的圆环，越向内白色小点逐渐稀少，口尝味苦、微甜而涩。

按照陶弘景、李时珍等古代医家的临床用药经验：本品见新不用陈，因为新品的疗效要好于陈旧之品，如果选用道地药材则疗效会更好。续断药材主产于湖北、四川、云南等地，其中以四川产为道地药材。

【伪品及混淆品】

1. 丹参　为唇形科植物丹参 *Salvia miltiorrhiza* Bge. 的干燥根和根茎。呈类圆形或椭圆形的厚片。外表皮暗棕红色，粗糙，具纵皱纹。切面有裂隙，木部紫褐色，有黄白色放射状纹理。气微，味微苦涩。丹参饮片的陈货易与续断饮片相混淆，应注意鉴别。

2. 糙苏　为唇形科植物糙苏 *Phlomis umbrosa* Turcz. 的干燥根。呈长圆柱形或长纺锤形，弯曲或稍弯曲，长 10~15cm，直径约 1cm，表面浅黄棕色或黄褐色，有纵沟纹及须根痕，较老的根，皮部与木部有时分离。质坚硬，折断面平坦，角质样。

3. 大蓟　为菊科植物蓟 *Cirsium japonicum* DC. 的干燥根。根呈长纺锤形或圆柱形，长 5~17cm，直径 3~10mm。表面灰褐色，有不规则纵皱纹。质坚脆，易折断，断面类白色或灰黄色。气微，味甘、微苦。

4. 牛蒡根　为菊科植物牛蒡 *Arctium lappa* L. 的干燥根。根粗壮，肉质，圆锥形，长达 15cm，直径可达 2cm，有分枝支根。

绵马贯众

为鳞毛蕨科植物粗茎鳞毛蕨 *Dryopteris crassirhizoma* Nakai 的干燥根茎和叶柄残基。秋季采挖，削去叶柄，须根，除去泥沙，晒干。

【质量执行标准】《中华人民共和国药典》（2020 年版一部）。

【药材性状】本品呈长倒卵形，略弯曲，上端钝圆或截形，下端较尖，有的纵剖为两半，长 7~20cm，直径 4~8cm。表面黄棕色至黑褐色，密被排列整齐的叶柄残基及鳞片，并有弯曲的须根。叶柄残基呈扁圆形，长 3~5cm，直径 0.5~1.0cm；表面有纵棱线，质硬而脆，断面略平坦，棕色，有黄白色维管束 5~13 个，环列；每个叶柄残基的外侧常有 3 条须根，鳞片条状披针形，全缘，常脱落。质坚硬，断面略平坦，深绿色至棕色，有黄白色维管束 5~13 个，环列，其外散有较多的叶迹维管束。气特异，味初淡而微涩，后渐苦、辛。（见图 11-45）

【饮片性状】

绵马贯众　本品呈不规则的厚片或碎块，根茎外表皮黄棕色至黑褐色，多被有叶柄残基，有的可见棕色鳞片，切面淡棕色至红棕色，有黄白色维管束小点，环状排列。气特异，味初淡而微涩，后渐苦、辛。（见图 11-46）

绵马贯众炭　本品为绵马贯众的加工炮制品。表面焦黑色，内部焦褐色。味涩。

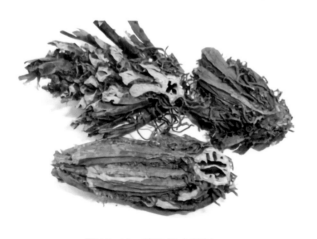

图 11-45　绵马贯众药材

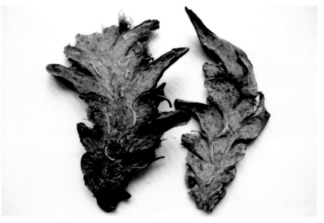

图 11-46　绵马贯众饮片

【杨按】绵马贯众以个大、质坚实、叶柄残基断面棕绿色者为佳，断面棕黑色者不能药用。绵马贯众片以大小均匀、须根少、无杂质者为佳；绵马贯众炭形同生片，内部焦褐色，仅部分炭化者为佳。

绵马贯众的鉴别特征要看其根茎及叶柄的断面，根茎横断面有不规则的黄白色"筋脉点"5~13 个排列成环状；其纵切片上则现 2 条平行纵棱。叶柄基部横切面类圆形，靠外侧有黄白色"筋脉点"5~13 个排列成环状（注：紫萁贯众叶柄基部横切面也有"筋脉点"，但排列成"U"字形或半个圆环，据此可将二者区别开）。

按照陶弘景、李时珍等古代医家的临床用药经验：本品见新不用陈，因为新品的疗效要好于陈旧之品，如果选用道地药材则疗效会更好。绵马贯众药材在东北、华北地区均有生产，其中以黑龙江、辽宁、吉林为道地产区。民间有谚语云："春秋挖根夏采草，浆果初熟花含苞；悬崖石壁有卷柏，阴湿地方贯众多。"

【经验鉴别术语释义】筋脉点：指药材横切面上棕色或灰白色点状的维管束（主要是散在外韧维管束或周木维管束，多见于单子叶植物的根茎），如姜、射干、石菖蒲、绵马贯众等。

【伪品及混淆品】

1. 荚果蕨贯众　为球子蕨科植物荚果蕨 *Matteuccia struthiopteris*（L.）Todaro 的根茎及叶柄基部。呈椭圆形、倒卵形，上宽下细，棕褐色，密被叶柄基、须根及少数鳞片。断面可见呈"八"字形排列的分体中柱。质硬，气微而特异，味微涩。

2. 小贯众　为蹄盖蕨科植物蛾眉蕨 *Lunathyrium acrostichoides*（Sw.）Ching、中华蹄盖蕨 *Athyrium sinense* Rupr. 或球子蕨科植物荚果蕨 *Matteuccia struthiopteris*（L.）Todaro 的干燥根茎及叶柄残基。呈不规则的段或碎块。表面暗棕色或黑褐色，叶柄边缘具明显的疣状突起，背面隆起，腹面稍向内凹，基部具棱脊。质硬而脆，易折断，断面两条较大维管束呈"八"字形排列，有的中间常呈暗色或已成空洞。气微，味涩，后微苦、辛。

3. 紫萁贯众　为紫萁科植物紫萁 *Osmunda japonica* Thunb. 带叶柄残基的干燥根茎。呈圆锥形或近圆柱形，稍弯曲，先端钝，下端较尖。长 10~20cm，直径 4~8cm。棕褐色，根茎横生或斜生，密被叶柄残基及须根，无鳞片。叶柄残基呈扁圆柱形，背面稍隆起，边缘钝圆。质硬，折断面新月形或扁圆形，多中空，可见维管束一条呈"U"字形。叶柄基部生出弯曲的须根，常扁压，宽达 3mm，气微弱而特异，味淡、微涩。

4. 浅裂鳞毛蕨　为鳞毛蕨科植物浅裂鳞毛蕨 *Dryopteris sublaeta* Ching et Hsu. 的干燥根茎。呈半圆柱状或近半圆柱状，稍弯曲，长 5~15cm，直径 3~5cm，棕褐色，叶柄残基呈"弓"形着生根茎上。鳞片披针形，棕色。叶柄基部横切面类圆柱形，分体中柱 8~10 个，环状排列。

5. 苏铁蕨　为乌毛蕨科植物苏铁蕨 *Brainia insignis*（Hook.）J.Sm. 带叶柄残基的干燥根茎。呈圆柱形，有时稍弯曲，多已纵切成两瓣或横切、斜切成厚片，厚 0.7~3cm。根茎粗壮，直径 3~4cm，密被极短的叶柄残基、须根及少量鳞片，或叶柄残基全被削除，仅剩根茎部分。根茎质坚硬，横切面圆形，灰棕色至红棕色，皮层散有多数黄色点状维管束，中柱维管束十数个，多呈"U"形、"V"形或短线形，排成一圆圈，形成美丽的花纹。叶柄基部切面类圆形或椭圆形，直径 5~8mm，颜色质地与根茎相同，维管束 6~10 个，点状排列成环。气微弱，味涩。

绵萆薢

为薯蓣科植物绵萆薢 *Dioscorea spongiosa* J.Q.Xi，M.Mizuno et W.L.Zhao 或福州薯蓣 *Dioscorea futschauensis* Uline ex R.Kunth 的干燥根茎。

【质量执行标准】《中华人民共和国药典》（2020年版一部）。

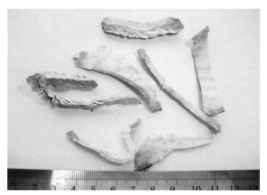

图 11-47　绵萆薢饮片

【药材性状】本品为不规则的斜切片，边缘不整齐，大小不一，厚 2~5mm。外皮黄棕色至黄褐色，有稀疏的须根残基，呈圆锥状突起。质疏松，略呈海绵状，切面灰白色至浅灰棕色，黄棕色点状维管束散在。气微，味微苦。（见图 11-47）

【饮片性状】同药材。

【杨按】绵萆薢药材以身干、色白、片大、厚薄均匀者为佳。

按照陶弘景、李时珍等古代医家的临床用药经验：本品见新不用陈，因为新品的疗效要好于陈旧之品，如果选用道地药材则疗效会更好。绵萆薢主产于浙江、江西、福建、湖南、湖北等省。

【伪品及混淆品】

山萆薢　为薯蓣科植物山萆薢 *Dioscorea tokoro* Makino 的干燥根茎。呈圆柱形，表面淡黄色，具不规则的纵皱纹及不明显的细裂纹。质坚，难折断，切面淡黄色，粉质。气微，味苦。

款冬花

为菊科植物款冬 *Tussilago farfara* L. 的干燥花蕾。12 月或地冻前当花尚未出土时采挖，除去花梗和泥沙，阴干。

【质量执行标准】《中华人民共和国药典》（2020 年版一部）。

【药材性状】本品呈长圆棒状。单生或 2~3 个基部连生，长 1~2.5cm，直径 0.5~1cm。上端较粗，下端渐细或带有短梗，外面被有多数鱼鳞状苞片。苞片外表面紫红色或淡红色，内表面密被白色絮状茸毛。体轻，撕开后可见白色茸毛。气香，味微苦而辛。（见图 12-1）

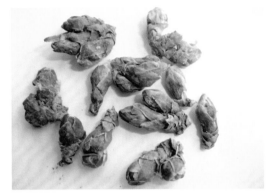

图 12-1 款冬花

【饮片性状】

款冬花 同药材。

蜜款冬花 本品形如款冬花，表面棕黄色或棕褐色，稍带黏性。具蜜香气，味微甜。（见图 12-2）

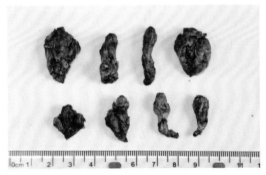

图 12-2 蜜款冬花

【杨按】款冬花药材以蕾大、饱满、色紫红鲜艳、无花梗、鼻闻之有清凉香气者为佳。蜜款冬花以表面棕黄色或棕褐色，手捏稍带黏性，具蜜香气者为佳。

本品木质老梗及已开花者不可供药用。劣品款冬花中常掺有多数非药用部位的花梗。

按照陶弘景、李时珍等古代医家的临床用药经验：本品见新不用陈，因为新品的疗效要好于陈旧之品，如果选用道地药材则疗效会更好。款冬花药材主产于河南、甘肃、陕西、山西等地，其中以甘肃灵台、陕西榆林为道地产区，分别习称为"灵台冬花"和"榆林冬花"，其中的灵台冬花商品中常有 3 个以上的花蕾相连在一起，老药工习称"连三朵"。

款冬花是中国传统的一味止咳药，从前欧洲人从中国购入款冬花后运回老家加工成一种特殊的止咳香烟进行销售。我国民间有谚语云："知母、贝母、款冬花，专治咳嗽一把抓。"

【经验鉴别术语释义】连三朵：指冬花的花蕾 2~4 个连在一起，老药工习称"连三朵"。冬花商品中以连三朵多、色紫红鲜艳、花蕾肥大而梗短者为上品。

【伪品及混淆品】

蜂斗菜 为菊科植物蜂斗菜 *Petasites japonicus*（Sieb.et.Zucc.）Fr.Schmidt 的干燥花蕾。呈黄白色，花具有长柄，不成"连三朵"。撕开花头断面呈黄色、无白色絮状丝。

葛根

为豆科植物野葛 *Pueraria lobata*（Willd.）Ohwi 的干燥根。习称野葛。秋、冬二季采挖，趁鲜切成厚

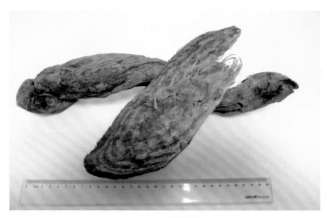

图 12-3　葛根药材

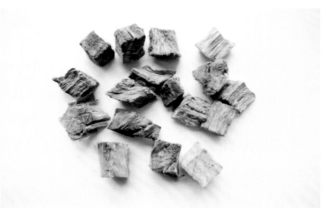

图 12-4　葛根饮片

片或小块；干燥。

【质量执行标准】《中华人民共和国药典》（2020 年版一部）。

【药材性状】本品呈纵切的长方形厚片或小方块，长 5~35cm，厚 0.5~1cm。外皮淡棕色至棕色，有纵皱纹，粗糙。切面黄白色至淡黄棕色，有的纹理明显。质韧，纤维性强。气微，味微甜。（见图 12-3）

【饮片性状】

葛根　本品呈不规则的厚片、粗丝或边长为 0.5~1.2cm 的方块。切面浅黄棕色至棕黄色。质韧，纤维性强。气微，味微甜。（见图 12-4）

煨葛根　本品形如葛根片，表面微黄色、米黄色或深黄色。

【杨按】葛根药材以块大、色白、质坚实、粉性足、纤维少者为佳。药典品之葛根以前曾称为"柴葛根"或"北葛根"。葛根饮片以土黄色，粉性小、柴性大，纤维性强者为佳。

按照陶弘景、李时珍等古代医家的临床用药经验：本品见新不用陈，因为新品的疗效要好于陈旧之品，如果选用道地药材则疗效会更好。葛根药材以湖南、河南、广东、浙江、四川等地产量最大。2021 年中国特产之乡推介暨宣传活动组织委员会颁发给广西壮族自治区铜县"中国葛根之乡"证书。现今，广西为其地道产区。

【经验鉴别术语释义】柴性：指药材呈木质化，坚硬如干柴，或指药材的浆液汁、糖分、油分减失，纤维组织多，已经木质化。

【伪品及混淆品】

1. 苦葛根　为豆科植物峨眉葛藤 *Pueraria omeiensis* Wang et Tang 的干燥根。呈不规则的圆柱形，有的稍扭曲。表面棕褐色，有明显的细纵皱纹和皮孔样突起。质硬，不易折断，断面纤维性。气微，味苦，有毒。

2. 紫藤　为豆科植物紫藤 *Wisteria sinensis* Sweet. 的干燥根。呈圆柱形、块片状，表面棕褐色，有不规则的细裂纹、纵皱纹和不明显的皮孔样突起。质硬，不易折断，断面有明显密集的小孔。气微，味微苦。

葶苈子

为十字花科植物播娘蒿 *Descurainia sophia*（L.）Webb. ex Prantl. 或独行菜 *Lepidium apetalum* Willd. 的干燥成熟种子。前者习称"南葶苈子"，后者习称"北葶苈子"。夏季果实成熟时采割植株，晒干，搓出种子，除去杂质。

【质量执行标准】《中华人民共和国药典》（2020 年版一部）。

【药材性状】

南葶苈子　呈长圆形略扁，长约 0.8~1.2mm，宽约 0.5mm。表面棕色或红棕色，微有光泽，具纵沟 2 条，其中 1 条较明显。一端钝圆，另端微凹或较平截，种脐类白色，位于凹入端或平截处。气微，味微辛、苦，略带黏性。

北葶苈子　呈扁卵形，长 1~1.5mm，宽 0.5~1mm。一端钝圆，另端尖而微凹，种脐位于凹入端。味微辛辣，黏性较强。

【饮片性状】

葶苈子　同药材。

炒葶苈子　本品形如葶苈子，微鼓起，表面棕黄色。有油香气，不带黏性。（见图 12-5）

【杨按】葶苈子药材以籽粒饱满、大小均匀、浅棕色、无杂质、无泥土者为佳。

在 60 倍放大镜下可见两条纵沟。（见图 12-6）

葶苈子遇水后有黏液渗出，手摸之有黏滑感，且体积会膨胀变大。

按照陶弘景、李时珍等古代医家的临床用药经验：本品见新不用陈，因为新品的疗效要好于陈旧之品，如果选用道地药材则疗效会更好。南葶苈子主要分布于华东、中南一带，主产于江苏、安徽、山东等地；北葶苈子主要分布于华北、东北地区，主产于河北、辽宁、内蒙古等地。南葶苈子的药材商品现在主要来源于家种，北葶苈子在当前均为野生品，甘肃陇南民间有谚语曰："半夏南星溪边长，车前葶苈路边寻。"

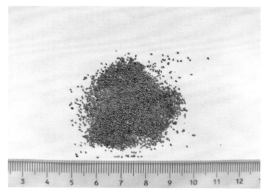

图 12-5　炒葶苈子

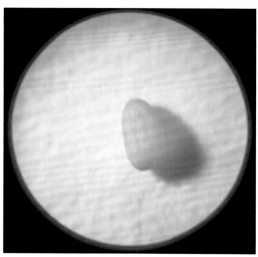

图 12-6　葶苈子表面观

【伪品及混淆品】

1. 桂竹糖芥子　为十字花科植物桂竹糖芥 *Erysimum cheiranthoides* L. 的干燥成熟种子。椭圆形，略呈三棱，顶端圆或平截，基部略尖或具微凹，有白色短小的种柄。表面黄褐色，具微细的网状瘤点样纹理及 1 条纵浅槽。种皮薄、无胚乳，2 片子叶拱叠。嚼之味苦。浸水后无黏液层。

2. 焊菜子　为十字花科植物焊菜 *Rorippa montana*（Wall.）Small 的干燥成熟种子。种子圆形而扁，基部具小凹。表面暗褐色,有细微网状瘤点样纹理及纵槽 1 条。种皮薄,无胚乳,2 片子叶直叠。浸水后无黏液层。

3. 宽叶独行菜子　为十字花科植物宽叶独行菜 *Lepidium latifolium* L. 的干燥成熟种子。种子呈椭圆形或倒卵形。顶端圆,基部略尖,具不明显的小凹。表面黄褐色,有微细的网点状纹理及纵行浅槽 1 条。种皮薄,无胚乳,2 片子叶横叠,遇水后无黏液层。

4. 芝麻菜子　为十字花科植物芝麻菜 *Eruca sativa* Mill. 的干燥成熟种子。种子扁圆形,一端稍凹缺。表面具不明显颗粒状突起,子叶折叠。味微辛。

5. 菥蓂子　为十字花科植物菥蓂 *Thalaspi arvense* L. 的干燥成熟种子。产于云南,主要应用于云南。又称"苦葶苈"。种子卵圆形而扁,表面紫墨色或黑色,具明显"U"形纹。

雄黄

为硫化物类矿物雄黄族雄黄,主含二硫化二砷(As_2S_2)。采挖后除去杂质。

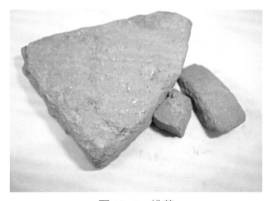

图 12-7　雄黄

【质量执行标准】《中华人民共和国药典》(2020 年版一部)。

【药材性状】本品为块状或粒状集合体,呈不规则块状。深红色或橙红色,条痕淡橘红色,晶面有金刚石样光泽。质脆,易碎,断面具树脂样光泽。微有特异的臭气,味淡。精矿粉为粉末状或粉末集合体,质松脆,手捏即成粉,橙黄色,无光泽。(见图 12-7)

【饮片性状】雄黄粉　本品为橙黄色或橙红色极细粉末,易黏手,气特异。

【杨按】雄黄药材以断面具树脂样光泽,质脆,易碎者为佳。雄黄燃之易熔化成红紫色液体,并冒黄白烟,有强烈的大蒜样臭气。

中医素有"雄黄见火毒如砒"之说,雄黄内服时必须是研细冲服,不可以煎煮。雄黄的加工炮制方法为水飞法,雄黄不能用粉碎机直接打细粉,因为高速旋转的粉碎机产生的高温使雄黄中所含的砷游离出来,就会变为剧毒药。

按照陶弘景、李时珍等古代医家的临床用药经验:本品如果选用道地药材则疗效会更好。雄黄主产于湖南、贵州、云南。

【伪品及混淆品】

雄黄的伪品一般是同为矿物的丹砂与铅丹,其功效各异,毒性较大,外观又容易混淆,故应重视三者之间的鉴别,确保用药准确。

1. 丹砂　为硫化物类矿物辰砂族辰砂,主含硫化汞(HgS)。外观为粒状或块状体,呈颗粒状或块片状。颜色鲜红或暗红,条痕红色至褐红色,有光泽。体重,质脆,片状者易破碎,粉末状者有闪烁的光泽。无臭，无味。

2. 铅丹　为纯铅经加工制造而成的四氧化三铅（Pb_3O_4）。外观为橙红色或橙黄色粉末，无结晶体。光泽暗淡，用手捻之有细腻光滑感，手指被染成橙红色。质重、气微、味辛。

紫花地丁

为堇菜科植物紫花地丁 *Viola yedoensis* Makino 的干燥全草。春、秋二季采收，除去杂质，晒干。

【质量执行标准】《中华人民共和国药典》（2020 年版一部）。

【药材性状】本品多皱缩成团。主根长圆锥形，直径 1~3mm；淡黄棕色，有细纵皱纹。叶基生，灰绿色，展平后叶片呈披针形或卵状披针形，长 1.5~6cm，宽 1~2cm；先端钝，基部截形或稍心形，边缘具钝锯齿，两面有毛；叶柄细，长 2~6cm，上部具明显狭翅。花茎纤细；花瓣 5，紫堇色或淡棕色；花距细管状。蒴果椭圆形或 3 裂，种子多数，淡棕色。气微，味微苦而稍黏。（见图 12-8）

【饮片性状】为不规则的小段。根、茎、叶、花、果混合。表面黄绿色，叶片卷缩，微具茸毛。花黄棕色，花瓣五片。小蒴果，椭圆形或三裂，内含淡棕色圆形种子。气微，味微苦而稍黏。（见图 12-9）

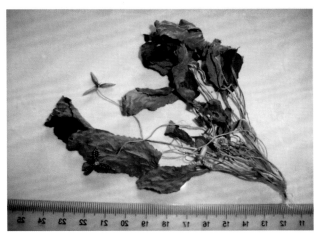

图 12-8　紫花地丁药材

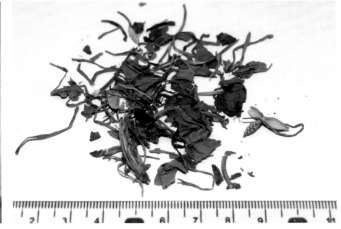

图 12-9　紫花地丁饮片

【杨按】紫花地丁药材以色绿、根黄者为佳。紫花地丁饮片以段均匀、色绿、无杂质者为佳。

我们经验鉴别紫花地丁时主要看三点：一是看其根呈长圆锥形，犹如一颗钉，其状正应其药名；二是看其叶片，叶片用水湿润展平后可见边缘有钝锯齿，叶片的两面都有毛；三是看其三裂果，紫花地丁的蒴果呈椭圆形或三裂，其状犹如人用力伸张开的三根手指，老药工习称为"三裂果"，其中包含淡棕色的种子多数。

按照陶弘景、李时珍等古代医家的临床用药经验：本品见新不用陈，因为新品的疗效要好于陈旧之品，如果选用道地药材则疗效会更好。紫花地丁药材全国各地均产，其中以黄河流域为道地产区。

【伪品及混淆品】

1. 甜地丁　为豆科植物米口袋 *Gueldenstaedtia verna*（Georgi）Boriss. 的干燥全草。根茎簇生或单一，圆柱形。根长圆锥形，有的略扭曲。表面红棕色或灰黄色，有纵皱纹、横向皮孔及细长的侧根。质硬，断面黄白色，边缘绵毛状。茎短而细，灰绿色，有茸毛。单数羽状复叶，丛生，具托叶，叶多皱缩、破碎，完整小叶片展平后呈椭圆形或长椭圆形，灰绿色，有茸毛。蝶形花冠紫色。荚果圆柱形，棕色，有茸毛。种子黑色，细小。味微甜，嚼之有豆腥味。以根粗长、叶灰绿者为佳。本品为《山东省中药材标准》（2002 年版）收载品种，为地方习用品。

2. 苦地丁　为罂粟科植物紫堇 *Corydalis bungeana* Turcz. 的干燥全草。皱缩成团。主根圆锥形，表面棕黄色。茎细，多分枝，表面灰绿色或黄绿色，具 5 纵棱，质软，断面中空。叶多皱缩破碎，暗绿色或灰绿色，完整叶片二至三回羽状全裂。花少见，花冠唇形，有距，淡紫色。蒴果扁长椭圆形，呈荚果状。种子扁心形，黑色，有光泽。气微，味苦。本品为《中华人民共和国药典》（2020 年版）收载品种，不可与同版药典收载的紫花地丁相混淆。

3. 地丁草　为堇菜科植物早开堇菜 *Viola prionantha* Bunge 的干燥全草。多皱缩成团。根圆锥形，黄白色。叶片卵形或卵状披针形，长 3~5cm，宽 0.5~1.2cm，基部平截或微心形，叶缘锯齿状，两面有毛。花瓣 5，紫堇色。蒴果椭圆形，多开裂，种子多数，淡棕色。气微，味微苦。

4. 打箭炉龙胆　为龙胆科植物打箭炉龙胆 *Gentiana tatsienensis* Franch. 的干燥全草。多皱缩，全株高 3~5cm。茎黄绿色，光滑，直立，基部有的有少数分枝。基生叶大，卵形或卵状披针形，长 6~15mm，宽 3~4mm；茎生叶较小，长 3~6mm，宽 1~2.5mm。花数朵，单生于小枝顶端；花萼漏斗形，裂片急尖，具小尖头；花冠蓝紫色，宽筒形，裂片卵形。

紫苏叶

为唇形科植物紫苏 *Perilla frutescens*（L.）Britt. 的干燥叶（或带嫩枝）。夏季枝叶茂盛时采收，除去杂质，晒干。

【质量执行标准】《中华人民共和国药典》（2020 年版一部）。

【药材性状】本品叶片多皱缩卷曲、破碎，完整者展平后呈卵圆形，长 4~11cm，宽 2.5~9cm。先端长尖或急尖，基部圆形或宽楔形，边缘具圆锯齿。两面紫色或上表面绿色，下表面紫色，疏生灰白色毛，下表面有多数凹点状的腺鳞。叶柄长 2~7cm，紫色或紫绿色。质脆。带嫩枝者，枝的直径 2~5mm，紫绿色，断面中部有髓。气清香，味微辛。（见图 12-10）

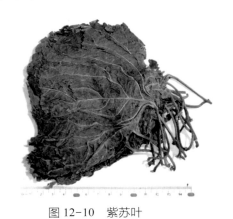

图 12-10　紫苏叶

【饮片性状】本品呈不规则的段或未切叶。叶多皱缩卷曲、破碎，完整者展平后呈卵圆形。边缘具圆锯齿。两面紫色或上表面绿色，下表面紫色，疏生灰白色毛。叶柄紫色或紫绿色。带嫩枝者，枝的直径 2~5mm，紫绿色，切面中部有髓。气清香，味微辛。

【杨按】紫苏叶药材以叶片大、完整、色紫，气清香者为佳。

中国药典收载的紫苏叶药材来源为："本品为唇形科植物紫苏的干燥叶（或带嫩枝）。"紫苏是中国传统的药食两用植物，民间常用紫苏叶作为制作鱼虾、螃蟹等海鲜菜肴的佐料，据说它有解海鲜毒的功用。紫苏叶的特征是正面草绿色、背面紫色。在中国北方农村传统种植一种油料作物也俗称为"紫苏"，据笔者考证，该植物的学名叫白苏，古名"荏"，荏籽可以榨油食用，也可以碾碎后作为包子、饺子、饼子（俗称紫苏饼）的馅料；白苏的叶片特征是正面草绿色、背面灰绿色。由于异物而同名，这两种植物在民间常混为一谈，白苏的种子、茎秆、叶片是紫苏子、紫苏梗、紫苏叶等中药材伪混品的主要来源，应特别注意其真伪鉴别，白苏叶的性状特征见下文。

按照陶弘景、李时珍等古代医家的临床用药经验：本品见新不用陈，因为新品的疗效要好于陈旧之品，如果选用道地药材则疗效会更好。紫苏叶药材主产于江苏、湖北、广东、广西等地。

【**伪品及混淆品**】白苏叶（荏叶）为唇形科植物白苏 *Perpilla frutescens*（L.）Britt 的叶。白苏叶片多皱缩卷曲、破碎，完整者展平后呈卵圆形，长 4~11cm，宽 2.5~9cm。先端长尖或急尖，基部圆形或宽楔形，边缘具圆锯齿。正面为草绿色、背面为灰绿色，疏生灰白色毛，叶柄长 2~5cm，质脆。气清香，味微辛。

紫草

为紫草科植物新疆紫草 *Arnebia euchroma*（Royle）Johnst. 或内蒙古紫草 *Arnebia guttata* Bunge 的干燥根。春、秋二季采挖，除去泥沙，干燥。

【**质量执行标准**】《中华人民共和国药典》（2020 年版一部）。

【**药材性状**】

新疆紫草（软紫草） 呈不规则的长圆柱形，多扭曲，长 7~20cm，直径 1~2.5cm。表面紫红色或紫褐色，皮部疏松，呈条形片状，常十余层重叠，易剥落。顶端有的可见分歧的茎残基。体轻，质松软，易折断，断面不整齐，木部较小，黄白色或黄色。气特异，味微苦、涩。（见图12-11）

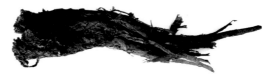

图 12-11 紫草药材（新疆紫草）

内蒙古紫草 呈圆锥形或圆柱形，扭曲，长 6~20cm，直径 0.5~4cm。根头部略粗大，顶端有残茎 1 或多个，被短硬毛。表面紫红色或暗紫色，皮部略薄，常数层相叠，易剥离。质硬而脆，易折断，断面较整齐，皮部紫红色，木部较小，黄白色。气特异，味涩。

【**饮片性状**】

新疆紫草切片 为不规则的圆柱形切片或条形片状，直径 1~2.5cm。紫红色或紫褐色。皮部深紫色。圆柱形切片，木部较小，黄白色或黄色。（见图12-12）

内蒙古紫草切片 为不规则的圆柱形切片或条形片状，有的可见短硬毛，直径 0.5~4cm，质硬而脆。紫红色或紫褐

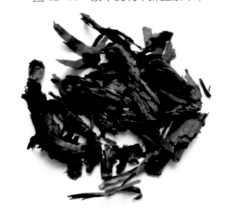

图 12-12 紫草饮片

色。皮部深紫色。圆柱形切片，木部较小，黄白色或黄色。

【杨按】紫草药材以根条粗长、肥大、色紫、皮厚而木心小者为佳。

近年来，我们在中药饮片入库验收的过程中发现了五个批次的伪品紫草，其药材的形状和颜色与新疆紫草非常接近，但就是不能将检验者的手指染紫。我们在检验紫草时，一般是用润湿的手指来捻搓检品，正品的软紫草会很快将手指染成红色。

新疆紫草（软紫草）以新疆昭苏、阿克苏等地为道地产区；内蒙古紫草以内蒙古阿拉善右旗、乌拉特后旗、额尔古纳等地为道地产区。依照中医传统经验：本品见新不用陈，新品疗效更好。

【伪品及混淆品】

1. 滇紫草　为紫草科植物滇紫草 *Onosma paniumlatum* Bur.et Franch 的干燥根。根呈扭曲不直的圆柱形。表面栓皮呈层片状，紫褐色或紫红色。根皮有时脱落，呈不规则层片状。体轻，质硬，易折断。断面黄白色，较平坦。气微弱，味淡微酸。

2. 其他　在有些地区还习用紫草科植物天山紫草 *Lithospermum ischimganicum* B.Fedesch、帕米尔紫草 *Arnebia thomosii* Clarke、长花滇紫草 *Onosma hookeri* Clarke var *longiflorum* Duthie. 等的根作紫草药用，应注意鉴别。

蛤蚧

为壁虎科动物蛤蚧 *Gekko gecko* Linnaeus 的干燥体。全年均可捕捉，除去内脏，拭净，用竹片撑开，使全体扁平顺直，低温干燥。

【质量执行标准】《中华人民共和国药典》（2020 年版一部）。

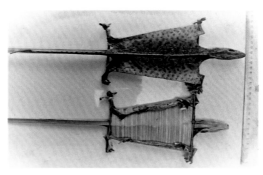

图 12-13　蛤蚧药材

【药材性状】本品呈扁片状，头颈部及躯干部长 9~18cm，头颈部约占三分之一，腹背部宽 6~11cm，尾长 6~12cm。头略呈扁三角状，两眼多凹陷成窟窿，口内有细齿，生于颚的边缘，无异形大齿。吻部半圆形，吻鳞不切鼻孔，与鼻鳞相连，上鼻鳞左右各 1 片，上唇鳞 12~14 对，下唇鳞（包括颏鳞）21 片。腹背部呈椭圆形，腹薄。背部呈灰黑色或银灰色，有黄白色、灰绿色或橙红色斑点散在或密集成不显著的斑纹，脊椎骨和两侧肋骨突起。四足均具 5 趾；趾间仅具蹼迹，足趾底有吸盘。尾细而坚实，微显骨节，与背部颜色相同，有 6~7 个明显的银灰色环带，有的再生尾较原生尾短，且银灰色环带不明显。全身密被圆形或多角形微有光泽的细鳞。气腥，味微咸。（见图 12-13）

【饮片性状】

蛤蚧　呈不规则的片状小块。表面灰黑色或银灰色，有棕黄色的斑点及鳞甲脱落的痕迹。切面黄白色或灰黄色。脊椎骨和肋骨突起。气腥，味微咸。

酒蛤蚧　形如蛤蚧块，微有酒香气，味微咸。

【杨按】蛤蚧药材以体大、尾粗长、无虫蛀者为佳。

我们将鉴别正品蛤蚧的经验总结为一首顺口溜："头大扁长三角形，眼大下陷成窟窿；满口密齿无大牙，脚趾带爪长吸盘；脊背银灰带花点，尾巴七个银色环"。不具备这 6 个特征者即为伪品无疑。

《雷公炮炙论》曰："凡使，须认雄雌。"《本草图经》曰："行常雌雄相随，入药亦需两用。"老中医在开具处方时常按其传统习惯写作"蛤蚧一对"，一对就是指一雄一雌要配对，但现在的许多调剂员都不会识别蛤蚧的公（雄）母（雌），故在此顺便介绍一下识别蛤蚧公母的小窍门。

（1）雄蛤蚧体大而粗壮，头较大、颈和尾较细，而雌性则相反，雌蛤蚧的体型较小，颈和尾巴较粗，肚皮上一般有红色斑点。

（2）雄蛤蚧的主要特征是有"横骨"，而雌蛤蚧则无。"横骨"是指蛤蚧药材近尾部约一指处的脊椎两侧各有一道隆起，隆起的部分呈条索状，用手指触摸时感觉特别明显，这是雄蛤蚧阴茎囊干燥后的留存物，因为其形状就像从脊椎骨下面横过去的一根小骨头，故老药工将其称为"横骨"。

按照陶弘景、李时珍等古代医家的临床用药经验：本品见新不用陈，因为新品的疗效要好于陈旧之品，如果选用道地药材则疗效会更好。国产蛤蚧主产于广西、贵州等地；进口蛤蚧主产于越南、老挝等国。本品存放日久极易生虫，宜冷冻贮藏。虫蛀品不可再药用。

【经验鉴别术语释义】横骨：指蛤蚧近尾部约一指处的脊椎两侧各有一道隆起呈条索状，这是雄性蛤蚧阴茎囊干燥后的留存，因为其形状就像从脊椎骨下面横过去的一根小骨头，故老药工将其称为"横骨"。

【伪品及混淆品】

蛤蚧为名贵药材，市场上常出现伪品，常见的伪品有喜山鬣蜥（蜡皮蜥）、鸡公蛇（俗名）、无蹼壁虎等动物的加工品，在市场上作小蛤蚧出售，应注意鉴别。

1. 喜山鬣蜥（蜡皮蜥）　为鬣蜥科动物喜山鬣蜥 *Agama himalayana*（Stein dachner）的干燥全体。除去内脏的干燥全体呈不规则扁片状，头略小，呈三角形，有活动眼睑，头背鳞片具棱，口内有异形大齿，背部灰棕色，密布灰红棕色斑点；尾粗且长，可达 20~25cm，灰棕色；爪发达，呈钩状，但指、趾间无蹼迹。

2. 红瘰疣螈　为蝾螈科动物红瘰疣螈 *Tylototriton verrucosus* Anderson 除去内脏的干燥体。呈条形，用竹片横向支撑，全长 9~14cm。头近圆形，较大而扁；头顶部有呈"八"形棱，中间陷下，或中间有一瘰疣隆起；嘴大，颌缘有许多细齿。脊柱骨显著隆起，两侧各有一列棕黄或土黄色瘰疣隆起。头、背及腹部等均为黑褐色。四肢较短而弯曲，前肢具 4 趾，后肢具 5 趾；趾均无爪。尾侧扁而常弯曲，呈黄棕色。气腥，味微咸。

蛤蟆油

为蛙科动物中国林蛙 *Rana temporaria chensinensis* David 雌性的干燥输卵管，经采制干燥而得。

【质量执行标准】《全国中药炮制规范》1988 年版

【药材性状】本品呈不规则块状，弯曲而重叠，长 1.5~2cm，厚 1.5~5mm。表面黄白色，呈脂肪样光

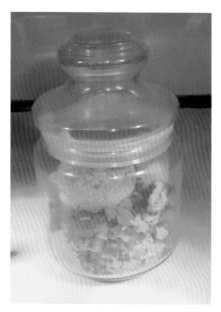

图 12-14 蛤蟆油

泽，偶有带灰白色薄膜状干皮。摸之有滑腻感，在温水中浸泡体积可膨胀。气腥，味微甘，嚼之有黏滑感。（见图 12-14）

【饮片性状】同药材。

【杨按】蛤蟆油药材以块大、肥厚、黄白色、有光泽、不带皮膜、无血筋及卵子者为佳。

蛤蟆油别名林蛙油、蛤士蟆油，仅在东北三省有产；近年来，由于货源紧张，药材商品中常混入他物，常见的伪混品有茄科植物马铃薯的块茎和旋花科植物甘薯的块根经蒸制加工后的伪充品。现将蛤蟆油及马铃薯、甘薯加工品的性状鉴别特征分述如下：

蛤蟆油呈不规则块状，大小不一，大者长 1.5~2cm，厚 1.5~3mm，小者如同大米或豌豆大的碎块。表面黄白色，有油脂样光泽，也有夹带灰白色薄膜状的干皮和黑色颗粒(卵)。摸之有滑腻感，质硬而脆，用指甲轻轻掐之，则出现白色裂痕，再稍用力则成碎块。遇水可膨胀 10~15 倍。水浸后，呈蓬松柔软的白色团状。气腥，味微甘。

马铃薯加工品呈不规则扁块状，大小不一，最大者不超过玉米粒。边缘有刀切痕，表面灰白色，半透明，角质样，质坚硬，掐之无痕迹出现。遇水稍有膨胀，水浸后，表面膨胀层灰白色颗粒状，手摸之则脱落，内部仍有硬块，气微、味淡。

甘薯加工品大小、形状与马铃薯加工品相似，唯表面呈淡棕黄色，半透明，角质样，质坚硬。遇水膨胀较马铃薯加工品稍快。水浸后表面膨胀层较厚，手摸之有滑感。气微，味甜。

按照陶弘景、李时珍等古代医家的临床用药经验：本品见新不用陈，因为新品的疗效要好于陈旧之品，如果选用道地药材则疗效会更好。蛤蟆油主产于黑龙江、吉林、辽宁等地，其中以长白山地区所产者为道地药材。

【伪品及混淆品】蟾酥油　为蟾蜍科动物中华大蟾蜍 *Bufo bufoargarizans* Cantor 的干燥输卵管，全国各地均产。本品呈盘旋扭曲的条状或压成块状和块片状。条块长 2~4cm，厚 0.3~0.5cm，白色或黄白色，无油脂样光泽。在条之间可见线状白膜相连，气微腥，味微苦，嚼之有潺滑感，以热水浸之膨胀慢，体积只能增大约 4~5 倍，并不能像蛤蟆油那样入水能膨胀 10~15 倍。

黑芝麻

为脂麻科植物脂麻 *Sesamum indicum* L. 的干燥成熟种子。秋季果实成熟时采割植株，晒干，打下种子，除去杂质，再晒干。

【质量执行标准】《中华人民共和国药典》（2020 年版一部）。

【药材性状】本品呈扁卵圆形，长约 3mm，宽约 2mm。表面黑色，平滑或有网状皱纹。尖端有棕色点状种脐。种皮薄，子叶 2，白色，富油性。气微，味甘，有油香气。（见图 12-15）

【饮片性状】

黑芝麻　同药材。

炒黑芝麻　形如黑芝麻，微鼓起，有的可见爆裂痕，有油香气。

【杨按】黑芝麻的名称中就包含了其鉴别要点。"黑"言其色；"芝"与"芷"的意思类同，皆指其有香气；"麻"指其有许多小斑点；黑芝麻色黑、有油香气、表面有网状皱纹（远看似麻点）。

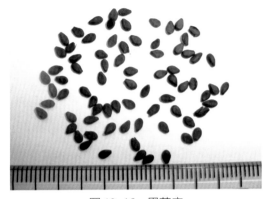

图 12-15　黑芝麻

按照陶弘景、李时珍等古代医家的临床用药经验：本品见新不用陈，因为新品的疗效要好于陈旧之品，如果选用道地药材则疗效会更好。黑芝麻主要分布于黄河及长江中下游各地，其中以河南驻马店为道地产区。

【伪品及混淆品】

1. 白芝麻染色冒充黑芝麻　主要鉴别特征为：①黑芝麻的胚芽有一针尖大小的棕白点，染色的黑芝麻则是通体黑色。②用手搓揉，染色的芝麻搓揉后手会出现黑色印记。③真假黑芝麻还可以通过查看其断口部分的颜色来辨别。如果断口部分是黑色的，那就说明其为染色；如果断口部分是白色的，那就说明这种黑芝麻是真的。④水试：黑芝麻皮上有天然的花青素，放在水里会慢慢地溶解出来，形成一种比较透明的、有点褐色的溶液。如果黑芝麻泡在水里，黑色一下子就出来，而且溶液不透明，这种现象就不正常了。

2. 藜科植物地肤 *Kochia scoparia* (L.) Schrad. 的种子　外形与黑芝麻极为相似、形体略小，功能与黑芝麻截然不同。这是不法药商利用地肤种子与黑芝麻外形相似、价格低廉的特点，人为假冒以牟取暴利。

锁阳

为锁阳科植物锁阳 *Cynomorium songaricum* Rupr. 的干燥肉质茎。春季采挖，除去花序，切段，晒干。

【质量执行标准】《中华人民共和国药典》（2020 年版一部）。

【药材性状】本品呈扁圆柱形，微弯曲，长 5~15cm，直径 1.5~5cm。表面棕色或棕褐色，粗糙，具明显纵沟和不规则凹陷，有的残存三角形的黑棕色鳞片。体重，质硬，难折断，断面浅棕色或棕褐色，有黄色三角状维管束。气微，味甘而涩。（见图 12-16）

【饮片性状】本品为不规则形或类圆形的片。外表皮棕色或棕褐色，粗糙，具明显纵沟及不规则凹陷。切面浅棕色或棕褐色，散在黄色三角状维管束。气微，味甘而涩。（见图 12-17）

【杨按】锁阳药材以个肥大、色

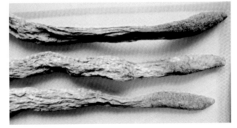

图 12-16　锁阳药材

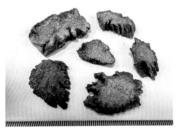

图 12-17　锁阳饮片

红、质坚实、断面粉性、不显筋脉者为佳；一般的锁阳药材断面可见三角状的筋脉点。锁阳饮片以片大而薄、棕褐色、坚实者为佳。

按照陶弘景、李时珍等古代医家的临床用药经验：本品见新不用陈，因为新品的疗效要好于陈旧之品，如果选用道地药材则疗效会更好。锁阳药材主产于中国西北荒漠及荒漠化草原，以内蒙古、甘肃为道地产区，甘肃酒泉有个锁阳城，是我国以药材名为地名的特例。

【经验鉴别术语释义】三角形筋脉点：筋脉点指药材横切面上棕色或灰白色点状的维管束（主要是散在外韧维管束或周木维管束，多见于单子叶植物的根茎），如姜、射干、石菖蒲等。锁阳的筋脉点形状较为特殊，呈花白色的三角形，是鉴别锁阳的重要依据之一。

【伪品及混淆品】

1. 蛇菰属植物根茎　为蛇菰科蛇菰属（*Balanpphora*）多种植物的干燥根茎，以"草苁蓉""苁蓉""西藏苁蓉""不老草""回春草""鹿仙草"等商品名称销售。表面红褐色至棕褐色，呈类球形，有瘤状突起，有的品种具分枝，呈珊瑚状。表面粗糙，有颗粒状突起，有的品种表面呈荔枝壳状（印度蛇菰 *Balanophora indica*）。体重，质脆，易折断。气微，味甘、苦。

2. 肉苁蓉　为列当科植物肉苁蓉 *Cistanche deserticola* Y. C. Ma 或管花肉苁蓉 *Cistanche tubulosa* （Schenk）Wight 的干燥带鳞叶的肉质茎。性状见肉苁蓉项下。

番泻叶

为豆科植物狭叶番泻 *Cassia angustifolia* Vahl 或尖叶番泻 *Cassia acutifolia* Delile 的干燥小叶。

【质量执行标准】《中华人民共和国药典》（2020 年版一部）。

【药材性状】

狭叶番泻　呈长卵形或卵状披针形，长 1.5~5cm，宽 0.4~2cm，叶端急尖，叶基稍不对称，全缘。上表面黄绿色，下表面浅黄绿色，无毛或近无毛，叶脉稍隆起。革质。气微弱而特异，味微苦，稍有黏性。

（见图 12-18）

尖叶番泻　呈披针形或长卵形，略卷曲，叶端短尖或微突，叶基不对称，两面均有细短茸毛。

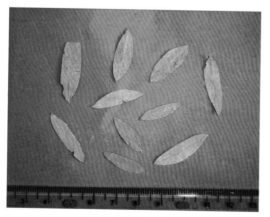

图 12-18　番泻叶

【饮片性状】同药材。

【杨按】番泻叶药材以叶片大、完整、色绿者为佳。

番泻叶的鉴别特征为：叶片革质样、韧性强，可以像纸一样对折而不折断。

狭叶番泻叶商品主要为进口货，主产于非洲和南亚。尖叶番泻叶商品主流为国产货，主产于云南、海南等地。狭叶番泻叶和尖叶番泻叶的功用相同，但狭叶番泻叶服后腹痛的副作用较小，适合习惯性便秘患者服用。

按照陶弘景、李时珍等古代医家的临床用药经验：本品见新不用陈，因为新品的疗效要好于陈旧之品，如果选用道地药材则疗效会更好。狭叶番泻叶主产于红海以东至印度南部；尖叶番泻叶原产于埃及尼罗河上游，当前中国广东、海南及云南等地有栽培，其商品已满足国内市场需求。

【伪品及混淆品】罗布麻叶　为夹竹桃科植物罗布麻 *Apocynum venetum* L. 的干燥叶。叶多皱缩卷曲，破碎；完整的叶片呈椭圆状披针形或卵状披针形，长 2.5~4cm，宽 0.7~1.7cm，叶缘细小锯齿状，叶基对称，上表面淡绿色，下表面灰绿色。质脆，气微，味淡。

湖北贝母

为百合科植物湖北贝母 *Fritillaria hupehensis* Hsiao et K.C. Hsia 的干燥鳞茎。夏初植株枯萎后采挖，用石灰水或清水浸泡，干燥。

【质量执行标准】《中华人民共和国药典》（2020 年版一部）。

【药材性状】本品呈扁圆球形，高 0.8~2.2cm，直径 0.8~3.5cm。表面类白色至淡棕色。外层鳞叶 2 瓣，肥厚，略呈肾形，或大小悬殊，大瓣紧抱小瓣，顶端闭合或开裂。内有鳞叶 2~6 枚及干缩的残茎。内表面淡黄色至类白色，基部凹陷呈窝状，残留有淡棕色表皮及少数须根。单瓣鳞叶呈元宝状，长 2.5~3.2cm，直径 1.8~2cm。质脆，断面类白色，富粉性。气微，味苦。（见图 12-19）

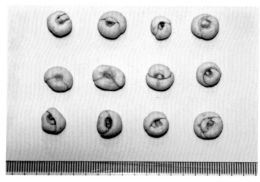

图 12-19　湖北贝母

【饮片性状】同药材。

【杨按】湖北贝母药材以鳞叶肥厚、表面及断面白色、粉性足者为佳。

湖北贝母药材商品的主流为家种品，由于产量较大，市场价格较低，平贝母市场价格较高，故有一些不法商贩将其作为平贝或掺入平贝中售卖。湖北贝母与平贝形状相似，其区别点主要在于：湖北贝母是较肥厚、大小悬殊的两个鳞叶抱合着中间的 2~6 枚较小鳞叶，整体形状呈柿饼状；平贝母是较肥厚、大小相近的两个鳞叶抱合着中间更细小的鳞叶及丝状残茎。

湖北贝母以湖北恩施、建始、宣恩、利川、五峰、宜昌等县为道地产区。依照中医传统经验：本品见新不用陈，新品疗效更好。

【伪品及混淆品】湖北贝母掺伪品　为掺入了部分浙贝母心芽的湖北贝母。浙贝母心芽的性状见川贝母项下。

滑石

为硅酸盐类矿物滑石族滑石，主含含水硅酸镁〔$Mg_3(Si_4O_{10})(OH)_2$〕。采挖后，除去泥沙和杂石。

【质量执行标准】《中华人民共和国药典》（2020 年版一部）。

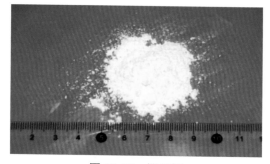

图 12-20　滑石

【药材性状】多为块状集合体。呈不规则的块状。白色、黄白色或淡蓝灰色，有蜡样光泽。质软、细腻，手摸有滑润感，无吸湿性，置水中不崩散。气微，味淡。（见图 12-20）

【杨按】滑石药材以色白、滑润者为佳。

滑石又名画石，因其有色白、细腻、松脆的特性，裁缝常用它来画衣服的样式。滑石的划痕为白色，很容易清除。滑石是制作滑石粉的原料药，当前的中医处方调剂主要是用滑石粉。

滑石药材主产于山东、江苏、辽宁等省。

滑石粉

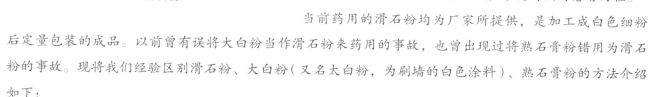

图 12-21　滑石粉

本品系滑石经精选净制、粉碎、干燥制成。

【质量执行标准】《中华人民共和国药典》（2020 年版一部）。

【饮片性状】为白色或类白色、微细、无沙性的粉末，手摸有滑腻感。气微，味淡。（见图 12-21）

本品在水、稀盐酸或稀氢氧化钠溶液中均不溶解。

【杨按】滑石粉以色白、质细腻，手捻有润滑感者为佳。

当前药用的滑石粉均为厂家所提供，是加工成白色细粉后定量包装的成品。以前曾有误将大白粉当作滑石粉来药用的事故，也曾出现过将熟石膏粉错用为滑石粉的事故。现将我们经验区别滑石粉、大白粉（又名太白粉，为刷墙的白色涂料）、熟石膏粉的方法介绍如下：

滑石粉、大白粉、熟石膏粉三者均为洁白色的矿石细粉，但滑石粉用手指拿试有滑润感（光滑感），后二者均无光滑感，手伸进滑石袋内有冰凉感。加水调和后观察：滑石粉用水调成糊状，干燥后用手捻搓仍为细粉，仍有光滑感，无凝结性；大白粉用水调成糊状干燥后会变硬，顶手，有凝结性；熟石膏粉用水调成糊后会很快凝结为固体，不能复原。总而言之，我们为保证临床用药的安全有效，对其标识不明的滑石粉均拒绝验收入库。

滑石粉药材主产于山东、江苏、辽宁等省。

【伪品及混淆品】

1.大白粉、熟石膏粉　为建筑材料大白粉、熟石膏粉。手指拿时无光滑感。大白粉加水调和后大白粉成糊状，干燥后会变硬，顶手，有凝结性。熟石膏粉用水调成糊后会很快凝结为固体，不能复原。

2.硬石膏　为斜方晶系矿物硬石膏加工而成。主含含水硅酸镁 $[Mg_3(Si_4O_{10})(OH)_2]$。为白色细粉，略具光泽，手摸有光滑感，黏舌，遇水而化，手捏有黏性、能成团。气微、味淡。

蒺藜

为蒺藜科植物蒺藜 *Tribulus terrestris* L. 的干燥成熟果实。秋季果实成熟时采割植株，晒干，打下果实，除去杂质。

【质量执行标准】《中华人民共和国药典》（2020 年版一部）。

【药材性状】本品由 5 个分果瓣组成，呈放射状排列，直径 7~12mm。常裂为单一的分果瓣，分果瓣呈斧状，长 3~6mm；背部黄绿色，隆起，有纵棱和多数小刺，并有对称的长刺和短刺各 1 对，两侧面粗糙，有网纹，灰白色。质坚硬。气微，味苦、辛。(见图 13-1)

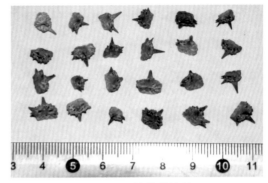

图 13-1 炒蒺藜饮片

【饮片性状】

蒺藜 同药材。

炒蒺藜 多为单一的分果瓣，分果瓣呈斧状，长 3~6mm；背部棕黄色，隆起，有纵棱，两侧面粗糙，有网纹。气微香，味苦、辛。

盐蒺藜 形如蒺藜，表面浅黄色，味微咸。

【杨按】蒺藜药材以颗粒均匀，饱满坚实，无杂质色灰白者为佳。

李时珍在《本草纲目》中释名曰："蒺，疾也；藜，利也；茨，刺也。其刺伤人，甚疾而利也。屈人，止行，皆因其伤人也。"完整的蒺藜药材上有四根硬刺。果实上部两侧各有一粗硬刺，呈"八"字形分开，基部的两个粗硬刺稍短，亦呈"八"字形分开。当前存在的质量问题主要是杂质超标。

按照陶弘景、李时珍等古代医家的临床用药经验：本品见新不用陈，因为新品的疗效要好于陈旧之品，如果选用道地药材则疗效会更好。蒺藜药材主产于河南、河北等地。

【伪品及混淆品】

1. 石蒜 为石蒜科植物石蒜 *Lycoris radiata* (L Herit.) Herb. 的鳞茎。鳞茎呈广椭圆形。长 3~5cm，直径 2~4cm。上端有长约 3cm 的叶基，基部生多数白色细长须根；表面由 2~3 层黑棕色干枯膜质鳞片包被，内部有 10 多层白色富黏性的肉质鳞片，生于短缩的鳞茎盘上，中心有黄白色的芽。气特异，味极苦。

2. 小黄花菜 为百合科植物小黄花菜 *Hemerocallis minor* Mill 的干燥根。根簇生于短缩的根茎上，干瘪皱缩，长 5~15cm，直径 2~4mm。表面灰黄色或灰棕色，有许多横皱纹，体轻，质软，断面灰褐色，皮部与木部常分离。气微，味淡。

蒲公英

为菊科植物蒲公英 *Taraxacum mongolicum* Hand. -Mazz.、碱地蒲公英 *Taraxacum borealisinense* Kitam. 或同属数种植物的干燥全草。春季至秋季花初开时采挖，除去杂质，洗净，晒干。

【质量执行标准】《中华人民共和国药典》（2020 年版一部）。

【药材性状】本品呈皱缩卷曲的团块。根呈圆锥状，多弯曲，长 3~7cm；表面棕褐色，抽皱；根头部有棕褐色或黄白色的茸毛，有的已脱落。叶基生，多皱缩破碎，完整叶片呈倒披针形，绿褐色或暗灰绿色，先端尖或钝，边缘浅裂或羽状分裂，基部渐狭，下延呈柄状，下表面主脉明显。花茎 1 至数条，每条顶生头状花序，总苞片多层，内面一层较长，花冠黄褐色或淡黄白色。有的可见多数具白色冠毛的长椭圆形瘦果。气微，味微苦。（见图 13-2 和图 13-3）

【饮片性状】本品为不规则的段。根表面棕褐色，抽皱；根头部有棕褐色或黄白色的茸毛，有的已脱落。叶多皱缩破碎，绿褐色或暗灰绿色，完整者展平后呈倒披针形，先端尖或钝，边缘浅裂或羽状分裂，基部渐狭，下延呈柄状。头状花序，总苞片多层，花冠黄褐色或淡黄白色。有时可见具白色冠毛的长椭圆形瘦果。气微，味微苦。（见图 13-4）

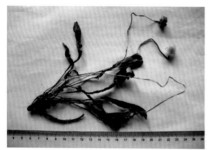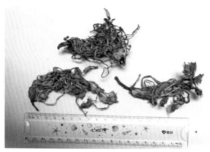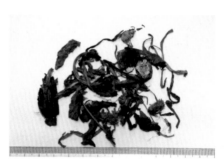

图 13-2　蒲公英药材　　　　图 13-3　蒲公英药材　　　　图 13-4　蒲公英饮片

【杨按】蒲公英药材以叶多、色灰绿，根完整、无杂质者为佳。蒲公英饮片以切段整齐、叶多、色绿、无碎屑者为佳。

按照陶弘景、李时珍等古代医家的临床用药经验：本品见新不用陈，因为新品的疗效要好于陈旧之品，如果选用道地药材则疗效会更好。蒲公英药材在全国大部分地区均有分布，以东北、河北、山东为道地产区。

【伪品及混淆品】

苦干叶　为菊科植物茎用莴苣 *Lactuca sativa* L. 的干燥地上部分。完整叶呈披针形，表面淡黄绿色或黄绿色，先端急尖，全缘。基部心形，似耳状。

蒲黄

为香蒲科植物水烛香蒲 *Typha angustifolia* L.、东方香蒲 *Typha orientalis* Presl 或同属植物的干燥花粉。夏季采收蒲棒上部的黄色雄花序，晒干后碾轧，筛取花粉。

【质量执行标准】《中华人民共和国药典》（2020 年版一部）。

【药材性状】本品为黄色粉末。体轻，放水中则漂浮水面。手捻有滑腻感，易附着手指上。气微，味淡。（见图 13-5）

【饮片性状】

蒲黄 同药材。

蒲黄炭 本品形如蒲黄，表面棕褐色或黑褐色。具焦香气，味微苦、涩。（见图13-6）

【杨按】蒲黄药材以纯净、粉细、体轻、色鲜黄、滑腻感强、入水能全部浮于水面者为质佳。

蒲黄药材商品分为净蒲黄和草蒲黄两种。净蒲黄为纯净的花粉粒，色鲜黄，粉末状；手捻之有滑润感，遇风则易飞扬，入水则全部浮于水面；放大镜下观察，呈扁圆形小颗粒。草蒲黄为花粉和花丝的混合物，棕黄色，丝毛纤维状，手捻易成团，入水全部浮于水面。草蒲黄收载于《甘肃省中药材标准》中，为地方习用品。（见图13-7）

蒲黄药材的市场价格较高，掺假的情况较多见，应注意鉴别。据笔者调查，掺伪品有黄土、雄黄粉、姜黄粉、染黄的滑石粉、淀粉等。不论掺入何物，用水试法可一分泾渭。凡投入水中不能全部浮于水面、水变浊或有下沉者即说明有掺假。蒲黄还有一种伪品为松花粉。松花粉为淡黄色，质较重，光滑易流动，在显微镜下观察，呈圆珠形，闻之微有松香气，口尝味有油腻感。

据我们经验，凡掺假的蒲黄在炒制时会黏结成块。

按照陶弘景、李时珍等古代医家的临床用药经验：本品见新不用陈，因为新品的疗效要好于陈旧之品，如果选用道地药材则疗效会更好。蒲黄药材全国各地均产，其中以江苏、浙江为道地产区。

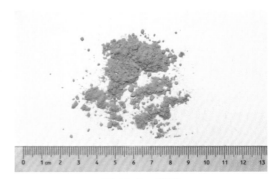

图13-5 蒲黄

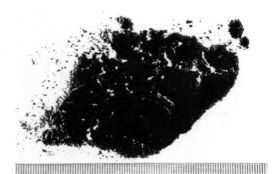

图13-6 蒲黄炭

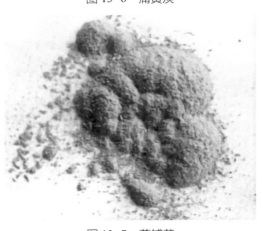

图13-7 草铺黄

【伪品及混淆品】蒲黄药材的市场价格较高，掺假的情况较多见，应注意鉴别。掺伪品有黄土、雄黄粉、姜黄粉、染黄的滑石粉、淀粉等。不论掺入何物，用水试法可一分泾渭。凡投入水中不能全部浮于水面、水变浊或有下沉者即说明有掺假。蒲黄还有一种伪品为松花粉。松花粉为淡黄色，质较重，光滑易流动，在显微镜下观察，呈圆珠形，闻之微有松香气，口尝味有油腻感。凡掺假蒲黄在炒制时会黏结成块。

槐花

为豆科植物槐 *Sophora japonica* L. 的干燥花及花蕾。夏季花开放或花蕾形成时采收，及时干燥，除去枝、梗及杂质。前者习称"槐花"，后者习称"槐米"。

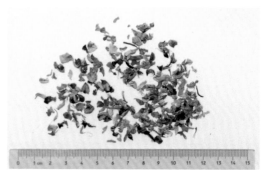

图 13-8 槐花

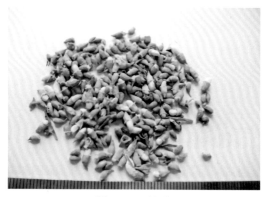

图 13-9 槐米

【质量执行标准】《中华人民共和国药典》（2020 年版一部）。

【药材性状】

槐花 皱缩而卷曲，花瓣多散落。完整者花萼钟状，黄绿色，先端 5 浅裂；花瓣 5，黄色或黄白色，1 片较大，近圆形，先端微凹，其余 4 片长圆形。雄蕊 10，其中 9 个基部连合，花丝细长。雌蕊圆柱形，弯曲。体轻。气微，味微苦。（见图 13-8）

槐米 呈卵形或椭圆形，长 2~6mm，直径约 2mm。花萼下部有数条纵纹。萼的上方为黄白色未开放的花瓣。花梗细小。体轻，手捻即碎。气微，味微苦涩。（见图 13-9）

【饮片性状】

槐花 同药材。

炒槐花 本品形如槐花，表面微黄色。

槐花炭 本品形如槐花，表面焦褐色。

【杨按】槐花药材以绿黄色、花瓣完整、无杂质者为佳。槐米为国槐未开放的花蕾，也作为槐花药用。槐米药材以色黄绿，紧缩，无枝梗杂质者为佳。

按照陶弘景、李时珍等古代医家的临床用药经验：本品入药宜用陈旧之品，因为陈旧之品的疗效要好于新品。槐花药材全国各地均产。

【伪品及混淆品】

刺槐花为豆科植物刺槐 *Robinia pseudoacacia* Linn. 的干燥花，冒充槐花入药。花瓣近圆形，先端缺刻较浅，具短爪，基部有一斑痕，翼瓣、龙骨瓣近长圆三角形。花柱较长，弯曲，先端具柔毛。质轻，气弱，味苦，有小毒。

蜈蚣

为蜈蚣科动物少棘巨蜈蚣 *Scolopendra subspinipes mutilans* L.Koch 的干燥体。春、夏二季捕捉，用竹片插入头尾，绷直，干燥。

【质量执行标准】《中华人民共和国药典》（2020 年版一部）。

【药材性状】本品呈扁平长条形，长 9~15cm，宽 0.5~1cm。由头部和躯干部组成，全体共 22 个环节。头部暗红色或红褐色，略有光泽，有头板覆盖，头板近圆形，前端稍突出，两侧贴有颚肢 1 对，前端两侧有触角 1 对。躯干部第一背板与头板同色，其余 20 个背板为棕绿色或墨绿色，具光泽，自第四背板至第二十背板上常有两条纵沟线；腹部淡黄色或棕黄色，皱缩；自第二节起，每节两侧有步足 1 对；步足黄色或红褐色，偶有黄白色，呈弯钩形，最末一对步足尾状，故又称尾足，易脱落。质脆，断面有裂隙。

气微腥，有特殊刺鼻的臭气，味辛、微咸。(见图13-10)

【饮片性状】本品形如药材，呈段状，棕褐色或灰褐色，具焦香气。

【杨按】蜈蚣药材以身干、条长完整、黑背、黄腹、无虫蛀、霉变者为佳。

按照陶弘景、李时珍等古代医家的临床用药经验：本品见新不用陈，因为新品的疗效要好于陈旧之品，如果选用道地药材则疗效会更好。蜈蚣全国各地均有分布，主产于江苏、浙江、陕西等地。

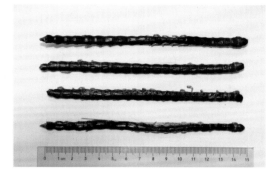

图 13-10　蜈蚣

【伪品及混淆品】

1. 墨头蜈蚣　为同属同种但不同亚种动物日本棘蜈蚣 *Scolopendra subspinipes japonica* L.Koch 的干燥体。其头板与第一背板为墨绿色，末对肢基侧板后端常为3棘；前腿节腹面内侧有2棘，背面内侧有2棘。

2. 中国红巨龙蜈蚣　中国南部亚热带、热带地区广泛分布的蜈蚣品种，因为全身深红色，此蜈蚣在古籍中又名"天龙"，加之体形壮硕，故名"红巨龙"，颇有中国特色。部分靠近大陆的热带岛屿上的个体可以达到20cm。

蜂蜜

为蜜蜂科昆虫中华蜜蜂 *Apis cerana* Fabricius 或意大利蜂 *Apis mellifera* Linnaeus 所酿的蜜。春季至秋季采收，滤过。

【质量执行标准】《中华人民共和国药典》(2020年版一部)。

【药材性状】本品为半透明、带光泽、浓稠的液体，白色至淡黄色或橘黄色至黄褐色，放久或遇冷渐有白色颗粒状结晶析出。气芳香，味极甜。(见图13-11)

相对密度　本品如有结晶析出，可置于不超过60℃的水浴中，待结晶全部融化后，搅匀，冷至25℃，照相对密度测定法(通则0601)项下的韦氏比重秤法测定，相对密度应在1.349以上。

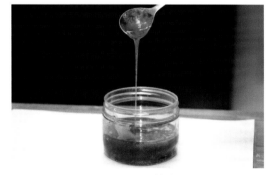

图 13-11　蜂蜜

【饮片性状】同药材。

【杨按】蜂蜜以半透明、带光泽、白色至淡黄色或橘黄色至黄褐色，气芳香，味极甜为佳。

当前，市场上蜂蜜商品中的伪品和掺假品很多，蜂蜜是中国药典收载的中药品种之一，也是中药炮制的重要辅料，其质量需符合中国药典标准。我们常用眼看、口尝、鼻闻、水试、火试及简单的显微鉴别和理化鉴别等传统方法来快速辨识蜂蜜的真假与优劣，其方法如下：

(1)尝味道：人的舌头上分布有大量味蕾，是可以区分蜂蜜真假的。真蜂蜜蜜味浓而纯正，葡萄糖和果糖的成分也比较适中，不会太甜，回味时略有酸味和微刺喉的感觉。而假蜂蜜的蜜味比较淡，吃到嘴里都是甜味而没有其他的蜜味。

（2）看结晶：真蜂蜜结晶较为松软，放在手上容易捻化，手感细腻。假蜂蜜中的白糖沉淀较为致密，不易捻化并且有颗粒感。

（3）看气泡：由于蜂蜜中含有活性酶，摇晃蜂蜜后，真蜂蜜中会均匀分布有气泡，并且短时间内不会消去。另外，也可以用水试法来鉴别：真蜂蜜加水摇晃会产生大量泡沫、持久不散；而掺假蜜的泡沫很少，很快就会消失。

（4）看含水量：蜂蜜是糖的过饱和溶液，取一滴蜂蜜滴在白纸上，如果呈珠状就是真蜂蜜。假蜂蜜由于掺水，会出现晕开的现象，纸背面也见湿痕。

（5）看黏稠度：找一根筷子，然后把筷子插入蜂蜜中，再垂直拉起。如果是优质的蜂蜜，蜂蜜的黏性是很高的，这样蜂蜜顺着筷子往下流的速度是比较慢的，而且可以拉出丝来，在下面能盘曲折叠。劣质蜂蜜则不会拉丝，断了后，也没弹性，更不会收缩为蜜珠。

（6）鼻闻香气：嗅一嗅蜂蜜的香气。一般天然的蜂蜜，都具有草本植物所特有的花香，如果蜜蜂采集的是百花，那么还会混合有其他天然花香气息；而假的蜂蜜，有的是蔗糖味，有的则是添加了香精的气味。只要认真闻一下，还是能区别开来。

（7）火试：将细铁棍烧红插入蜂蜜中，停片刻再取出观察，如铁棍光滑如初，说明无糖等掺假物；如有附着物，铁棍显粗糙，说明有糖类、面粉等其他物质掺入。

（8）显微镜下花粉粒的鉴别：在显微镜下，蜂蜜中各种花粉粒的特征清晰可见。通过查阅相关资料，即可确认它是什么花源的蜜。

（9）蜂蜜中掺有麦芽糖的鉴别：取少许样品放于玻璃杯中，加入4倍的水，混匀，然后逐滴加入医用酒精，如果掺有麦芽糖者就会出现许多白色絮状物；而好蜂蜜会略呈浑浊，没有絮状物出现。

（10）蜂蜜中掺有蔗糖的鉴别：蜂蜜在4℃~14℃的环境下保存一段时间后会变成固体，蜂蜜购买后放于冰箱保鲜层中，24h观察结晶现象：真蜜用手捏，其结晶体很快溶化；假蜜有硌手的感觉，溶化慢或不溶化。真蜜结晶细软，筷子能插入；假蜜硬实，筷子插不入。

（11）蜂蜜中掺入了果脯糖浆的鉴别：果脯糖浆也叫"白蜜"，是用大米等含淀粉丰富的产品通过生化反应生产的一种淀粉糖浆，很难通过简单方法鉴别出来，这个东西价格便宜，价格明显便宜的蜂蜜掺入的多是这种东西。

（12）蜂蜜中掺入了淀粉的鉴别：将蜂蜜加水适量溶解稀释（不要煮沸），滴入碘液2滴，有蓝色反应出现即证明其中含有淀粉。

（13）蜂蜜掺入了香精的鉴别：取少许蜂蜜放于手心，反复揉搓30s，然后再辨气味。加香精的蜂蜜在揉搓之后香味散失严重而留下的都是糖浆味，真蜂蜜仍有清淡的花香。

蜂蜜主产于中国新疆及长江流域和黄河流域的大部分地区。

【伪品及混淆品】 蜂蜜商品中的伪品和掺假品很多，如蜂蜜中掺有麦芽糖、蔗糖、果脯糖浆、淀粉、香精等，用眼看、口尝、鼻闻、水试、火试及简单的显微鉴别和理化鉴别等传统方法都可以快速辨识。

蔓荆子

为马鞭草科植物单叶蔓荆 *Vitex trifolia* L. var. *simplicifolia* Cham. 或蔓荆 *Vitex trifolia* L. 的干燥成熟果实。秋季果实成熟时采收，除去杂质，晒干。

【质量执行标准】《中华人民共和国药典》（2020 年版一部）。

【药材性状】本品呈球形，直径 4~6mm。表面灰黑色或黑褐色，被灰白色粉霜状茸毛，有纵向浅沟 4 条，顶端微凹，基部有灰白色宿萼及短果梗。萼长为果实的 1/3~2/3，5 齿裂，其中 2 裂较深，密被茸毛。体轻，质坚韧，不易破碎，横切面可见 4 室，每室有种子 1 枚。气特异而芳香，味淡、微辛。

【饮片性状】

蔓荆子　同药材。

炒蔓荆子　本品形如蔓荆子，表面黑色或黑褐色，基部有的可见残留宿萼和短果梗。气特异而芳香，味淡、微辛。（见图 14-1）

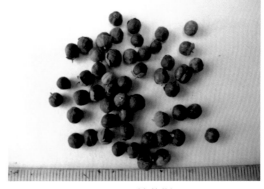

图 14-1　炒蔓荆子

【杨按】蔓荆子药材以粒大、饱满、气味浓者为佳。

我们将鉴别蔓荆子的经验概括为一句顺口溜："黑白各半，圆如珠"。蔓荆子药材呈黑褐色，其形状圆如滚珠，多数底部有灰白色的宿萼包住大半个果实，宿萼边缘有 5 个小裂片，常破裂为两瓣，上面密生细茸毛。体轻、质坚。

按照陶弘景、李时珍等古代医家的临床用药经验：本品见新不用陈，因为新品的疗效要好于陈旧之品，如果选用道地药材则疗效会更好。蔓荆子药材主产于山东、江西、浙江等沿海地区。

【伪品及混淆品】黄荆子　为马鞭草科植物黄荆 *Vitex negundo* L. 的果实。我们以前遇到过蔓荆子伪品，后经鉴定认为是黄荆子（牡荆子）。黄荆子比蔓荆子的颗粒要小一些，它不成滚珠样的圆形，而是一头大一头略小，呈梨形；底部也有灰白色的宿萼包裹，如果不知道其区别要点，检验者往往就会认为是未长大的蔓荆子。

槟榔

为棕榈科植物槟榔 *Areca catechu* L. 的干燥成熟种子。春末至秋初采收成熟果实，用水煮后，干燥，除去果皮，取出种子，干燥。

【质量执行标准】《中华人民共和国药典》（2020 年版一部）。

【药材性状】本品呈扁球形或圆锥形，高 1.5~3.5cm，底部直径 1.5~3cm。表面淡黄棕色或淡红棕色，具稍凹下的网状沟纹，底部中心有圆形凹陷的珠孔，其旁有 1 明显瘢痕状种脐。质坚硬，不易破碎，断面可见棕色种皮与白色胚乳相间的大理石样花纹。气微，味涩、微苦。（见图 14-2）

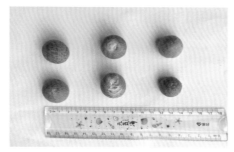

图 14-2 槟榔药材

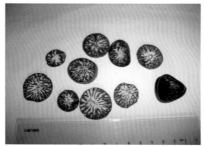

图 14-3 槟榔饮片

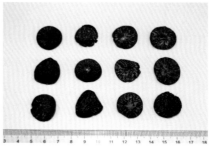

图 14-4 焦槟榔饮片

【饮片性状】

槟榔　本品呈类圆形的薄片。切面可见棕色种皮与白色胚乳相间的大理石样花纹。气微，味涩、微苦。（见图 14-3）

炒槟榔　本品形如槟榔片，表面微黄色，可见大理石样花纹。

焦槟榔　本品形如槟榔片，表面焦黑色，折断面呈深褐色，有焦香气。（见图 14-4）

【杨按】槟榔药材以个大、体重、坚实、断面色鲜艳者为佳，槟榔饮片以片薄、完整、破片少、断面呈大理石样花纹者为佳。

按照陶弘景、李时珍等古代医家的临床用药经验：本品见新不用陈，因为新品的疗效要好于陈旧之品，如果选用道地药材则疗效会更好。槟榔药材大部分来源于进口，国产货以海南、广东为道地产区。

【伪品及混淆品】

枣槟榔　为棕榈科植物槟榔 *Areca catechu* L. 的未成熟或近成熟的干燥果实。本品呈橄榄状，似干瘪的红枣。表面暗红棕色，具明显的纵皱纹。气微香，味甘。

酸枣仁

为鼠李科植物酸枣 *Ziziphus jujuba* Mill. var. *spinosa*（Bunge）Hu ex H.F.Chou 的干燥成熟种子。秋末冬初采收成熟果实，除去果肉和核壳，收集种子，晒干。

【质量执行标准】《中华人民共和国药典》（2020 年版一部）。

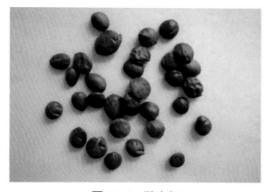

图 14-5 酸枣仁

【药材性状】本品呈扁圆形或扁椭圆形，长 5~9mm，宽 5~7mm，厚约 3mm。表面紫红色或紫褐色，平滑有光泽，有的有裂纹。有的两面均呈圆隆状突起；有的一面较平坦，中间有 1 条隆起的纵线纹；另一面稍突起。一端凹陷，可见线形种脐；另端有细小突起的合点。种皮较脆，胚乳白色，子叶 2，浅黄色，富油性。气微，味淡。（见图 14-5）

【饮片性状】

酸枣仁　同药材。

炒酸枣仁　本品形如酸枣仁。表面微鼓起，微具焦斑。略有焦香气，味淡。（见图14-6）

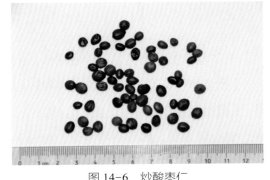

图14-6　炒酸枣仁

【杨按】酸枣仁药材以颗粒饱满完整、色棕红、有光泽、无核壳者为佳。炒酸枣仁以粒大饱满、焦斑均匀、有焦香气者为佳。

酸枣仁的一面较平坦，中央有一条微突起的棱线，另一面隆起。酸枣仁的一端凹陷，可见线形种脐；另一端则有细小凸起的合点。种皮较脆，手搓之易破，种仁富油性。气微，味淡。当年新产的酸枣仁剥去紫红色外种皮后，可见其种仁外面还有一层淡绿色的薄膜，老药工习称为"绿衬衣"，陈货则看不到此特征。

酸枣仁药材的混淆品主要为滇枣仁，滇枣仁是《云南省中药炮制规范》收载品，二者名称不同、药效上有差异、质量标准不同，应注意其鉴别。酸枣仁与三种常见掺伪品的性状比较见下表：

酸枣仁及其常见掺伪品性状比较

	酸枣仁	滇枣仁	枳椇子	兵豆
表面颜色	紫红色或紫褐色	黄棕色或红棕色	红棕色、棕黑色或绿棕色	黄褐色至棕褐色
种脐	线形，略凹陷	呈猪拱嘴状	椭圆形点状，凹陷	舌形凹窝
合点	细小，凸起	凸起	微凸	微凸

按照陶弘景、李时珍等古代医家的临床用药经验：本品见新不用陈，因为新品的疗效要好于陈旧之品，如果选用道地药材则疗效会更好。酸枣仁主产于河北、辽宁、河南等地，其中以河北邢台为道地产区。

【经验鉴别术语释义】绿衬衣：指当年产的酸枣仁剥去紫红色种皮后，可见种仁外还被有一层淡绿色薄膜，老药工习称"绿衬衣"，是经验鉴别酸枣仁的依据之一。

【伪品及混淆品】

1. 滇枣仁（理枣仁）　为同科属植物滇刺枣 *Ziziphus mauritiana* Lam. 的种子。呈扁圆形或近桃形，表面黄棕色至红棕色。放大镜下观察表面可见散在棕色花斑。一面平坦，无纵线纹。气微，味微酸。

2. 枳椇子　为同科植物枳椇 *Hovenia dulcis* Thunb. 的干燥成熟种子。呈扁圆形，较酸枣仁小。表面棕黑色、棕红色或绿棕色，有光泽。放大镜下观察可见散在凹点。

3. 兵豆加工品　为豆科植物兵豆 *Lens culinaria* Medik. 的干燥成熟种子用水煮数分钟后干燥而成。外表面红棕色至棕色。边缘多鼓起，可见皱起的网纹。嚼之有豆腥味。

磁石

为氧化物类矿物尖晶石族磁铁矿，主含四氧化三铁（Fe_3O_4）。采挖后，除去杂石。

【质量执行标准】《中华人民共和国药典》（2020年版一部）。

【药材性状】本品为块状集合体，呈不规则块状，或略带方形，多具棱角。灰黑色或棕褐色，条痕黑色，具金属光泽。体重，质坚硬，断面不整齐。具磁性。有土腥气，味淡。

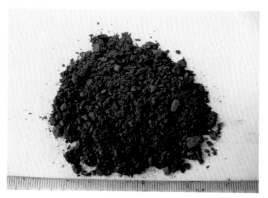

图14-7 磁石

【饮片性状】

磁石 本品为不规则的碎块。灰黑色或褐色，条痕黑色，具金属光泽。质坚硬。具磁性。有土腥气，味淡。（见图14-7）

煅磁石 本品为不规则的碎块或颗粒。表面黑色，质硬而酥，无磁性。有醋香气。

【杨按】磁石药材以铁黑色、断面致密有光泽、能吸铁者为佳。煅磁石以黑色、质酥脆者为佳。中医将本品作为重镇安神药使用，生用为多，老中医在处方时常写作"灵磁石"。我们在验收磁石饮片时，常以吸铁石来测试其磁性，磁性越强，其质量越好。磁石煅红后再经醋淬会变为褐色的粉末，其磁性基本消失，可供外用。

按照陶弘景、李时珍等古代医家的临床用药经验，本品如果选用道地药材则疗效会更好。磁石以河北、山东为道地产区。

【伪品及混淆品】

赤铁矿和褐铁矿混合的矿石 外观呈不规则块状，有的棱角不甚明显或稍圆滑，表面棕褐至褐色，具金属样光泽或不甚明显，有的较光滑。伪磁石体重，质坚硬，难破碎，断面颗粒状，可见黄白或灰黑色的杂质斑块。伪品不具磁性，亦不具有磁石的各项功效，故不可代替磁石药用。

豨莶草

为菊科植物豨莶 *Siegesbeckia orientalis* L.、腺梗豨莶 *Siegesbeckia pubescens* Makino 或毛梗豨莶 *Siegesbeckia glabrescens* Makino 的干燥地上部分。夏、秋二季花开前和花期均可采割，除去杂质，晒干。

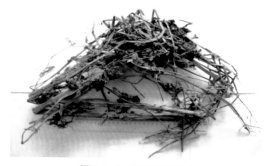

图14-8 豨莶草药材

【质量执行标准】《中华人民共和国药典》（2020年版一部）。

【药材性状】本品茎略呈方柱形，多分枝，长30~110cm，直径0.3~1cm；表面灰绿色、黄棕色或紫棕色，有纵沟和细纵纹，被灰色柔毛；节明显，略膨大；质脆，易折断，断面黄白色或带绿色，髓部宽广，类白色，中空。叶对生，叶片多皱缩、卷曲，展平后呈卵圆形，灰绿色，边缘有钝锯齿，两面皆有白色柔毛，主脉3出。有的可见黄色头状花序，总苞片匙

形。气微，味微苦。(见图14-8)

【饮片性状】

豨莶草　本品呈不规则的段。茎略呈方柱形，表面灰绿色、黄棕色或紫棕色，有纵沟和细纵纹，被灰色柔毛。切面髓部类白色。叶多破碎，灰绿色，边缘有钝锯齿，两面皆具白色柔毛。有时可见黄色头状花序。气微，味微苦。(见图14-9)

酒豨莶草　本品形如豨莶草段，表面褐绿色或黑绿色。微具酒香气。

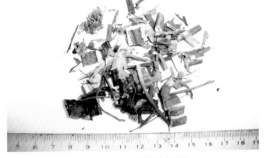

图14-9　豨莶草饮片

【杨按】豨莶草药材以叶多、枝嫩、色深绿者为佳。豨莶草饮片以长短均匀、色绿、叶多、枝嫩者为佳。酒豨莶草以酥脆、表面黑绿色、具酒香气者为佳。

我们鉴别豨莶草的经验为：一是看其茎秆上的"关节"，豨莶草在茎秆分枝部位可见到明显的节，略膨大，状如动物骨关节；二是看其叶片，叶片的边缘有钝锯齿、两面皆有灰白色柔毛。

按照陶弘景、李时珍等古代医家的临床用药经验：本品见新不用陈，因为新品的疗效要好于陈旧之品，如果选用道地药材则疗效会更好。豨莶草全国大部分地区均有分布，主产于江苏、浙江、湖北等地。

【伪品及混淆品】

1. 防风草　为唇形科植物广防风 *Epimeredi indica*（L.）Rothm. 的全草。茎直立分枝，四棱形，被白色短柔毛；叶宽卵形，先端尖，基部近平截宽楔形，具不规则钝齿；轮伞花序花淡紫色，花萼钟状被长硬毛及黄色腺点，冠筒漏斗形，内有毛环；小坚果近圆形，平滑光亮。

2. 苍耳草　为菊科植物苍耳 *Xanthium strumarium* L. 的干燥全草。茎直立不分枝或少有分枝，下部圆柱形，直径4~10mm，上部有纵沟，被灰白色糙伏毛；叶三角状卵形或心形，边缘有不规则的粗锯齿，下面苍白色；雄头状花序球形，雄花多数，花冠钟形，雌头状花序椭圆形，内层囊状，绿、淡黄绿或带红褐色；具瘦果的成熟总苞卵形或椭圆形；瘦果，倒卵圆形。

蝉蜕

为蝉科昆虫黑蚱 *Cryptotympana pustulata* Fabricius 的若虫羽化时脱落的皮壳。夏、秋二季收集，除去泥沙，晒干。

【质量执行标准】《中华人民共和国药典》（2020年版一部）。

【药材性状】本品略呈椭圆形而弯曲，长约3.5cm，宽约2cm。表面黄棕色，半透明，有光泽。头部有丝状触角1对，多已断落，复眼突出。额部先端突出，口吻发达，上唇宽短，下唇伸长成管状。胸部背面呈"十"字形裂开，裂口向内卷曲，脊背两旁具小翅2对；腹面有足3对，被黄棕色细毛。腹部钝圆，共9节。体轻，中空，易碎。气微，味淡。(见图14-10)

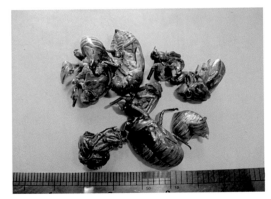

图14-10　蝉蜕

【饮片性状】同药材。

【杨按】蝉蜕药材以身干、色黄亮、体轻、完整、无泥土杂质者为佳。

按照陶弘景、李时珍等古代医家的临床用药经验：本品见新不用陈，因为新品的疗效要好于陈旧之品，如果选用道地药材则疗效会更好。蝉蜕主产于山东、四川等地，其中以山东产量较大。

【伪品及混淆品】

1. 金蝉衣　为山蝉 *Cicada flammatus* Dist 的蜕壳。全形似蝉，金黄色，体较瘦，腹部上端较细，至尾端共 7 节，每节在近下缘处有 1 条显著或不显著的黑棕色横纹，尾部有尖锐针状凸起。

2. 掺有泥土的劣药蝉蜕　为黑蚱的若虫羽化时脱落的皮壳掺泥土制成。可见大量泥土掺入皮壳内外。

漏芦

为菊科植物祁州漏芦 *Rhaponticum uniflorum*（L.）DC. 的干燥根。春、秋二季采挖，除去须根和泥沙，晒干。

【质量执行标准】《中华人民共和国药典》（2020 年版一部）。

【药材性状】本品呈圆锥形或扁片块状，多扭曲，长短不一，直径 1~2.5cm。表面暗棕色、灰褐色或黑褐色，粗糙，具纵沟及菱形的网状裂隙。外层易剥落，根头部膨大，有残茎和鳞片状叶基，顶端有灰白色茸毛。体轻，质脆，易折断，断面不整齐，灰黄色，有裂隙，中心有的呈星状裂隙，灰黑色或棕黑色。气特异，味微苦。（见图 14-11）

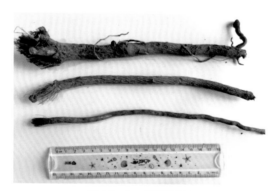

图 14-11　漏芦药材

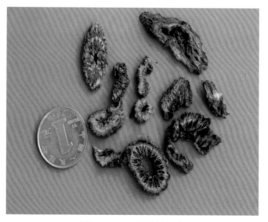

图 14-12　漏芦饮片

【饮片性状】本品呈类圆形或不规则的厚片。外表皮暗棕色至黑褐色，粗糙，有网状裂纹。切面黄白色至灰黄色，有放射状裂隙。气特异，味微苦。（见图 14-12）

【杨按】漏芦药材以根粗大、质坚、色灰黄者为佳。漏芦饮片以切片整齐、无碎屑者为佳。

漏芦又称漏卢，其药名本身就含有鉴别的意义，李时珍在《本草纲目》中曰："屋之西北黑处谓之'漏'，凡物黑色谓之'卢'，此草秋后即黑，异于众草，故有漏卢之称。"漏芦药材及饮片呈黑褐色，内部裂隙多，呈枯朽空虚状。

依照中医传统经验：本品见新不用陈，新品疗效更好。漏芦主产于黑龙江、吉林、辽宁、河北、内蒙古、陕西、甘肃、青海、山西、河南、四川、山东等地。

【伪品及混淆品】

1. 菊科多种植物的干燥根　以菊科植物格利氏蓝刺头（东南蓝刺头）*Echinops grijisii* Hance、新疆蓝刺 *Echinops ritro* L.、球序蓝刺头 *Echinops sphaerocephalos* L.、全缘叶蓝刺头

Echinops integrifolia Kar. et Kir.、白茎蓝刺头 *Echinops albicaulis* Kar. et Kir.、砂蓝刺头 *Echinops gmelimi* Turez.、黄花漏芦 *Centanrea ruthenica* Lam. 的干燥根作漏芦用。

2. 野棉花　为毛茛科植物野棉花 *Anemone vitifolia* Buch-Ham 的根。陕西太白山地区曾以其根误作漏芦应用。呈圆柱形，长条状，多扭曲，长 6~14m，直径 0.5~3cm。外皮棕褐色，粗糙，有纵沟纹，或有因朽蚀而留存的黑色空洞。根头部时有叶基残留，且密生白色绵毛。质脆易折，断面往往呈裂片状。味苦。

3. 鸦葱根　为菊科植物鸦葱 *Scorzonera glabra* Rupr. 的根。山西、河南部分地区以此混称漏芦。根头部有棕色纤维状物。根外表土棕色，条顺直，上部常有密集的横纹，全体有多数瘤状物，老根表面较粗糙，有不规则纵裂纹及纵抽沟。断面黄白色，有放射状裂隙。鲜时具乳汁。本品功能清热解毒，活血消肿。外用治疗疮、痈疽、毒蛇咬伤、乳腺炎等。

4. 小萱草　为百合科植物小萱草 *lemerocallis minor* Mill. 的根茎及根。云南地区误以此为漏芦。药材呈黄棕色。根状茎上方有残留的茎基和叶柄，呈膜质状和纤维状。下方着生多数圆柱形根，根长 5~10cm，直径 2~5mm，具明显的横纹。

熊胆

为熊科动物黑熊 *Selenarctos thibetanus* Cuvier 或棕熊 *Ursus arctos* Linnaeus 的干燥胆。猎取动物后，立即割取胆囊，扎紧囊口，剥去油脂，悬挂于通风处阴干，或晾至半干用夹板将胆囊夹扁，阴干或置石灰缸中干燥。

【质量执行标准】《全国中药炮制规范》1988 年版。

【药材性状】熊胆原药材呈长扁卵形，上部狭细，下部膨大成囊状，长 10~20cm，宽 5~10cm。表面黑色、棕黑色或黄棕色，显光泽，微有皱褶。囊内有干燥的胆汁，习称"胆仁"，呈块状、颗粒状或粉状；金黄色，透明如琥珀，有光泽，质松脆者习称"金胆"或"铜胆"；黑色，质坚脆或呈稠膏状者习称"墨胆"或"铁胆"；黄绿色，光泽较差，质脆者称"菜花胆"。气清香，味极苦，有黏舌感。以个大、畅通、囊皮薄、胆仁金黄明亮、质松脆者为佳。（见图 14-13）

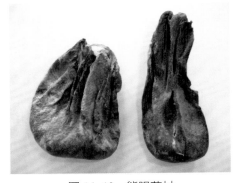

图 14-13　熊胆药材

【饮片性状】熊胆粉　呈细粉状。金黄色、黄绿色或暗褐绿色。气清香而微腥，味极苦后有清凉回甜感。嚼之不黏牙（见图 14-14）。

【杨按】熊胆药材以个大、胆仁多、色金黄或黄绿色、味苦回味甜者为佳。

熊胆的胆囊呈长扁卵形，上部狭细，下部膨大成囊状，表面灰褐色或棕黄色，囊皮皱褶纤维性、较薄，习称"砂纸皮"。对光视之，上部呈半透明状，囊内含有干燥的胆汁称"胆仁"，呈不定

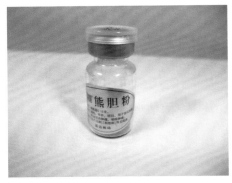

图 14-14　熊胆粉饮片

形块状、颗粒状，质松脆或稠膏状。色泽深浅不一，其中呈全黄色，有光泽，透明如琥珀的习称"金胆"或"铜胆"；黑色或黑绿色，质松脆，稠膏状的习称"铁胆"或"墨胆"；黄绿色、质脆的习称"菜花胆"。气微腥。熊胆按颜色分为金胆、铜胆、铁胆和菜花胆，其中以前两种为质优，其经验鉴别方法如下：

①鼻闻：熊胆都具熊腥气（注：熊腥气一般人不太熟悉，熊腥气有点像狗被雨水淋湿后散发出的气味）。伪品有用羊胆制者则有羊膻气，有用芦荟仿制者闻之呛鼻，用猪胆、牛胆制者均无熊腥气。

②口尝：取一小粒熊胆入口尝试，正品先苦后甜，并有清凉钻舌感，清凉感可传到喉咽部，在口内能全部溶化，无牙碜感。

③手撕：取其胆囊皮用手撕之，可撕成丝状的纤维物（习称"砂纸皮"）。

④火试：取熊胆粉末少许置铁皮上，用火烧之，但不炽热，只起白泡而无明显腥气者为真；若是牛羊胆仁烧后亦起白泡，但有明显腥气，并发出烧骨胶的焦臭气；若烧后不熔化亦为伪品。

⑤水试：取米粒大的熊胆投入水杯中，可见熊胆能在水面迅速旋转，并在旋转中逐渐溶解，同时有黄线下垂至杯底不扩散。伪品入水或根本不旋转，或旋转迟缓，时转时停。如胆仁静止于水面，或转动不成圆周者表示有掺假。如系猪、牛、羊胆制成的伪品则无黄线下沉至杯底。

⑥分墨试验：把墨汁涂于玻璃片上，再取少许熊胆粉末放在墨汁中间，可见墨汁向四周迅速退去。

⑦分尘试验：在水杯中撒入灰尘，再将熊胆粉末投入浮有灰尘的水面，可见灰尘向四周退去的"驱尘现象"。

⑧点眼试验：取熊胆少许清水化开，点入大眼角，苦味和清凉感可沿泪管扩散到鼻腔，伪品则无此扩散性。

从前，熊胆药材主产于东北及华北地区，其中以云南所产的"云胆"品质最优，黑龙江、吉林所产的"东胆"产量最大。熊为国家二级野生保护动物，在当前，熊胆的药材来源已不再单纯依靠野生资源，中国已能人工从熊胆活体中获取熊胆汁，通过手术造成熊胆囊瘘管，定期接取胆汁，并以净胆汁制成熊胆粉以供药用。

【经验鉴别术语释义】

砂纸皮：取其熊胆的胆囊皮用手撕之，可撕成丝状的纤维物，老药工习称"砂纸皮"。

推灰现象：在水面上撒少量草木灰，再投入熊胆粉末少许，可见灰尘迅速向周围退去的现象。

驱尘现象：取一杯冷水，撒少许粉尘浮于水面，再将1~2粒碎熊胆仁投入水中。如正品，可见胆仁在水面飞速旋转，浮尘被驱散的现象。系传统鉴别熊胆的方法之一。

分墨试验：把墨汁涂于玻璃片上，再放碎熊胆仁于墨汁之上，如系正品，可见墨汁向周围退开。

【伪品及混淆品】以前在药材市场上曾出现过以牛胆、猪胆冒充熊胆销售的现象。区别熊胆与牛胆、猪胆的经验鉴别方法为：

①牛、猪胆的形状均呈长卵形，囊皮较厚；而熊胆的形状呈长扁卵形，囊皮较薄，皱褶明显，有纤维性。

②水试：熊胆水试时溶解快，呈一条黄线下垂而不扩散；而牛、猪胆用水试时溶解得较慢，色较淡，溶解时有絮状不溶的物质。

③熊胆口尝时先苦后微甜，苦味窜喉，有熊腥气；而牛、猪的胆口尝时味苦而无熊腥气。

赭石

为氧化物类矿物刚玉族赤铁矿，主含三氧化二铁（Fe_2O_3）。采挖后，除去杂石。

【质量执行标准】《中华人民共和国药典》（2020 年版一部）。

【药材性状】本品为鲕状、豆状、肾状集合体，多呈不规则的扁平块状。暗棕红色或灰黑色，条痕樱红色或红棕色，有的有金属光泽。一面多有圆形的突起，习称"钉头"；另一面与突起相对应处有同样大小的凹窝。体重，质硬，砸碎后断面显层叠状。气微，味淡。（见图 15-1）

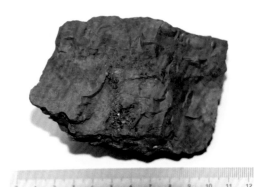

图 15-1　赭石药材

【饮片性状】

赭石　呈细粉状，棕红色或深棕红色，体重。气微，味淡。（见图 15-2）

煅赭石　形如赭石，暗褐色或暗红棕色，质疏松。略有醋气。

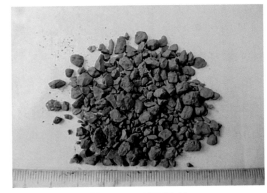

图 15-2　赭石饮片

【杨按】赭石药材以色棕红，断面显层叠状，每层均有钉头者为佳。赭石饮片以块细、色红、断面层纹明显、无杂石者为佳。

赭石又名代赭石，以产于代州而得其名，古代的代州即今天的山西省代县。赭石药材呈不规则的扁平块状，大小不一。全体棕红色或赭红色，一面有多数乳头状的钉头（习称钉头赭石）；另一面与突起相对处有同样大小的凹窝。互相摩擦，有棕红色粉末。质坚硬，不易破碎，断面显层叠状，且每层均依钉头而呈波涛状弯曲。气微，味淡。本品粉末，加盐酸能缓缓溶解，其溶液微带棕色，加 10% 的铁氰化钾试液立刻呈绿黄色沉淀。

赭石药材主产于河北、山西等地，其中以山西代县为道地产区。

【经验鉴别术语释义】钉头赭石：产于山西代县的赭石，一面有多数乳头状的突起，另一面与突起相对处有同样大小的凹窝。老药工习称其为钉头赭石。钉头赭石是地道药材的标志之一。

【伪品及混淆品】红矿　外观呈不规则块状，有棱角，表面灰黑色，覆灰褐色粉末。断面不平整，黑色，有半金属样光泽。质坚硬，难破碎，粉末灰黑色，有磁性。有土腥气，无味。

蕲蛇

为蝰科动物五步蛇 *Agkistrodon acutus*（Güenther）的干燥体。多于夏、秋二季捕捉，剖开蛇腹，除去内脏，洗净，用竹片撑开腹部，盘成圆盘状，干燥后拆除竹片。

【质量执行标准】《中华人民共和国药典》（2020 年版一部）。

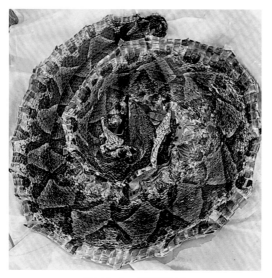

图 15-3　蕲蛇药材

【药材性状】卷呈圆盘状，盘径 17~34cm，体长可达 2m。头在中间稍向上，呈三角形而扁平，吻端向上，习称"翘鼻头"。上腭有管状毒牙，中空尖锐。背部两侧各有黑褐色与浅棕色组成的"V"形斑纹 17~25 个，其"V"形的两上端在背中线上相接，习称"方胜纹"，有的左右不相接，呈交错排列。腹部撑开或不撑开，灰白色，鳞片较大，有黑色类圆形的斑点，习称"连珠斑"；腹内壁黄白色，脊椎骨的棘突较高，呈刀片状上突，前后椎体下突基本同形，多为弯刀状，向后倾斜，尖端明显超过椎体后隆面。尾部骤细，末端有三角形深灰色的角质鳞片 1 枚。气腥，味微咸。（见图 15-3）

【饮片性状】

蕲蛇　本品呈段状，长 2~4cm，背部呈黑褐色，表皮光滑，有明显的鳞斑，可见不完整的方胜纹。腹部可见白色的肋骨，呈黄白色、淡黄色或黄色。断面中间可见白色菱形的脊椎骨，脊椎骨的棘突较高，棘突两侧可见淡黄色的肉块，棘突呈刀片状上突，前后椎体下突基本同形，多为弯刀状。肉质松散，轻捏易碎。气腥，味微咸。

蕲蛇肉　本品呈条状或块状，长 2~5cm，可见深黄色的肉条及黑褐色的皮。肉条质地较硬，皮块质地较脆。有酒香气，味微咸。

酒蕲蛇　本品形如蕲蛇段，表面棕褐色或黑色，略有酒气。气腥，味微咸。

【杨按】蕲蛇药材以头尾齐全、条大、花纹斑块明显者为佳。

蕲蛇药材呈圆盘状，头部呈三角形而扁平，鼻尖上翘，老药工习称为"龙头"；口宽大，老药工习称为"虎口"；上、下颚各有长牙一对，背部密被菱形鳞片，有纵向排列的 24 个方形灰白花纹，老药工习称为"方胜纹"；腹部色白，鳞片较大，有 24 个圆珠状的黑斑，老药工习称为"念珠斑"；尾部渐细，末端有深灰色的角质鳞片一枚，呈三角形，老药工习称为"佛指甲"。

老药工将以上鉴别蕲蛇的经验总结成方便记忆又实用的顺口溜一首："龙头、虎口，黑质、白花，肋有二十四个方胜纹，腹有二十四个念珠斑，口有四长牙，尾上生有一二分长的佛指甲"。

按照陶弘景、李时珍等古代医家的临床用药经验：本品见新不用陈，因为新品的疗效要好于陈旧之品，如果选用道地药材则疗效会更好。蕲蛇药材主产于浙江、江西、福建，其中以浙江的温州、丽水为道地产区。

【经验鉴别术语释义】

方胜纹：蕲蛇背部密被菱形鳞片，有纵向排列的 24 个方形灰白花纹，老药工习称"方胜纹"。

念珠斑：蕲蛇的腹部色白，鳞片较大，有 24 个圆珠状的黑斑，老药工习称"念珠斑"。

佛指甲：蕲蛇尾部骤细，末端有三角形深灰色的角质鳞片 1 枚，呈三角形，老药工习称"佛指甲"。

龙头虎口：蕲蛇（五步蛇商品）呈圆盘形，头在中央稍向上，呈三角形而扁平。吻端向上翘起，又称"翘鼻头"。因整个头形像龙头，故习称"龙头"。蕲蛇的口较宽大，上颚有长毒牙一对，习称"虎口"。

【伪品及混淆品】蕲蛇属于名贵紧缺中药材，药材市场上曾出现的伪品有百花锦蛇、滑鼠蛇、蝰蛇、山烙铁头等相似蛇类的加工品，但只要仔细按照蕲蛇的鉴别要点来对照，其真伪还是可以区别开来的。

僵蚕

为蚕蛾科昆虫家蚕 *Bombyx mori* Linnaeus 4~5 龄的幼虫感染（或人工接种）白僵菌 *Beauveria bassiana* (Bals.) Vuillant 而致死的干燥体。多于春、秋季生产，将感染白僵菌病死的蚕干燥。

【质量执行标准】《中华人民共和国药典》（2020 年版一部）。

【药材性状】本品略呈圆柱形，多弯曲皱缩。长 2~5cm，直径 0.5~0.7cm。表面灰黄色，被白色粉霜状的气生菌丝和分生孢子。头部较圆，足 8 对，体节明显，尾部略呈二分歧状。质硬而脆，易折断，断面平坦，外层白色，中间有亮棕色或亮黑色的丝腺环 4 个。气微腥，味微咸。（见图 15-4）

【饮片性状】

僵蚕　同药材。

炒僵蚕　本品形如药材。表面黄棕色或黄白色，偶有焦黄斑。气微腥，有焦麸气，味微咸。（见图 15-5）

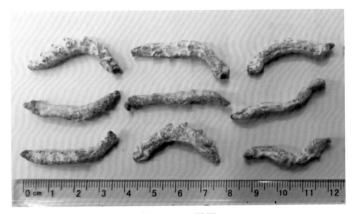

图 15-4　僵蚕

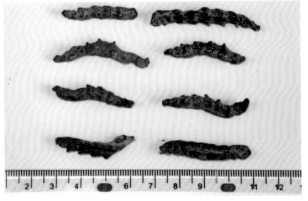

图 15-5　炒僵蚕

【杨按】僵蚕药材以直条肥壮、质硬色白、断面明亮，"胶口镜面"特征明显者为佳。炒僵蚕以色黄、"胶口镜面"特征明显，腥气弱者为佳。表面无白色粉霜，中空者不可入药。

按照陶弘景、李时珍等古代医家的临床用药经验：本品见新不用陈，因为新品的疗效要好于陈旧之品，如果选用道地药材则疗效会更好。僵蚕全国大部分地区均产，其中以江苏、浙江、四川、广东和湖南为主要产区。

【经验鉴别术语释义】胶口镜面：指僵蚕断面平坦而有光泽，碴口棕黑色类似皮胶块的断面，习称"胶口镜面"。仔细观察断面光亮来源于 4 个亮圈，为家蚕的丝线环。

【伪品及混淆品】

死蚕掺增重粉　蚕蛾科昆虫家蚕 4 龄前的干燥死蚕，掺增重粉喷糖水制成。形似僵蚕，较瘦，外被一层较厚的附着物，表面棕色至棕褐色；质重，断面黑色，无丝线环。炒制品：表面黄白色，其他性状同上。

薏苡仁

为禾本科植物薏米 *Coix lacryma-jobi* L.var.*mayuen*（Roman.）Stapf 的干燥成熟种仁。秋季果实成熟时采割植株，晒干，打下果实，再晒干，除去外壳、黄褐色种皮和杂质，收集种仁。

【质量执行标准】《中华人民共和国药典》（2020 年版一部）。

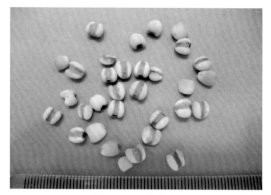

图 16-1　薏苡仁

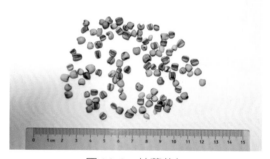

图 16-2　炒薏苡仁

【药材性状】本品呈宽卵形或长椭圆形，长 4~8mm，宽 3~6mm。表面乳白色，光滑，偶有残存的黄褐色种皮；一端钝圆，另端较宽而微凹，有 1 淡棕色点状种脐；背面圆凸，腹面有 1 条较宽而深的纵沟。质坚实，断面白色，粉性。气微，味微甜。（见图 16-1）

【饮片性状】薏苡仁　同药材。

麸炒薏苡仁　本品形如薏苡仁，微鼓起，表面微黄色。

炒苡仁　本品形如薏苡仁，微鼓起，表面黄色。（见图 16-2）

土炒苡仁　本品形如薏苡仁，微鼓起，表面挂土色细粉。

【杨按】薏苡仁药材以粒大饱满、色青白、未走油、无破碎者为佳。麸炒薏苡仁形如薏苡仁，以微鼓起、色黄均匀、具麸香气者为佳。

按照陶弘景、李时珍等古代医家的临床用药经验：本品见新不用陈，因为新品的疗效要好于陈旧之品，如果选用道地药材则疗效会更好。薏苡仁药材以福建浦城（浦薏米）、河北安国（祁薏米）以及辽宁（关薏米）为道地产区。

【伪品及混淆品】

1.草珠子　为禾本科植物 *Corix lachrymajobi* L. 的干燥种仁。呈宽卵形。表面乳白色，略透明，光滑，偶有残存的红棕色种皮，两端平截，一端有棕黑色点状种脐，背面圆凸，腹面有一条宽而深的纵沟，质坚实，断面白色或半透明角质样。气微，味微甜。

2.禾本科其他植物的种仁　市场曾发现混入同科植物小麦、大麦及高粱去皮后的种仁伪充薏苡仁。小麦及大麦呈扁长椭圆形或长卵形；高粱呈扁心形或球形。三者腹面沟窄而浅，可与薏苡仁区别。

薄荷

为唇形科植物薄荷 *Mentha haplocalyx* Briq. 的干燥地上部分。夏、秋二季茎叶茂盛或花开至三轮时，选晴天，分次采割，晒干或阴干。

【质量执行标准】《中华人民共和国药典》（2020 年版一部）。

【药材性状】本品茎呈方柱形，有对生分枝，长 15~40cm，直径 0.2~0.4cm；表面紫棕色或淡绿色，棱角处具茸毛，节间长 2~5cm；质脆，断面白色，髓部中空。叶对生，有短柄；叶片皱缩卷曲，完整者展平后呈宽披针形、长椭圆形或卵形，长 2~7cm，宽 1~3cm；上表面深绿色，下表面灰绿色，稀被茸毛，有凹点状腺鳞。轮伞花序腋生，花萼钟状，先端 5 齿裂，花冠淡紫色。揉搓后有特殊清凉香气，味辛凉。（见图 16-3）

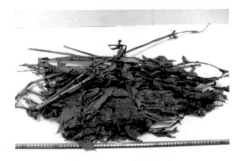

图 16-3　薄荷药材

【饮片性状】本品呈不规则的段。茎方柱形，表面紫棕色或淡绿色，具纵棱线，棱角处具茸毛。切面白色，中空。叶多破碎，上表面深绿色，下表面灰绿色，稀被茸毛。轮伞花序腋生，花萼钟状，先端 5 齿裂，花冠淡紫色。揉搓后有特殊清凉香气，味辛凉。（见图16-4）

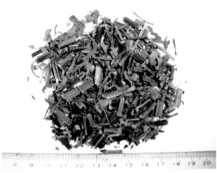

图 16-4　薄荷饮片

【杨按】薄荷药材及饮片以叶多、色深绿、香气浓郁者为佳。叶片少于 30% 者为劣药。2020 版药典规定：本品叶不得少于 30%。

我们经验鉴别薄荷的要点为：一是看其茎呈淡绿带紫色、方柱形，有对生的分枝，断面白色，髓部中空；二是揉搓其薄荷饮片，鼻闻之有特殊的清凉香气，口尝之味辛凉，这是因为薄荷中含有挥发油，尤其是薄荷叶片中挥发油的含量更高，因此叶片越多辛凉气味越浓。老药工将鉴别薄荷的经验总结成了一句顺口溜："紫色杆杆四棱形，揉破绿叶清凉生"。

近年来，我们发现药材市场上有人用洋薄荷（学名留兰香）冒充薄荷销售，这是薄荷的主要伪混品。二者主要的区别点为：

①二者的成分不同：薄荷的主要成分是薄荷醇（薄荷脑），其凉气刺鼻；而留兰香的主要成分则是香芹酮和芎烯，其香气清甜、柔而微凉。

②二者的茎叶特征不同：薄荷的茎叶上有稀疏的灰白色茸毛，而留兰香的茎叶没有茸毛。

③二者的气味明显不同：薄荷有刺鼻的清凉香气，久闻后有凉气透脑的感觉，而留兰香是水果样的甜香气，没有清凉感。

按照陶弘景、李时珍等古代医家的临床用药经验：本品见新不用陈，因为新品的疗效要好于陈旧之品，如果选用道地药材则疗效会更好。薄荷药材主产于江苏、浙江、河北等地，其中以河北安国产量最大，以江苏（苏薄荷）为道地产区。本品为药食两用品，薄荷的嫩苗可以作为凉拌菜食用，薄荷的叶片可以泡凉茶喝。

【伪品及混淆品】

留兰香　为唇形科植物留兰香 *Mentha spicata* L. 的干燥地上部分，又称洋薄荷。茎直立，高 40~130cm，具匍匐茎，无毛或近于无毛，绿色，钝四棱形，具槽及条纹，不育枝仅贴地生。叶无柄或近无柄，卵状长圆形或长圆状披针形，长 3~7cm，宽 1~2cm，先端锐尖，基部宽楔形至近圆形，边缘具尖锐而不规则的锯齿，草质，上表面绿色，下表面灰绿色，叶无毛。轮伞花序生于茎及分枝顶端，呈长 4~10cm、间断但向上密集的圆柱形穗状花序。

檀香

为檀香科植物檀香 *Santalum album* L. 树干的干燥心材。

【质量执行标准】《中华人民共和国药典》（2020 年版一部）。

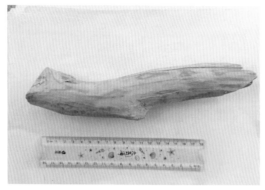

图 17-1　檀香药材

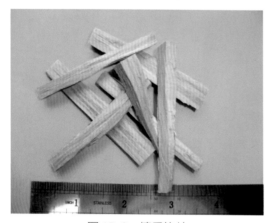

图 17-2　檀香饮片

【药材性状】本品为长短不一的圆柱形木段，有的略弯曲，一般长约 lm，直径 10~30cm。外表面灰黄色或黄褐色，光滑细腻，有的具疤节或纵裂，横截面呈棕黄色，显油迹；棕色年轮明显或不明显，纵向劈开纹理顺直。质坚实，不易折断。气清香，燃烧时香气更浓；味淡，嚼之微有辛辣感。（见图 17-1）

【饮片性状】为不规则的条形薄片或小碎块，淡黄棕色，表面纹理纵直整齐、质致密而韧，光滑细致，具特异香气，燃烧时更为浓烈。味微苦、辛。（见图 17-2）

【杨按】檀香药材以色黄、质坚、显油纹、香气浓厚者为佳。

中国药典对檀香的药材来源有规定："本品为檀香科植物檀香树干的心材。"我们鉴别檀香饮片的经验是"一看，二闻"：檀香饮片的外表面灰黄色或黄褐色，光滑细腻，横截面呈棕黄色，显油迹；纵向劈开面的纹理顺直，用手指摩擦有光滑而细腻的感觉；檀香饮片气清香，燃烧时香气更浓；味淡，嚼之微有辛辣感。如果用手指摩擦其饮片有粗糙而扎手的感觉，纹理不顺直者即为伪品。

按照陶弘景、李时珍等古代医家的临床用药经验：本品见新不用陈，因为新品的疗效要好于陈旧之品，如果选用道地药材则疗效会更好。檀香药材主产于印度孟买、澳大利亚悉尼及印度尼西亚等地区，以印度所产老山檀香质量最佳。

【伪品及混淆品】

1. 紫檀　为豆科植物紫檀（花梨木）*Prerocarpus santalinus* L. 的木部心材。主产于印度南部，中国海南、台湾亦产。呈长方块状或小碎块，棕红色，久与空气接触时变暗。质坚实，不易折断。切断面有深浅相隔的层纹。本品用水煮不产生红色溶液，故可以与其他红色木材区分。

2. 扁柏木　为柏科植物扁柏 *Chamaecyparis ssp.* 的木材。呈不规则的段块状，有的稍弯曲，外表黄色或黄棕色，有纵沟纹和疤节，纵向劈开纹理多弯曲，横断面年轮明显。具香气，燃烧时冒浓烟，香气无明显变化，味微苦。不法商家售卖此伪品时，常常在上面喷洒上檀香香水以鱼目混珠。

3. 掺伪品　为檀香树干边材制成的饮片，呈纵劈的不规则短小片块，表面黄白色，纵纹细密，有的不甚顺直。质坚硬而略有韧性，劈下的细小节段横向折断时多稍有牵连而不全断离。

覆盆子

为蔷薇科植物华东覆盆子 *Rubus chingii* Hu 的干燥果实。夏初果实由绿变绿黄时采收，除去梗、叶，置沸水中略烫或略蒸，取出，干燥。

【质量执行标准】《中华人民共和国药典》（2020 年版一部）。

【药材性状】本品为聚合果，由多数小核果聚合而成，呈圆锥形或扁圆锥形，高 0.6~1.3cm，直径 0.5~1.2cm。表面黄绿色或淡棕色，顶端钝圆，基部中心凹入。宿萼棕褐色，下有果梗痕。小果易剥落，每个小果呈半月形，背面密被灰白色茸毛，两侧有明显的网纹，腹部有突起的棱线。体轻，质硬。气微，味微酸涩。（见图 18-1）

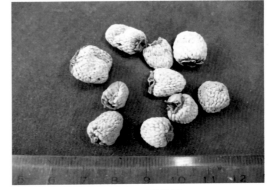

图 18-1 覆盆子

【饮片性状】

覆盆子 同药材。

盐覆盆子 形如覆盆子，色泽加深、微咸。

【杨按】覆盆子药材以颗粒完整、饱满、色黄绿、具酸味者为佳。

覆盆子为聚合果，由众多核果聚合而成，整体略呈圆锥形或类球形，形似"牛奶头"。老药工鉴别经验：覆盆子的小果数目众多，一般都在 100 粒左右；而常见的伪混品如树莓、蛇莓，其小果数目则相对较少，一般都在 50 粒以下。

按照陶弘景、李时珍等古代医家的临床用药经验：本品见新不用陈，因为新品的疗效要好于陈旧之品，如果选用道地药材则疗效会更好。覆盆子药材主产于华东、中南、西南等地区。

【伪品及混淆品】

1. 插田泡 蔷薇科悬钩子属植物插田泡 *Rubus coreanus* Miq. 的果实。分布于中国东部、中部及陕西、甘肃、新疆、四川、贵州等地。表面淡绿色、灰棕色或红棕色。宿萼棕褐色 5 裂。基部较平坦，果实为聚合果，卵形或近球形，直径约 0.5cm，聚合果无毛或近无毛。小果密被灰白色柔毛，核果有皱纹。小果粒数在 15 粒左右。

2. 山莓 为蔷薇科悬钩子属植物山莓 *Rubus corchirifolius* L.f. 的果实。除东北及甘肃、青海、新疆、西藏外，全国其他地区均有分布，其药材的性状鉴别特征为：果实呈长圆锥形，长 9~14mm，直径 8~14mm。核果颗粒明显，果粒数一般不超过 50 粒，表面黄绿色至淡棕色，密被淡灰绿色茸毛。味微甘而酸涩。

3. 绵果悬钩子 为蔷薇科植物绵果悬钩子 *Rubus lasiostylus* Focke 的果实。本品呈半球形或桃形，顶端尖或钝圆，基部中心深凹成窝，类圆形，窝大，口小，似坛子状，高 0.7~1cm，直径 0.8~1.2cm。表面密被灰白色或灰绿色茸毛，无宿萼及果柄。气微，味微酸。

瞿麦

为石竹科植物瞿麦 *Dianthus superbus* L. 或石竹 *Dianthus chinensis* L. 的干燥地上部分。夏、秋二季花果期采割，除去杂质，干燥。

【质量执行标准】《中华人民共和国药典》（2020 年版一部）。

【药材性状】

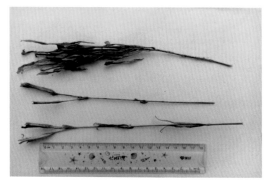

图 18-2　瞿麦药材

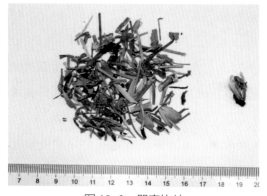

图 18-3　瞿麦饮片

瞿麦　茎圆柱形，上部有分枝，长 30~60cm；表面淡绿色或黄绿色，光滑无毛，节明显，略膨大，断面中空。叶对生，多皱缩，展平叶片呈条形至条状披针形。枝端具花及果实，花萼筒状，长 2.7~3.7cm；苞片 4~6，宽卵形，长约为萼筒的 1/4；花瓣棕紫色或棕黄色，卷曲，先端深裂成丝状。蒴果长筒形，与宿萼等长。种子细小，多数。气微，味淡。（见图 18-2）

石竹　萼筒长 1.4~1.8cm，苞片长约为萼筒的 1/2；花瓣先端浅齿裂。

【饮片性状】呈不规则段。茎圆柱形，表面淡绿色或黄绿色，节明显，略膨大。切面中空。叶多破碎。花萼筒状，苞片 4~6。蒴果长筒形，与宿萼等长。种子细小，多数。气微，味淡。（见图 18-3）

【杨按】瞿麦药材以枝条长、淡绿色、无须根、无杂质者为佳。瞿麦饮片以切段整齐、淡绿色、无杂质者为佳。

我们经验鉴别瞿麦时主要看其三点：

①瞿麦是石竹科的植物，其茎秆像竹子一样具有明显的节，茎节处膨大，切面中空。

②花萼长筒状，外有苞片 4~6 枚。

③破碎的叶片上仍可看到相互平行的叶脉。

按照陶弘景、李时珍等古代医家的临床用药经验：本品见新不用陈，因为新品的疗效要好于陈旧之品，如果选用道地药材则疗效会更好。瞿麦药材主产于河北、辽宁。

【伪品及混淆品】野燕麦　为禾本科植物野燕麦 *Avena fatua* L. 的干燥地上部分。须根较坚韧。秆直立，光滑，具 2~4 节。叶鞘松弛，叶舌透明膜质，叶片扁平。圆锥花序开展，金字塔状，分枝具角棱，粗糙。小穗柄弯曲下垂，顶端膨胀；小穗轴节间，密生淡棕色或白色硬毛；颖卵状或长圆状披针形，草质，常具 9 脉，边缘白色膜质，先端长渐尖；外稃质地坚硬，具 5 脉，内稃与外稃近等长；芒从稃体中部稍下处伸出，膝曲并扭转。颖果被淡棕色柔毛，腹面具纵沟，不易与稃片分离。

鳖 甲

为鳖科动物鳖 *Trionyx sinensis* Wiegmann 的背甲。全年均可捕捉，以秋、冬二季为多，捕捉后杀死，置沸水中烫至背甲上的硬皮能剥落时，取出，剥取背甲，除去残肉，晒干。

【质量执行标准】《中华人民共和国药典》（2020 年版一部）。

【药材性状】本品呈椭圆形或卵圆形，背面隆起，长 10~15cm，宽 9~14cm。外表面黑褐色或墨绿色，略有光泽，具细网状皱纹和灰黄色或灰白色斑点，中间有一条纵棱，两侧各有左右对称的横凹纹 8 条，外皮脱落后，可见锯齿状嵌接缝。内表面类白色，中部有突起的脊椎骨，颈骨向内卷曲，两侧各有肋骨 8 条，伸出边缘。质坚硬。气微腥，味淡。（见图 19-1）

【饮片性状】

鳖甲　呈不规则的碎片，外表面黑褐色或墨绿色，内表面类白色，质坚硬。气腥，味淡。（见图 19-2）

醋鳖甲　形如鳖甲，深黄色，质酥脆，略具醋气。（见图 19-2）

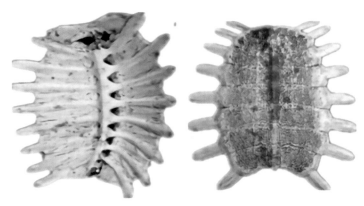

图 19-1　鳖甲药材

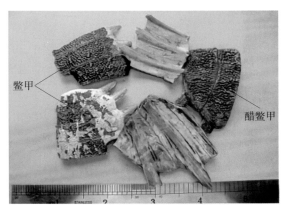

图 19-2　鳖甲与醋鳖甲饮片

【杨按】鳖甲药材以块大、无残肉、无明显腥臭味者为佳。醋鳖甲以片块大小均匀、色深黄、质酥脆、具醋香气者为佳。

劣药为鳖科动物鳖 *Trionyx sinensis* Wiegmann 食用后的背甲。经长时间煎煮，背面黑色物煮掉，呈灰白色或灰绿色，皱褶有或无，无油性，腹面灰白色，无残留肉痕，边缘无残留裙边，腥气淡。

鳖甲的药用部位是鳖的背甲。"鳖"有个俗名叫"王八"，王八亦是指这个动物背甲的特征，其背甲中间有脊椎骨一条从前贯后，两侧各有肋骨八条伸出边缘，从整体结构来看，脊椎骨与八条肋骨交错形成的图案像"王"字形，整个的鳖甲看上去就像三个重叠在一起的"王"字。明白了该药名的含义，也就好鉴别鳖甲药材了。

鳖甲主产于湖北、江西、安徽等地，其中以湖北、安徽产量最大。

【伪品及混淆品】缘板鳖甲　为鳖科动物缘板鳖 *Lissemys punctata* Scutata（Schoepff）的背甲。本品呈倒卵形，上宽下窄，略似猴脸状，表面绿褐色，密布颗粒状突起，前端微凹，后端圆弧形。中央有隐约可见的椎板 7~8 枚，两侧有左右对称的横凹缝 8 对和肋板 8 对，最后一对肋板直接相连于中缝。内表面灰白色或黄白色，深凹陷，正中脊柱骨隆起，两侧有肋骨 8 对，较窄，不伸出肋板外或微伸出，前端颈部骨突起，呈蝴蝶状。质坚硬，气微腥。

蟾酥

为蟾蜍科动物中华大蟾蜍 *Bufo bufo gargarizans* Cantor 或黑眶蟾蜍 *Bufo melanostictus* Schneider 的干燥分泌物。多于夏、秋二季捕捉蟾蜍，洗净，挤取耳后腺和皮肤腺的白色浆液，加工，干燥。

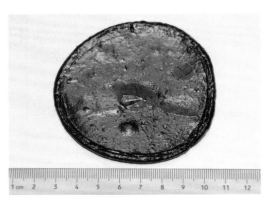

图 19-3 蟾酥

【质量执行标准】《中华人民共和国药典》（2020 年版一部）。

【药材性状】呈扁圆形团块状或片状。棕褐色或红棕色。团块状者质坚，不易折断，断面棕褐色，角质状，微有光泽；片状者质脆，易碎，断面红棕色，半透明。气微腥，味初甜而后有持久的麻辣感，粉末嗅之作嚏。（见图 19-3）

【饮片性状】

蟾酥粉　呈棕褐色粉末状。气微腥，味初甜而后有持久的麻辣感，粉末嗅之作嚏。

酒蟾酥　同蟾酥粉。

乳蟾酥　呈灰棕色粉末，气味及刺激性比蟾酥粉弱。

【杨按】蟾酥药材以饼状或片状、棕红色或紫黑色、半透明、断面光亮如胶、无血肉夹心、滴水能立即泛成白色乳状液者为质佳。

蟾酥因产地加工习惯不同，因而形状各异，主要有以下几种产地加工品：

①山东产品：多呈扁圆形厚饼状，直径约 5~7cm，厚约 11.5cm，或呈棋子状，大小不一。全体呈半透明状，淡黄色、黄棕色、红棕色及黑紫棕色。表面光滑。质坚硬，不易碎断。断面胶质样，有光亮，中间常夹杂有紫黑色物质，老药工俗称"包馅"，多系挤酥时挤下的蟾蜍皮肉和血液。气微腥。嗅之作嚏不止，入口麻舌且持久不消。

②河北产品：形略同山东产品，唯厚度较薄，约 0.5cm，其余与山东产品相同。

③江浙产品：多呈不规则的薄片，大小不一，厚约 0.2cm，半透明，胶质样。淡黄色或茶黄色，不夹杂血肉。一面平坦，一面具纵条纹（因习惯涂于竹叶上干燥，故印有竹叶脉纹），质脆，易碎断，其余与以上两地产品相同。

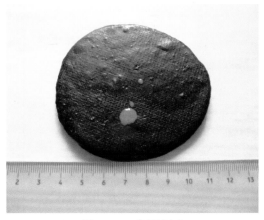

图 19-4 蟾酥水试

蟾酥药材有饼状的，也有薄片状的，这只是形状不一，其品质并无差别。关于色泽方面，当年产的新货多为淡黄色，经夏则由浅变深，由黄变红，经过多年存放，渐渐变紫、变黑；色泽上的变化，中医经验认为并不影响药效，因为这是优质蟾酥的特性。蟾酥因属于加工品，且价格较高，过去常出现掺伪品，常混入大量的面粉或皮胶、骨胶等物质，应注意鉴别其优劣。

正品蟾酥，从全体上看，必须是半透明的胶状物体，在上面滴一点水，清水就会逐渐变为乳汁状（见图19-4）。用湿棉签沾少许蟾酥涂于唇舌上，会产生强烈持久的麻唇麻舌感。蟾酥药材用鼻嗅之无味或微腥，但如果稍有蟾酥粉尘进入鼻腔，则令人作嚏不止。取少许样品放锡纸上烧之，产生发泡、溶解、燃烧的现象，烟味微臭。断裂后的蟾酥饼，用水湿后即能自行黏合，干燥后黏结如初。

伪品或次品蟾酥，只是表面涂布一层蟾酥或内部也加入少量蟾酥。掺入了面粉或淀粉的蟾酥不呈半透明体，烧之不发泡、不溶解，断裂后不能黏结如初。掺胶的蟾酥色较黄亮，烧之能发泡、溶解、燃烧，但烟的臭味很强烈，断裂后虽能黏结如初，但其黏性胜过蟾酥，用湿手擦之，立即黏于手上；与正品同样厚薄时较正品不容易碎断。凡伪品和掺伪品滴水后都不能溶出白色乳状物，刺鼻发嚏以及麻舌感均较弱。

按照陶弘景、李时珍等古代医家的临床用药经验：本品见新不用陈，因为新品的疗效要好于陈旧之品，如果选用道地药材则疗效会更好。蟾酥主产于江苏、山东、河北、安徽等地，其中以江苏启东为道地产区。

【经验鉴别术语释义】

包馅：蟾酥饼中间常夹杂有紫黑色物质，老药工称其为"包馅"，是正品蟾酥的识别特征之一。

【伪品及混淆品】蟾酥中常混入大量的面粉或皮胶、骨胶等物质，或只是表面涂布一层蟾酥或内部也加入少量蟾酥。掺入了面粉或淀粉的蟾酥不呈半透明体，烧之不发泡、不溶解，断裂后不能黏结如初。掺胶的蟾酥色较黄亮，烧之能发泡、溶解、燃烧，但烟的臭味很强烈，断裂后虽能黏结如初，但其黏性胜过蟾酥，用湿手擦之，立即黏于手上。凡伪品和掺伪品滴水后都不能溶出白色乳状物，刺鼻发嚏以及麻舌感均较弱。应注意鉴别。

麝香

为鹿科动物林麝 *Moschus berezovskii* Flerov 、马麝 *Moschus sifanicus* Przewalski 或原麝 *Moschus moschiferus* Linnaeus 成熟雄体香囊中的干燥分泌物。野麝多在冬季至次春猎取，猎获后，割取香囊，阴干，习称"毛壳麝香"；剖开香囊，除去囊壳，习称"麝香仁"。家麝直接从其香囊中取出麝香仁，阴干或用干燥器密闭干燥。

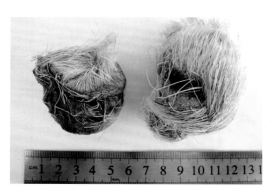

图 20-1　麝香药材（毛壳麝香）

图 20-2　麝香仁

【质量执行标准】《中华人民共和国药典》（2020 年版一部）。

【药材性状】

毛壳麝香　为扁圆形或类椭圆形的囊状体，直径 3~7cm，厚 2~4cm。开口面的皮革质，棕褐色，略平，密生白色或灰棕色短毛，从两侧围绕中心排列，中间有 1 小囊孔。另一面为棕褐色略带紫色的皮膜，微皱缩，偶显肌肉纤维，略有弹性，剖开后可见中层皮膜呈棕褐色或灰褐色，半透明，内层皮膜呈棕色，内含颗粒状、粉末状的麝香仁和少量细毛及脱落的内层皮膜（习称"银皮"）。（见图 20-1）

麝香仁　野生者质软，油润，疏松；其中不规则圆球形或颗粒状者习称"当门子"，表面多呈紫黑色，油润光亮，微有麻纹，断面深棕色或黄棕色；粉末状者多呈棕褐色或黄棕色，并有少量脱落的内层皮膜和细毛。养殖者呈颗粒状、短条形或不规则的团块；表面不平，紫黑色或深棕色，显油性，微有光泽，并有少量毛和脱落的内层皮膜。气香浓烈而特异，味微辣、微苦带咸。（见图 20-2）

【杨按】毛壳麝香以饱满、皮薄、有弹性、香气浓烈者为佳。麝香仁以颗粒色黑紫、粉末色棕黄、质柔润、当门子多、香气浓烈者为佳。

本品药材商品分为"毛壳麝香"和"麝香仁"两种。从猎获的麝体上割取香囊阴干后其商品称毛壳麝香，人工养的家麝直接从香囊中取出香仁或将毛壳麝香剥去壳皮取出香仁，其商品称"麝香仁"。

1. 毛壳麝香的鉴别

（1）毛壳麝香的性状检查

毛壳麝香中间有一小孔，是香囊口，旁侧另有一小瘤是尿孔所在。剥解不带毛部分的壳皮，可见由数层薄膜组成，其薄如纸，可层层剥落，最里层的薄膜因长期受麝香仁浸染呈棕黑色，习称"黑衣子"，上面黏有香仁。中间层银白色，如同纸烟盒内的锡纸一般，习称"银皮"。凡人工伪造的毛壳麝香，仔细检查无以上特征。

（2）毛壳麝香含水量的检查

毛壳麝香含水量的多少是其质量检查的主要内容之一，含水量过高的毛壳麝香易被虫蛀，香仁也易发霉。检查时可用手指按囊皮处，如无弹力并感到内部软绵不实说明过分潮湿或有水分渗入；如有轻微弹力，压点凹下部分能自行复原说明含水量适中。如过硬无弹性则说明香仁已年久干结或囊中掺有金属物、沙石等异物。对有怀疑的毛壳麝香可用槽针从香囊口取出少许香仁再进行检查，用手捻之即成团，绵软如泥不能散开者为含水量过高；捻之成团、轻压即散说明含水量适中；结块顶指无弹性则说明含水量过低，是年久干结失润之品或者是掺伪之品。潮湿的麝香仁容易发霉，初期香仁表面仅出现小白点，此时赶快晾干尚可药用，如果香仁上布满了霉菌，失去了特有的香味而带有霉味时已失去药用价值。

（3）毛壳麝香的专用工具检查法

老药工传统检验麝香的工具有探针、槽针、香钩三种。手捏毛壳麝香感觉有硬块或其他异物时用探针检查，从香槽内赶下麝香仁也要用探针。槽针用于检验麝香所特有的"冒槽"现象，检查毛壳麝香时用特制的槽针从香囊口插入，再旋转一圈后取出观察，如是正品则香仁迅速膨胀，高出槽面，老药工称之为"冒槽"，假麝香则无此现象。手捏香囊觉得过硬或弹性过大时，则用到香钩，将香钩从囊口探入，钩取纤维、绒毛等异物来观察。

2. 麝香仁的鉴别

（1）麝香仁的性状检查

正品麝香仁质地疏松，油润，形态自然，面香呈黄棕色，子香呈褐黑色，老药工俗称"黄香黑子"。香仁中并有少量破碎的灰白色内膜皮，俗称"银皮"，另还有少许细毛；麝香的香气浓烈远射，味微辛辣，尾味略带咸。麝香仁以子香多、香气浓烈远射者为佳。

麝香仁分为散末和团块，团块大者可填住香囊口，习称"当门子"或"子香"。当门子外表紫黑色，微有麻纹，油润光亮。香仁中的当门子和散香均颗粒自然疏松，老药工习称为"子眼清楚"。当门子无锐角，质坚实不易破碎，为麝香中的上品。

（2）水试法

取麝香仁少许，投入水中，真品浮在水面。取散香仁少许，加水湿润，用手搓之能成团，再轻揉即散。不沾手、染手，不顶指和结块者为正品。否则可能有掺假。

取香仁少许放入开水杯中，水染成淡黄色但清澈不浊，当门子经长时间浸泡不崩解溶化，摆动水杯静置后再观察，不溶部分只能是当门子及微小的香仁和皮膜，水清澈不浊，不能有淀粉、尘沙、纤维等物，否则说明有掺假。

（3）火试法

取香仁少许放锡纸上用火烧之，初期产生跳动、迸裂，随即熔化起泡似珠，香气浓烈四溢，无火焰及火星出现，无毛、肉的焦臭味，烧透后的残留物呈赭红色者为正品，反之则表示有假。

（4）纸压法

用易吸水之洁净纸一张，取麝香少许置于纸上，将纸折合，稍用力挤压，如系真品麝香，则纸上不留水迹或油迹，纸亦不染色。如纸上出现水迹，则为浸过水的麝香或没有晾干的麝香；如出现油迹，则为浸油之麝香；如纸染色，则为掺假的麝香。

（5）口尝法

取香仁少许入口嚼尝，不黏牙，无牙碜感，舌感微苦而麻辣，香味立即通于鼻腔，经久不消，这是正品之特征，否则即为掺伪品。

（6）鼻闻法

取棉线一根用葱汁浸过，然后将线在麝香仁中通过几回，拿出闻之葱味消失者为正品麝香。

（7）显微镜检查法

正品麝香显微镜检查可见盐粒样的晶体和黄棕色团块，晶体是麝香酮的结晶，不应再有其他杂质。如发现动物、植物的组织细胞，即说明是伪品或有掺假。（见图20-3）

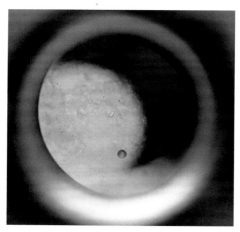

图20-3　麝香酮

当前的麝香药材来源主要为人工养殖麝的活体取香，主产于四川、陕西、甘肃等地。

【经验鉴别术语释义】

银皮：剥解不带毛部分的毛壳麝香的壳皮，可见由数层薄膜组成，其薄如纸可层层剥落，最里层的薄膜因长期受麝香仁浸染呈棕黑色，习称"黑衣子"，上面黏有香仁。中间层银白色，如同纸烟盒内的锡纸一般，老药工习称"银皮"。

当门子：麝香仁分为散末和团块，团块大者可填住香囊口，习称"当门子"。当门子外表紫黑色，微有麻纹，油润光亮。

冒槽：按传统经验在检查毛壳麝香时，用特制槽针从香囊孔插入香囊内并转动槽针，抽出槽针时可见香仁先平槽然后膨胀高于槽面，习称"冒槽"现象。

子眼清楚：指正品麝香的香仁油润、疏松，呈粉末状并混有"当门子"，颗粒分布自然，习称为"子眼清楚"。

蛇头香：指5~10岁的麝所产的形似蛇头的麝香，是麝香中的佳品。

心结香：指形如干血块状的麝香，从前多采自死麝，习惯认为质次。

【伪品及混淆品】

麝香是当前市场上资源紧缺的名贵药材。以前市场上曾出现过掺入了泥土、荔枝核粉末、动物肝脏的粉末、动物血、云香精等形形色色物质的造假麝香和掺假麝香，特别要注意真伪的鉴别，其经验鉴别方法如下：

1. 掺有动物类物质的假麝香　系在正品中掺入油脂、干血、肌肉、肝脏、奶渣、羊粪、虫骸等粉末。该类造假麝香经炽烧则起油泡，无香气，有焦臭气，灰烬紫红色。

2. 掺有植物类物质的假麝香　系在正品中掺入生地、锁阳、荔枝核、树脂、儿茶、淀粉、木粉大豆、海藻等粉末。该类造假麝香在显微镜下检查可见其植物的细胞，其水不溶性残渣增加。儿茶、树脂、淀粉等掺杂物可用碘液及三氯化铁试液检查，其醇溶性浸出物的含量增加。

3. 掺有矿物类物质的假麝香　系在正品中掺入了铁、沙石、磁石、朱砂、铅粒、玻璃等粉末。该类造假麝香火烧时不起泡，灰烬呈赭红色，其灰分含量明显增加。

4. 假毛壳麝香（麝香包子）　该类伪制品常以麝的毛皮来包裹，加工成囊状，内填各种掺伪物以冒充毛壳麝香，其外观性状和内容物均与正品有明显区别。

下　篇

杨锡仓论著论文选录

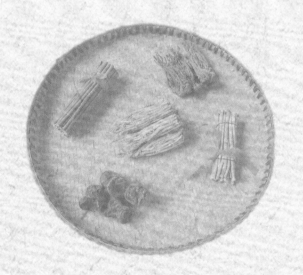

第一节 《中药炮制源流三字经》及白话解

一、中药炮制源流三字经

中医药　越千年　佑中华　惠友邦

药之初　神农尝　医之源　本岐黄

本草经　明药性　内经出　医道彰

商臣相　厨子身　试汤药　说五味

张太守　撰伤寒　辩六经　是经典

汉华佗　精外科　麻沸散　为人先

炮炙论　托雷公　饮片作　生熟分

孙思邈　多良方　贵医德　号药王

李时珍　精本草　著纲目　传万国

缪希雍　重修治　十七法　切实用

张仲岩　统制法　订指南　后世遵

张锡纯　晚清人　中西药　相并论

新中国　保国粹　传统药　又逢春

屠呦呦　获诺奖　青蒿素　不离宗

炮制药　菩萨心　真精新　能活人

杨锡仓写于丁酉年仲春

二、《中药炮制源流三字经》白话解

中医药　越千年　佑中华　惠友邦

【白话解】佑：护佑。惠：恩惠、惠泽，指带来好处。

中医药自上古时期的神农尝百草迄今，已有几千年的历史，它护佑了中华民族的繁衍和昌盛。由于其功效显著，在漫长的历史长河中，已惠及世界多个国家，例如韩国、日本、越南、新加坡等东南亚国家和地区。这些国家的汉方药、韩医药等虽然叫法不同，但其本质仍然是中医药的延续和发展。目前的中医药特别是针灸，已被世界上一百多个国家所采用。

药之初　神农尝　医之源　本岐黄

【白话解】神农：神农氏，也称炎帝，传说中的"三皇"之一。岐黄：岐伯与黄帝的合称。

中国人都自称为炎黄子孙，视炎帝和黄帝为其先祖，也视他们为中医药之祖。炎帝神农氏尝百草的神话故事流传久远，至今不衰。《史记·补三皇本纪》记载："神农氏作腊祭，以赭鞭鞭草木，尝百草，始有医药。"在《淮南子·修务训》中有"神农……尝百草之滋味，水泉之甘苦，令民知所避就，当此之时，一日而遇七十毒"的记述。远古时，先民在获取食物的过程中逐渐积累了最初的药物知识，但同时也付出了巨大的代价。药食同源，把食物炮生为熟的知识应用于处理药物，于是形成了中药炮制的雏形。"岐黄"之称谓始见于中医药之经典名著《黄帝内经》，岐伯和黄帝是托其名，该书真正的作者现已不可考。相传黄帝和他的大臣岐伯均精通医学理论，君臣之间经常讨论医学的有关问题，该书采用了一问一答的形式写成，所以后世也称中医药学为"岐黄之术"。

本草经　明药性　内经出　医道彰

【白话解】本草经：《神农本草经》。明：明确。内经：《黄帝内经》。道：方法、技术。彰：彰显、显扬。

秦汉时期，有人对汉代以前的药学知识和经验进行了一次总结，形成了我国第一部药学专著——《神农本草经》（后世简称《本经》，作者不详）。该书明确了"四气、五味、有毒无毒"等中药学的基本理论，例如原文中说："药有酸咸甘苦辛五味，又有寒热温凉四气及有毒无毒，阴干，曝干，采造时月，生熟，土地所出，真伪新陈，并各有法"。阴干、曝干是指产地加工，而生熟则说的是药物经过了炮制，由生变熟，改变了药性。

传说在上古之时，黄帝与他的几个大臣时常坐在一起探讨人体的生理病理，研究治病的方术。有人将他们的谈话内容记录了下来，写成了《黄帝内经》（简称《内经》）。《黄帝内经》为中医药学建立了一套系统而完整的理论体系。在《黄帝内经·灵枢·邪客》篇中还有"治半夏"的记载，"治"即指"修治"，可见在当时已注意到对有毒药物要进行炮制。

商臣相　厨子身　试汤药　说五味

【白话解】身：出身、身份。试：试验、试探、探索。说五味：指"五味调和说"。

商朝有个大臣名叫伊尹，因善于烹饪而被商汤王看中；他辅佐商汤王建立了商朝，后人尊其为贤相。他是历史上第一个以"负鼎俎、调五味"而佐天子治理国家的杰出庖人。他创立的"五味调和说"与"火候论"，至今仍是中国烹饪的不变之规[4~5]。伊尹既精通烹饪，又兼通医学，《汤液经法》为其所撰写。晋·皇甫谧在《针灸甲乙经·序》中记载："伊尹以亚圣之才，撰用《神农本草经》，以为《汤液》"。汤药的发明，不但服用方便、提高了疗效，而且降低了药物的毒副作用，成为中医主要的用药形式，一直流传至今。

张太守　撰伤寒　辨六经　是经典

【白话解】张太守：指"医圣"张仲景。伤寒：指《伤寒杂病论》。六经：指"六经辨证"。

东汉时期的医圣张仲景，曾为长沙太守，任内时正值瘟疫流行，张仲景目睹民间疾苦，立志"勤求古训，博采众方"，用自己的医术拯救百姓的生命。他广泛收集民间验方，结合自己的临床经验，撰写了医学巨著《伤寒杂病论》，系统地总结了汉代以前对伤寒（这里是指霍乱、痢疾、肺炎、流行性感冒等急性传染病）和杂病（指以内科病症为主，也包括外科、妇科等方面的病症）在诊断和治疗方面的丰富经验。以六经辨证为纲，方剂辨证为法，确立了辨证论治及理法方药的理论体系。其原著已经亡佚，后由晋代王叔和重新整理，才分别辑为《伤寒论》和《金匮要略》两本著作而传世。该著作是中国医学史上影响最大的古典医著之一，也是中国第一部临床治疗学方面的巨著，书中很多著名方剂如麻黄汤、桂枝汤、白虎汤、麻杏石甘汤等，经过千百年临床实践的检验，都证实有可靠的疗效。《伤寒杂病论》的影响远远超出了国界，对亚洲各国，如日本、朝鲜、越南、蒙古等国的影响很大[7~9]。该书中有关于药物的炮制方法，多散见于处方中药物的脚注，如"大黄三两[脚注]'酒浸'""附子[脚注]'炮去皮，破八片'"等。这对后世中药炮制学的发展贡献很大。

汉华佗　精外科　麻沸散　为人先

【白话解】麻沸散：全世界最早的麻醉剂，是一种中药煮散剂。

在东汉末年，华佗与董奉、张仲景齐名，史称"建安三神医"。华佗精通内、外、妇、儿、针灸各科，尤擅长外科手术，曾创造了许多医学奇迹，其中以创麻沸散、行剖腹术而闻名于世。后世常以"华佗再世""元化重生"来称誉高明的医生。他发明的"麻沸散"是世界上最早的麻醉剂，比西方国家应用麻醉剂早1600多年，成为古代医学中的世界之最。公元1846年，Cliver Wendell Holmes 首次提出"麻醉"名词，使用笑气、乙醚、氯仿等化学麻醉剂来开展外科手术，至今仅有170年的历史[10~12]。

炮炙论　托雷公　饮片作　生熟分

【白话解】炮炙论：指《雷公炮炙论》。托：假托，托名。雷公：指远古时期黄帝的大臣"雷公"，这里不是指本书的作者雷敩本人。古人在著书立说时常托其名人，以便于推行自己的观点。生熟分：中药材的炮制品称为"饮片"，用加热方法制成的饮片又习称为"熟药"，将原药材直接切片就别称为"生药"。据史书记载，我国在宋代时药材市场上就已出现了"药材行""生药行""熟药行"和"片子棚"等专营性质的商铺[13]。

南北朝刘宋时期的医药学家雷敩，力倡中药炮制，托其先人之名，撰写了中国历史上第一部中药炮制学专著——《雷公炮炙论》，将中药炮制由过去零星的记载进行了系统化。记述了药物的性味、炮炙、煮熬、修治等理论和方法，全面论述了中药炮炙前后的基本知识，包括真伪优劣药材的选择、修治和切制，文武火的掌握，以及醪醴辅料的取舍和操作工艺流程等[14]。该书总结了前人的炮制技术和经验，记述了药物炮制加工的各种方法，对后世中药炮制学的发展产生了极大的影响。《雷公炮炙论》的出现是中药炮制学形成的一个标志。中药通过炮制变生为熟，生熟饮片的功效不同。"饮片入药，生熟异用"是中医用药的鲜明特色和一大优势。

孙思邈　多良方　贵医德　号药王

【白话解】贵医德：指孙思邈提倡医生要有高尚的医德。号：号称、名称。

唐代孙思邈是中国古代最伟大的医药学家之一，被后世尊奉为"药王"。他医术高明，医德高尚，认为"人命至重，有贵千金"，其主要著作：《千金要方》《千金翼方》是古代医学文献中的瑰宝。他非常强调医德，所倡导的"大医精诚"的经典箴言，成了神州大地所有医者的基本标准和医德规范，其中很重要的一条就是对待患者要"皆如至亲之想"，就是说，对待病人要像对待亲人一样。他说："若有疾厄来求救者，不得问其贵贱贫富，长幼妍蚩，怨亲善友，华夷愚智，普同一等，皆如至亲之想"[15~16]。

李时珍　精本草　著纲目　传万国

【白话解】精：精通。纲目：《本草纲目》

明代李时珍耗尽毕生精力，撰写了《本草纲目》一书，这是我国古代最大型的药学著作，载药1892种，其中在330味药物的名下设有"修治"专项。"修治"即指炮制。在"修治"项中，综述了前人的炮制经验，还有很多药物的炮制方法是李时珍个人的经验记载。本书为本草学集大成之作，刊行后，很快流传到朝鲜、日本等国，后又先后被译成日、朝、拉丁、英、法、德、俄等文字，在全世界流传。

缪希雍　重修治　十七法　切实用

【白话解】修治：指炮制。十七法：指"雷公炮制十七法"。

明代的医药学家缪希雍非常注重中药的炮制，撰写了《炮炙大法》一书，这是我国第二部中药炮制学专著。本书在《雷公炮炙论》的基础上结合个人经验，记述了439种药物的炮炙方法，用简明的笔法叙述各药出处、采集时间、优劣鉴别、炮制辅料、操作程序及药物贮藏。该书大部分内容能反映当时社会的药品生产实际，他将中药炮制方法总结归纳为："炮、燀、煿、炙、煨、炒、煅、炼、制、度、飞、伏、镑、搨、晒、曝、露"十七种方法，史称其为"雷公炮制十七法"，对后世影响很大，其中有些方法一直沿用至今。

张仲岩　统制法　订指南　后世遵

【白话解】制法：指各种炮制方法。指南：指《修事指南》。

清代医药学家张仲岩编撰了我国第三部中药炮制学专著——《修事指南》。他较为系统地总结了前代各种炮制方法；他认为炮制在中医药学中的地位非常重要，曾指出："炮制不明，药性不确，则汤方无准而药效无验也"。他在炮制理论上也有所发挥，曾指出："吴茱萸汁制抑苦寒而扶胃气，猪胆汁制泻胆火而达木郁……炙者取中和之性，炒者取芳香之性……"这为后人归纳和阐明中药炮制之目的奠定了基础。

张锡纯　晚清人　中西药　相并论

【白话解】相并论：相提并论，此处指按照中医的理论和方法来应用西药。

清末至民国初期，西医药学在我国流传甚快。名医张锡纯开创了中国中西医结合事业的先河，他撰写了《医学衷中参西录》一书，从其书名就可以看出作者的用心良苦。该书内容多为生动详细的实践记录和总结，而绝少凿空臆说。因此，张锡纯被尊称为"医学实验派大师"，其最为典型的代表方剂为"石膏阿司匹林汤"[17~19]。

新中国　保国粹　传统药　又逢春

【白话解】国粹：国家固有文化中的精华；中国的四大国粹为中国武术、中医药、京剧和书法。

"保护国粹"是中国一直奉行的国策。在当代，随着人们生活方式的变化，人类的疾病谱也悄然改变，老年化社会的到来及健康观念的转变，使中医药的优势和特色越来越凸显出来。中医药作为中华民族的传统药，更是国粹，其"天人合一"的思想、养生保健的理念、个体化诊疗方法和应用自然药物、自然疗法的特点，不仅符合当今人们的医疗保健需求，也彰显出中医药的科学性和实用价值。随着全球性回归自然浪潮的来到，中医药事业的发展势头迅猛，其情形如同春回大地一般。

屠呦呦　获诺奖　青蒿素　不离宗

【白话解】诺奖：诺贝尔奖的简称。宗：宗旨、祖宗；"不离宗"指"继承不泥古，创新不离宗"。

2015年，我国著名科学家屠呦呦荣获诺贝尔奖，让中医药再度享誉全世界。她带领的团队发明了一种抗疟新药——青蒿素，挽救了全球特别是发展中国家数百万人的生命。屠呦呦读了东晋葛洪著的《肘后备急方》，其所记载的"青蒿一握，以水二升渍，绞取汁"给了她极大的灵感。她发现中医古籍记述用青蒿抗疟是通过"绞汁"，而不是用"水煎"，由此悟及用这种特殊方法可能是"有忌高温破坏药物效果"。据此，她"改用低沸点溶剂，果然药效明显提高"。经过反复试验，最终分离获得第191号青蒿中性提取物样品，显示出对鼠疟原虫100%抑制率的令人惊喜的结果[20~22]。

炮制药　菩萨心　真精新　能活人

【白话解】菩萨：指大慈大悲南海观世音菩萨。能活人：能使人活过来，指治病救人。

中药材必须经过炮制为饮片后才能入药，炮制品入药是中医与西医临床用药的区别点之一，也是中医提高其临床疗效的一大法宝。中药炮制是中医的生命线，作为中药炮制工作者，我们必须要具有大慈大悲南海观世音菩萨那样的仁慈心肠，"凭良心做药，做良心好药"。制药的原材料一定要选用正宗、真实的地道产品，药物的开发研究一定要追求精益求精，制药一定要采用新颖先进的工艺，为人民群众的健康发挥其保驾护航作用。正如从前的那首中药炮制对联——"修合虽无人见　存心自有天知"。

本文发表于2019年1月24日《中国中医药报》第6版，作者：杨锡仓，注者：李芸　胡芳弟

第二节　民国时期兰州的庆仁堂号规

师傅有叮咛，

号规要记清！

药材讲地道，

采摘按时节。

进货验真假，

品质等级分。

存留防耗坏，

见新不用陈。

炮制遵古法。

色香味形灵，

药好不怕巷子深！

【注解】

1.庆仁堂：抗日战争初期，北京同仁堂的分支机构——天津达仁堂委派"刀头"范海青等人携资来兰州开办药铺，取名叫"庆仁堂"。

2.号规："号"指字号，"规"指规矩。在解放前，较大的药铺都有自己的号规，要求其店员和学徒在其实际工作中贯彻执行。

3."色"指药材的颜色，"香"指其药香气，"味"指其饮片的滋味，"形"指其饮片的形状，"灵"指其药效灵验。将中药饮片做到"色、香、味、形、灵"俱佳，群众就会公认其这家药铺的药好。

本文摘录于全国首届中医药专家学术经验继承人杨锡仓的出师论文

第三节　五种中药材的伪品识别经验介绍

1. 西洋参

伪充品为生晒参及其加工品。西洋参的性状鉴别特征老药工习称为"螺丝纹，菊花心。"西洋参横环纹比纵皱纹更明显，尤其是上部可见密集的横环纹，好似螺丝钉一般。折断面平坦致密，淡黄白色。形成层环附近颜色较深，并散有多数红棕色树脂管，好似菊花图案。而生晒参以纵皱纹明显。伪充品有的可见上部有线扎过的痕迹，环纹不自然断面有一棕黄色环（形成层），明显而狭窄。另外，西洋参侧根和须根痕很少，而生晒参相对较多。

2. 川贝母

伪充品主要为浙东贝中的体小者。浙东贝个头小者也具备"怀中抱月"之特征，经漂白等工序处理后与川贝母中的松贝相似。但浙东贝基底部鼓起外凸，老药工口语称之为"屁股尖"，在桌面上"坐不住"。而松贝基底部平，且中心生须根处向里微凹入，故在平面上能"放平坐稳"。以此可将二者区别开。

3. 砂仁

近年砂仁价格上扬，市场上见到的掺伪物五花八门，笔者辨认出其中 4 种：①草蔻的种子团压碎后的散仁；②去皮益智仁的种子团；③去皮白蔻的种子团；④土砂仁（山姜的种子团）。以上姜科植物的种子虽外形相似，但老药工口尝其滋味则能区分其真伪：正品砂仁口尝时先具姜辣味而后带有薄荷味，即口中有明显的清凉感，其他掺伪物虽有姜辣味均无薄荷味。

4. 朱砂

市场上见到的朱砂掺伪物有赭石粉和染红的小石粒。老药工用"研试法"可快速将真伪予以区别。方法是：取样品少许放入碗背面的凹窝内研磨，正品朱砂磨至极细时仍为朱红色，色泽不变。掺伪品越细色泽越淡，当研至极细时呈土红色或淡橘黄色。

5. 海金沙

海金沙的掺伪物为细黄土。老药工用水试法和火试法可将其真伪区别。①水试法：取样品少许投入静止的水中，全部浮于水面者为正品，下沉或部分下沉者即有掺伪，掺伪多者可使水变混浊；②火试法：取样品少许置锡箔或薄铁皮上煅烧，正品噼啪作响发出爆鸣声，烧完后灰烬灰白色；掺伪品爆鸣声弱，烧完后灰烬呈焦黄色或焦黑色。

本文发表于《甘肃中医》1994 年第 1 期，作者：杨锡仓

第四节　蜂蜡的经验鉴别

蜂蜡别名黄蜡，有解毒收疮、生肌止痛的功效。它的硬度较小，是优良的外用软膏基质。《中华人民共和国药典》（1985 年版）一部曾予收载，但无其鉴别专项。正品来源为华蜜蜂 Apis cerana Fabricius 或意大利蜂 Apis mellifera Linnaeus 蜂巢中所含的蜡质，经精制而成。近年兰州地区出现了用石蜡（别名洋蜡、白蜡）和地蜡（又名矿蜡）加一种不透明黄色染料制作的伪品，或在蜂蜡中掺入部分石蜡以渔利。一般的石蜡，地蜡来源于石油冶炼的副产品，成分为各种烃类混合物，未经提纯，含有对人体有害物质，不能作药用。1982 年，我部外科曾发现"玉红膏"连续引起过敏反应病例，后查其原因为软膏基质（伪品蜂蜡）所致。为保障临床用药安全有效，笔者根据积累的实践经验和近六年时间的反复实验摸索，拟定出了六条简便易行的蜂蜡检测指标，通过医院学术年会讨论后列为本院的药检暂行标准，现介绍于后，供同道参考。

1. 脆度试验：用冷水淋湿石板（或水泥地面），将溶化的蜡液倾注少许，凝结后即取起，能卷曲成筒状的为正品；一弯曲即碎裂的属伪品。

2. 日光脱色试验：将熔化的蜡液稍静置，呈细流倒入正在快速搅动着的大量冷水中，即形成片状蜡花。捞出风干后置日光下暴晒 4 小时后观察，变为白色的为正品，不变色的为伪品。

3. 煮色试验：将一份蜡块加三份清水共煮片刻，待冷后捞出蜡质观察水的颜色。水清澈的为正品，水被染黄或水底有黄色颗粒状沉淀物者为伪品。

4. 口尝滋味：取蜡样品一小块入口嚼之，蜂蜡口感舒适、黏牙，有蜂蜜样甜味。伪品口咬松散有沥青样异味。

5. 看泡沫、闻气味：将蜡块置器皿中直火加热，在溶化时蜂蜡起泡沫，伪品不起泡沫。趁热嗅其气味：蜂蜡有较明显的蜂蜜样香气，伪品有汽油或沥青燃烧时产生的异味。

6. 手感：取豆粒大蜡块用手指反复搓捏，能软化，并有黏手感，如面团样可随意揉搓的为正品；不能软化，有光滑感，用力即碎的为伪品。

正品与伪品的比重、熔点、外观色泽均较接近，经实验证明并无其鉴定意义。

本文发表于《中成药研究》1988 年第 4 期，作者：杨锡仓

第五节　不同贮存年限的陈皮药效比较

陈皮为芸香科植物橘 *Citrus reticulata* Blanco 成熟果实的干燥果皮。原名"橘皮"，有理气、化痰等功效。南宋梁代的陶弘景在《名医别录》中首次提出"陈久者良"。《雷公炮炙论》中说："其橘皮，年深者最妙"。孟诜在《食疗本草》中直接以陈皮代橘皮。侯宁极在《药谱》中称其为"贵老"。王好古的《汤液本草》也说："橘皮以色红日久者为佳"。李杲在《药性赋》载六陈歌一首，有"六般之药皆宜陈，入药方能奏效奇"的说法。清代吴仪络、黄宫绣都言："陈则烈气消，无燥散之患，故曰陈皮。"李时珍在《本草纲目》中云："他药贵新，唯此贵陈。"可见古人用橘皮主张以陈为好，药材名"陈皮"即由此而来。但近代亦有"陈皮枳壳用新鲜为好"的观点。

笔者根据陈皮有较强的燥湿化痰、增强呼吸道分泌功能的特点，设计小白鼠气管段酚红法实验，观察了新旧橘皮对小白鼠的化痰作用。现将实验结果报告如下：

1 实验材料

1.1 试剂

酚红（天津市佳惠天新精细化工开发中心）；1 年陈皮、5 年陈皮（兰州黄河鹏程药材行提供）；0.9% 生理盐水（甘肃定西扶正制药有限公司）。

1.2 动物

小白鼠 60 只，身体质量 15~25g，由兰州医学院动物实验中心提供。

1.3 实验器材

VIS-7220 型可见分光光度计（北京瑞利分析仪器公司）；分析天平 44947 号。

2. 实验方法

小鼠 60 只，随机分成 3 组，每组 20 只，即对照组（Ⅰ）、1 年橘皮水煎液组（Ⅱ）、5 年橘皮水煎液组（Ⅲ），给药前称其体重，每天上午 8 时左右，Ⅰ组灌胃 20mL/kg，Ⅱ组灌胃 1 年橘皮水煎剂 15g/kg，Ⅲ组灌胃 5 年橘皮水煎剂 15g/kg，连续 6d，末次给药前禁食不禁水 10h，Ⅰ组给予生理盐水，Ⅱ、Ⅲ组分别给予药物，每只小鼠腹腔注射酚红溶液（0.5μg/dL）0.5mL，30min 后处死，剥取气管周围组织，剪下自甲状软骨下至气管分支处的一段气管，放进盛有 2mL 生理盐水的试管中，再加 0.1ml NaOH（mL/L），用 VIS-77220 型分光光度计，波长 546nm，测 A 值，计算酚红含量（μg/mL）与对照组比较。

3. 结果

陈皮对小白鼠气管段酚红排泌量的影响（x±s）

组别	动物只数	剂量（g/μg）	气管酚红排泌量（μg/L）
对照组	17	20.0mL	0.32±0.099
1年陈皮水煎液组	15	15.0mL	0.61±0.129 △
5年陈皮水煎液组	16	15.0mL	0.83±0.090★

与对照组比较△ $P<0.001$，*$P < 0.001$；与1年陈皮组比较 *$P<0.001$。

4. 讨论

陈皮的主要成分是挥发油和橙皮甙，古人主张陈用的原因是陈则"烈气（挥发油）消散"，减少毒副作用而增加疗效，放置时间越长，其橙皮甙含量越高；主张新用的理由是新品含挥发油高，久贮会散失挥发油，而陈皮有效成分之一正是这些挥发油。本实验结果就器官酚红排泌量为指标显示的化痰作用看1年陈皮其药理作用不及5年陈皮，证明了古人认为橘皮陈用的说法的合理性。

本文发表在《甘肃中医学院学报》2001年第4期，作者：杨锡仓　王晓丽

第六节　地道药材本义考据

所谓地道药材，本为"狄道药材"，古时候指来自狄道（今甘肃南部）的药材。这是笔者应用历史学、本草学、文字学、考古学、商品学、民俗学的知识和文献资料，对地道药材的源流进行考据研究后得出的结论，考证内容如下。

狄道地名及狄道药材之历史学考证

笔者查阅了《临洮县志》《史记》《巩昌府志校注》《甘肃省志·第四十九卷·商业志》，详情如下。

1.《临洮县志·概论》《临洮县志·概论》第1页记载："周安王十八年，秦献公灭西戎部族'狄'（di）、'桓'后，建立了'狄道''桓道'二县"，是临洮建制的起始。此为中国历史上最早之"狄道"语音的出处。

2.《史记·卷五·秦本记第五》《史记·卷五·秦本记第五》36~37页载："东平晋乱，以河为界，西霸戎翟（di），广地千里"。在古代，"翟"字以同音与"狄"字相通假，文中所言之"戎翟"即"戎狄"。《古汉语常用字字典》第51页记载："狄，我国古代北部一个民族，也写作'翟'，写作'狄'带有污蔑性"。《史记》之记载佐证了《临洮县志》关于狄道建县的记载属于史实。

3.《巩昌府志校注》《巩昌府志校注·卷之七·风俗》记载有洮州卫（古狄道）的民风："去岷更西，地

气尤寒，旧志称人性劲悍，好习弓马，衣褐食乳，以射猎为生；敦朴质直，约信不欺"。《巩昌府志校注·卷之八·物产》记载洮州卫（古狄道）所产药材有甘草、羌活、当归、黄芪等67种。

4.《甘肃省志》《甘肃省志》第3页记载："秦始皇统一中国后……临洮（今岷县）、狄道（今临洮）、枹罕（今临夏市）等大小城镇形成，秦代设置为县"。

史志的记载表明：狄道为古代地名。自秦献公建狄道县到清康熙后废止其行政区划，该地名连续使用了2313年。狄道之地自古盛产药材，习称其为"狄道药材"。

地道药材之本草学考证

唐代孙思邈在《千金翼方》中曰："药出州土""用药必依土地"。

宋代寇宗奭《本草衍义·序例》曰："凡用药必择州土所宜者，则药力具，用之有据。如上党人参、川蜀当归、齐州半夏、华州细辛"。

明代李时珍《本草纲目》在每味药材项下对产地有论述，如麦冬项下言"浙中来者甚良"。

现今的教科书将地道药材释义为："道为唐代行政区划名，地道药材就是各地出产的优质药材"。笔者认为，该论点牵强附会。唐代孙思邈被世人尊为"药王"，曾为唐太宗李世民的长孙皇后治过病，唐太宗时将全国版图划分为十道，孙思邈对此事当然清楚，而他在《千金翼方》中告诫人们："药出州土""用药必依土地"，其著作中并无地道药材之说辞。

清末之前，主流本草书籍中虽无"地道药材"名词，但有两部本草书籍中已出现了"道地"和"地道"的词语。

《本草品汇精要》首次提出了"道地"。该书对每种药物按名、苗、地、时、收、用、质、色、味、性、气、臭、主、行、助、反、制、治、合、禁、代、忌、解、膺等24例予以记述；在［地］字项下的括号中标注有"道地"二字，根据其上下文义推断，表达的是正宗优质的意思。

清代汪昂《本草备要》首次提出了"地道"，其自序云："《经疏》发明主治之理……可谓尽善，然未暇祥地道、明治制、辨真伪"。在其［药性总义］中又云："药之为用，或地道不真，则美恶迥别"。根据上下文义分析，该处"地道"二字是表达其"著名原产地"之意思。

清代之前的本草著作中有许多药材产地与药效关系的记述，也曾出现了"道地"和"地道"之词语，但未出现过"地道药材"一词，说明医药书中应用地道药材一词是以后的事情。

关于地道及地道药材之文字学考证

1.《黄帝内经·素问·上古天真论》《黄帝内经·素问·上古天真论》云："七七任脉虚，太冲脉衰少，天癸竭，地道不通，故形坏而无子也"。这段话的意思是说，女子天生的卵子都排尽了，没有再怀孕的可能了。

2.《辞源》《辞源》对地道的注释为：①关于地的道理、法则。②地下通道。

3.《辞海》上册 《辞海》上册第1384页收载有道地药材一词："地道药材又称'道地药材'。特定地区所产的优质药材"。

地道与药材在古汉语中均为名词，二者毫无关系。以图书出版时间推算，"地道"与"药材"的结伴并被辞书正式收载是在清朝之后。

狄道文物的考证

文物可以证实文献之记载、校正文献之谬误。关于狄道之文物如下。

1.陇西县县级文物保护单位——李家龙宫　甘肃省陇西县南安乡一心村庙儿巷，有一处雄伟的古建筑群，名叫李家龙宫，又称"李氏宗祠"；在这里布展物品中有《陇西李氏根在狄道》等图书。

2.省级文物——古槐里石壁　甘肃省临洮县二十里铺的槐树里公路边上有一块石碑，上书"古槐里"3个大字，下刻有"甘肃省重点文物保护单位"字样。这里就是史料中记载的陇西李氏祖籍地——陇西郡狄道东乡槐里。

文物证明，"狄道"在历史上是真实存在的。

地道药材之商品学考证

马炎铭先生生前曾讲述过一个亲身经历过的事件：1929 年，民国政府卫生部会议通过了《废除旧医案》。为生存、为自救、以显著疗效来与西医药相抗争，当时的中药店堂借用了药商的土话"狄道药材"（注：当时依其谐音将"狄道"写成了"地道"）一词来搞宣传；许多药铺门口都贴有"地道药材　雷公炮炙""修合虽无人见　存心自有天知　药材地道"等字样的对联。同一时期，中医药界还举行了全国性的游行示威、联名上书等活动；最后迫使民国政府在很短时间内又废止了该法案。当时的社会媒体对这一历史事件进行了大量跟踪报道，地道药材这一词语正是在这一特殊历史时期大量地出现于报刊书籍之中，并被正式收入词典中。

与地道、地道药材相关之民俗考证

民俗现象均有其由来，表象背后往往反映的是真实的历史及文化信息。有关狄道（地道）的民俗现举4 例。

1.中国土特产命名的习惯　中国著名土特产很多，如哈密瓜、莱阳梨等；其命名方法都是地名后加上物品名。药材是乡村土特产里面的一种，其命名方法相同，如川黄连、浙白术等。"狄道药材"的由来亦如此，由地名"狄道"加物名"药材"组成。

2.甘肃地方方言案例　在甘肃南部农村，人的诚信度一般用当地方言——"狄道"（也写作地道）或"不狄道"来表达。笔者曾问岷县一位黄姓药农："你们方言中说的狄道是真实、老实、诚信的意思吗？"老者回答道："你说的那是公家人的话，我们乡下人就说狄道、不狄道，祖祖辈辈都这么说。"在当地，"狄道"一词还被用来形容其物品或事情的真实或不真实。

3.典故与戏曲案例　南宋诗论家、诗人严羽《沧浪诗话·附答吴景仙书》曰："世之技艺，犹各有家数。市缣帛者，必分道地，然后知优劣，况文章乎？"

全元曲·杂剧·无名氏·《逞风流王焕百花亭》剧本的第三折写有如下文字："这果是家园制造，道地收来也。有福州府甜津津香喷喷红馥馥带浆儿新剥的圆眼荔枝，也有平江路酸溜溜凉荫荫美甘甘连叶儿整下的黄橙绿橘"。

明代汤显祖《牡丹亭·（第三十四出）诇药》剧本中有"好'道地药材'，这两块土中慎用"之句。

千百年来，狄道、狄道药材这些民间口口相传的乡言俚语，为文人提供了最接地气的创作素材，但是，文人们在使用文字表述时却将方言土语误写为地道、地道药材。对于中医药行业而言，诗人及戏曲家显然是其外行，用同音字来记述中药行话也是不足为怪的。

单从民俗学的角度看，地道药材指"真正是来自著名产区的药材"。

总结

考据学之名言曰："孤证不立"。通过六方面考据研究，地道药材之来龙去脉已清楚；综合其相互印证的考据结果，就能揭开地道药材之历史真相、还原其本义。

地道药材原本为狄道药材，今借用来指代正宗的原产地药材。

甘肃省武都市与定西市，在近代称为中国的"千年药乡"，古称"狄道"，自古盛产药材。狄道与千年药乡，古今称谓虽不同，地理位置都相同。在民间，"狄道药材"之口语发音代代相传，至今未变。在书面语言中"狄道"被误写成了同音字"地道"。若要正本清源，地道药材当写为"狄道药材"。狄道是源，地道为流。

以史为鉴，地道药材屡试屡效，是中药显效之法宝。中药疗效好坏关乎中医的兴衰存亡，关乎民众的生命和健康。重拾狄道古风，打造诚信秩序，让地道药材大放光彩，惠及万民。

本文发表于《中华中医药杂志》2017 年第 11 期，作者：韩静　杨锡仓

第七节　甘肃地产党参的真伪鉴别及传统炮制

党参为桔梗科植物党参 *Codonopsis pilosula*（Franch.）Nannf.、素花党参 *Codonopsis pilosula* Nannf.var. modesta（Nannf.）L.T.Shen 或川党参 *Codonopsis tangshen* Oliv. 的干燥根。最早见于《本草从新》，是中医常用的补气药。味甘，性平，有健脾益肺，养血生津之功效，用于脾肺气虚，食少倦怠，咳嗽虚喘，气血不足，面色萎黄，心悸气短，津伤口渴，内热消渴。

党参的品种较杂，习惯以产区划分。产于山西者称潞党，产于吉林者称东党，产于甘肃文县一带者称文党参（也叫西党）产于甘肃陇东、陇西一带者称白条党参。甘肃是党参的主要产区。本人作为第二批全省五级中医药师承教育继承人，有幸师承杨锡仓主任中药师。杨老是全国第一批名老中医药专家学术经验继承人之一，在中药经验鉴别、中药传统制剂、中药炮制等方面积累了丰富而独到的经验，尤其对甘肃地产药材的鉴别和炮制有独到方法。现将杨老对甘肃地产党参真伪的鉴别和炮制经验介绍如下。

1 经验鉴别方法

1.1 文党参

1.1.1 文党参正品：呈圆柱形，外表灰黄色，体形与白条党参相比"粗而短"，根头上部有多数米粒样突起的茎痕，老药工习称为"狮子盘头"。根头部以下有细密的黑色环纹，枝根脱落处汁液溢出干燥后形

成黑色胶状物。皮部多皱褶，常与木质部分离，老药工习称为"皮松肉紧"。断面色白，有黄色木心，并呈放射状纹理，老药工习称为"菊花心"。杨老鉴别文党参有一口诀：狮子盘头菊花心，皮松肉紧体柔韧，身长粗壮肉质厚，味清甜润嚼无渣。

1.1.2 文党参伪品：文党参的伪品常见的是南沙参。南沙参为桔梗科植物轮叶沙参或沙参的干燥根。呈圆锥形或圆柱形。表面黄白色或淡棕黄色，凹陷处常有残留粗皮，上部多有深陷横纹，呈断续的环状，下部有纵纹和纵沟。顶端具 1 或 2 个根茎。南沙参有芦头无"狮子盘头"，支根脱落处无黑色胶状物，折断面不平坦，泡松，黄白色，密布裂隙，无木质心。甜味较文党参差得多。

1.2 白条党参

1.2.1 白条党参正品：呈顺直均匀的长条形，长度可达 30~50cm，表面黄白色。根头部有"狮子盘头"，皮部与木质部结合紧密，体柔润，断面显"菊花心"，口嚼味甜无渣，老药工习称"皮细肉嫩"。

1.2.2 白条党参伪品：白条党参的伪品常见的是银柴胡。银柴胡为石竹科植物银柴胡的干燥根。呈类圆柱形。白条党参和银柴胡断面都有"菊花心"，但银柴胡根头部略膨大，有密集的呈疣状突起的芽苞、茎或根茎的残基，习称"珍珠盘"。支根痕多具孔穴状或盘状凹陷，形成"砂眼"。横断面木心较白条党参小，呈鲜黄色。体重。质较白条党参坚硬，口嚼费劲有渣，甜味较淡。

2 炮制经验

文党参和白条党参是不同产区党参的品种，二者传统炮制方法相同，以下以党参的炮制经验做一论述。

2.1 米炒党参

将大米置锅内加热，喷水少许至米黏于锅上，待锅中冒烟时加入党参段，轻轻翻炒至党参显黄色时取出，放凉，去尽米粒。每 100kg 党参段，用米 30kg。

2.2 麸炒党参

将麦麸置锅内，加热至锅内起烟，放入党参段，炒至深黄色，取出，筛去麸皮，放凉即可。每 100kg 党参段，用麦麸 50kg。

2.3 蜜炙党参

取炼蜜用适量开水稀释后与党参段拌匀，闷透，置热锅内，用文火加热，不断翻炒至黄棕色，不黏手时取出，放凉。每 100kg 党参段，用炼蜜 20kg。

2.4　土炒党参

将细黄土或灶心土置锅内炒至呈滑利状态时放入党参段，用中火炒至表面呈土黄色，闻到党参香气，取出，筛去土，放凉。每 100kg 党参段，用土 30kg。

3 讨论

党参有补中益气、健脾益肺的功效。因炮制方法不同而具有不同的功效，临床使用时应根据中医辨证论治选择适宜的炮制品。益气生津宜生用，补气健脾宜米炒，补中益气、润燥养阴宜蜜炙，健脾止泻宜土炒，和胃健脾宜麸炒。

甘肃是党参的主要产区之一，因产区不同而划分为文党参和白条党参两种。这两种党参产量大，临床用量亦较大，因此，严把党参入药关，做好党参的真伪鉴别与炮制工作对中医临床合理应用党参尤为重要。

本文发表于《黑龙江医学》2016 年第 9 期，作者：史巧霞　杨锡仓

第八节　欧当归的合理开发与应用探讨

欧当归别名独活草、圆叶当归、保当归，为伞形科植物欧当归的根。欧当归味辛、甘，性温，具有活血止痛、润肠通便、补血活血功效，用于月经不调、经闭、腹痛、血虚肠燥便秘、血虚证所致头晕、头疼、四肢麻木、失眠等，始载于《中药志》，原产于亚洲西部，欧洲及北美各国多有栽培。中国河北、内蒙古等地于 1957 年从保加利亚引种，现山东、河南、辽宁、陕西、山西、江苏等省区均有种植，甘肃省陇西地区亦大量人工栽种，产量较大。笔者在 20 年的中药工作中发现，中医处方中几乎见不到欧当归，常被混淆误用、错采误收，冒充当归、独活使用，既浪费了欧当归的药用资源，又严重影响了其他药的临床疗效。欧当归虽然种植产地较多，产量较大，但其种植和应用存在一些亟待解决的问题。

1 欧当归的种植和应用存在的问题

1.1 欧当归误当独活栽种： 独活为伞形科植物重齿毛当归的干燥根，味辛、苦，性微温，具有祛风除湿，通痹止痛功效。用于风寒湿痹，腰膝疼痛，少阴伏风头痛，风寒挟湿头痛。其性味、功效与欧当归截然不同。一些不法商贩为牟取暴利，利用欧当归的别名独活草，误导、鼓动不明就里的药农把欧当归当作独活栽种，致使欧当归作为独活的伪品使用于临床，严重影响了临床疗效。

1.2 欧当归代替当归使用： 欧当归和当归性味、性状既有相似之处，又各有特征。欧当归味辛多甘少，尝之以辣为主；当归性温，气味清香，味甘微辛，尝之以甜为主。当归与欧当归的鉴别方法，主要看根头的形态和尝其药味。当归一个身上仅有一个头，而欧当归一个身上长有多个头，中间一个较大，周围多个较小。当归断面黄白色或淡黄棕色，皮部厚，有裂隙和多数棕色点状分泌腔，木部色较淡，形成层环黄棕色；欧当归断面棕黄色，边缘显油晕状，形成层棕色。欧当归栽培容易，生长周期短，在当归价格上涨时期，常将欧当归冒充当归使用。但欧当归和当归在性状和有效成分方面的差异较大，而且欧当归药性辛燥，可引起患者恶心、头昏或血热妄行等副作用，不可将欧当归代替当归使用。

1.3 欧当归掺入当归、独活： 欧当归早被德国药典收载，作为芳香兴奋、祛风发汗、调经利尿药，而中国药典尚未收载，被置于中药应用的边缘，但又被药农大量种植，其饮片常被药农、不法商贩掺入当归、独活饮片中使用，致使当归、独活临床使用剂量不准确，严重影响了中药治疗疾病的质量和效果，损害了患者的利益，给中医临床用药安全带来了隐患。

2 合理应用欧当归的建议

2.1 制定欧当归的法定药用标准：欧当归近几年在河北、内蒙古、陕西、甘肃大量人工栽种，而且生长周期较短（一年生），产量大，因中国药典尚未收载，不能被广泛而合理地用于临床，势必造成其作为其他中药材的伪品或掺伪品、替代品。建议尽快制定出欧当归的法定药用标准，合理应用药材资源，发挥其应有的疗效。

2.2 引导药农合理、规范种植欧当归：近些年来，不少药农在药材种植过程中由于科技信息闭塞、致富心切，缺乏辨别真假药材的能力，盲目将伪品或混淆品当作正品来引种，对中药材市场形成了冲击。在这种情况下，应加强对药农的科技宣讲，选择正品种子种植，杜绝将欧当归当作当归或独活种植。

2.3 合理开发欧当归：欧当归含多种挥发油成分，其根的水浸膏及挥发油具抑制子宫节律性收缩，对抗乙酰胆碱对子宫和肠道平滑肌的痉挛作用。无水乙醇提取物有雌激素样作用。利用欧当归不同提取物的不同药理作用，开发欧当归相应的系列制剂，使欧当归合理而广泛地应用于临床，发挥其应有的药效。

本文发表于《内蒙古中医药》2016 年第 16 期，作者：史巧霞　杨锡仓

第九节　影响中医医疗质量之中药材掺杂

1. 在药材或药材饮片中掺非药用部位

这类情况表现为药材的基源为药典收载品种，但附带有超过规定的非药用部位。按《中药饮片质量标准规则（试行）》的要求，根茎、藤木、叶、花、皮类饮片含泥沙和非药用部位等杂质不得超过 2%，果实、种子类不得超过 3%。我们在药材验收中发现夏枯草的花序带较长的茎枝，牡丹皮、远志、巴戟天未除去木心或含木心超标，辛夷花带有很长的木柄，柴胡的根头部留有较长的地上部分，谷精草带茎叶，款冬花带根茎，酸枣仁中果壳超过 30%。这些不仅影响了临床用药量的准确，而且有药用部位不同功效不同之弊。

2. 药渣染色后充药材

我们曾经发现过不法药商将经药厂提取过的黄连、连翘、山茱萸、吴茱萸、柴胡等药渣染色后掺入正品中的情况。这种情况多见于市场紧缺，价格上涨的药材品种。这类药材外形与正品相似，但色泽晦暗或呈腐朽状，失去了原药材所特有的颜色和气味，比同体积正品药材轻 20% 左右。

3. 在药材或药材饮片中掺入伪品

这类情况是把与药材性状相似的物品掺入药材或饮片中，如不仔细检查辨认就很难发现其掺伪品。如鹿角霜中掺龙骨（鹿角霜质轻而酥，龙骨质重而坚），金银花中掺萝卜条（水试正品金银花漂浮水中，

如果下面有白色条状物下沉，即为所掺萝卜条），肉桂中掺阴香（阴香划之油痕不显，口尝甜辣味淡；而肉桂气香，甜辣味浓）。白花蛇舌草中掺同科植物水线草（主要区别：白花蛇舌草果实大，直径2~3mm；水线草果实小，直径1~2mm），龙胆草中掺当归须根（龙胆草表面灰棕色或深棕色，气微，味极苦；当归须根表面棕褐色，色较深，气特异芳香，味微甘而稍苦辛），茜草中掺其他植物的根茎（将茜草折断，断面应为紫红色，导管孔多数，如断面棕褐，仅外皮染红为掺假，来源待查）。川贝的松贝、岷贝品种中掺小浙东贝（松贝、岷贝能放平坐稳，味淡，微苦，而小浙东贝具尖屁股不能放平坐稳，味苦）、川牛膝中掺木香侧根（木香侧根外形与川牛膝极像，质坚，但无同心性环纹，味苦）、蔓荆子中掺同科黄荆子（两者外观极像，常误认为黄荆子是未长大的蔓荆子，蔓荆子呈球形，直径4~6mm，黄荆子呈倒圆锥形，直径2~4cm）、蛇床子中掺旱芹（蛇床子长2~4cm，旱芹略小，长1~1.5mm，手搓捏后，有浓郁芹菜香气）。

4. 在药材或药材饮片中掺入杂质来增重

4.1 售伪劣药材的商贩常以"中药土生土长，哪能不黏泥带土"为借口，进行人为掺杂增重。如在茵陈、蒲公英、紫花地丁等全草类药材中夹杂大量泥土。在黄连、全当归中夹杂土块和小石子，人为地给柴胡黏附一层泥土等。

4.2 掺入与药材颜色相近的矿物。如在丹参中掺入棕红色的小石子，薏苡仁中掺入白色小石子，香附中掺入棕褐色小石子，麦冬中掺入白色长条形的小石子，柏子仁中掺入米粒大小的淡黄色小石子，菟丝子中掺入细沙或滚制而成的圆土粒，将金银花、红花用蜂蜜水淋湿后拌入细沙以增重，海金沙中常掺入细黄土，蒲黄中掺细黄土或细盐，或者染黄的滑石粉等。

4.3 药材产地加工时超剂量使用加工辅料。如在全蝎、土鳖虫、水蛭中掺入生盐占重量的20%以上，将有的动物药材违规用白矾加工，经白矾加工后，虫体虽干燥无潮湿现象，但质重，味极涩；猪苓亦用白矾水浸泡来加重；穿山甲沙烫后用浓盐水或浓白矾水长时间浸泡来增重；在青黛中加入超剂量石灰粉来增重；在僵蚕外面包裹厚厚的石灰壳来增重等。

4.4 在药材内填充金属物。我们曾发现有人在冬虫夏草中穿入大头针和灌注水银以增重，在乌梢蛇头部和颈部填充铁珠以增重等。

5. 讨论

识别中药材掺杂现象并不难，关键在于检查药材时一定要认真和细心。检查时，将药材取样在白纸上摊开，采用眼看（有必要时可借助放大镜观察）、手摸、口尝、鼻闻、入水、入火等方法做性状鉴别，有些药材还需破开检查。如果采用经验鉴别的方法仍难以确定其纯净度，可进一步做理化、显微等项目的鉴别，以确保人民群众用药的安全和有效，保证中医医疗质量。

本文发表于《中医药信息》2003年第2期，作者：张兆芳　杨锡仓

第十节　关于统一紫荆皮药材质量标准的建议

　　甘肃省中医药大学附属医院是一所中医医院，中医骨伤科是医院的支柱科室，也是由甘肃省卫生健康委员会确定的省级中医药重点建设学科。医院有一种中药制剂——消定膏，是骨伤科的特色用药，临床用量较大。消定膏中有一种成分为紫荆皮，由于其现行的药材质量标准混乱，导致在制剂原料采购时经常发生品种错位或断货现象，既影响到正常的医疗工作，又给供货商和医院造成了经济损失。为此建议药政管理部门尽快规范紫荆皮药材（含饮片）的法定标准，为临床用药提供法定依据。现就规范紫荆皮药材标准的问题谈谈我们的观点。

1 紫荆皮药材标准的混乱现状

　　紫荆皮未被《中华人民共和国药典》所收载，只有国家卫生健康委员会颁布的药品标准——《中药材手册》收载，其品种为木兰科长梗南五味子 *Kadsura longipedunculata* Finetet Gagnep. 的根皮。按《中药材手册》记载，"紫荆皮，别名紫金皮"，并在附注项载紫荆皮的习用品还有：余甘子 *Phyllanthus emblica* L. 的树皮，紫荆 *Cercis chinensis* Bunge. 的树皮，美丽胡枝子 *Les-pedeze* Formosa（voq）Koehne. 的根皮，紫薇 *Laqenstroemia indica* L. 的树皮，昆明山海棠 *Tripterygium hypoglauc um*（*Levl.*）utch. 的树皮。

　　《全国中药炮制规范》是由国家药品监督管理局颁布的中国中药饮片的质量标准，但其收载的紫荆皮品种为豆科植物紫荆 *Cercis chinensis* Bunge. 的干燥树皮；而将木兰科植物长梗南五味子 *Kadsura longipedunculata* Finetet Gagnep. 的根皮以紫金皮名称收载。《中国中药材真伪鉴别图典》所收载的紫荆皮正品为木兰科长梗南五味子 *Kadsura longipedunculata* Finetet Gagnep. 的根皮。《中药大辞典》所收载的紫金皮为豆科植物紫荆 *Cercis chinensis* Bunge. 的干燥树皮。《全国中草药汇编》（下册）收载："紫荆皮来源为：木兰科南五味属植物南五味子 *Kadsura longipedunculata* Finetet Gagnep.；千屈菜科紫薇属紫薇 *Laqensroe miaindica* L.；豆科紫荆属植物紫荆 *Cercis chinensis* Bunge.。《中药志》收载红木香 *Kadsura longipedunculata* Finetet Gagnen.，并指出："本品长江以南省区，自产自销，以浙江为多，以根皮蔓茎入药，其根皮名紫金皮"。《四川省中药饮片炮制规范》1984 年版收载："紫荆皮为千屈菜科紫薇属植物紫薇 *Laqenstroemia indica* L. 的树皮，而《四川省中药材标准》（1987 年版）收载的紫荆皮正品为豆科植物紫荆 *Cercis chinensis* Bunge. 的树皮，并指出："紫薇树皮只在四川部分地区习用。"《四川省中药饮片炮制规范》2002 年版将千屈菜科植物紫薇的干燥树皮收载为紫荆皮，又在附注中收载了豆科植物紫荆 *Cercis chinensis* Bunge. 和木兰科植物长梗南五味子 *Kadsura longipedunculata* Finetet Gagnep. 的树皮和根皮。《滇南本草》收载的紫荆皮为卫矛科植物昆明山海棠 *Tripterygium hypoglaucum*（*Levl.*）Hutch. 的根皮。《实用中药材经验鉴别》收载的紫荆皮为木兰科植物长梗南五味子 *Kadsura longipedunculata* Finetet Gagnep. 及豆

科植物紫荆 *Cercis chinensis* Bunge. 的干燥根皮和树皮。

2 紫荆皮的本草考证

经检索考证，紫荆皮药材品种的混乱现象由来已久。当前全国有关地区作紫荆皮使用的药材品种始出于以下古本草著作：①紫荆之名始载于唐代《本草拾遗》，系千屈菜科植物紫薇。②豆科植物紫荆始载于宋代《日华子诸家本草》，名紫荆木。③清代以前豆科植物紫荆与千屈菜科植物紫薇被分别称为"紫荆木"和"紫荆"，而"紫荆"又常释名为"紫珠"。宋代开始出现两者混用。④自清代开始使用木兰科长梗南五味子，称之为"紫金皮"或"内风消"，而豆科紫荆和千屈菜科紫薇，则分别以其植物名直称之。⑤卫矛科昆明山海棠曾以"紫荆皮"之名收入《滇南本草》，而本品剧毒，应当慎用，不宜与正品紫荆皮混淆。⑥大戟科植物余甘子曾以"庵摩勒"之名分别载入《唐本草》和《本草纲目》，实不可与"紫荆"混为一谈（注：余甘子为藏民族习用药材）。李时珍释名曰："梵书名庵摩勒，又名摩勒落迦果。其味初食苦涩，良久更甘，故曰余甘"。

3 紫荆皮药材商品的市场调查情况

紫荆皮药材商品的市场调查工作由田恒康等于 1993 年完成，现全国有关地区使用的紫荆皮其原植物有 5 科 6 种，它们分别是：

3.1 木兰科植物　长梗南五味子 *Kadsura Longipedunculata* Finetet Gagnep. 的根皮，此品种在浙江、江苏、上海、湖南（长沙）、山东（德州）、山西、河北（石家庄）、宁夏、陕西（西安）、甘肃、内蒙古、辽宁、吉林、北京（称川槿皮）、河南等地使用。

3.2 豆科植物　紫荆 *Cercis chinensis* Bunge. 的树皮，此品种在甘肃、河南、河北（承德）等地使用。

3.3 豆科植物　美丽胡枝子 *Lespedeze Formosa*（*voq.*）Koehne. 的根皮，此品种普遍在湖北、江西（南昌）等地使用。

3.4 千屈菜科植物　紫薇 *Laqenstroemia indica* L. 的树皮，此品种普遍在四川、贵州等地使用。

3.5 大戟科植物　余甘子 *Phyllanthus emblica* L. 的树皮，此品种普遍在广东、广西、福建（福州）等地使用。

3.6 卫矛科植物　昆明山海棠 *Tripterygium hypoglaucum*（*Levl.*）Hutch. 的根皮，此品种主要在云南使用。

紫荆皮为较常用中药，当前全国各地所用品种不一，其中使用较广者为木兰科植物长梗南五味子 *Kadsura longipedunculata* Finetet Gagnep. 的根皮。

4 关于尽快统一紫荆皮药材标准的建议

为了保证临床用药的安全性和有效性，笔者建议尽快统一紫荆皮的药材质量标准。根据消定膏使用 30 余年的临床经验和体会，以木兰科植物长梗南五味子 *Kadsura longipedunculata* Finetet Gagnep. 的根皮作紫荆皮配方入药消肿镇痛作用明显，临床疗效较显著；而且本品种被《中药材手册》所收载，亦为当前全国多数地区所习用，因此，笔者认为应以此品种为紫荆皮的正品。

5 紫荆皮（长梗南五味子）与当前主要混用品的鉴别特征比较

5.1 紫荆皮与当前主要混用品的性状鉴别比较

5.1.1 紫荆皮（长梗南五味子）呈卷筒状或不规则片状。长 5~10cm，厚 0.1~0.4cm，外表灰棕色或灰黄色，栓皮较疏松，易脱落，外表有纵沟纹及横裂隙。内表面暗棕色，具细纵纹，质地松脆，易折断，断面纤维性强。气香，味苦涩而有辛凉感。

5.1.2 紫薇　呈不规则卷筒状或半卷筒状片段，质地轻，易破碎。外表灰棕色，具纵向纹理及因外皮脱落而留下的疤痕，内表面黄棕色，光滑。气微，味苦涩。

5.1.3 紫荆　呈长卷筒状或槽状，长 6~25cm，厚 0.1~0.4cm。外表灰棕色，有凸起的纵纹，内表面棕黄色，具细纵皱纹。质地坚硬，易折断，断面不平坦呈灰红棕色，光照可见细小亮晶点。气微，味苦涩。

5.2 紫荆皮与当前主要混用品的显微鉴别比较

5.2.1 紫荆皮（长梗南五味子）草酸钙方晶众多、细小，草酸钙方晶呈方形或多面体形，存在于薄壁细胞及射线细胞中，石细胞中也存在。纤维成束或散在，有晶纤维。纤维两头尖，壁厚，胞腔细或不明显。石细胞多分枝，呈星状、三角状或不规则形，壁厚，孔沟不明显。

5.2.2 紫薇　草酸钙方晶呈菱形或多面体形或不规则形，存在于薄壁细胞中。石细胞单个散在或数个聚合在一起，呈圆形或长圆形，壁厚，孔沟较稀且明显。

5.2.3 紫荆　草酸钙方晶呈菱形或多面体形。纤维呈棱形，胞腔线形。石细胞单个或数个聚合在一起，呈圆形或长圆形，纹孔和孔沟细密且明显。

6 讨论

综上所述，根据市场调查和现代多数权威文献所认同的紫荆皮正品为木兰科长梗南五味子的根皮。从紫荆皮药材的本草考证情况来看，紫荆皮的品种混乱由来已久。虽然当前全国各地所习用的紫荆皮原植物多达 5 科 6 种，但它们各自的药材特征现已清楚，容易区别。因此笔者建议：从全国大多数地区所习用的实际情况和临床疗效出发，以《中药材手册》（1990 年版第 570 页）所收载的木兰科长梗南五味子 *Kadsura longipedunculata* Finet et Gagnep. 的根皮作紫荆皮正品，其余混用品则宜分别命名，各按其功效入药。

本文发表于《甘肃中医》2010 年第 1 期，作者：吴志成　杨锡仓

第十一节　麻花秦艽与其伪充品——甘肃丹参的鉴别

笔者在药检工作中发现有不法药商将甘肃丹参用硫黄熏制漂白后，再人工染成黄色，混入麻花秦艽中充当秦艽销售，这一新出现的掺伪情况应引起同道的关注。现将甘肃丹参与麻花秦艽的药材形态、显微特征等比较如下，供同道在工作中参考，以保证中医临床用药的安全和有效。

秦艽为中国药典所收载的药材品种，其来源为龙胆科植物秦艽 *Gentiana macrophylla* Pall.、麻花秦艽 *Gentiana straminea* Maxim.、粗茎秦艽 *Gentiana crassicaulis* Duthie ex Burk. 或小秦艽 *Gentiana dahurica* Fisch. 的干燥根。秦艽以甘肃产量最大，行销全国。其商品按形态及行销习惯分为萝卜艽（鸡腿艽）、麻花艽（辫子艽）、狗尾巴艽（山秦艽、小秦艽、小毛艽）3 个类型。习惯认为萝卜艽质量最好，多供出口，狗尾巴艽最次。萝卜艽主根粗大单一，很少分枝，呈圆锥形和鸡腿形，表面灰黄色或棕黄色，味极苦且带涩。麻花艽为多数支根（无明显主根）交错缠绕成辫子状或麻花状，体轻而疏松，内部常有腐朽的空心，外表棕黄色或棕黑色，断面黄白色，味苦涩。狗尾巴艽体形小，主根细长，分支多而纤细，常呈扭曲状。根头部残存的茎基有纤维状的残叶管束，习称"毛"，故称之为小毛艽。外表黄棕色，体轻而质脆易断，味苦涩。麻花艽与狗尾巴艽扭曲旋转的方向一致，均向左扭曲，故甘肃民间有"天下秦艽向左转"的民谚。

甘肃丹参为"甘肃省地方药材标准"所收载的地方习用药材品种，其来源为唇形科植物甘西鼠尾草 *Salvia prazewalskii* Maxin. 或褐毛甘西鼠尾草 *Salbia prazewalskii* Maxin.Var mandarinorun（Diels）Stib. 的干燥根及根茎。本品根呈圆锥形，上粗下细，长 10~20cm，直径 1~4cm。表面暗红色，根头部常由一至数个茎基合生，根部呈辫子状或扭曲状，具错综的纵向沟纹，外皮常有部分脱落而显红褐色。质松而脆，易折断。断面极不整齐，木部呈黄色点状散列于各处。气微弱，味淡，微苦涩。甘肃丹参除以甘肃为主产区外，青海、四川、云南等省亦产，在云南将其称为"紫丹参"，在四川将其称为"红秦艽"（其实与正品秦艽完全不同）。甘肃丹参除地产地销外，亦有部分商品药材销往华南（如广西）、华东（如上海）等地，主要供作兽药使用。甘肃丹参商品的流通性及其外表特征与麻花秦艽的相似性是不法商贩造假所利用的条件。

秦艽为祛风湿药，功用主要为祛风湿、清湿热、止痹痛，主要用于风湿痹痛、筋脉拘挛、骨节酸痛、日晡潮热等症。甘肃丹参为活血化瘀药，功用主要为活血调经、祛瘀止痛、清心除烦，主要用于月经不调、经闭痛经、症瘕积聚、胸腹刺痛、心烦不眠等症。麻花秦艽与甘肃丹参的功用与主治完全不同，临床用药绝不能混为一谈。二者的主要区别点见表 1、表 2、表 3、表 4。

表 1　麻花秦艽与甘肃丹参的性状特征比较

品　名	性状鉴别
麻花秦艽	根略呈倒圆锥形，表面棕黄色，为多数小根相互交错而成，形如麻花或发辫状。易折断，断面黄白色呈枯朽状。气微，味苦微涩。
人工染黄的甘肃丹参	根呈圆锥形，表面黄色，根头部常有 1 至数个根茎合生，根部呈辫子状或扭曲状。易折断，断面不平坦，断面木质部呈黄色点状散列于各处，其中央夹杂紫褐色物质。气弱，味微苦。

表 2　麻花秦艽与甘肃丹参的显微特征比较

品　名	显微鉴别
麻花秦艽	根横切面皮部外侧细胞多颓废或破碎，近内皮层处有众多壁呈不规则增厚的厚壁细胞，内皮层明显，韧皮部宽广，多有裂隙，木质部位于中央，放射状排列。
甘肃丹参	根横切面木栓层数列，内含紫褐色物质，皮层较广，维管束略偏于一侧，韧皮部宽广，木质部占根的 1/2，导管数个切向排列，周围为木纤维及木薄壁细胞，木射线不明显。

表3　麻花秦艽与甘肃丹参的理化鉴别比较

品　名	理化鉴别
麻花秦艽	（1）横断面置紫外灯（365nm）下观察，显黄白色或金黄色荧光。 （2）粉末2g加氯仿—甲醇—浓氨溶液（75∶25∶5）混合液30mL浸泡2h，过滤，滤液水浴浓缩至约1mL，加盐酸溶液（1mol/L）2mL，继续蒸除氯仿，放冷，过滤，滤液分2支试管，一支加碘化汞钾试液反应，发生淡黄白色沉淀；另一支与碘化铋钾试液反应，发生棕红色沉淀。
甘肃丹参	（1）粉末5g加水50mL，煎煮15~20min，放冷，滤过，滤液水浴浓缩至黏稠状，放冷，加乙醇3~5mL使溶解，滤过。取滤液数滴，点于滤纸条上，干后紫外灯下（365nm）观察，显亮蓝灰色荧光。将此纸条悬挂在氨水瓶中（不接触液面），20min后取出，紫外灯下观察，显淡亮蓝绿色荧光。 （2）取滤液0.5mL，加三氯化铁试液1~2滴，显污绿色。

表4　麻花秦艽与甘肃丹参所含化学成分的比较

品　名	所含化学成分
麻花秦艽	根含生物碱，为秦艽甲素（龙胆碱）、秦艽乙素（龙胆次碱）和秦艽丙素等，还含糖类及挥发油等。
甘肃丹参	根含丹参酮Ⅰ、ⅡA、ⅡB、隐丹参酮、二氢丹参酮Ⅰ、丹参新酮、丹参内酯等。

小结

甘肃丹参经人工染黄后，其形态虽然与麻花秦艽相似，根均呈多数小根相互交错扭曲如麻花状，但只要在药检工作中抓住以下主要区别点，还是容易将二者区别开来。

（1）看断面：麻花秦艽断面木质部黄白色（点状），在交错支根间夹杂黄色栓皮，甘肃丹参（人工染色品）断面木质部黄色点状散列各处，在交错支根间可见紫红色栓皮。

（2）尝滋味：麻花秦艽苦味较重，甘肃丹参仅有微弱苦味（人工染色品往往带有刺鼻的硫黄气味，味微苦带酸）。

（3）显微鉴别：甘肃丹参根横切面木栓层数列，内含紫褐色物质，而麻花秦艽横切面则无紫褐色物质。

本文发表于《甘肃中医学院学报》2006年第5期，作者：吴志成　杨锡仓

第十二节　威灵仙及其伪品升麻须根的鉴别

威灵仙为临床常用祛风湿药，《中华人民共和国药典》（2020年版）收载其来源为毛茛科植物威灵仙（*Clematis chinensis* Osbeck）、棉团铁线莲（*Clematis hexapetala* Pall.）或东北铁线莲（*Clematis manshurica* Rupr.）的干燥根及根茎。秋季采挖，除去泥沙，晒干，具有祛风湿、通经络的功效，主要用于治疗风湿

痹痛，肢体麻木，筋脉拘挛，屈伸不利等证。近期，由于各种原因使得威灵仙中药材价格上涨幅度较大，在中药饮片验收过程中多次发现有一种伪品掺入威灵仙饮片中，经过系列研究后鉴定该伪品为毛茛科植物升麻药材的干燥须根。鉴于二者在外观形状、颜色等方面都极为相似，不易区分，故将二者从鉴定学和药效学方面进行了比较研究。

1 实验材料与仪器

1.1 材料

威灵仙饮片样品为肃中医药大学附属医院临床常用调剂饮片，经甘杨锡仓主任中药师鉴定为毛茛科植物威灵仙（*Clematis chinensis* Osbeck）、棉团铁线莲（*Clematis hexapetala* Pall.）或东北铁线莲（*Clematis manshurica* Rupr.）的干燥根及根茎。伪品威灵仙（升麻须根）样品为笔者在中药饮片验收过程中偶然所见，收集所得，经杨锡仓主任中药师鉴定为毛茛科植物兴安升麻［*Cimicifuga dahurica*（Turcz.）Maxim.］的干燥须根。

1.2 仪器

Quintix224-1CN220g 电子分析天平（北京赛多利斯科学仪器有限公司）、BX-53 电子显微镜（日本奥林巴斯有限公司）、HH-6 数显恒温水浴锅（常州国华电器有限公司）、晶胜达电子放大镜、TU-1901 型紫外可见分光光度计（北京普析通用仪器有限责任公司）。

2 性状鉴别

2.1 威灵仙根

本品呈细长圆柱形，直径 0.1~0.3cm，表面淡棕黄色至黑褐色，具细纵纹，有的皮部已脱落，露出黄白色木质部；质硬脆，易折断，断面皮部较广，木部淡黄色，略呈方形，有的呈圆形或近圆形，皮部与木部常有裂隙，气微，味淡，或咸，或辛辣。（见图 1）

2.2 升麻须根

本品呈细长圆柱形，直径 0.1~0.5cm，表面黑褐色或棕褐色，具细纵纹，有的皮部脱落，露出浅黄白色木质部，木化程度明显且有裂隙，具有一定的柴性；有的表面具脱落的须根痕，有的表面具有明显的刀割痕迹，呈断续状排列；质硬脆，易折断，断面皮部较窄，木部淡黄白色，呈初生四原型或六原型，似梅花状，皮部与木部易分离，气微，味微苦而涩。（见图 2）

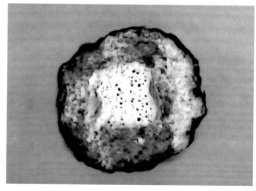 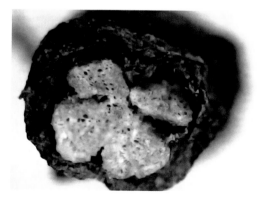

图 1　威灵仙根（10×）　　　　　　　图 2　升麻须根（10×）

Fig. 1　Radix Clematidis（10×）　　　Fig.2　The Fibrous of Rhizoma Cimicifuga（10×）

3 显微鉴别

3.1 横切面鉴别

3.1.1 威灵仙根横切面　①表皮细胞外壁增厚，棕黑色。②皮层较宽，均为薄壁细胞，内皮层明显可见。③维管束外韧型，韧皮部外侧可见稀疏纤维束及石细胞。④形成层明显。⑤木质部呈类方形且细胞均已木化。（见图3）

3.1.2 升麻须根横切面　①最外为一列棕色后生表皮层，细胞外壁增厚。②皮层外侧可见一列石细胞。③韧皮部外侧有木化纤维束。④形成层明显。⑤木质部由导管和木纤维组成。⑥髓部较宽广。（见图4）

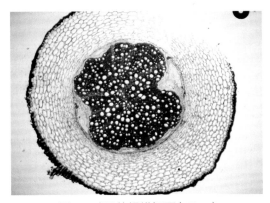 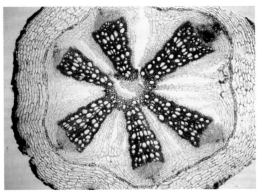

图3　威灵仙根横切面（50×）
Fig. 3　Transverse section of Radix Clematidis
（50×）

图4　升麻须根横切面（50×）
Fig. 4　Transverse section of Rhizoma Cimicifuga
fibrous（50×）

3.2 粉末鉴别

3.2.1 威灵仙根粉末　①纤维管胞多成束或单个散在，淡黄色或黄色。呈长梭形，边缘呈不规则弯曲状，胞腔壁具极细密的螺纹增厚或螺状交错的纹理。②纤维成束或单个散在，黄色，呈梭形或长条形，末端多斜尖，有分叉或短分枝。③石细胞淡黄色或棕黄色，略呈长椭圆形、长条形或类三角形。④导管为具缘纹孔导管。⑤淀粉粒众多，单粒类圆形，脐点点状或"人"字状，复粒由7个分粒组成。（见图5）

3.2.2 升麻须根粉末　①木纤维主要为纤维管胞，单个散在或成束，淡黄白色或近无色；呈长梭形，末端斜细或钝圆，有的可见分叉。韧皮纤维较少，散在或成束，较细长，末端多钝圆或稍平截，木化，孔沟明显。②导管为具缘纹孔导管、网纹导管。③木薄壁细胞多个成群，多呈类方形、长方形或类多角形。④后生皮层细胞表面呈类多角形或三角形，稍有细胞间隙，壁增厚不一。（见图6）

4 理化鉴别

4.1 供试品溶液的制备

分别称取上述威灵仙样品及升麻须根样品粉末各0.05g，加水10mL，水浴加热45min，过滤，取滤液备用。

4.2 紫外光谱鉴别

取上述供试品溶液，即滤液，分别置于紫外可见分光光度计下，在波长220~400nm范围内进行扫描，以观察各自吸收峰峰形及出峰情况。鉴于升麻须根在波长220~400nm范围内峰形较为密集，故选择在330~400nm范围内对上述供试品溶液分别进行扫描，结果见图7、图8。

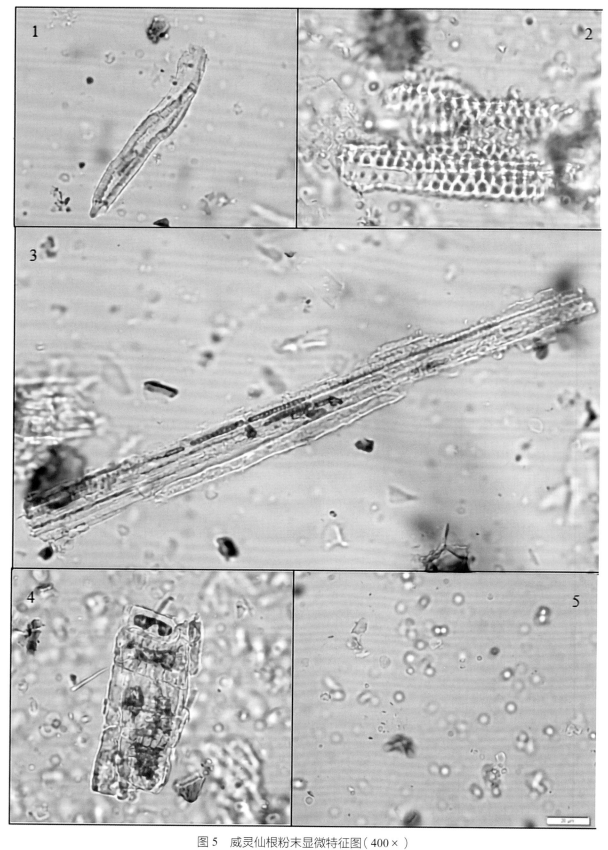

图 5　威灵仙根粉末显微特征图（400×）

Fig. 5　The Powder micrograph of Radix Clematidis（400×）

1. 纤维管胞　2. 导管　3. 纤维　4. 石细胞　5. 淀粉粒

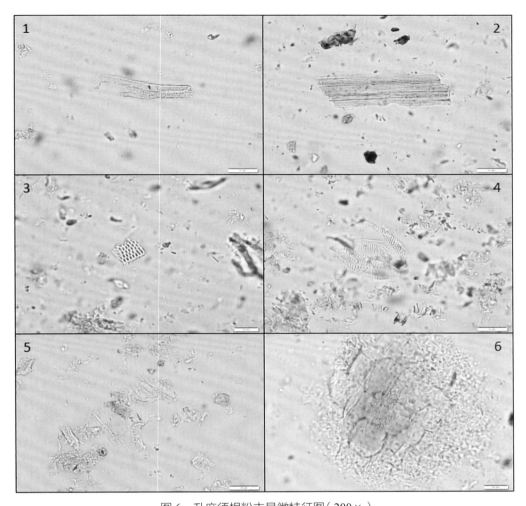

图 6　升麻须根粉末显微特征图（200×）

Fig. 6　The Powder micrograph of Rhizoma Cimicifuga fibrous（200×）

1. 木纤维　2. 韧皮纤维　3. 具缘纹孔导管　4. 网纹导管　5. 薄壁细胞　6. 后生皮层细胞

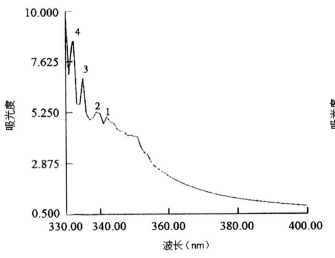

图 7　威灵仙紫外吸收光谱图

Fig. 7　Ultraviolet absorption spectrogram of Radix Clematidis

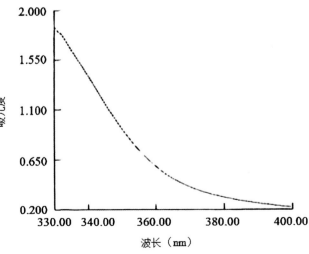

图 8　升麻须根紫外吸收光谱图

Fig. 8　Ultraviolet absorption spectrogram of Rhizoma Cimicifuga fibrous

表 1 升麻须根紫外吸收数据

Table 1 UV absorption data of Rhizoma Cimicifuga fibrous

序号	峰/谷	波长（nm）	吸光度 A
1	峰	342.00	5.028
2	峰	339.00	5.255
3	峰	335.00	6.846
4	峰	332.00	8.737

单纯从上图所示扫描结果和相关数据来看，威灵仙在波长 330~400nm 并无吸收峰和谷出现；升麻须根在波长 330~360nm 有 4 个明显的吸收峰出现，具体出峰波长与吸光度详见表 1，即升麻须根在此范围内存在吸收峰和谷。因此，可以采用该方法以快速对二者进行鉴别。

5 分析与讨论

从上述性状、显微以及理化方面的鉴别结果来看，威灵仙饮片与升麻须根存在明显的差异。在外观性状和显微鉴别方面，二者木质部因原植物属性的不同而呈现出完全不同的形状，威灵仙饮片木质部呈现出类方形或圆形，而升麻须根的木质部则呈现出略似梅花样的不规则形状。在理化鉴别方面，二者的紫外光谱在固定波长范围内的扫描结果更是呈现出了较大的差异性，扫描结果显示，威灵仙在既定波长范围内并没有吸收峰和谷出现，而升麻须根却在既定波长范围内出现了明显的吸收峰和谷，究其原因应该与二药各自所含有的化学成分具有一定的相关性。除此之外，二者在外观形色、质地、气味以及粉末显微特征方面，并没有呈现出其他明显的差异和区别。因此，在中药饮片的验收实践中，如果遇到类似二者相互掺杂的情况，则可采用上述断面性状鉴别和紫外光谱在既定波长范围内扫描的方法进行快速鉴别。

对于威灵仙和升麻二味中药材的化学成分和药理作用，国内学者也进行了不同角度的研究。阎山林等通过对威灵仙近年来化学成分及生物活性的研究进展进行综述后指出，威灵仙主要含有三萜皂苷类、黄酮类、木脂素类、香豆素类、生物碱类、挥发油、甾体、有机酸以及酚类等多种成分，具有镇痛抗炎、利尿、利胆排石、抗肿瘤、抗微生物、抗心肌梗死和动脉粥样硬化、抗肾间质纤维化、抗实验性肝纤维化、抗白血病、延缓老年斑形成、降低血尿酸、降血糖、降低血清胆固醇以及改善血液微循环等药理作用。杜庆波对升麻化学成分方面的研究进行了综述后指出，兴安升麻所含主要化学成分有苯丙素类、色原酮类、生物碱类以及三萜皂苷类等；裴秋燕在对兴安升麻根茎的化学成分研究过程中也指出，升麻的主要化学成分为 9，19- 环阿尔廷烷型三萜皂苷、肉桂酸及其衍生物、色原酮类以及其他类化合物；黄广欣等在对升麻质量标志物进行预测性研究时也通过查阅大量文献对升麻化学成分和药理作用进行了总结，指出升麻主要成分除去酚酸类化合物及其衍生物外，也含有三萜类化合物及少量的色原酮、生物碱、挥发油和其他类成分；王倩等通过对兴安升麻地上部分化学成分的研究，发现兴安升麻地上部分主要含有皂苷和有机酸类等成分。与此同时，现代药理学研究也表明升麻具有抗病毒、抗炎、抗过敏、抗肿瘤、抗骨质疏松、保肝、降血脂、免疫抑制等作用。此外，Xueni N 等通过研究发现升麻还具有抗氧化的药理活性，且与其所含酚酸类物质含量有显著的相关性。由此可见，威灵仙和升麻在化学成分和药理作用方面差异较大，相较升麻而言，威灵仙化学成分更为复杂多样、药理作用更为广泛，因此在实际工作中，二者绝不能相互代替使用。

再者，从中药性—效角度出发，威灵仙味辛、咸，性温，归膀胱经，具祛风除湿、通络止痛之效，主要用于风寒湿痹或跌打扭伤所致之肢体疼痛、麻木、筋脉拘挛、屈伸不利等症，且因其能祛风通络，临床上也用于治疗偏正头痛及妇女经闭等症。升麻味辛、微甘，性微寒，归肺、脾、胃、大肠经，具发表透疹、清热解毒、升阳举陷之效，主要用于麻疹不透、风热头痛、胃热齿痛、口舌生疮、皮肤疮毒诸症，还可用于清阳下陷所致的少气、倦怠、脱肛、子宫下垂等症。由此可见，二者在性味、归经、功效及主治方面完全不同，相差甚远，因此，在临床使用过程中，一定要严格区分二者，坚决不能将二者混淆使用。

6 结论

关于威灵仙的混伪品此前也有不少学者进行了研究报道，但真正能明确到种的混淆品名称却寥寥无几，目前，可见有用芍药须根来冒充威灵仙饮片的明确报道，此外，也有不法商贩用爵床科植物球花马蓝 [*Strobilanthes pentstemonoides*（Ness）T.Anders.]、小檗科植物桃儿七（*podophyllum emodii* Wall.var. *chinense* Spargue）的茎或根切片后来冒充威灵仙，还有用紫金牛科植物紫金牛的根及根茎来冒充威灵仙入药[19]，但用升麻须根冒充威灵仙截至目前并未见文献报道，尽管此二者属同科不同属植物，外观形态也极为相似，但在断面性状、显微特征以及紫外光谱方面还是存在显著的差异和明显的区别，且二者所含化学成分及功效主治相差甚远，因此，为保证临床用药的有效性、合理性和安全性，在饮片验收的实际工作中，一定要杜绝此类情况的发生，坚决不可以将二者互掺或混用。

本文发表于《中国野生植物资源》2023 年第 9 期，作者：李富云　杨锡仓

第十三节　杨锡仓教徒弟中药诗词与谚语汇总

药名	功效类	鉴别类
人参	人参补气第一,三七补血第一。 人参是千草之灵，百药之长。 大黄救人无功，人参杀人无过。 大黄医好人无功，人参治死人无过。	
八里麻	打的地下爬，就用八厘麻 跌倒地上爬，快用八厘麻。	
山楂	经常吃山楂，降脂又降压。 肉食致积滞，山楂不可少。	

药名	功效类	鉴别类
山参		马牙雁脖芦，下伸枣核艼，身短体横灵，环纹深密生，肩膀圆下垂，皮紧细光润，腿短二三个，分裆八字形，须疏根瘤密，山参特殊形。
山药	溃疡病，血糖高，吃了山药就会好。	
三七	铜皮铁骨猴三七，止血化瘀数第一。 人参补气第一，三七补血第一。	三七铜皮铁骨身，皮色灰褐疙瘩形，味苦回甜皮易离，切面木部菊花心。
川贝母	知母、贝母、款冬花，专治咳嗽一把抓。	松贝抱月青炉开，炉大青中松居三，鳞叶二三中茎盘，炉贝基尖体虎斑。
川芎	腰痛吃杜仲，头痛吃川芎。 若要头痛好，川芎离不了。	
川乌	川乌、草乌，入骨祛风。	
千里光	有人识得千里光，全家老小不生疮。 谁人认识千里光，祖祖辈辈不生疮。 有人识得千里光，全家一世不生疮。 懂得千里光，皮癣一扫光。	
大黄	大黄救人无功，人参杀人无过。	
大蒜	大蒜是个宝，常吃身体好。 大蒜不值钱，能防痢疾与肠炎。	
大枣	若要皮肤好，煮粥加大枣。 一天三个枣，容颜永不老。	
土茯苓	清热解毒土茯苓，专治湿热疮毒病。	
土牛膝	野生土牛膝，咽痛白喉用之急。	
马齿苋	吃得马齿苋，到老无病患。 马齿苋，地绵草，痢疾腹痛疗效好。	
马鞭草	有人认得马鞭草，不怕头痛发高烧。	
天麻	眩晕头痛，天麻妙用。 经常头痛，天麻有用。	天麻点轮十余环，鹦哥嘴头体扁圆，肚脐眼在基部底，断面角质气微甘。
天花粉	打在地下滚，要用天花粉。	
木瓜	木瓜百益一损，梨子百损一益。	
木贼草	木贼草，清肝明目疗效好。	
乌梅	一个乌梅两个枣，七枚杏仁一起捣；男酒女醋齐送下，不害心痛直到老。 乌梅是好药，安蛔止汗治消渴。 乌梅入药，安蛔收敛又解渴。	
巴戟天		巴戟肉质断裂纹，形似连珠鸡肠形，肉厚木细味甜正，皮肉淡紫心黄棕。
巴豆	巴豆不去油，力大如老牛。	
牛黄		牛黄形状差异大，颜色深黄能挂甲，质松易碎显层纹，味苦后甜凉感佳。
牛膝	牛膝通经善下行，活血强筋益肝肾。	
五加皮	宁得一把五加，不用金玉满车。 浑身软如泥，离不了五加皮。 两脚不会移，只要五加皮。	

药名	功效类	鉴别类
五味子	五味提神又保肝。	
丹参	一味丹参药，功同四物汤。	
车前子	利尿解毒车前草，子能明目善治泻。	
毛冬青	血栓闭塞用毛冬青，活血化瘀又治冠心病。	
火麻仁	火麻仁，肠燥便秘效果神。	
王不留行	穿山甲，王不留，产妇服了奶长流。	
升麻		捣打苍术，火燎升麻。
艾叶	家有七年艾，郎中不用来。	
冬虫夏草		虫草黄棕似蚕形，头部红棕身环纹，八对肉足两边行，虫脆草韧气味腥。
生姜	冬吃萝卜夏吃姜，不劳医生开药方。 夏季常吃姜，益寿保安康。 得了感冒和伤风，三片生姜一根葱。 管你伤风不伤风，三片生姜一根葱。 四季吃生姜，百病一扫光。 早吃三片姜，胜过人参汤。	
白果	东赚钱，西赚钱，不如门前白果园。	
半边莲	有人识得半边莲，夜半可伴毒蛇眠。	
玉米须	利尿降压玉米须，浮肿糖尿黄疸施。	
地榆	家里有地榆，不怕烫掉皮。 宁得一斤地榆，不用明月宝珠。 地榆烷成炭，不怕皮烧烂。	
地锦草	家有地锦草，不怕刀割了。 马齿苋，地绵草，痢疾腹痛疗效好。	
西洋参		西洋参呈纺锤形，无芦质结有横纹，外表淡棕类白色，断面黄白有环纹。 粗皮横纹菊花心，不问就是西洋参。
当归		当归主根圆柱形，质地滋润色黄棕，断面黄白显油性，裂隙油点为特征。
苍术		捣打苍术，火燎升麻。
圆参		圆参形态欠伶俐，芦碗稀疏长圆体，须多质脆如扫帚，肩纹不密皮不细。
杜仲	腰痛吃杜仲，头痛吃川芎。	杜仲板片或内卷，嚼有残存韧胶物，外表灰褐槽纹多，内表光滑暗紫色；折断胶丝细而密，拉长一片银白色。
羌活	羌活不下山，独活不出沟。	
杏仁	一个乌梅两个枣，七枚杏仁一起捣；男酒女醋齐送下，不害心痛直到老。	
灵芝草	若要睡得好，常服灵芝草。	
延胡索	心痛欲死，速觅延胡。	

药名	功效类	鉴别类
知母	知母、贝母、款冬花，专治咳嗽一把抓。	知母好刨，就怕拔毛。 知母不净毛，吞下一把刀。
细辛	细辛不过钱，过钱命相连。	
青木香		青木香、马兜铃，蔓蔓又叫天仙藤。
重楼	七叶一枝花，深山是我家，痈疽如遇者，一似手拈拿。 屋有七叶一枝花，毒蛇不敢进我家。 家有七叶一枝花，无名肿毒一把抓。	
穿山甲	穿山甲、王不留，妇人服了乳长流。	
独活	羌活不下山，独活不出沟。	
枳具子	千杯不醉枳具子，一杯醉倒闹羊花。	
草乌	川乌、草乌，入骨祛风。	
威灵仙	铁脚威灵仙，骨见软如棉。	
党参		党参长条圆柱形，狮子盘头顶端生，上部多有环纹在，断面淡黄放射纹。
益母草	家有益母草，院里娃娃跑。	
羚羊角		羚羊角呈弯曲身，轮状环节特别明，角顶光照通天眼，锯口整齐骨塞生。
鹿茸		鹿茸本是雄鹿茸，柱状分枝被茸毛，茸毛红棕或青灰，锯口表面呈蜂窝。
黄黄连		表面披鳞叶，味苦色黄褐，质坚易折断，断面纹理显。
萝卜	冬吃萝卜夏吃姜，不劳医生开药方。 萝卜上市，郎中下市。 萝卜泡茶，大夫睡床。	
菊花	菊枕常年置头下，老来身轻眼不花。	
黄芪	常喝黄芪汤，防病保健康。	
款冬花	知母、贝母、款冬花，专治咳嗽一把抓。	
朝鲜红参		朝鲜别直黄棕栓，油盏芦头将军肩，体长腿短上下匀，香气特浓味苦甜。

（本文内容选自杨锡仓收集整理的文稿）

第十四节　杨锡仓鉴别中药的经验术语及释义资料汇总

　　传统的中药饮片经验鉴别术语是祖国医药文化的重要组成部分，是千百年来老药工和药农经验智慧的结晶。中药饮片的鉴别专用术语通过口传心授，代代相传，并逐渐累积，至今沿用。应用经验鉴别技术识别中药饮片的真、伪、优、劣，是中药工作者的基本功。它的特点是快速简捷、方便实用，用眼看、鼻闻、手摸、口尝和入水、入火六种方法辨别中药饮片。其术语的描述形象生动，能抓住中药饮片性状的主要特征，很便于初学者记忆。现将杨锡仓经常应用的老药工经验鉴别术语整理于后，并加以释义，以供同道们参考。

　　1. 根与根茎类中药饮片经验鉴别术语

　　枯干：指药材在生长期中枯死，或采收失时，所含成分不足，干燥后瘪瘦、松泡、细小，现柴性，质劣不能供药用。

　　油条（油片）：指药材或因虫咬地上部分早死、或因堆存发热、或因烘烤不当形成泛油，色泽加深，潮湿柔软而不易干燥的情况。油条或油片习惯认为是劣质药材。

　　粉性：指药材富含淀粉粒。此类药材折断时常有粉尘飞出，用手指在断面可刮下白粉。粉性强的药材断面洁白而细腻，易虫蛀。如天花粉、山药、浙贝母、穿山龙等。

　　油性：指药材质地油润柔软，断面常带棕黄色油点并有芳香气味。如当归、独活等。

　　柴性：指药材木质化，坚硬如干柴，或指药材的浆液汁、糖分、油分减失，断面组织多，已木质化。

　　纤维性：指药材韧性强，不易折断，折断时断面不整齐呈裂片状或纤维状。

　　颗粒性：指药材断面呈现细小颗粒状，如川厚朴等。

　　芦头：指根类药材顶端带有盘节状的短茎，如人参、桔梗等。

　　芦碗：指根类药材的芦头上有数个圆形或半圆形窝状茎痕，类似小碗重叠排列状。如野山参、南沙参。

　　丁：主要指人参类药材附芦而生的不定根。一般短而粗，两头细，形如枣核或蒜瓣，故又称"枣核丁"或"蒜瓣丁"。

　　珍珠须：指野山参须根上的疣状突起，形如线串珍珠故名。

　　云头、鹤颈：指浙白术根下部两侧膨大像如意头，故称"云头"；向上渐细并有一段木质如仙鹤的脖颈，故称"鹤颈"。

　　扫帚头：指根茎类药材顶端有纤维状的毛，形如小扫帚，多是残茎基及残留的叶基维管束组成，如防风、山秦艽、漏芦等。

　　朱砂点：指药材横切面上不规则分布的棕红色斑点，形如颗粒朱砂的图形，故名。如苍术、白芷、云木香等。朱砂点主要是油室及其分泌物。

菊花心：指药材横切面中间细密的放射状纹理与同心环状纹理相交，其形状犹如开放的菊花。菊花心多为黄白色。黄芪、党参、防风等都有菊花心。菊花心是木质部射线与韧皮部射线交错而成，并相接于形成层（环）。

罗盘纹：指药材的横切面上可见数个同心排列的环状纹理，好似罗盘的同心环状，故名。有的罗盘纹微凸出平面。有的罗盘纹像波浪状环列，如商陆。有的罗盘纹则呈断续状，如川牛膝。罗盘纹为异型维管束。

车轮纹：指药材横切面上有稀疏且排列较规律如车轮状的放射状纹理，是维管束与射线呈相间排列而成。常见于青风藤、广防己、关木通、红藤等药材的横断面。

"人"字形筋脉纹：太子参断面平坦，白色，粉性。在阳光下细观察或在放大镜下观察其断面，有3~5条棕色的筋脉纹从中心呈射线状到达皮部，两条筋脉纹线之间形成等距离的夹角，将断面均匀地分为几个三角区，此特征可叫作"人"字形筋脉纹。所有伪品均无此特征。

疙瘩丁：指药材外皮上有许多横向突起的皮孔或圆锥形钉刺，状如疙瘩。前者常见于川白芷、杭白芷等，后者常见于海桐皮。

连珠疙瘩：多指根茎类药材外表有密集的节状突起，形如连珠状但大小不等，如雅连、升麻、苍术等。

连珠状：又称串珠状，指药材外形如串联起来的珠子，如甘遂、巴戟天。

金井玉栏：又称金心玉栏。指药材横切面上外围白色，中心黄色，恰似金玉相映，故名。如板蓝根、桔梗、银柴胡。

蚯蚓头：指药材根头部渐细类圆形，并分布有密集的横向环纹，状如蚯蚓的头部，如板蓝根、防风等。

狮子头：又称狮子盘头。指一些根及根茎类药材头部膨大并有许多疣状突起的茎痕及芽，形如中国宅院门口石狮子的头部，如党参等。

腰箍：主要指山慈菇假球茎中部有2~3个节状环纹，如腰鼓上的箍，故名。

云锦花纹：又称五朵彩云、云纹。指药材横切面上的花纹如云朵状，为正常维管束和次生异常维管束交织而成。如何首乌切面的外侧皮部散列云锦花纹4~11个，而以5个最常见。

槟榔碴：又名高粱碴、锦纹。指大黄切面上有许多星点及白色（或黄色）、棕红色的纹理相互交错，形成锦纹样或槟榔断面样的花纹。大黄的槟榔碴，老药工又称为"红筋白肉"。

角质：指含大量淀粉的药材经蒸、煮等加热使淀粉糊化，干后药材断面呈坚瓷半透明状，如同牛角顶部的半透明性状，故名。如天麻、郁金等。

筋脉点：指药材横切面上棕色或灰白色点状的维管束（主要是散在外韧维管束或周木维管束，多见于单子叶植物的根茎），如姜、射干、石菖蒲等。

珍珠盘：老药工称珍珠盘的含义有两点：一指根类药材头部有许多密集的小疣状突起，类白色，形如一盘珍珠，为残留的茎基和芽组成，如银柴胡；二指鹿角的基部呈盘状突起，并附生一圈珍珠大小的骨钉，也习称珍珠盘。

岗纹：指泽泻块茎表面的环状突起。

鸡眼：指根茎类药材地上茎脱落后形成的圆形疤痕，状如鸡眼，故名。如黄精、玉竹。

砂眼：指根类药材表面有砂粒大小的小凹孔，为须根脱落形成的孔穴。如银柴胡、黄芩。

蓑衣：又称棕包头。指藜芦等根部顶端残留的棕状叶基维管束，形如蓑衣，故名。

皮松肉紧：指根类药材靠近皮部的组织较疏松，中心部位较坚实，如甘肃的文党、红芪。

金盏银盆：指黄芪横切面皮部淡白色，木部黄色。

铜皮铁骨：指三七表面呈亮黄色，称为"铜皮"；中心木质部呈绿黑色且坚硬如铁，称为"铁骨"。

怀中抱月：指松贝、岷贝的外层鳞叶两瓣，大小悬殊，大瓣抱紧小瓣，未抱部分呈新月形。

观音坐莲：指松贝根基部向里稍凹，形体下大上小如心形，置桌面上能放平坐稳。

钉角：指川乌、附子根部四周如瘤状突起的侧根。

元宝贝：指浙贝母的一种商品规格，又称大贝、灰贝。初夏贝母采掘后，选直径3.5cm以上者摘除心芽，分成单瓣鳞片，置于特制的木桶内来回撞至浆汁渗出时，每100kg加贝壳粉4kg，再撞至表面涂满贝壳粉时烘干或晒干，成品一面凹入一面突出。呈元宝形，故名。

虎皮斑：指川贝母中的炉贝鳞叶表面具有棕褐色的不规则斑点，好似虎皮的花斑一般，故名。

过桥：又称过江枝。黄连的根茎有的中间部分节间呈细长状，光滑如茎秆，习称过桥。

油头：又称糊头。指根类药材的茎基部附着黑色发黏的胶状物，如川木香。

芝麻点：指药材表面或片面呈现的芝麻粒般的小点。如犀角的镑片对光照之可见透明的小点，习称芝麻点。天麻表面退化了的须根痕呈小点状排列成断续的环，老药工也习称芝麻点。

星点：指药材（根茎）横断面上暗红色或橙色的放射状涡纹，为异形维管束，如大黄。

凹肚脐：又称肚脐眼。指天麻自母体（母麻）脱落后形成的圆脐形疤痕，形如人体凹陷的肚脐眼一般。

鹦哥嘴：又称红小辫。指天麻（冬麻）一端残留的红棕色干枯芽，形如鹦哥的嘴。

吐脂：又称起霜。指茅苍术饮片暴露稍久，特别是在潮湿环境下，表面会有白毛状结晶析出（为茅苍术醇结晶）。吐脂是苍术质量上乘的标志之一。

象牙白：指北沙参商品瓷实质重，断面细腻。外表皮部组织紧密而呈淡黄色，故老药工习称其为象牙白。

鬼脸绿升麻：指北升麻的切面可见网状条纹，微显绿色，并间有髓朽蚀成的空洞，空洞周边呈黑色，有失美观，老药工习称鬼脸绿升麻，为升麻之上品。

乌药瓜：又称乌药珠。指乌药供药用的地下膨大的纺锤形块根。采挖后除去根茎及细根，刮去外皮，呈纺锤形略弯曲，有的中部收缩成连珠状，故也称乌药珠。切成薄片为乌药片。

川芎苓子：指川芎根茎的上端部位常有1~2个茎节及膨大的节盘。

萝卜艽：又称鸡腿艽。指秦艽商品的一类，以形态而名。

麻花艽：又称辫子艽，指秦艽商品的另一个种类，根多分裂并互相缠绕呈扭曲状，形如麻花。

狗尾巴艽：又名山秦艽、小秦艽。主根通常一个，下部多分枝，是秦艽商品中形体最小者。

虎掌南星：指天南星的扁圆形块茎周边附生球状侧芽，药材形似虎掌。

糟皮粉碴：指赤芍的个子货表皮暗棕色，粗糙，有许多纵顺皱纹及微凸起的横向皮孔，皮松薄易剥落，俗称"糟皮"；质较疏松，易折断，断面略现粉性，粉白色至淡棕色，俗称"粉碴"。

毛香附：从泥土里挖出的香附子带有许多棕色毛须及残留的根痕，直接晒干称为毛香附。去掉毛须的称光香附。碾去香附的棕褐色外皮则称为香附米。

缩皮凸肉：山柰一般在产地加工成横切片，厚约2~5mm，直径l~2cm。外皮黄褐色或黄棕色，皱缩。切面类白色，粉性。中柱部比皮层略突起，俗称缩皮凸肉。此是正品山柰的主要特征之一。

一包针：千年健的横断面有许多粗韧的针状纤维群，好似排列起来的许多缝衣针，故名，是正品千年健的主要特征。

白筋红肉：指大黄的横断面可见红色与白色相间的花纹，老药工习称白筋红肉，也称之为槟榔碴。是大黄真伪优劣鉴别依据之一。

金包头：毛知母根头处因为有浅黄色叶痕和茎痕残留，残存的纤维束包住根茎头，故称金包头。

鱼鳞甲：指野生雅连因生长年限多，芦头节节如鳞甲状，俗称鱼鳞甲，有鱼鳞甲的雅连为黄连中的珍品，多供出口。

疙瘩头：广豆根（越南槐）药材的个子货，根茎呈不规则块状，上方有茎痕，下边着生数条弯曲不直的根，俗称根茎部分为疙瘩头。

2. 子仁果实类中药饮片经验鉴别术语

七爪红：橘红的商品名。由于产地和加工方法不同，橘红商品还有大五爪、六爪毛化红。而七爪红又分为光黄七爪、光青七爪、副毛绿七爪、毛绿七爪4种。

砂壳、砂米：阳春砂或缩砂的完整干燥果实习称壳砂仁。剥去外壳的种子团称砂仁。筛选出的较大颗粒旧称砂王，小粒则称为砂头，散碎单粒称砂米，剥下的外壳称砂壳。

开眼：车前子的种子在放大镜下观察，可见细密网纹，一面略凸起，一面稍平。在稍凸一面的中部可见白色凹下的小点（种脐），俗称开眼，因形如睁开的人眼得名。是鉴别车前子真伪的主要依据之一。

青翘、黄翘：连翘的商品名。秋季当果实初熟，颜色尚绿时采收晒干，即为青翘。青翘果实不开裂，质较重。采收熟透的果实，因成熟后裂为两瓣，种子多已脱落，果壳表面黄棕色，称为黄翘。黄翘质较青翘轻。

大腹毛：指大腹皮的加工品。将大腹皮砸松，除去内、外果皮的硬壳，筛去碎末，即成疏松纤维状的大腹毛，又称腹毛。

鹅眼枳实：指切为两半的酸橙幼果中心鼓起，周边渐收缩，呈翻口状。正面观周边一圈果皮厚而色白，中间果瓤紫黑色呈车轮状，形似鹅眼，故名。为枳实中的上品。

吐丝：指菟丝子入水煮至皮破裂会露出膨胀了的白色螺旋状的胚，形如吐丝，故名。是经验鉴别此品的主要方法之一。

绿衬衣：指当年产的酸枣仁剥去紫红色种皮后，可见种仁外还被有一层淡绿色薄膜，老药工习称"绿衬衣"，是经验鉴别酸枣仁的依据之一。

金箍圈：牛蒡子的顶端钝圆，顶上有一圆环，圆环中间有一个突出的小点，老药工将此特征形象地称为头顶金箍圈。

3. 动物类中药饮片经验鉴别术语

蛋黄：指在牛的胆囊内生成的牛黄。多呈卵圆形，不规则球形或多角形、三角形等，直径 0.6~3.3cm。

管黄：指在牛的胆管内形成的牛黄。呈管状，长短大小不一。

乌金衣：指天然牛黄外部挂有的黑色光亮薄膜。

挂甲（透甲）：指天然牛黄蘸水涂于指甲上，能将指甲染成黄色，经水洗不褪色，并有清凉感透入指甲内。

冒槽：按传统经验在检查毛壳麝香时，用特制槽针从香囊孔插入香囊内并转动槽针，抽出槽针时可见香仁先平槽然后膨胀高于槽面，习称冒槽。

当门子：指麝香仁中的豆状颗粒，大如花生米，小如绿豆，表面乌黑光亮，微有麻纹，断面棕黄色。当门子是麝香仁中的上品。

银皮：又称黑衣子。指毛壳麝香香囊的最内层皮膜（接触麝香仁的皮层组织），因长期受麝香仁的浸染呈棕黑色，但脱落后背面呈银灰色，故称为银皮或黑衣子。

子眼清楚：指正品麝香的香仁油润、疏松，呈粉末状并混有当门子，颗粒分布自然，习称为子眼清楚。

蛇头香：指 5~10 岁的麝所产的形似蛇头的麝香，是麝香中的佳品。

心结香：指形如干血块状的麝香，从前多采自死麝，习惯认为质次。

推灰现象：在水面上撒少量草木灰，再投入熊胆粉末少许，可见灰尘迅速向周围退去的现象。

驱尘现象：取一杯冷水，撒少许粉尘浮于水面，再将 1~2 粒碎熊胆仁投入水中。如正品，可见胆仁在水面飞速旋转，浮尘被驱散的现象。系传统鉴别熊胆的方法之一。

分墨试验：把墨汁涂于玻璃片上，再放碎熊胆仁于墨汁之上，如系正品，可见墨汁向周围退开。

天沟：指犀角（暹罗角）前面近底部到中部的纵向陷沟。

地岗：指犀角（暹罗角）底部与天沟相对处的脊状隆起。

马牙边：指犀角（暹罗角）基部的周边凹凸不平，形似马牙。

砂底：又称鬃眼，指犀角（暹罗角）窝底的针孔状细眼。

窝子：又称窝底，指暹罗角的底盘中央向内凹陷。

钢毛：犀角基部周边上露出的刺手毛状物，坚韧如钢丝，故称钢毛。

龟背盘：犀角底盘呈椭圆形，形如龟背。

通天眼：羚羊角迎光透视，可见角内中心有一红色细孔直通角尖部，俗称通天眼。通天眼约占羚羊角总长的 2/3，是鉴别的主要依据之一。成语"心有羚犀一点通"即由此而来。

无影纹：羚羊角尖部，质嫩的对光透视可见红色或紫红色血丝，但角外表却光润如玉无裂纹，故称之为无影纹。

齿轮纹：羚羊角基部横截面四周呈锯齿状凹凸，形似齿轮。

羚羊塞：羚羊角下半部的骨塞，长约占全角的 1/3。

水波纹：指羚羊角下端有 10~16 个隆起的波状环脊，其间距约 2cm。用手握之正好合把。

纱纸皮：熊胆胆囊皮用手撕扯，可分层撕成丝状，形似纱纸，故名。

龙头虎口：蕲蛇（五步蛇商品）呈圆盘形，头在中央稍向上，呈三角形而扁平。吻端向上翘起，又称翘鼻头。因整个头形像龙头，故习称龙头。蕲蛇的口较宽大，上颚有长毒牙一对，习称虎口。

方胜纹：蕲蛇背部棕褐色，密被菱形鳞片，有纵向排列的 24 个方形灰白色花纹，习称方胜纹。

念珠纹：也称为连珠斑。指蕲蛇腹部灰白色，鳞片较大，有 24 个圆珠状黑斑，习称为念珠斑。

佛指甲：指蕲蛇的尾部骤细，末端有三角形深灰色的角质鳞片一枚，老药工习称其为佛指"。

胶口镜面：指僵蚕断面平坦而有光泽，碴口棕黑色类似皮胶块的断面，习称"交口镜面。仔细观察断面光亮来源于 4 个亮圈，为家蚕的丝线环。

珠光：又称宝光。指珍珠、珍珠母在阳光下所呈现的七彩光泽。

菠萝纹：海龙体表具突起的花纹图案，类似菠萝表面的钉状纹一般，故名。

燕盏：完整的燕窝呈半月形，盏状，故名。

凤眼：指虎骨或豹骨前腿肱骨下端内侧的透孔，习称为凤眼。虎骨的凤眼呈长椭圆形。豹骨的凤眼呈长条形。

肚倍、角倍、花倍：由于五倍子蚜虫种类的不同和它的营瘿部位习性不同而形成五倍子商品外形的差异。呈长圆形或纺锤形囊状者称肚倍。呈菱角形，具不规则的角状分枝者称角倍。呈不规则的小团块状，周围密布瘤状突起者称为花倍。习惯认为肚倍质优，角倍次之，花倍再次之。

4. 其他类中药饮片经验鉴别术语

玫瑰心：指麻黄的茎折断后内心呈鲜艳的红黄色，是传统识别麻黄质量优劣的主要标志。立秋后至霜降前采收的麻黄玫瑰心明显，质优。其他季节采收的麻黄则质嫩、茎空，玫瑰心不明显或无玫瑰心，质次。

连三朵：指冬花的花序常 2~3 个连在一起，老药工习称连三朵。冬花商品中以连三朵多、色紫红鲜艳、花蕾肥大而梗短者为上品。

娃娃嘴：指厚朴秆皮的外表面有明显的椭圆形皮孔，且皮孔中间常有一条裂纹，形如人的口唇。老药工形象地称之为娃娃嘴。这是厚朴性状鉴别的依据之一。

猴儿脸：指秦皮常见的一种混淆品——核桃楸皮的叶柄痕呈倒三角形，极像猴子的脸形，故名。是区别秦皮真伪的依据之一。

涡纹：指马宝的剖面呈灰白色的同心层纹，形如旋涡。

橡胶丝：指杜仲的折断面具有缕缕细密的、银白色的、富有弹性的丝绒状物体。

5. 火试法鉴别中药的案例

5.1 生石膏烧之先熔化起泡而失去结晶水，然后再加水适量又凝固成块；砒石则无此反应。生石膏火烧无气味，砒石火烧有大蒜臭。

5.2 乳香与没药易混淆，但乳香易燃烧，且燃烧时冒黑烟，有油流出；没药则不易燃烧。

5.3 芒硝与火硝外观相似，但火硝（含硝酸钾）易燃且有爆炸性；芒硝（含硫酸钠）燃烧无爆炸性，有黄色火焰。

5.4 白矾火烧能熔化而发黏，高温则显紫色火焰；硼砂火烧呈海绵状，继续加热熔化成玻璃状。

5.5 雄黄燃之易熔化成红紫色液体，并冒黄白烟，有强烈大蒜臭气；朱砂加少量铁粉置试管中加热，则管壁有汞珠或汞镜生成。

5.6 安息香火烧放出刺激性苯甲酸香气；老芦荟（库拉索芦荟）遇热后不熔化；新芦荟（好望角芦荟）遇热易熔化成流质状。

5.7 琥珀与松香外观相似，但琥珀燃时冒黑烟（琥珀）或冒浓黑烟（煤珀），火刚灭时冒白烟，微有松香气（琥珀）或煤油臭气（煤珀）；而松香燃时冒浓黑烟，火刚灭时冒黑烟，松香气浓。

5.8 人参用火烘时，能放出其固有的人参香气；伪品商陆、野豇豆等则无。

5.9 真品天麻烘烤时有马尿臭，伪品则无。

5.10 降香火烧之易燃，冒油泡并有黑烟上窜；苏木烧之则无此现象。

5.11 取马宝粉末少许置于锡纸上，下面用火燃烧，其粉末很快聚合一起，并散发出马尿臭，伪品则无。

5.12 取一小针烧红，刺入牛黄中，牛黄破裂显层状，内心有白点，并有清香气者为真品。

5.13 取麝香粉末少许，置金属片或坩埚上猛火加热，初则迸裂，随即溶化膨胀冒油泡如珠，香气浓烈四溢，最后留下灰白色灰烬者为真品。若有植物性掺杂，火烧即冒烟，灰烬黑褐色：若系动物性掺杂，则火试起油泡如血块迸裂，有毛肉焦臭气，灰烬紫红色或黑色；若系矿物性掺杂则无油泡，灰烬赭红色。

5.14 取熊胆粉末少许置铁皮上，用火烧之，但不炽热，只起白泡而无明显腥气者为真。若是牛羊胆仁烧后亦起白泡，但有明显腥气，并发出烧骨胶的焦臭气；若烧后不熔化亦为伪品。

5.15 硫黄火烧时冒青蓝色火焰，臭气大；天生黄火烧时产生绿色火焰，刺激性臭气比硫黄更大。

5.16 龙脑冰片燃烧时无黑烟或微有黑烟；机制冰片则冒浓黑烟。冰片中如掺有食盐、白矾，烧之有轻微噼啪声。

5.17 取血竭粉末少许置白纸上烤烘即熔化，但无扩散油迹，对光透视显鲜艳血红色；若混有其他树脂，即出现油迹扩散现象。

5.18 取光滑铁丝烧红插入蜂蜜中，随即取出，铁丝应保持光滑，否则可能掺假。

5.19 海金沙燃烧时发出闪光，并冒黑烟，而不应留下黑色灰烬，否则可能掺杂了黄土。

5.20 点燃一根火柴，取青黛少许投入火焰中，火焰变为紫色者说明青黛为正品。

6. 水试法鉴别中药的案例

水试法是老药工常用的鉴别方法之一。有些中药饮片入水之后，能产生一些特殊现象，如水浸液呈现不同颜色的荧光，水溶液被染成不同的颜色，饮片形状发生变化或表面有黏滑感，中药饮片质地或比重不同而呈现沉水或不沉水以及遇水能产生一些其他的特殊现象。这些特殊现象可用于区别性状相似的中药饮片，可作为某些品种的真伪鉴别特征之一，也可用于鉴别中药饮片质量的优劣等。下面具体谈谈不同中药饮片与水的不同反应现象及其在中药饮片鉴别中的作用。

6.1 中药饮片的水浸液呈现不同颜色的荧光：如菘蓝根的水煎液呈蓝色荧光；常山水浸液呈天蓝色荧光。秦皮的热水浸液在日光下呈碧蓝色荧光；大青叶粉末水浸液有蓝色荧光；香加皮、五加皮、地骨皮3

种皮类中药材，可借助其水浸液呈不同颜色的荧光来区别：香加皮水浸液在紫外光灯下显紫色荧光，加稀盐酸，荧光不变，加氢氧化钠试液，产生黄绿色荧光，而五加皮水浸液无此反应，地骨皮的5%水浸液显暗绿色荧光。

6.2 中药饮片的水溶液被染成不同的颜色：如玄参用水浸泡，其水溶液呈墨黑色。苏木碎片投入热水中，水被染成桃红色，加酸变为黄色，再加碱仍变为红色。秦皮热水浸液呈黄绿色。红花浸入水中，水被染成金黄色。番红花少许浸入水中能散出橙黄色色素，水被染成黄色。栀子浸入水中可使水染成鲜黄色。乳香与少量水共研，能形成白色乳状液。没药与水共研形成黄棕色乳状液。阿魏加水研磨形成白色乳状液。蟾酥遇水即泛出白色乳状液等。

6.3 中药饮片遇水形状发生变化或表面有黏滑感：如土茯苓用水湿润有黏滑感；作小通草入药的喜马山旌节花的茎髓，用水浸后有黏滑感，而青荚叶的茎髓水浸后则无黏滑感，可资区别；番红花入水柱头膨胀，呈长喇叭状；葶苈子遇水有黏滑感，且体积膨胀；胖大海外层种皮质轻松，易剥落，遇水膨大成海绵状；菟丝子用开水浸泡，表面有黏性，加热煮至种皮破裂时露出白色卷旋状的胚，形如吐丝；牵牛子用水浸后种皮呈龟裂状；车前子遇水则黏而膨胀；大叶海藻用水浸后膨胀、肉质、黏滑；蛤蟆油遇水可膨胀至10~15倍等。

6.4 中药饮片质地或比重不同而呈现沉水或不沉水：如进口沉香质坚硬而重，能沉水或半沉水，而以能沉水者为佳；丁香质坚而重，入水则萼管垂直下沉（与已去油的丁香区别），且以入水下沉者为佳；虫白蜡体轻，能浮于水面；浮石体轻，投入水中浮而不沉；松花粉入水不沉；蒲黄入水不沉；海金沙撒在水中则浮于水面，加热始逐渐下沉等。

6.5 其他现象：天竺黄置于水中则产生气泡，原为象牙色，逐渐变为淡绿色或天蓝色；琥珀加水煮沸不溶化变软，可与其他树脂类相区别；将熊胆仁粉末少许，投入盛水杯中，即在水面旋转并呈现黄线下沉而不扩散；以麝香仁粉末少量，置掌中，加水润湿，手搓之能成团，再用手指轻揉即散，不应黏手、染手、顶指或结块；牛黄的水液可使指甲染黄，习称"挂甲"；生石膏加热会失去结晶水而成熟石膏，与水相遇变为具黏性的固体。

参考文献

［1］中华人民共和国药典委员会．中华人民共和国药典（2020年版）一部［M］．北京：中国医药科技出版社，2020．

［2］中华人民共和国药政管理局．全国中药炮制规范［M］．人民卫生出版社，1988．

［3］甘肃省药品监督管理局．甘肃省中药材标准（2020年版）［M］．兰州：兰州大学出版社，2021．

［4］甘肃省药品监督管理局．甘肃省中药炮制规范（2022年版）［M］．兰州：兰州大学出版社，2022．

［5］王满恩，赵昌．饮片验收经验［M］．山西：山西科学技术出版社，2019．

［6］刘喜香，刘效栓．实用中药性状鉴别入门［M］．北京：中医古籍出版社，2015．

［7］赵奎君，刘春生．临床常用中药饮片鉴别［M］．北京：人民卫生出版社，2019．

［8］杨锡仓，姜文熙．中药材实用传统技术［M］．兰州：兰州大学出版社，2002．

［9］金世元．金世元中药材传统鉴别经验［M］．北京：中国中医药出版社，2010．

［10］李时珍．本草纲目．上册、下册［M］．北京：人民卫生出版社，1982．

［11］黄泰康，丁志遵，赵守训等．现代本草纲目．上卷、下卷［M］．北京：中国医药科技出版社，2001．

［12］江苏新医学院．中药大辞典．上册、下册［M］．上海：上海人民出版社，1977．

［13］郝近大．实用中药材经验鉴别［M］．北京：人民卫生出版社，2001．

［14］康廷国．中药鉴定学［M］．北京：中国中医药出版社，2003．

［15］冯耀南，莫宗明，黄文青等．常用中药材真伪鉴别［M］．广东：广东科技出版社，1938．

［16］张贵君．中药商品学［M］．北京：人民卫生出版社，2011．

［17］宋平顺，丁永辉．中药趣味文化［M］．兰州：甘肃民族出版社，2006．